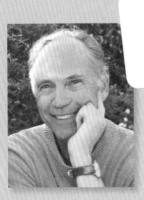

존 로빈스 John Robbins

저자 존 로빈스는 베스트셀러들인 이 책《육식의 불편한 진실 Diet for a New America》을 비롯하여《음식혁명의 주창자들 Voices of the Food Revolution》과《행복한 암소는 없다 No Happy Cows》등 여러 뛰어난 책들을 집필했다. 로빈스는 "지구구조대 인터내셔널"의 창립자이자 10만 회원을 지닌 푸드 리볼루션 네트워크(http://foodrevoution. org)의 공동 창립자이면서 공동사회자이다.

베스킨 라빈스 아이스크림 제국 창립자의 외동 아들이었던 존 라빈스가 그의 아버지가 제시한 '아메리칸 드림'을 거절하고, 대신 "균형 잡힌 생태계를 현명하고 애정 어리게 관리하는 책무를 실천하는, 참으로 건강한 그런 사회를 향한" 아메리칸 드림을 선택하면서 처음으로 낸 책이 바로 이《육식의 불편한 진실》이다.

이제 건전하고 윤리적이고 지속가능한 미래를 지향하는 많은 사람들 사이에서 가장 유창하고 힘 있는 대변인의 한 사람으로 인정 받고 있는 존은 'Physicians for Social Responsibility', 'Beyond War', 'Oxfam', 'the Sierra Club', 'the Humane Society of the United States', 'the United Nations Environmental Program', 'UNICEF' 등이 후원하는 주요 컨퍼런스들에서 저명한 강사로 활약하고 있다.

또 존은 레이첼 카슨 상과 알버트 슈바이처 휴머니태리언 상, 피스 애비의 양심의 용기 상 등등을 수상한 바 있다. 이처럼 존은 이 지구 행성에서 환경적으로 지속가능하고 영적으로 충만하며 사회적으로 정의로운 인간 존재를 양성하는 데 자신의 삶을 바쳐왔다.

그는 지금 캘리포니아 산타크루즈 교외의 언덕에서 부인 디오와, 아들 오션, 며느리 미첼, 그리고 손자 리버 및 바디와 함께 행복하게 살고 있다. 로빈스의 사무실과 집은 태양열 발전에 의한 전기만을 사용하고 있다.

육식의 불편한 진실

옮긴이 **이무열**
1958생으로 서울대 서양사학과를 졸업하고 Time Life Books 한국어판 편집장을 역임했으며, 현
재는 번역 저술가로 활동하고 있다. 저서로는 《러시아사 100장면》, 《그래도 사람은 하늘이다》, 《세
계가 시끌벅적 현대 역사 100》이 있고, 편서로 《세계사 작은 사전》, 역서로 《타임라인》, 《아마존》,
《배반의 얼굴》 등이 있다.

옮긴이 **손혜숙**
1964년생으로 서울대 인류학과와 행정대학원을 졸업했다. 역서로 《잔소리 안 하고 아이 길들이는
엄마의 마법 1-2-3》, 《마지막 선물》, 《원하는 걸 얻으려면 자신부터 사랑하라》, 《위빠사나 명상,
가장 손쉬운 깨달음의 길》 등이 있다.

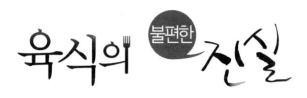

육식의 불편한 진실

존 로빈스 지음 | 이무열, 손혜숙 옮김

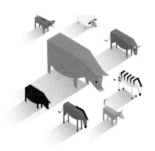

아름드리미디어

《육식의 불편한 진실》에 보낸 찬사들

《육식의 불편한 진실》은 …… 우리 시대의 가장 중요한 책이다.

— 댄 밀만, 《평화 전사의 길》의 저자

비범하고 강렬한 책 하나가 우리 가슴 속으로 뛰어들어와 폐부를 찔러 댄다. 《육식의 불편한 진실》은 생태학과 건강, 그리고 생명에 관심 있는 모든 사람들의 필독서다.

— 〈라스베가스 선〉지

《육식의 불편한 진실》은 의식과 연민을 향해가는 여행을 도와줄 강력한 도구다. 나는 일말의 주저도 없이 이 책을 추천한다. 그리고 아주 많은 사람들이 이 책을 읽기를 희망한다.

— 개리 주카브, 《The Seat of Soul》의 저자

《육식의 불편한 진실》은 미국의 각성을 자극한다. 쉬우면서도 경탄을 자아내는 이 책은 주방과 의사의 진료실, 그리고 유치원부터 대학까지의 모든 교실에 비치해둘 만하다. 생태학과 정치에 관심 있는 사람들에게 이 책은 필독서다. 그리고 세상이 더 건전하고 윤리적이고 사랑에 차기를 바라며 실천적인 경제적 방식을 갈망하는 우리 모두에게도 그러하다.

— 로라 헉슬리, 《This Timeless Moment》의 저자

《육식의 불편한 진실》은 건강한 삶에 관심 있는 사람들 모두가 읽어야 하는, 우리의 일상 식습관에 대한 강력한 기소장이다. 이 책은 믿음직한 연구이자 풍부한 자료를 담고 있다. 또 이 책은 고기와 우유, 지방과 단백질을 둘러싼 오해와 진실에 대한 괄목할 만한 설명이다. 나는 이 책을 내 환자들과 친구들, 그리고 친척들에게 추천할 것이다.

— 앤드류 웨일 박사, 《Spontaneous Healing》의 저자

이 책을 읽기 시작하는 순간부터 나는 매혹되었다. 이 책은 쉬우면서도 가장 흥미진진한 소설만큼이나 빠져들게 만든다. 하지만 이 책은 소설이 아니다. 이 책은 우리 삶의 가장 중요한 사적 문제들과 결정들을 직접적으로 다룬다. 《육식의 불편한 진실》을 다 읽고 났을 때, 나는 알았다. 내 손에 들려 있는 그 책은 우리의 식습관이 우리 삶과, 나아가 우리 행성의 모든 생명체에 미치는 영향에 대해 다룬, 지금까지 나온 연구들 중 가장 심오한 연구의 하나라는 걸.…… 만일 당신이 올해 딱 한 권의 책만 읽고 싶다면, 이 책이 그 한 권이 되게 하라.

— 〈베지테리언 타임〉 지

공격적이지 않은 부드러운 톤으로 로빈스는 왜 인간사회가 비인간적인 식량생산 체계 위에 세워질 수 없는지를 보여준다. 로빈스는 우리의 죄의식을 자극하지 않지만, 우리 자신의 안녕이 비인간적 생활에 대한 완전히 새로운 감수성의 발달과 어떻게 연관되어 있는지를 보여준다. 단언하지만, 《육식의 불편한 진실》을 읽고 나면 대형마트 정육 코너의 고기가 이전과는 전혀 다른 느낌으로 다가올 것이다.

— 프란시스 무레 라페, 《a Small Planet》의 저자

《육식의 불편한 진실》은 굉장한 책이다! 그것은 아무리 높게 평가해도 지나치지 않다. 이 책은 건강학의 일대 비약이고, 독서의 기쁨이

다. 우리 시대의 질병으로 고통받는 사람들 누구도 이 책이 전하는 강력한 메시지를 무시할 수 없을 것이다. 매력적인 문체로 존 로빈스는 우리 자신과 우리 아이들과 우리가 사는 세상을 건강하게 만들 방법을 보여준다.

— 존 맥두걸 박사, 《The McDougall Plan》의 저자

이따금씩 사람들의 의식을 일깨우는 위력을 발휘하는 책이 나온다. 《침묵의 봄》이 그런 책 중 하나였다면, 존 로빈스의 이 책 또한 그러하다. 존 로빈스는 완벽하고 철저하고 능숙하게 우리를 다면적인 여행으로 끌어간다. 지각 있는 사람이라면 누구나 자신의 식습관을 심각하게 되짚어보지 않을 수 없게 하는 그런 여행으로. 나는 이 책을 손에서 놓을 수가 없었다.

— 클리블랜드 애머리, 《The Cat Who Came for Christmas》의 저자

차례 contents

육식의 불편한 진실

머리말

이 책을 두 번 읽고 난 뒤, 샌프란시스코 만의 정유공장 아래 해변을 거닐었다. 갈매기들이 오후의 햇빛 속을 비스듬히 날고 있었고, 유조선 한 척이 방파제 저 멀리에 정박해 있었다. 그 광경을 한가로이 지켜보고 있자니, 여전히 책 생각으로 가득한 머리에 한 가지 공상이 떠올랐다.

미국인들이 더 이상 동물성 식품에 매력을 느끼지 않게 되면 어떤 일이 일어날까 하는 시나리오였다. 어느 날 잠에서 깨어났는데, 모든 사람이 짐승들의 고기나 유제품, 계란 따위에 더 이상 구미가 당기지 않게 되었다고 해보자. 미국인들의 식습관을 감안한다면 이런 상상은 그야말로 터무니없는 것이다. 하지만 그냥 한 번 육식에 대한 우리의 욕구가 줄고, 대신 진짜 영양가 있고 몸에 좋은 다른 음식들에 대한 식욕과 기호가 늘어나는, 조금은 마술 같은 변화가 일어난다고 가정해보자.

어떤 일이 일어날까? 그것이 우리 삶과 세상에 어떤 의미를 가져다줄까? 한 예로, 그때도 저 유조선은 수입 석유를 운

반하고, 저 정유공장은 지금처럼 몇 마일씩이나 뻗어 있을까? 머리 위의 저 갈매기나 내 몸 속에 지금처럼 많은 DDT가 쌓여 있을까? 저 갈매기나 내가 지금보다는 더 오래, 더 건강하게 살게 되지 않을까?

우리는 일반인에게 거의 알려져 있지 않던 대단히 중요하고 방대한 분량의 정보를 모아서 정리해낸 존 로빈스의 이 책을 통해 그런 시나리오에서는 어떤 일이 일어날지를 추론할 수 있다. 그가 의학, 농학, 경제학, 환경학과 관련한 최근의 수많은 연구들에서 논거를 추출하여, 보통사람도 쉽게 이해하도록 정리한 이 책이, 미국인들이 동물성 단백질과 지방 과잉 섭취의 식습관을 걷어차버릴 경우 일어날 결과를 사실적으로 추정할 수 있게 해주는 것이다.

나는 물가를 따라 걸으면서 그 때의 시나리오를 상상해본다.

가장 직접적인 영향은 사람들의 건강 상태에 미치는 변화일 것이다. 사람들의 최대 사망원인인 암과 심장마비 발생률이 급격하게 떨어지고, 이제는 동물성 단백질과 지방 소비가 그 원인임이 확실하게 규명된 골다공증 – 나이 든 여성들이 많이 겪는 고통의 하나 – 같은 다른 많은 질병들 역시 그러할 것이다. 또 우리가 가축의 고기 및 우유와 더불어 섭취했던, 그 가축들에 쏟아부어진 약품들을 더 이상 먹지 않게 됨으로써, 유산의 원인이 되고 성적인 이상 발달을 촉진하던 호르몬 불균형도 감소할 것이다. 또한 우리가 살충제나 그 밖의 화학약품이 훨씬 적게 축적된, 먹이사슬의 아래쪽 식품들을 먹기 시작함에 따라, 그런 독극물로 인해 발생되던 신경질환과 선천성 결함들도 줄어들 것이고, 그런 독극물이 농축되어 있는 모유 역시 다시 안전해져서, 두려움 없이 아기들을 키울 수 있을 것이다. 나아가 유전자 자체를 공격하여 돌이킬 수 없게 파괴하는 그런 독극물들을 섭취하지 않음으로써, 우리 아이들의 증손자 세대는 물론이고 그 이후 세대들의 건강까지도 증진될 것이다.

우리 미국인들이 동물성 식품을 멀리함에 따라 파생될 사회적, 생태학적, 경제적 결과 역시 주목할 만하다. 가축들을 살찌우는 데 쓰이던 곡물이 현 미국 인구의 5배나 되는 사람들을 부양하는 데 사용된다고 생각해보라. 영양실조와 기아 문제를 세계적 차원에서 해결할 수 있게 해줄 것이기에, 그렇게 되면 이제 우리도 더 이상 죄의식에서 느긋하게 식사를 즐길 수 있게 될 것이다. 일단 죄의식에서 벗어나고 나면, 우리는 굶주린 이들이 말없이 우리를 지켜보며 심판하는 것 같은 느낌, 그런 마음의 짐이 얼마나 무거웠는지를 깨달을 것이고, 따라서 자신이 두려움에서 벗어났음을 알게 될 것이다. 우리는 막연하게나마 그런 소비 불균등이 우리 지구를 화약고로 만들어, 끝내는 전쟁으로 귀결될 수밖에 없는 분노와 절망을 키워간다는 걸 알고 있다. 하지만 그런 불균형이 해소되고 나면, 우리는 더 편안하게 숨쉬면서, 모든 형제자매들과 감정의 매듭을 풀고 다시 사이좋게 지낼 수 있게 될 것이다.

목축을 위해—이건이 벌목의 가장 큰 원인이었다— 마구 베어온 세계의 산림도 다시 울창해지고, 산소를 만드는 나무들은 이제 더 이상 콜레스테롤을 위해, 다시 말해 살코기를 생산하기 위해 희생당하지 않아도 될 것이다.

물 위기도 완화될 것이다. 소를 기르고 가공하여 햄버거 만드는 일을 그만두면서, 수자원을 고갈시키는 주된 원인인 목장과 축산물 가공공장도 사라질 것이다. 그렇게 되면 관개와 수력발전에 쓸 수 있는 물의 양은 지금의 2배로 늘어나는 반면, 식단 변화로 예전에 식량 생산에 쓰이던 양의 90% 이상을 절감할 수 있게 될 것이다. 이렇게 물 에너지와 화석연료 에너지가 남아돌면, 우리의 석유수입 의존도도 낮아지고 원자력발전소의 건설 근거도 줄어들 것이다.

이에 맞춰 식량과 의료비 지출이 줄고 개인저축은 그만큼 늘어날 것이며, 따라서 대출자금이 풍부하게 공급되면서 이자율은 떨어질 것이다. 이렇게 이자율도 떨어지고 석유수입도 줄면 국가 채무에 대한 압박도 그만큼 덜 수 있다.

이보다 좀 덜 분명하긴 하지만, 아마도 저변 심리 차원에서는 더 가치 있을, 우리의 비육(非肉) 식사가 가져다줄 한 가지 효과는 다른 생물 종들에게 품어오던 부담감과 죄의식에서 벗어나게 해준다는 것이다. 우리들 중에 축산물 가공공장이나 현대식 도축장에서 자행되는 짐승들에 대한 가혹행위를 직접 목격한 사람은 그다지 많지 않을 것이다. 그럼에도 우리들 대부분은 그 과정이 우리 속을 완전히 뒤집어놓을 수 있는 그런 끔찍함을 수반한다는 걸 어느 만큼은 안다.

우리가 육식을 끊고 나면 그제야 우리는 오랫동안 고통과 공포에 시달리던 짐승 고기를 먹는 것이 우리에게 어떤 영향을 끼쳐왔는지 제대로 판단할 수 있을 것이다. 우리 식탁에 올라오는 짐승들을 기르고 죽이는 데 사용되는 방법들이 대부분 새로운 것이어서, 우리는 그 고기에 붙어 있는 살육과 고문을 충분히 알지 못했다. 소나 돼지나 닭을 볼 때, 우리의 부신에서 아드레날린이 뿜어져 나온다는 것, 다시 말해 우리가 그 고기와 함께 닭의 분노와 돼지 및 소의 공포를 먹는다는 것을 떠올리는 사람은 거의 없다. 하지만 우리가 공포와 분노의 섭취를 그만두고 나면, 우리는 그런 결단이 우리 몸과 인간관계와 정치 모두에 얼마나 이로운지를, 그리고 이렇게 다른 생명들을 존중하는 것이 어떻게 우리 스스로에 대한 존중심을 가져다주는지를 깨닫게 될 것이다.

바위와 부목 위를 이리저리 걸어 다니면서 나는 혼잣말로 중얼거렸다. "이 시나리오는 무모하고 황당한 유토피아일 뿐이야. 우리가 살고 싶고 만들고 싶긴 하지만, 현실이 될 리는 없는 그런 세상." 그러자 동물성 식품에 대한 우리 기호를 바꾸고, 정말로 우리 몸에 좋은 식품에 대한 식욕을 돋우어 그 진가를 인정케 할 수 있는 방법이 뭘 까라는 생각이 들었다. 순간 나는 발걸음을 멈추고 속이 후련해지는 웃음을 터뜨렸다. 그 방법이 바로 여기에 있다는 사실을 깨달았던 것이다. 나는 방금 그것을 읽었다. 이 책이 그 방법이다!

정보만으로는 행동 양식을 바꾸기에 부족하다고 주장하는 사람이 있을지도 모르겠다. 그러나 이런 종류의 정보는 연민 및 자기이익과 결합되어 있기에, 적어도 15년 전에는 그런 동기만으로도 온 가족이 붉은 살코기 먹는 걸 중단시킬 수 있었던 것이 사실이다. 당시 우리의 관심은 세계적인 기아 문제에 쏠려 있었다. 소고기 1파운드 값이 곡물 10파운드 값과 맞먹었던 것이다. 우린 과감히 고기 소비를 줄였다. 그렇다고 그런 식단 변화가 우리에게 희생이라는 느낌을 준 것도 아니었다. 오히려 우리는 몸이 더 건강해진 동시에, 식량 가격도 상당히 떨어지는 현실을 목격할 수 있었다. 이제 나는 존 로빈스의 책을 읽는 것이 어떻게 다시 우리의 식습관 방향을 바꾸고 있는지를 본다. 우리의 많은 친구들이 그러하듯, 한때는 바비큐와 소고기구이, 베이컨과 달걀, 그리고 일요일마다 닭고기를 먹는 생활방식을 즐기던 우리가 아무런 충격도 아쉬

움도 없이 조용히 식습관을 바꿔가고 있다.

그러나 나는 이 책《육식의 불편한 진실Diet for a New America》를 읽기 전까지는 지금의 상황이 얼마나 위험스러운지 알지 못했다. 이 책은 우리의 육식 습관과 근래 들어 폭증하는 암이나 심장병, 기타 여러 건강 문제들 사이의 인과관계를 폭로하며, 이런 식습관이 물과 흙, 숲의 고갈로 표현되는 오늘날의 생태 위기에 어떤 역할을 하고 있는지를 폭로한다. 또 이 책은 동물성 식품의 생산이 어떤 식으로 유해물질들을 환경에 쏟아내고, 그런 동물성 식품의 소비가 다시 유해물질의 중독수준을 높이는지 보여준다. 말하자면 이제 일종의 악순환이 된, 먹이사슬의 위쪽 식품을 먹는 것이 어떻게 환경과 다른 생명체들에 고통을 주는 화학약품을 기하급수적으로 늘이고, 그 소비자인 우리 자신이 그런 화학물질에 점점 더 중독되어 가는지를 보여주는 것이다.

존 로빈스도 고백하듯이, 이 책은 절대 쉽게 쓰인 책이 아니다. 그것은 그가 이 책에서 우리가 인간 집단으로서 다른 생명체들과 우리 자신에게 자행하는 끔찍한 행동들만이 아니라, 그에 얽힌 대사기극까지도 폭로하고 있기 때문이다. 그가 "그레이트 아메리칸 식품업계(Great American Food Machine)"라고 부르는 것과 관련해 우리에게 주는 정보는 축산업 및 낙농 산업에서 자행되는 잔인하고 위험스런 식품생산 방법과 전국민을 세뇌시킬 정도로 막강한 힘을 가진 그들의 거짓말, 이 둘에 대한 강력한 고발장이다. 그들은 선전, 특히 그들이 보급하여 미국의 공립학교들에서 가르치는 "교육" 자료를 통해서, 우리의 수명을 단축시키는 부적절한 식단을 채택하도록 우리를 부추긴다. 이런 점에서 존 로빈스는 갈수록 추잡해져가는 그들의 행위를 폭로함으로써, 랄프 네이더나 레이첼 카슨 같은 용감한 내부 고발자들을 가진 멋진 미국인의 전통을 잇고 있다. 그런 고발이 이번 경우에는 미국 최대의 아이스크림 회사 상속자에게서 나왔다는 역설적이면서도 절묘한 면이 있긴 하지만 말이다.

　이 책이 행한 커다란 공헌 가운데 또 하나는, 우리가 알던 것보다 훨씬 적은 양의 단백질만으로도 충분하다는 반가운 소식을 전한 것이다. 좀더 단순하게 살고자 하는 노력의 일환으로 살코기 단백질의 섭취를 중단한 많은 사람들도, 단백질에 대한 강박관념 때문에 유란제품(유제품과 달걀류-옮긴이)에서 단백질을 섭취하고, 거기다 다시 단백질이 많은 곡물이나 콩류로 식사를 보완해야 한다고 믿어왔다. 프란시스 무르 라페는 그녀의 기념비적인 저서 《한 작은 행성을 위한 식생활》 초판에서 그 대안을 보여주었다. 로빈스의 책도 우리에게 실제로 필요한 단백질 양이 이전에 주장되던 것보다 훨씬 적다는 사실을 확실하게 보여준다는 점에서 그에 맞먹는 뜻 깊은 기념비라 해야 할 것이다. 《육식의 불편한 진실Diet for a New America》은 라페의 연구에 대한 검토를 포함하여 최근의 의학적 연구 성과들을 토대로, 이른바 단백질 신화의 가면을 벗겨내면서 우리가 더 적은 양의 단백질을 가지고도 충분히 잘 살아갈 수 있을 뿐 아니라, 오히려 더 건강하게 살아갈 수 있음을 보여준다. 예를 들어 단백질 섭취를 줄이면 골다공증에 걸릴 확률이 줄어든다.

나는 이 책이 설교집이 아닌 것에 감사한다. 흘려듣고 넘겨버리기에 이 책은 우리 자신과 가족과 사회와 지구의 건강이란 면에서 너무나 중요하다. 존 로빈스는 나무라거나 설교하지 않는다. 그는 생명에 대한 사랑과 인간을 포함한 모든 생명체에 대한 경외심을 모두와 함께 나누면서 자신과 함께하는 여행으로 우리를 초대한다. 그는 지혜롭게도 "그레이트 아메리칸 식품업계"에서 느낀 자신의 놀라움과 괴로움을 우리에게 나눠주면서, 우리가 어떻게 살고 싶은지에 대한 결론을 우리 스스로 내리게 한다.

책 제목도 적절하다(원제는 《새로운 미국을 위한 식생활》-옮긴이). 새로운 미국, 새로운 세상이 우리 시대에 새롭게 태어나고 있다. 나는 사람들이 폭력과 질병과 소외가 뒤섞인 밥을 먹으며 살아가는 이 땅 어디에서나, 새로운 미국, 새로운 세상과 마주친다. 그 속에서 자신의 삶에 새로운 의의와 건강성을 부여하며 살기로 작정한 많은 사람들이 새로운 틀, 새로운 생활방식을 만들어가고 있기 때문이다. 이들이 일궈내고자 하는 새로운 세상은 이 나라가 태어날 때 선포했던 개인의 존엄성과 자유, 정의의 가치를 중시하며, 이런 가치들을 모든 존재와 함께 나누고자 한다. 그들은 진정으로 살아남으려면 그래야 한다는 것을 깨달았다. 미국은 세계 자원의 절반 이상을 소비하는 중병을 앓고 있다. 그런 미국이 바뀐다면? 바닷가에서 내 머리 속에 떠오른 공상이 어쩌면 그냥 공상만으로 끝나지 않을 수도 있는 게 아닐까?

조애나 메이시
《핵시대의 절망과 개인의 힘》의 저자

서언

　나는 "그레이트 아메리칸 식품업계"의 심장부에서 태어나 훗날 언젠가는 세계 최대의 아이스크림 회사가 된 배스킨-라빈스(Baskin-Robbins)를 물려주겠노라는 이야기를 듣고 자랐다. 보통 사람들로서는 꿈도 꿀 수 없던 "위대한 아메리칸 드림"을 실현할 기회가 주어졌던 나는, 한해 한해 착실히 그 일을 맡을 훈련과 준비를 해나갔다. 내가 사는 집 뒤뜰에 있는 아이스크림 콘 모양의 수영장은 나를 기다리고 있던 성공의 상징이었다.

　그러나 결정의 시기가 왔을 때, 나는 대단히 고맙고 친절한 그 제의에 감사하지만 "그러지 않겠다!"고 말했다. 나는 "아니야!"라고 말하지 않을 수 없었다. 다른 무언가가 나를 부르고 있어서, 아무리 애를 써봐도 그걸 무시할 수가 없었기 때문이다. 내게는 내가 거절한 것보다 더 향기롭고 더 그윽한 "아메리칸 드림"이 있다. 그것은 생명에 대한 경외심을 기반으로 하기에 모든 생명체가 함께 나눌 수 있는 그런 승리에 대한 꿈이고, 모든 생명체를 존중하고 그것들과 조화를 이루기에 양심에 따라 평화롭게 살아가는 그런 사회에 대한 꿈이며, 자연을 파괴하지 않고 그것을 보존하고 아끼고 보살피면서 창조 법칙에 따라 살아가는 그런 사람들에 대한 꿈, 즉 균형 잡힌 생태계를 현명하고 애정 어리게 관리하는 책무를 실천하는, 참으로 건강한 그런 사회에 대한 꿈이다.

이것은 나만의 꿈이 아니다. 이것은 사실, 지구의 곤경을 자신의 것으로 느끼면서 우리가 사는 세상을 존중하고 보호하려는 책무를 느끼는 사람이라면 누구나 공유하는 꿈이다. 아니 어떻게 보면 우리 모두가 이 꿈을 공유한다. 그 꿈의 실현에 필요한 일들을 우리가 얼마나 해내고 있는가를 별도로 하면.

그런데 우리들 중에 우리의 식습관이 이 꿈의 실현 가능성에 얼마나 막대한 영향을 미치는지 아는 사람은 거의 없다. 또 우리는 우리의 식습관이 왜 그렇게 큰 영향을 미치는지도 모른다. 그래서 이 책은 우리 자신의 건강만이 아니라, 우리 사회의 활력과 우리 세계의 건강, 그리고 지구상의 모든 생명체들의 행복에 우리의 식습관이라는 이 요소가 얼마나 큰 영향을 미치는지를 속속들이 보여주는 데 가장 중점을 두었다. 아마 이 책은 이런 면에서 맨 처음이라고 해도 좋을 것이다. 그리고 모든 것을 알고나면, 아마 여러분도 나처럼 우리 자신

에게 가장 좋은 것이 다른 생명체들과 우리 모두가 발붙이고
사는 생명유지 시스템에도 가장 좋다는 사실에 감사하는 마
음을 갖게 될 것이다.

나로서는 "그레이트 아메리칸 식품"의 어두운 면을 알면 알
수록, 그 일부가 될 가능성에서 자신을 떼어놓는 것이 좋겠다
는 생각이 점점 짙어져가는 한편, 사람들에게 식습관이 미치
는 광범위한 결과를 알리는 것이 매우 시급하다는 생각 역시
똑같이 강해져갔다.

이 책, 《육식의 불편한 진실Diet for a New America》은 미
국인들의 식탁에 오르는 음식물 뒤에 숨겨진 폭탄 같은 진실
을 폭로한다. 이것들은 "그레이트 아메리칸 식품업계"의 관련
자들이 여러분에게 관련 사실들을 이야기하지 않음으로써 알
리지 않은 진실이고, 또 알리고 싶어하지도 않았던 진실이다.
그러나 그걸 폭로해서 세상이 더 건강해지고 더 인정 있고 더
바람직한 생명유지 시스템을 형성해간다면, 마땅히 그래야
한다는 것이 내 생각이다.

지난 몇십 년 사이에 미국의 육류제품과 유제품, 달걀 생산
을 위해 길러지는 동물들은 점점 더 처참한 상태로 내몰리고
있다. 이런 상태에서는 이 가련한 동물들을 그냥 살아 있게
만드는 데도 화학약품들이 필요하다. 덕분에 상황이 처참해
질수록 사용되는 약품의 양은 나날이 많아졌고, 그 결과 그런

동물을 가지고 만들어낸 음식물에는 갈수록 더 많은 호르몬 제와 살충제, 항생제, 여타 셀 수 없이 많은 화학물질과 약품 들이 축적되어갔다. 말하자면 가축들이 인위적으로 사육되면 될수록, 그에 비례하여 우리 음식물에도 더 많은 잔류 화학약 품들이 쌓여갔던 것이다.

그러나 이건 이야기의 절반에 지나지 않는다. 이 동물들이 겪는 고통이 점점 더 심해져가는 상황에서 이 동물들의 고기 를 먹는다는 건 우리가 부지불식간에 그들의 삶이었던 처참 한 불행을 함께 삼킨다는 것을 뜻한다. 그런데도 수백, 수천 만의 미국인들이 이 고기들을 한 입 베어물 때마다 자기 몸속 에 그들의 고통과 질병을 함께 집어넣고 있다는 사실을 전혀 깨닫지 못한 채, 오히려 몸에 좋으라고 그것들을 열심히 먹어 치우고 있다. 하지만 우리가 아침, 점심, 저녁 매끼마다 먹어 치우는 건 영양이 아닌 악몽이다.

나는 이 책에서 역겹고 비인간적인 식품생산 체계의 산물을 먹는 것이 여러분의 건강과 의식, 지구에서의 삶의 질에 어떤 영향을 미치는지 폭로하고자 한다. 그렇다고 여러분이 반드시 이 책에서 큰 교훈을 얻어 동물성 식품을 멀리해야 한다는 건 아니다. 또한 여러분 자신의 건강을 염려하거나 다른 생명체 에게 연민의 정을 느껴서 채식주의자가 될 필요도 없다. 여기 에서의 중심 문제는 동물을 죽인다는 사실 자체가 아니라 그들이 강요당하고 있는, 말로 표현하기조차 힘든 삶의 질이다.

"그레이트 아메리칸 식품" 관계자들은 여러분이 몸속에 집어넣는 고기와 우유, 달걀을 만들어내는 짐승들이 어떤 식으로 살고 있는지 알게 되는 걸 원치 않는다. 또 그들은 그런 시스템으로 만들어진 식품을 소비하는 것이 여러분의 건강과 환경에 어떤 영향을 미치는지 알려지는 것도 원치 않는다. 행여 그런 말이 새어나가기라도 하는 날엔 자신들의 산업 기반 자체가 흔들리리란 걸 누구보다 잘 알기 때문이다.

그러나 나는 여러분이 알기를 원한다. 나는 지금 자루 안에서 고양이를 꺼내고 있다. 나는 그들의 이익을 염려하지 않는다. 단지 여러분의 건강과 행복, 우리 지구와 지구에 사는 모든 생명체들의 행복을 염려할 뿐이다.

먹는 것은 즐거워야 한다. 축복이고, 생명과의 친교여야 한다. 그 점에서 이 책의 정보는 여러분에게 전혀 새로운 의미의 먹는 즐거움—누구에게도 해를 끼치지 않으면서 멋진 건강을 덤으로 제공받는, 뿌듯하면서도 신바람 나는 즐거움—으로 나아가는 길을 제공해줄 것이다.

최근 몇십 년 동안 건강과 식품 선택과 관련하여 많은 흥미로운 사실들이 밝혀져 왔다. 이처럼 영양학에서 획기적인 진전이 이루어짐으로써, 우리는 이제 역사상 처음으로 상이한 식사 유형이 건강에 어떤 영향을 미치는지에 대해 부정할 수 없는 과학적 증거들을 접할 수 있게 되었다. 우리는 항상 "균형 잡힌 식사"를 하는 것이 최선이라고 알아왔다. 그런데 새로운 과학적 증거들은 어떤 식사가 진짜 균형 잡힌 식사인지를 확인하면서 우리가 전에 생각하던 것들은 전혀 균형 잡힌 식사가 아님을 밝혀내고 있다. 치밀하게 이루어진 수많은 연구조사들을 통해 육류와 유제품, 달걀이 식생활의 필수품이라는 종래의 가정이 잘못되었음이 드러나고 있는 것이다. 사실 요즘 유행하는 심장병과 암, 골다공증, 기타 여러 질병들의 원인이 된 것이, 예전에는 좋은 식습관의 기본으로 여겨지던 이들 식품의 과다 섭취 때문이었다.

나는 이 책에서 영양에 관한 최근 발견들을 누구나 이해할 수 있는 언어로 전달하는 동시에, 여러분이 그 타당성을 충분히 믿을 수 있게끔 그 발견들을 집대성하고자 애썼다. 그렇다고 이 책이 사람은 누구나 자신만의 특별한 미각과 필요와 체질적 특성을 지니기 마련이라는, 경이롭고도 당연한 사실을 부정하지는 않는다. 이 책은 여러분이 불문곡직 따라야 할 엄격한 규칙을 제시하여 여러분을 도매금으로 넘기려는 게 아니다. 오히려 이 책의 목표는 여러분이 존재의 모든 차원에서 정말로 건강하고 행복해지는 것, 그리고 모든 종류의 강박관념에서 벗어나 자유로워지는 것이다. 이 책 《육식의 불편한 진실Diet for a New America》이 제공하는 것은 해야 할 것과

하지 말아야 할 것의 당위적 목록이 아니라, 여러분을 나날이 더 건강하고 행복하게 해줄 식품을 고르고 즐길 수 있게 해줄 정보이다. 이 책은 심장마비와 암, 골다공증, 당뇨병, 뇌일혈을 비롯한 우리 시대의 재앙들로부터 자신을 보호하는 방법을 알려주며, 콜레스테롤과 포화지방, 인공 호르몬, 항생제에 내성을 갖게 된 박테리아와 살충제 등 오늘날의 대다수 식품들에서 자주 발견되는 허다한 발병 물질들로부터 여러분의 몸을 지킬 수 있는 방법을 알려준다. 따라서 여러분은 머리와 마음을 어지럽히는 일 없이 도리어 어떻게 하면 우리 몸을 깨끗하게 해주는 음식들을 즐길 수 있는지 알게 될 것이다.

우리 미국인은 가장 좋은 식단을 선택할 수 있는, 말 그대로 특권층이다. 그러나 세계의 상당수 지역들에서는 전혀 다른 종류의 싸움이 벌어지고 있다. 그것은 생존 자체를 위한 싸움이다. 이 면에서 이 책은 여러분의 식품 선택이 어떻게 해서 자신의 삶뿐만이 아니라 세계의 불운한 사람들에게도 큰 이익을 가져다줄 수 있는지를 보여줄 것이다. 그렇다고 무슨 자기희생을 하라는 이야기가 아니다. 그런 건 전혀 필요치 않다. 필요한 건 오직 가장 건강하고 맛있고 영양가 있는 식사법이 동시에 가장 경제적이고 인간적이며 가장 오염을 덜 시키는 방법이라는 데 대한 이해만 있으면 된다. 이 메시지에 귀 기울이는 것이, 여러분 자신의 삶만이 아니라 모든 생명체가 의지하고 있는 생태계까지도 치유할 수 있는, 가장 실제적이고 경제적이며 잠재력이 큰 방법 가운데 하나라는 건 명약관화하다. 그것은 여러분에게도 이롭고, 동료 인간들에게도 이로우며, 동물들에게도 이롭고, 숲과 강과 땅과 대기와 바다에게도 이롭다.

오늘날 사람들은 자연에서 멀어지고 소외되었다고 느끼는 데서 오는 크나큰 괴로움을 겪고 있다. 그 점에서 이 책은 다른 모든 생명체와의 공존을 이야기함으로써 타 생명체들과의 상호연결을 통해 경험할 수 있는 심원한 치유 능력을 맛보고, 우리 자신의 건강과 삶의 질을 높일 수 있는 방법을 터득할 것이다. 말하자면 여러분은 이 책을 통해 자신에게 그토록 큰 힘과 건강을 주는 식습관이 세상의 불필요한 고통을 현저하게 줄이고, 우리 생태계를 보존하는 데도 크게 기여하는 행동임을 알게 될 것이다. 그리고 여러분은 식습관이 생태계의 토대와 조화를 이루는 데서 오는 깊고 넓은 해방감을 느낄 것이며, 이와 함께 나날이 섬세해지는 감수성으로 세계의 영적 각성을 외치는 한 주체로 살아가고 행동할 수 있게 될 것이다.

우리들 중에 먹는 행위가 자신의 행복은 물론이고 건강한 환경 창조에 기여하는 강력한 진술일 수 있음을 아는 사람은 별로 없다. 하지만 이 책,《육식의 불편한 진실Diet for a New America》은 여러분의 숟가락과 포크가 어떻게 삶을 최대한으로 즐기게 하면서도, 생명 자체를 지속시켜주는 도구가 되는지를 여러분에게 알려줄 것이다. 이 책을 다 읽고 나면 여러분은 자신의 건강과 행복, 지구 생명의 미래가 놀랍게도 여러분이 식사를 하려고 식탁에 앉는 순간, 여러분 자신의 손에 달려 있음을 발견하게 될 것이다.

앞에서도 말했듯이 내가 "그레이트 아메리칸 식품업계"의 최고 일원이 되기를 포기하고 "아메리칸 드림"을 실현하며 살 기회를 팽개쳤을 때, 그것은 더 심오한 꿈이 있다는 것을 깨달았기 때문이다. 말하자면 내가 그렇게 한 건, 절망하고 냉소적이 될 수밖에 없는 온갖 이유들에도 불구하고, 우리 모두의 마음에는 더 나은 삶, 더 사랑스런 세상에 대한 깊은 갈망이 고동치고 있다는 것을 알았기 때문이다. 부디 여러분의 손에 들린 이 책이 여러분의 이런 갈망을 충족시킬 열쇠가 되기를 바라는 마음 간절하다.

존 로빈스
1987년 여름

오늘날 식용으로 사육되는 동물들의 삶은 더 나은 생활방식을
꿈꾸는 우리의 희망과 첨예한 모순관계에 있다.
이 동물들에게 가해지는 일의 의미를 완전히 이해하자면,
동물들이란 게 실제로는 어떤 생물인지를 이해하는 것이 무엇보다
선행되어야 할 것이다. 그래서 나는 우리가 동물이고 부르는
이들의 본질과 그들을 대하는 우리의 태도를 돌아보는 것에서
이야기를 시작하고자 한다. 그것들은 나를 놀라게 했듯이
여러분도 놀라게 만들 것이다……

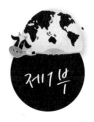

제1부

자신의 양심에 따라 행동하는 것으로
집단의 양심을 살아 움직이게 하는 개인보다 더 강력한 존재는 없다.

– 노먼 커즌스

신의 창조물은 모두가
성좌에 나름의 자리가 있다

나는 개나 고양이를 제대로 대접해주지 않는
인간의 종교에는 별 흥미가 없다.
– 에이브라함 링컨

인간 중심의 이 세상에서 개의
기념물을 발견하기란 결코 쉬운 일이 아니다. 그러나 스코틀랜드
에든버러의 그레이프라이어 광장에는 마을 사람들이 보비라는 이
름의 작은 테리어 종 개를 기려 세운 조각상 하나가 서 있다.

그 마을 사람들은 왜 이 조각상을 세웠을까? 이 자그만 개가 그
들과 함께 살던 시절, 아주 중요한 교훈 하나를 그들에게 가르쳐주
었기 때문이다. 스코틀랜드산 테리어인 보비는 주인 없는 떠돌이개

였다. 작은 읍내에 주인 없는 개는 흔했기 때문에, 보비는 사람들의 발길에 이리저리 채이면서 쓰레기를 뒤져 먹이를 구해야만 했다. 아무리 개라고 해도 도저히 이상적인 삶이라고는 할 수 없는 그런 생활을 하고 있었던 것이다.

그런데 이 마을에 조크라는 이름의 죽어가던 한 노인이 있었다. 노인은 죽기 얼마 전, 이 불쌍한 작은 개의 처지를 알아차렸다. 해 줄 수 있는 일은 별로 없었지만, 그는 이 불쌍한 작은 짐승에게 마을 식당에서 하루 저녁밥을 사주었다. 물론 사람들이 먹는 멋진 식사가 아니라, 부스러기를 조금 사준 것에 불과하다. 하지만 그 노인의 이런 자그마한 자선에 작은 보비가 얼마나 큰 감사를 느꼈는지는 그 당시로서는 아무도 상상하지 못했다.

그런 일이 있고 난 직후, 조크 노인은 죽었다. 그런데 문상객들이 그의 시신을 묘지로 운구하다 보니, 개가 그 뒤를 따르고 있는 게 아닌가. 무덤 파는 인부들이 보비를 쫓았으나 보비가 자리를 뜰 기미를 보이지 않자, 그들은 발로 차고 돌을 던지기까지 했다. 그러나 개는 그 자리에 버티고 서서, 그들이 무슨 짓을 해도 떠나려들지 않았다. 그때 이후로 무려 14년 동안, 작은 보비는 자기에게 친절을 베푼 그 노인에 대한 추억을 기렸다. 혹독한 겨울 폭풍과 뜨거운 여름 뙤약볕도 가리지 않고 밤낮 없이 그 무덤을 지킨 것이다. 개가 묘지를 떠날 때라고는 매일 오후 뭔가 먹을 걸 찾을 수 있을지도 모른다는 기대를 품고서, 조크 노인을 만난 그 식당을 잠깐 다녀올 때뿐이었다. 또한 무엇을 얻든 그것을 경건하게 무덤으로 가져와 거기에서 먹었다. 첫 해 겨울을 보비는 바람막이도 없는 눈 쌓인 묘석 아래에서 웅크리고 보냈다. 다음 해 겨울에는 마을 사람들이 보비의 용감하고 외로운 밤샘 경비에 감동하여 작은 집을 마련해주 었다. 14년 뒤 작은 보비가 죽자, 마을 사람들은 개가 누워 있던 그 자리, 보비가 자신에게 베풀어준 그 마지막 친절에 그토록 헌신적 으로 경의를 표해왔던 노인 곁에다 그 개를 묻어주었다.[1]

세상에서 가장 이기심 없는 동물

에든버러에 그 기념물이 서 있는 작은 스코틀랜드산 테리어가 역 사상 가장 이기심 없는 동물이 아니라면, 그 타이틀의 주인공은 아 마도 페롤루스 잭이라는 이름의 돌고래일 것이다. 이 돌고래는 여 러 해 동안, 뉴질랜드와 뒤르빌 제도 사이의 해협인 "프렌치 수로" 를 통과하는 배들을 안내했다. 이 위험한 해협은 암초가 가득하고 물살이 매우 세서, 말 그대로 몇백 척의 배가 난파한 "배들의 묘지" 였다. 그러나 페롤루스 잭이 일하는 동안에는 단 한 척의 배도 난파 당하지 않았다. 돌고래 잭이 무수히 많은 사람들의 목숨을 구한 것 이다.

잭이 사람들 앞에 처음으로 나타난 것은 "브린들"이라는 이름의 보스턴발 스쿠너 범선이 프렌치 수로에 막 들어섰을 때였다. 처음 엔 돌고래가 배 앞에서 오르락내리락하자 선원들은 잭을 죽이려 했 다. 그러나 다행히도 선장 부인이 나서서 그들을 달래, 죽이지 못하게 했다. 그러자 놀랍게도 돌고래가 앞장서서 배를 안내해 그 위험한 수로를 빠져나올 수 있게 해주는 게 아닌가. 그 후로 여러 해 동안 잭은 그곳을 지나는 거의 모든 배를 안전하게 안내했다. 잭의 안내가 너무도 정확하고 믿을 만해서, 이제 프렌치 수로 입구에 다다른 배들은 예외 없이 잭을 찾기에 이르렀고, 만일 잭의 모습이 보이지 않을 경우에는 그가 나타나기를 기다리고 나서야, 그 마음놓을 수 없는 암초와 급류 속을 무사히 통과하곤 했다.

그러던 중, 슬픈 사건이 일어났다. "펭귄"이라는 이름의 배에 타고 있던 만취한 승객 한 사람이 총을 꺼내들고서 페롤루스 잭을 쏜 것이다. 잭이 몸에서 피를 내뿜으며 헤엄쳐 달아나는 것을 보고는 분노한 선원들이 거의 초죽음이 될 정도로 그 승객을 두들겨패주었다. 어쨌든 "펭귄"은 페롤루스 잭의 도움 없이 해협을 요리조리 조심스럽게 통과해야만 했고, 그 이후 몇 주 동안 그곳을 지나는 다른 배들 역시 그러했다. 그러던 어느 날, 잭이 상처가 가신 모습으로 다시 나타났다. 잭은 사람들을 용서한 게 틀림없었다. 다시 앞장서서 그 해협을 지나는 배들을 안내하기 시작한 것이다. 그러나 "펭귄"이 다시 나타나자 돌고래 잭은 순식간에 모습을 감추어버렸다.

그 뒤로도 여러 해 동안, 페롤루스 잭은 줄곧 프렌치 수로를 지나는 배들을 호송했다. 그러나 "펭귄"만은 예외였고, "펭귄"호의 선원들은 다시는 잭의 모습을 볼 수 없었다. 얄궂게도 "펭귄"호는 훗날 잭의 안내 없이 프렌치 수로를 지나다 난파당해, 수많은 승객과 선원들이 익사하는 운명을 맞고 말았다.[2]

동물이란?

최근에 한 중학생이 샌프란시스코 과학 전람회에서 상을 탔는데, 그가 한 과학실험이란 게 살아 있는 개구리의 머리를 가위로 자른 뒤 뇌가 있는 개구리와 없는 개구리 중 어느 쪽이 헤엄을 더 잘 치는지를 알아보는 것이었다.

물론 이것이 우리네 학교에서 개구리를 잔인하게 다루는 유일한 경우는 아니다. "생명이 어떤 식으로 작동하는가"를 배운다는 구실 아래, 개구리들은 자주 어린이들에게 해부당한다. 그런데 어린이들이 이런 실험을 통해서 배우는 것은 과연 무엇일까? 그들은 고작해야 다른 생물들을 아무 감정도 없는 기계장치와 전혀 다를 바 없는 양 취급해도 괜찮다는 것을 배우게 되지 않을까? 다시 말해 생명에 대한 불경(不敬)을 배우게 되지 않을까? 나는 그런 게 좋아 보이지 않는다.

그러나 과학 전람회의 심사자들은 나와 생각이 다른 게 분명하다. 그러니까 과학의 진보에 기여했다고 그 소년을 칭찬하고, 그의 앞날이 창창하다고 예고하며, "자극받지 않는 한, 개구리는 뇌 없이는 헤엄치지 못한다. 머리가 있어야 개구리는 헤엄을 더 잘 친다"는 것을 과학적으로 증명해 보였다고 그에게 상을 준 것이 아니겠는가?[3]

우리가 어린 시절에 배웠던 동물을 대하는 태도는 나이 들어서까지도 그대로 남는 경향이 있다. 그런 태도는 비단 동물만이 아니라 다른 사람과 우리 자신, 나아가 생명 자체에 관한 우리의 경험에 끊임없이 영향을 미친다. 어릴 때 동물을 사랑하는 법을 배웠던 사람들이 커서도 자신과 남들을 더 사랑할 수 있다는 것을 보여주는 증거들은 전세계에 무수히 많다. 또 커서 범죄자가 되는 사람들은 어릴 때 동물을 학대하며 자란 경우가 많다는 것을 보여주는 증거들 역시 그러하다. 연구가 행해진 모든 나라, 모든 문화권에서 통계상의 높은 상관관계가 발견되었던 것이다.

이처럼 우리가 동물을 대하는 방식은 우리가 동료 인간을 대하는 방식의 척도가 된다. 〈오고뇨크〉지에 발표된 구소련의 한 연구를 보면 폭력범죄자 집단의 87% 남짓이 어린 시절에 가축을 태우거나 목매달거나 찔러 죽인 적이 있음을 알 수 있다.[4] 미국에서도 예일대학 스티븐 켈러트 박사가 동물을 학대하는 어린이가 폭력범죄자가 될 가능성이 훨씬 크다는 사실을 밝혀낸 적이 있다.[5]

또 미국의 교도소 수감자에 관한 많은 연구들 역시 범죄자들은 어릴 때 애완동물을 가져본 적이 거의 없다는 사실을 밝혀냈다. 그들 중 어느 한 사람도 다른 존재의 생명을 존중하고 보살피는 데서 보람을 느껴볼 기회를 가져보지 못했던 것이다.

그러나 이런 태도는 얼마든지 뒤바뀔 수 있다. 범죄자들도 마찬가지다. 한 번은 출감일이 얼마 남지 않은 범죄자들에게 감방 안에서 애완용 고양이를 데리고 있도록 허용한 따스한 연구가 행해진 적이 있었다. 결과는 어땠을까? "고양이를 사랑하며 보살핀 사람들 중에는 뒤에 자유인으로서 사회에 적응하는 데 실패한 사람이 단한 사람도 없었다."[6] 석방된 범죄자의 70% 이상이 다시 범죄를 저지르고 감옥으로 돌아오는 것이 보통인 현행 사법제도하에서 이런 결과가 나왔다는 건 놀라운 일이었다.

하지만 과학 전람회의 청소년들과 구소련의 범죄자들이 어린 시절에 보여준 동물에 대한 태도는 특별히 이상한 게 아니다. 우리 모두가 그런 잔인함을 관대히 봐주는 제도 속에서 자라왔다. 기본적으로 동물은 우리가 원하는 대로 어떻게 해도 좋은 우리 소유물이고, 동물들에게 친절하게 대하고 그들을 동료 생명체로 느끼는 것은 그러고 싶을 경우 그래도 되는 선택사항일 뿐이지, 우리가 플라스틱 인형에게 친절하게 대할 필요가 없듯이 그럴 의무까지는 없다는 게 우리의 공식 입장인 것이다.

동물을 대하는 이런 태도는 심지어 종교 지도자들의 입에서까지도 분명한 목소리로 표현되어왔는데, 그들 중 한 사람은 이렇게 말했다.

(가축들을 잡을 때의) 그 비명소리는 시뻘겋게 달궈진 쇳덩이를 내리치거나, 씨앗이 땅 속에서 썩거나, 나뭇가지가 가지치기로 잘려나가거나, 수확하는 기계가 곡식을 베거나, 밀이 방아에 찧여지는 것과 전혀 다르지 않다. 거기서 어떤 연민의 정을 느낄 필요는 없는 것이다.[7]

이 종교 지도자에게 동물은 일말의 연민이라도 받을 수 있는 창조물이 아니다. 그것들은 그저 도구이고, 반사신경과 본능의 덩어리일 뿐이며, 감정 따위는 전혀 없는 기계장치이고, 아무 느낌 없이 어떤 식으로도 처리할 수 있는 물건에 지나지 않는다. 이런 식의 생각은 휴머니즘의 상징 인물이라 할 만한 알버트 슈바이처의 태도와는 거리가 먼 주장이다. 슈바이처는 이렇게 믿었다.

생명 존중에 토대를 두지 않는 종교는 참된 종교가 아니다. ……[8] 자비를 베푸는 범주를 모든 생물체로 확대하기 전까지는 인간 자신도 평화를 찾지 못할 것이다.[9]

생애의 말년에 슈바이처는 노벨 평화상을 받았다. 전생애를 바쳐 다음 사실을 사람들에게 가르쳐주었다는 것이 그의 수상 이유였다.

우리는 우리 안의 인간성이라는 목소리가 침묵하도록 내버려두어서는 안 된다. 그 가운데 특히나 인간을 진짜 인간이게 만드는 것은 모든 생물에 대한 인간의 자비심이다.[10]

구조에 나선 돌고래

가톨릭 교회의 공식 입장은 오래도록 동물한테는 영혼이 없다는 것이었다. 과거 중세시대의 한 교회 회의석상에서는 여자와 동물에게 영혼이 있는지에 대한 투표가 행해졌다고 한다. 그때 여자는 가까스로 위기를 넘겼으나 동물들은 탈락됐다.

하지만 여기에 분명한 사실 하나가 있다. 그것은 여러분이 만일

이본 블라디슬라비치에게 동물은 영혼이 없다고 이야기한다면, 그녀는 여러분에게 훌륭한 반박 논거를 들이대리라는 것이다. 1971년 6월, 이본은 요트를 타고 바다로 나갔는데, 그만 요트가 폭발하여 인도양 속에 가라앉고 말았다. 그녀는 공포에 질린 채 상어가 출몰하는 바닷물 속으로 퉁겨졌다. 잠시 후 그녀는 돌고래 세 마리가 자기한테로 다가오는 것을 보았다. 그중 한 마리가 그녀를 물위로 띄워 올려주는가 싶더니, 다른 두 마리는 그녀 주위를 빙빙 돌며 상어로부터 그녀를 보호해주는 것이었다. 마침내 그녀가 바다 위에 떠 있는 부표 하나를 찾아 그 위에 올라설 때까지, 돌고래들은 줄곧 이본을 보살피며 지켰다. 그녀는 이 부표에서 구조된 뒤에야, 돌고래들이 자신을 물위에 띄운 채로 지켜준 거리가 무려 320km에 달했다는 사실을 확인할 수 있었다.[11]

또 있다. 1978년 5월 28일, 남아프리카 다센 섬 근처 바다에서 4명의 어부가 안개 속에서 길을 잃고 말았다. 근처에 위험한 바위가 많다는 걸 아는 그들은 배가 바위와 충돌하지 않을까가 무엇보다 걱정이었다. 안개가 너무 짙어서 전방의 시야가 전혀 보이지 않았던 것이다. 잠시 후 그들은 한 무리의 돌고래가 배를 조금씩 밀며 배의 방향을 바꾸고 있음을 깨달았다. 속수무책으로 서 있는 그들 눈에 물위로 삐죽 솟아나온 날카로운 바위가 언뜻 들어왔다. 안개가 워낙 짙었던 터라, 바위는 배가 그 곁을 바짝 스쳐 지나갈 때에야 겨우 눈에 들어올 정도여서, 어부들은 돌고래들이 자기들 목숨을 구해주었다는 것을 곧 깨달았다. 그러는 사이에도 돌고래들은 자기들만이 아는 길을 따라 줄곧 배를 밀어가더니, 마침내 물결이 잔잔한 지역에 데려다놓았다. 그런 다음 그들은 자기네 할 바는 다 끝났다는 듯이, 유유히 헤엄쳐 사라졌다. 안개가 걷힌 뒤, 어부들은 그날 새벽 자신들이 처음 출발한 포구에 돌아와 있음을 알고는 소스라치게 놀랐다.[12]

최선을 다하는, 인간의 가장 좋은 친구

사람과 돌고래의 접촉은 극히 제한적이다. 이에 비해 개는 우리들 대부분이 가장 많이 접촉해온 동물이다. 그러나 이 동물이 오랜 세월 동안 헤아리기 힘들 정도의 동료애와 헌신, 충성심을 인간에게 바쳐왔다는 것을 인정하기 위해 여러분이 꼭 "애견가"가 되어야 하는 건 아니다.

〈래시〉나 〈린 틴 틴〉 같은 텔레비전 쇼는 전적으로 꾸며낸 공상만은 아니다. 그것은 개의 충성심과 헌신, 지능을 극적으로 표현한 것이라고 봐야 할 것이다. 사실 래시와 린 틴 틴의 모험을 상대적으로 빛 바래게 만들, 완벽한 자료에 독자적인 검증까지 거친 실제 사건들은 수없이 많다.

1955년 어느 날, 아이다호의 쾨르 달렌에서는 켄 윌슨이라는 사람이 마구간에서 말에게 안장을 거부감 없이 받아들이게 하는 훈련을 시키고 있었다. 그러면서 3살 난 아들 스티비가 이웃집에서 놀고 있다고 생각한 켄은 아들 일은 까맣게 잊고 있었다. 어린 스티비

혼자 바깥을 돌아다니다가 연못에 빠져 바닥에 가라앉고 말았다는 사실 같은 건 꿈에도 모르고 있었던 것이다. 그러나 사고를 목격한 아이의 개, 태피가 곧장 마구간으로 달려와 소란스럽게 짖어대며 켄의 주의를 끌고자 했다. 처음엔 켄이 자기를 무시하자, 태피는 연못으로 뛰어들어 숨이 턱에 차도록 맹렬하게 짖어대는 쇼까지 펼쳤다. 그래도 켄이 반응이 없자, 개는 다시 달려와 말의 다리를 물어뜯었다. 마침내 켄은 개가 자기한테 뭔가를 말하려 한다는 것을 깨닫고 말에서 내려왔다. 태피는 당혹스런 표정으로 자기를 따라오는 켄을 돌아보고 연신 짖어대며 연못으로 내달렸다. 연못에 다다른 켄은 어린 아들의 빨간 재킷이 물위에 떠 있는 것을 보았다. 결국 무슨 일이 일어났는지를 깨달은 켄은 곧장 약 1.2m 깊이의 물 속으로 들어가 바닥에서 의식을 잃은 아들을 찾아 물 위로 건져올렸다. 6시간 뒤, 스티비는 의식을 회복했다. 정신이 든 아이의 눈길이 맨 먼저 가 닿은 곳은 그의 침대 옆에 기도하듯이 앉아 있던 자기의 작은 개, 태피였다.[13]

태피가 아이의 목숨을 구한 유일한 개는 아니다. 자료도 완벽하고 검증도 충분히 된 그런 사건들은 이외에도 무수히 많다.

그런 아이들 중에 텍사스 율리스의 2살 난 랜디 살레가 있다. 어느 날 어린 랜디는 집에서 멀리 벗어나 돌아다니고 있었다. 랜디의 부모는 랜디가 사라졌다는 것을 알고 백방으로 찾아보았지만, 결국 찾지 못하자 경찰을 불렀다. 그러나 2시간에 걸친 경찰의 수색에도 랜디의 행방은 묘연했다. 랜디의 부모는 신경이 극도로 예민해졌으나, 그나마 아이의 개, 링고라는 이름의 세인트버나드 종 개도 함께 없어졌다는 걸 알고, 어떻게든 그 개가 아들을 지켜주기를 기도했다.

그러는 사이 할리 존스라는 이름의 남자는 랜디의 집에서 약 1km 떨어진 도로 위에서 교통 체증에 걸려 차를 세워야만 했다. 차에서 내린 그는 운전자들에게 무슨 문제가 났는지 아느냐고 물었다. 그들은 "저만치 앞에 미친 개 한 마리가 도로 한복판에 버티고 있다"고 말해주었다. 호기심이 동한 존스는 어떤 상황인지 직접 보고 싶어서 길게 늘어선 차들의 맨 앞으로 걸어갔다. 그의 눈에 들어온 것은 도로 중앙에 떡 버티고 서서 사납게 짖어대며 양방향의 차를 모두 꼼짝 못하게 잡고 있는 세인트버나드종 개 한 마리와 어린아이 한 명이었다. 존이 보기에, 그 개는 통행량 많은 차도 한가운데에서 즐겁게 놀고 있는 그 어린아이를 지키고 있는 것 같았다. 개는 어떤 차가 감히 그 구역으로 밀고 들어올 기미를 보이면 가차없이 달려나가 그 차를 멈춰 세운 다음, 다시 아이한테로 달려와 아이를 슬금슬금 도로 옆으로 밀어냈다. 그런데 이 어린아이는 이 모든 일을 한낱 장난으로 여기는지, 도로 한가운데로 계속 되돌아오곤 하는 것이었다.[14]

존스는 세인트버나드에게 달래듯 말을 걸어 겨우 진정시켰다. 그러나 어린 랜디가 도로 밖의 안전지대로 완전히 옮겨지기 전까지, 개는 단 한 대의 차도 움직이지 못하게 했다.

어린 랜디의 부모에게 동물이란 그저 신기한 기계장치에 지나지 않는다는 믿음을 갖게 하려면 아마도 굉장한 노력이 필요할 것이다.

이제 만일 여러분이 예전의 나하고 비슷하다면, 이런 이야기들을 알게 되었을 때 숨이 좀 막힐는지도 모르겠다. 위의 이야기들은 그저 불이 나자 공포에 질린 나머지, 주인들을 깨우고 나중에 그 공로를 인정받은 개들에 관한 단순한 사례가 아니다. 그 동물들의 행동은 본능과 반사신경만으로 움직이는 감정 없는 기계장치 같은 작동이 아니라, 용기와 헌신과 이기심 없는 사랑의 발현이며, 긴급 사태에 대한 지능적이고 용감한 대처인 것이다.

믿기지 않는 영웅들

그 구조 목록이 줄줄이 이어질 만큼 인간 생명에 대한 존중심과 헌신을 보여준 것은 개와 돌고래만이 아니다. 동물의 왕국은 알고 보면·선한 사마리아인들로 가득 차 있다.

1975년, 마닐라 해안 먼바다에서 난파를 당해 절망에 빠져 있던 한 희생자는 커다란 바다거북 한 마리가 구조의 뜻을 내비치며 자기 쪽으로 헤엄쳐오는 것을 보고는 어안이 벙벙해졌다. 허우적거리던 그녀가 등 위에 올라타자, 거북은 평상시라면 "절대 그러지 않을 것"으로 여겨지는 행동을 했다. 바다거북은 대부분의 시간을 물속에서 지내는데, 이 거북은 어찌 된 일인지 이 가련한 여자를 살리려면 물위에 계속 있어야 한다는 것을 알고 있었고, 또 진심으로 그녀를 돌보고 싶었던 게 틀림없었다. 거북은 그녀를 살아 있게 하고자, 이틀 동안이나 꼬박 아무것도 먹지 않은 채, 물위에 뜬 채로 머물렀다. 마침내 인간 구조자들이 나타났을 때, "목격자들은, 처음에 여자가 석유 드럼통에 몸을 싣고 떠 있는 것으로 생각했다. 그러나 그녀가 배에 오르자, 그 '드럼통'은 그 근처를 두 바퀴 돌고나서 사라졌다."[15]

석유 드럼통으로 오해받는 것쯤이야 거북으로서는 그다지 불쾌한 일이 아닐는지 모른다. 미국에서는 거북이 오랫동안 동물로조차 인정받지 못하고 있었기 때문이다. 이 사실은 동물보호 초창기 선구자 중 한 사람이었던 헨리 버그가 푸른거북에게 가해지던 고통을 끝내기 위해 애쓰던 중 밝혀졌다. 몇백 년을 살면서 몸무게가 280kg 이상 나가는 것으로 알려진 이 거대한 동물은 부자들을 위한 고급 수프와 스테이크의 재료로 인기가 좋았는데, 당시에는 특히나 겨우 23kg밖에 안 나가는 어린 거북을 식용으로 쓰고 있었다. 버그는 열대 지방에서 포획된 거북이 뉴욕의 풀턴 수산시장까지 배로 수송된다는 것을 알았다. 그 과정에서 거북이 받는 대우는 일등칸 승객과는 거리가 먼 것이었다. 거북은 몇 주일씩이나 물 밖에서 아무것도 먹거나 마시지 못한 채, 마치 뒤집혀진 화물처럼 바닥에 등을 대고 드러누워 있어야만 했다. 사람들이 그들의 발에 뚫은 구멍에 밧줄을 끼워 그 긴 여행 동안 꼼짝없이 묶여 있도록 만든 것이다.[16]

버그는 이런 짓을 중단시키기 위해 할 수 있는 모든 일을 다 했으며, 결국 그 학대자들을 법정에까지 데려갔다. 그러나 판사는 "거북은 법이 정한 테두리 안의 동물이 아니라"[17]는 이유로 그들을 무죄 방면해버렸다. 판사의 판결에 따르면, 당시 동물보호법에 정해진 최소한의 규정조차도 거북에게는 적용될 수 없다는 것이었다.[18]

우리들 대부분도 그 판사처럼 동물을 한낱 기계장치로 여기는 문화에 길들여져 있기에, 바다거북이 사람의 생명을 구할 수 있으리란 상상 같은 건 전혀 하지 못한다. 이 같은 사고방식은 또, 그 노래와 그 깃이 제아무리 아름다울지라도, 카나리아란 결국 집안의 밝고 운치 있는 장식물에 불과하다는 믿음을 우리에게 심어주었다. 그러나 테네시 허미티지의 주민들 경우는 다르다.

1950년, 허미티지에는 이웃 사람들에게 그냥 "테스 아줌마"로 알려진 할머니 한 사람이 살고 있었다. 이 할머니는 고양이와 빕스라는 이름의 카나리아만 데리고 혼자서 살고 있었기에, 몇백 미터 떨어진 곳에 살던 테스 아줌마의 조카와 그녀의 남편은 아무도 모르는 사이에 이 할머니에게 무슨 일이 일어나지나 않을까 늘 염려스러웠다.

어느 날 밤, 그들은 누군가가 창문을 두드리는 것 같은 소리에 잠을 깼다. 그러나 큰 소리는 아니어서 무시하고 잠을 청하려 했으나, 두드리는 소리가 좀처럼 그치질 않았다.

마침내 조카가 일어나 바깥을 살펴보려고 창문으로 갔다. 커튼을 젖히고 보니, 놀랍게도 테스 아줌마의 카나리아, 빕스가 유리창을 미친 듯이 쪼아대고 있는 게 아닌가! 이 작은 새는 한 번도 아주머니

네 집 밖으로 나와본 적이 없었는데, 무슨 수를 썼는지 집 밖으로 나오는 데 성공했을 뿐 아니라 몇백 미터 떨어진 조카의 집 창문을 찾아내기까지 했던 것이다. 그러나 그 일을 위해 이 작은 새는 혼신의 힘을 다 바쳐야만 했다. 빕스는 조카의 눈 앞에서 말 그대로 탈진하여 창턱에 툭 떨어져 죽었다. 조카와 남편이 부랴부랴 테스 아줌마의 집으로 달려가보니, 할머니가 의식을 잃은 채 피를 흘리며 바닥에 쓰러져 있었다. 그녀는 넘어지면서 워낙 심하게 다쳐, 만일 구원의 손길이 닿지 않았더라면 그대로 죽었을지도 모르는 상태였다. 결국 카나리아가 자기 목숨을 바쳐 테스 아줌마의 생명을 구한 것이다.[19]

동물에 대해 많이 알면 알수록, 나는 동물을 대하는 내 태도가 얼마나 고정돼 있었는지를 깨닫게 되었다. 나는 새가 이런 종류의 일을 할 수 있으리라고는 상상조차 못했다. 그리고 그건 돼지의 경우에도 마찬가지였다. 하지만 나는 내 생각이 완전히 잘못된 것이었음을 알게 되었다.

몇 년 전 사진 한 장과 그에 얽힌 이야기를 띄운 〈UPI〉 통신의 소식을 받아, 여러 나라의 주요 신문들이 기사로 다룬 사건이 하나 있다. 사진은 캐롤 버크와 그녀의 11살 난 아들 앤서니 멜턴, 그리고 돼지 한 마리를 찍은 것이었다. 이야기를 뉴스 가치가 있게 만든 사건은 어머니와 아들이 휴스턴 호에 수영을 하러 갔을 때 일어났다. 무심코 물가에서 너무 멀리 나간 소년이 그만 겁을 집어먹고 허우적거리기 시작한 것이다. 이때 소년의 애완 돼지 프리실라가 소년의 고통을 느낀 게 분명했다. 그 돼지는 느닷없이 물 속으로 뛰어들어 소년이 있는 쪽으로 헤엄쳐가기 시작했다. 당황한 어머니가 속수무책으로 지켜보고 있는 사이, 돼지는 소년에게 다가갔고 다행히도 소년은 그때까지 물 속에 가라앉지 않고 있었다. 프리실라가 오자 소년은 애완 돼지의 가죽끈을 움켜쥐었다. 소년의 어머니는 돼지 프리실라가 자기 아들을 물가로 안전하게 데리고 나오는 광경을 경외심에 찬 눈으로 지켜보았다.

생명 그 자체의 가치

나 역시 인간을 중심에 두고 생각하는 동물이기에, 사람의 생명을 구하고 사람을 구조하는 동물들의 영웅적인 행동에 높은 점수를 주는 게 자연스럽다고 여긴다. 그러나 다른 한편, 나는 무슨 이유인지는 알 수 없지만 다른 동물들의 생명을 구하러 나선 수많은 동물들의 사례에도 깊은 감명을 받기에 이르렀다.

구소련의 공식 관영 통신사인 〈타스〉는 "인간적인 흥미"를 끄는 이야기들은 잘 전하지 않는다. 그러나 1977년 9월, 〈타스〉는 흑해에서 일어난 특이한 사건 하나를 보도했다. 구소련 어선 한 척이 소규모의 돌고래 떼에 빙 둘러싸인 일이 벌어졌던 것이다. 돌고래들은 뭔가를 원하는 듯, 선원들이 닻을 올리기로 결정할 때까지 배 둘레를 빙글빙글 돌았다. 배에 닻이 오르자, 돌고래들은 마치 기다렸다는 듯이 쏜살같이 달려나가며 따라오라는 듯한 몸짓을 했다. 선원들은 어리둥절해 하면서도 그들을 따라가 무슨 일이 일어났는지 알아보기로 했다. 돌고래들은 어선을 한 부표로 안내했는데, 부표 가까이에 있는 그물에 어린 돌고래 한 마리가 걸려 있었다. 선원들은 그제서야 돌고래들이 왜 자기들을 찾아왔는지 깨닫고, 그물에 걸린 돌고래를 풀어주었다. 그러자 돌고래들은 어선이 본래 닻을 내리고 있던 곳으로 다시 정확하게 안내해주었다.[20]

이 경우는 돌고래가 사람과 힘을 합쳐 자기네 종의 한 생명을 구했다. 그러나 돌고래와 사람이 협력하여 고래류와 같은 다른 종의 생명을 구한, 훨씬 더 훌륭하다고 할 수 있는 사례들도 많다.

1978년 9월 30일, 약 50마리의 검은 고래가 뉴질랜드 오클랜드의 북쪽 바닷가에 올라왔다. 고래들이 그 자리에 계속 있다가는 모두 죽을 게 뻔했기 때문에, 공무원들이 나와 이들을 바다로 돌려보내려고 별의별 짓을 다 해보았다. 그러나 무슨 수를 써도 소용이 없었다. 그러자 공무원들은 지나가는 돌고래 떼를 만 안으로 불러들이자는 아이디어를 생각해내고는, 그것을 실행에 옮겼다. 돌고래들은 고래들을 보는 순간, 모든 상황을 이해한 듯했다. 돌고래들은 지체없이 일에 착수하더니, 이내 넓은 바다로 고래들을, 그야말로 떼지어 몰고나가 그들의 생명을 구했다.[21]

내가 가진 돌고래의 영웅적인 행위에 관한 기록 중에서 가장 놀라운 사례 역시 〈타스〉에서 얻은 것이다. 〈타스〉 통신은 1978년 8월 14일, 캄차카 해안을 떠난 어선 "네베르스코이"의 선원들 이야기를 전했다. 선원들이 도움을 구하며 울부짖는 바다사자의 울음소리를 듣고 다가가보니, 바다사자 한 마리가 여러 마리의 범고래들에게 포위되어 있었다. 그런데 범고래들이 바다사자를 물어뜯기 직전, 어디선가 돌고래 떼가 나타났다. 돌고래 떼를 본 범고래들은 위협을 느꼈는지 바다사자에게서 물러났다. 선원들은 바다사자가 안전해진 걸 확인한 돌고래들이 사라지는 것을 보고는 바다의 이 수준 높은 드라마도 끝났다고 생각했다. 그러나 범고래들은 다시 바다사자를 포위하여 습격했고, 바다사자는 다시 공포의 울부짖음을 내기 시작했다. 다음에 일어난 광경은 아무리 바다에서 산전수전 다 겪은 뱃사람이라 해도 깜짝 놀라지 않을 수 없는 그런 것이었다. 바다사자의 절망에 찬 울음소리를 듣고서 범고래들이 다시 바다사자를 습격하고 있다는 걸 안 돌고래들이 쏜살같이 현장으로 돌아와 범고래들의 머리 위를 휙 뛰어넘더니, 바다사자를 둥그렇게 에워싸고 그를 지켜주었던 것이다. 그들은 범고래들이 시야에서 완전히 사라질 때까지 자리를 뜨지 않았다.[22]

새끼 낳는 고래를 도우러온 돌고래들에 관한 보고도 있다. 상어들이 위협적으로 접근해오자, 돌고래들이 어미 고래와 "시중 드는" 암고래들 주위로 몰려와서는, 힘들여 새끼를 낳느라 무방비 상태가 된 어미 고래를 빙 둘러쌌다. 그들은 상어들이 공격해오면 병 모양의 주둥이로 상어를 들이받아 내쫓았다.

사람이고 아니고 간에, 생명을 구한 돌고래의 사례는 너무 많아서 그들을 진짜로 "바다의 구조대원"이라고 칭해도 전혀 손색이 없을 정도다. 사실 우리는 마땅히 그래야 하지만, 그러지 않는다. 그러기는커녕 오히려 그들을 그냥 흔해 빠진, 그리고 별 쓸모도 없는 짐승쯤으로 밖에 취급하지 않는다.

돌고래의 일종인 쇠돌고래는 주로 연어나 정어리떼 위에서 헤엄을 친다. 오늘날 연어나 정어리잡이에 쓰이는 대형 그물은 연어나 정어리는 물론이고, 돌고래까지도 충분히 잡힐 만큼 크고 튼튼하다. 공식 통계에 따르면, 지난 10년간 정어리를 잡는 과정에서 1,649,189마리의 쇠돌고래가 잡혀 죽었다. 1972년 바다 포유동물 보호 결의는 어부들에게 쇠돌고래의 포획을 차츰 제로로 줄여가도록 요구했다. 그런데 1981년 9월, 레이건 정부가 의회에 미국의 정어리잡이 선단은 그 규정에서 제외시켜줄 것을 요청하여 통과시켜 버렸고, 그에 따라 정어리와 함께 돌고래도 무더기로 잡아죽일 후릿그물이 계속 쓰이게 되었다. 덕분에 여러분이 이 책의 제 1장을 읽는 동안 50마리의 돌고래가 죽을 것이고, 이 페이지를 읽는 동안에만도 2마리가 죽어갈 것이다. 이런 놀라운 속도의 학살이 하루 24시간, 1년 365일 계속 된다. 고기잡이 선단을 소유한 대기업들은 쇠돌고래는 빠져나갈 수 있게 그물을 고쳤다고 공언했지만, 많은 포유동물이 그물에 걸렸다가 풀려나고 걸렸다가 풀려나고 하는 사이에 엉망이 되어 죽어간다는 사실은 은폐한다. 또 레이건 정부는 일본인들이 북태평양의 미국 수역에서 연어잡이를 하는 동안에 쇠돌고래를 죽이는 것도 허용했다. 그들의 대형 그물에 1백만 마리 이상의 돌고래가 잡혀 죽었고, 물개와 새들 역시 수도 없이 죽어갔다. 이 때문에 '동물의 친구들' 같은 단체는 정어리와 연어로 만든 모든 상품의 불매운동을 주창하고 나서게 되었다.

나는 더 많은 것을 알면 알수록 점점 더, 동물들이 종의 경계를 뛰어넘어 생명을 존중하고 경외할 줄 안다는 결론을 부정하기가 어려워짐을 느꼈다. 다음은 어느 수의사가 보고한 내용이다.

나는 한 집안에 살던 동료 애완 동물이 불치병에 걸린 탓에 밖으로 끌려나가 영원한 잠을 자게 될 때, 슬프게 울부짖는 애완 개와 고양이에 관한 여섯 건의 기록을 가지고 있다. 어느 경우에나, 동료 애완 동물의 목숨이 끊어지는 것과 거의 동시에 살아남은 동물도 갑작스럽고 분명한 행동 변화를 보였다. 어떤 경우에는, 애완 동물 주인이 자기의 다른 애완 동물을 수의사가 잠재운 줄 모르고 있다가 1시간 뒤에야 수의사를 찾아가 그 사실을 알았는데, 바로 그 1시간 전에 그녀의 고양이가 미친 듯이 울부짖으며 고통스러워했다고 한다.[23]

나로서는 이런 사례들을 무시하거나 단순히 본능 탓으로 돌리기가 어렵다. 오히려 그것들은 내게 거대한 생명 그물 속의 모든 생물을 묶어주는 끈의 존재를 확인해주곤 했다.

눈먼 오리의 안내자

서로에게 마음 쓰는 동물들과 관련해 가장 신기한 사례중 하나는 클리블랜드 애머리가 자신의 사랑스런 작은 책 《동물》에서 전하는 이야기다. 그는 이 책에서 플로리다 드베리에 사는 아서 피터슨 박사라는 과학자 이야기를 하고 있다. 몇년 전 피터슨 박사는 자기 집 호수의 오리들이 좀 이상한 행동을 보이는 걸 알아챘다. 그들의 행동에 잔뜩 호기심이 발한 피터슨 박사가 오리들을 관찰한 결과, 수오리 한 마리(분명하게 구분하기 위해 그가 "존-덕"이라고 불렀던)가 특정한 암오리 한 마리(피터슨 박사가 "메리-덕"이라 불렀던)한테 유난히도 집요한 관심을 보인다는 것을 알아차렸다. 짝짓기 계절도 아니라서 이런 행동을 설명할 어떤 뚜렷한 이유도 없었기 때문에, 그는 더욱 호기심이 동해서 오리들을 계속 관찰하며 단서를 찾고자 했다. 어느 날 그는 존-덕이 잠시 메리-덕을 홀로 남겨두고 떠난 틈을 타서, 재빨리 메리-덕에게 다가가 그물을 덮어씌우고는 메리덕을 찬찬히 살펴보았다. 놀랍게도 메리-덕은 완전히 눈이 먼 장님 오리였다.

피터슨 박사는 자신의 발견에 담긴 의미에 감동하며, 앞 못 보는 메리-덕을 풀어주었다. 잠시 후 존-덕이 다시 나타나더니 곧장 메리-덕한테로 갔다. 이 "장님 안내 오리"는 확인의 꽥꽥 소리를 크게 연발하며 메리-덕을 안내해 떠났다.[24]

덫을 놓는 사냥꾼과 비버 새끼

사람과 거의 접촉한 일이 없는 동물들한테도 친절과 우정의 능력이 있다. 그런 동물들의 영혼 비슷한 것에 대해 이해하게 된 사람 중에 영국인 아치 벨러니가 있는데, 그는 훗날 자신의 지난날을 뒤로 하고 전적으로 아메리카 인디언의 생활방식을 취해 살면서 "회색 올빼미"라는 이름으로 알려진 인물이다.[25] 경이로울 만큼 뛰어난 덫 사냥꾼이던 그는 아나하레오라는 이름의 이로쿼이족 인디언 여자와 사랑에 빠졌다. 어느 날 둘은 길을 가다 회색 올빼미의 덫에 걸려 죽은 암컷 비버를 보았다. 그들이 비버의 털을 거두어 막 떠나려는 순간, 물 위로 두 개의 작은 머리가 나타났다. 아나하레오의 다그침에 회색 올빼미는 마지못해 자기가 놓은 덫에 어미를 잃고 만 그 새끼 비버들을 집으로 데려올 수밖에 없었다. 그 후 이 두 마리의 비버 새끼를 기른 과정은 이 대단한 덫 사냥꾼에게도 너무나 강렬한 체험이었다. 덕분에 그는 다시는 동물들에게 덫을 놓지 않았다. 그는 그때의 느낌을 다음과 같은 감동적인 글로 남겼다.

…… 그들의 어린아이 같은 천진함과 애정의 속삭임, 자기들만이 아니라 우리들하고도 장난치며 뛰노는 그 멋진 교제력, 잽싸게 상황을 알아차리고 판단하는 그 기민한 자각력. …… 그들은 우리가 그 언어를 알아듣지 못하는, 어떤 다른 행성에서 온 난쟁이들 같았다. 그런 생물들을 죽이다니, 얼마나 극악무도한 짓인가. 나는 더 이상 그런 짓을 하지 않을 것이다.[26]

뿌린 대로 거둔다

우리가 포악하다고 교육받은 동물들까지 포함하여, 모든 동물들은 사랑에 반응하고 사랑을 줄 줄 안다. 할리우드의 일류 야생동물

조련사인 랄프 헬퍼와 그의 아내 토니보다 더 확실하게 이 점을 증명해보인 사람은 아무도 없다. 랄프는 캘리포니아의 부에나 비스타에서 동물원과 조련소를 운영하면서, 가장 사나운 야생동물들을 다루고 훈련시키는 조련사이다. 일반적인 통념으로는, 이 야생동물들을 쇼에 나가도록 훈련시키자면 동물들에게 서서히 공포감을 주어 그들의 의지를 꺾어야 한다. 그러나 랄프는 전혀 다른 접근방법으로 성공을 거두고 있다. 그에게 그 아이디어가 처음 떠오른 것은 병원 침대에서였다고 한다.

폭력은 폭력을 낳는다. 25년 전 230kg짜리 사자한테 상처를 입고 병원 침대에 누워 있을 때, 나는 이 말을 곰곰이 되새겨보았다. 그 사자는 갇힌 동물들이 으레 그렇듯이 채찍과 의자, 고함이 동원되는 '공포 훈련'을 받았다. 사자는 훌륭하게 재주를 부리긴 했지만, 인간에 대한 애정이 없었다. 학대받으며 자란 아이가 커서 아동 학대자가 되듯이, 학대받은 동물도 자신이 받은 학대를 남에게 가할 기회를 노린다. 나는 그런 심리기저를 가진 사자에게 멋지게 당하고 만 것이다. 긴 회복기 동안 나는 그 이유를 곰곰이 생각해보았다. 오랜 세월 동안 다른 많은 동물들이 사람을 공격해왔듯이, 그 사자도 나를 공격했다. 그러나 이것은 그 사자가 '사나워서'가 아니라 사랑을 받지 못했기 때문이다. 여러분의 개나 고양이도 그와 다를 바 없고, 말이나 물고기나 돼지나 새 역시 마찬가지다.

그 병원 침대에서 '애정 훈련'이라는 아이디어가 떠올랐다. 무릇 동물들도 자신의 삶에 감정적으로 대응한다는 것이 내 전제였다. 만일 어떤 동물에게 (위협과 벌을 가하며) 부정적인 감정을 불러 일으켜 훈련시킬 수 있다면, 거꾸로 긍정적인 감정에 호소해서도 훈련시킬 수 있으리란 전제 말이다. 고통보다는 사랑으로 훈련시킬 때 훨씬 더 나은 결과가 나올 게 분명했다. 동물에게 협력하고 싶은 동기를 부여하는 것이다. 고통이 말을 물가로 데려가는 정도인 데 반해서, 사랑은 말에게 물을 마시게 할 수 있다.

그때 이후로 나는 인간에게 알려진 거의 모든 동물에 대해서 내 가설을 입증해왔다. 나는 아프리카의 정글에서 인도의 밀림까지 온갖 곳을 돌아다니며, 하마에서 타란툴라 거미에 이르는 온갖 동물들과 함께 일해왔다.[27]

애정으로 야생동물들을 훈련시킨다는 말을 처음 들었을 때, 나는 회의적이었다. 그러나 "하마에서 타란툴라 거미에 이르는 온갖 동물들과 함께한" 랄프의 성공 기록을 의심하기는 힘든 일이었다. 그의 동물들은 많은 텔레비전 쇼와 영화, 상업광고에 활용되어왔다. 그러나 랄프는 애정 훈련법으로 성공을 거둘 수 없는 경우도 있다고 말한다.

위협과 공포를 가해 억지로 하게 할 수는 있지만 긍정적인 수단으로 달래서는 시킬 수 없는 몇몇 서커스 "재주"가 있다는 것이다. 이유는 간단하다. 우리가 서커스 공연에서 보는 재주 중 일부는 동물들의 해부학적 구조와 그 깊숙한 본능을 거스르는 것이기 때문이다. 뒷다리로 서서 춤추는 말과 롤러스케이트를 타는 곰, 뒷다리로 서서 걸으며 수레를 미는 개, 대포 쏘는 고양이, 불타는 후프 가운데를 뛰어넘는 호랑이 등이 그런 경우다. 이런 재주들은 동물들의 탁월한 천부적인 능력이 아니라, 가장 추한 방법으로 획득된 조련사의 지배력에 대한 동물들의 비굴한 복종을 보여주는 것이다. 서커스 조련사의 포로가 된 동물들의 영혼을 짓이기는 가장 빠르고 값싼 방법은 채찍과 전기 충격, 날카로운 갈고리, 굉음, 굶기기 등이다. 훈련은 주로 외딴 곳에서 행해지는데, 동물들의 무조건 복종을 강요하기 위해 그들에게 가해지는 가혹행위를 지역 '동물학대방지협회'에서 너무 시끄럽게 문제 삼는 날에는, 동물을 어떻게 대하건 아무 제약이 없는 외국으로 그들을 옮겨버린다.

근자에 미국에서는 춤을 추면서 하모니카로 "예쓰 써, 댓츠 마이 베이비"를 연주하도록 훈련받은 한 코끼리가 어쩌면 가장 천박한 코끼리일지 모른다는 평가를 받았다. 하지만 나는 그 코끼리가 그런 행동을 할 만한 충분한 이유가 있었다고 하더라도, 전혀 놀라지 않을 정도로 그들이 처한 환경을 어느 정도는 알고 있다.

다시 틀리는 가장 빠른 길, 타성

우리 문화에는 여전히, 동물들에게는 생명에 대한 연민이나 사랑, 경외심같이 인간이 느끼는 차원 높은 감정들이 존재하지 않는다는 통념이 지배적이다. 동물들은 마음이나 영혼이 없는 본능과 기계적인 반사신경 덩어리에 지나지 않는다는 그런 문화적인 오해에 우리가 얼마나 심하게 오염돼 있는지 자각하기란 어려운 일일 수 있다. 우리들 중에는 동물들을 있는 그대로의 존재로, 말하자면 복잡미묘하고 아름다우며 신비로운 창조물로 존중하는 법을 배울 기회를 가졌던 사람이 거의 없기 때문이다.

우리의 집단 심리에 동물들은 감정 없는 기계장치라는 생각이 너무도 오랫동안 확고하게 자리잡아온 나머지, 우리는 그 자체에 길들여져 헤어나오기 쉽지 않은 뿌리 깊은 정신적 타성에 젖어버렸다.

그리고 로렌스 피터가 말했듯이, 타성이란 흔히 "가장 쉽게 다시 틀리는 가장 빠른 길"이기 마련이다.

우리의 이런 정신적 타성은 교회와 데카르트 같은 사상가들의 철학으로부터 신임장을 받아오기까지 했다. 데카르트에게 육체와 정신은 완전히 별개였다. 사고와 감정은 육체가 아니라 정신의 속성이기에, 육체 그 자체는 한낱 기계장치에 불과했다.[28] 데카르트는 동물들이 말을 못하는 것으로 보아, 그들에게는 영혼이 없고, 따라서 감정을 느낄 수도 없다고 추론했다. 우리 시대의 심리에 아직까지 배어들어 있는 데카르트의 견해에 따르면, 개미에서부터 소위 그가 "원숭이 기계"라고 부른 것까지, 사람 외의 나머지 동물은 모두 생각이나 행동의 자유, 선택, 어떤 종류의 지식이나 감정 능력도 없는, 본능에 따라 움직이는 일개 로봇일 뿐이다. 그는 동물들을 태엽과 용수철, 톱니바퀴, 추로 이루어진 손목시계나 벽시계에 비유했다. 그것들은 신기하게 고안되긴 했지만, 그래봤자 "한낱 자동장치"일 뿐이라는 것이었다.

데카르트는 그냥 "기계장치가 삐걱거리는 소리를 들을 목적으

로" 이따금 자기네 개를 걷어차곤 했다.[29]

동물들도 고통을 느낄까?

동물들은 한낱 기계장치일 뿐이고, 따라서 고통을 느낄 수 없다는 견해가 오늘날까지도 여전히 만연해 있다는 이야기를 하는 것 자체가 슬픈 일이다. 그것은 우리 문화 유산의 일부로 존재하고 있다. 그리고 나 역시 그런 유산에 깊숙이 길들여져 있는 내 모습을 깨달을 때면 깜짝깜짝 놀라곤 한다. 그것은 별다른 문제 제기 없이 연면히 이어져올 만큼 너무나 당연한 논리인 것이다.[30]

위스콘신 큐어스컴의 신사들이 아직도 그들의 연례행사인 키와니스 칠면조 사냥대회를 즐기고 있는지는 모르겠지만, 1971년 당시 그들이 자기들의 연례 "기분전환" 게임에 털끝만큼도 양심의 가책을 느끼지 않았다는 것만은 나도 확실히 안다. 여러분들은 키와니스 클럽 멤버들이 그토록 즐거워한 이 "스포츠"에 무슨 문제가 있는지 궁금할 것이다. 으음, 필그림 파더즈(Pilgrim Fathers : 1620년 미국으로 건너가 플리머스 식민지에 정착한 영국의 청교도—옮긴이)가 신대륙에 처음 도착했을 때, 그들을 그토록 놀라게 한 이 커다란 새, 칠면조는 신의 가장 멋진 창조물까지는 아닐지라도, 오랜 동안 그 위엄 있는 자태와 더불어 자유를 찾아온 많은 유럽인들에게 신세계의 상징으로 여겨져왔다. 그런데 연례 키와니스 축제에 참가하는 칠면조들은 위엄은 고사하고, 가로대에 다리가 묶인 채 그들의 머리를

"흥에 겨운" 이벤트 참가자들의 표적으로 내맡겨야 하는 신세가 된다. 칠면조들은 날 수도 없는 상태에서 만취한 축제 참가자들이 쏜 총알을 맞고 또 맞으며 죽어간다. 칠면조들이 살아보려고 기를 쓰다가 날개나 다리라도 부러지는 날엔—그런 일은 빈번했는데— 계속 건들거리는 그들의 머리가 그대로 표적이 되어 "용감한" 사냥꾼들에게 더 큰 쾌감을 주는 그런 게임에서 말이다.[31]

동물들은 우리와 달리 고통을 느끼지 않는다는 견해의 지지자들은, 동물들은 전적으로 본능에 따라 움직인다고 말한다. 키와니스의 사수들이 총으로 신나게 그 머리를 쏘아대는 칠면조가 판지로 만들어진 표적이라도 되는 양 아무런 양심의 가책을 느끼지 않는 것도 바로 그런 생각의 반영이다. 그들은 아마 순진하게 칠면조는 고통을 느끼지 않는다고 믿었을 것이다.

그러나 본능에 의지한다는 것과 고통을 느낄 능력이 없다는 것과는 전혀 다른 이야기다. 어느 종에게나 고통을 느끼는 능력은 생존을 위한 중요 (가치) 요소 가운데 하나다. 그것은 상해를 피할 수 있게 해주기 때문이다. 그때 고통을 느끼는 것은 우리의 감각과 신경계이지, 추상적인 사고 능력이 아니다. 사람 아닌 동물들의 신경계는 그들이 사는 환경에 맞춰 잘 조절되어 있어, 대개의 경우 그들의 감각은 우리의 감각보다 훨씬 더 민감하고 정교하다. 따라서 동물들이 고통을 느끼지 않는다고 말할 수 있는 생리학적 근거는 전혀 없는 것이다. 오히려 리처드 서전트는 《고통의 스펙트럼》에서 이렇게 말했다.

사실에 근거한 낱낱의 증거들은 고등 포유동물이 적어도 우리만큼 예민하게 고통을 느낀다는 주장을 뒷받침한다. (직접 고통을 느끼지는 않는) 대뇌 피질의 복잡도와 상관없이, 그들의 신경계는 우리의 신경계와 거의 동일하고 고통에 대한 반응도 놀랄 만큼 유사하다.[32]

사실 동물들의 감각은 자주 우리를 상대적으로 초라하게 만든다. 예를 들어, 후각에 필수적인 세포인 사골(篩骨) 세포가 우리 코에는 약 500만 개가 있는 데 비해, 독일산 셰퍼드의 코에는 약 2억 개가 있다. 청각 쪽도 마찬가지다. 우리는 겨우 20m 거리 이내에서 나는 소리밖에는 듣지 못하지만, 독일산 셰퍼드는 200m 떨어진 곳에서 나는 소리도 또렷이 들을 수 있다. 악명 높은 상어도 대단히 민감한 청각을 가지고 있다. 그래서 테오 브라운이라는 오스트레일리아인은 이 사실을 이용하여 상어를 퇴치하는 음악 장비를 개발하기도 했다. 그는 폭스 트롯이나 왈츠를 연주하면 아주 먼 곳에 있던 상어들까지 모여들지만, 록 뮤직을 연주하면 곧장 떠난다는 사실을 발견하고는 이 장비를 고안해낸 것이다.[33]

우리 모두는 사랑을 필요로 한다

동물들이 신체에 가해지는 물리적 고통을 느끼리라는 걸 어느 정도 인정하면서도, 동물들이란 건 결국 "우리의 사용물"이라는 입장에 선 사람들은, 동물들이 인간과 같은 고통을 느끼는 건 아니라고 주장한다. 이 "전문가"들에게 있어 동물의 고통은 그저 단순한 감각으로만 여겨진다. 즉 동물들의 통각은 의미가 전혀 들어 있지 않기 때문에, 그들이 우리와 같은 고통을 느낄 수는 없다는 것이다.

하지만 나는 그렇게 생각하지 않는다. 우리 인간들이 느낄 수 있는 감정의 고통에는 여러 종류가 있는데, 그것들 모두는 우리가 다른 존재들과 교감하는 능력, 즉 사랑하는 능력과 어떤 식으로든 연결되어 있다. 그런데 그런 능력은 다른 동물들에게도 있다.

종의 구분 없이 사랑할 줄 아는 능력과 고통을 느끼는 능력은 서로 연결되어 있다. 어떤 종이건 간에 사랑을 주고받을 능력이 있는 존재가 그 능력을 위협받는다면, 그 존재는 당연히 고통을 느낄 수밖에 없다. 세상의 모든 전통적인 지혜가 자신을 비참하게 만드는 가장 확실한 방법이 사랑을 표현하지 않는 것이라고 가르치는 이유 가운데 하나가 바로 이것이다.

우리는 사랑을 받고 또 줄 필요가 있다. 사랑은 우리 영혼의 양식이기에, 굶주리면 육체가 괴로워지는 것과 마찬가지로 사랑이 마르면 우리는 큰 고통을 겪는다. 쓰다듬고 어루만져줄 때의 아기를 찬찬히 들여다본 적이 있는가? 우리 모두 아기들이 이런 류의 관심을 좋아하고 이런 관심 속에서 잘 자란다는 것을 알고는 있지만, 아마도 그럴 때의 아기들이 겪는 생리적인 변화를 가까이에서 관찰해본 사람은 그리 많지 않을 것이다. 명확하게 확인될 수 있는 특징이 아기들의 가녀린 신체에 또렷이 나타난다. 심장 박동수가 느려지고, 근육이 이완되며, 연동 운동이 활발해지고, 소화액이 흘러나오는 것이다. 이런 변화들이 다른 요소들과 함께 엄마와 아기 사이의 긴밀한 유대 관계를 형성할 수 있게 해준다. 때문에 어루만져주거나 쓰다듬어주는 손길을 받지 못한 어린 아기는 이런 생리적인 변화가 일어나지 않으며, 이런 유대도 형성되지 않는다.

그 결과 중 하나가, 이 어린 아기가 이후의 삶에서 사회적 유대를 형성하는 데 어려움을 겪는 것이다. 아기 때 피부 접촉이 결여되면 나타나는 또 하나의 결과는 말 그대로 오그라드는 것이다. 소화액이 충분히 나오지 않아 적절한 영양을 공급받지 못하고, 따라서 신체 성장이 늦어진다. 그런 상황에서 아이는 살아남고자 안간힘을 쓰게 되고, 또 이따금 그 과정에서 부족한 엄마의 사랑을 어떻게든 보충하고자 하는 욕구가 빚어낸 현상, 우리가 신경증이라고 부르는 현상이나, 극단적인 경우에는 정신병 징후 같은 것을 보이기도 한다. 결핍감이 아주 심각한 경우, 아이는 이후의 생애 내내 그것을 보충하려는 몸짓을 습관적으로 반복하게 된다.

자, 동물을 물건으로 생각하는 사람들은 놀라겠지만, 여러분이 방금 읽은 사람의 아기들과 쓰다듬고 어루만지는 데 대한 그들의 생리학적이고 감정적인 반응들, 그리고 이런 관심이 결여되었을 때 나타나는 결과들에 대한 한마디한마디는 단지 사람의 아기한테만 해당되는 것이 아니다. 그 모든 면면이 강아지와 아기 고양이, 아기 원숭이, 그 밖의 모든 포유동물에게 두루 해당된다.[34]

위스콘신 대학의 해리 할로 박사는 인간과 비슷한 영장류들의 삶에서 사랑과 애정이 미치는 영향을 폭넓게 연구해왔는데, 한 번은,

어린 원숭이들을 어미 원숭이들한테서 떼어놓는 무시무시한 실험을 강행했다. 어떤 결과가 나왔을까?

그들은 극단적인 신경증과 심지어는 정신병의 여러 징후들을 보였다. 대부분의 어린 원숭이들이 다른 원숭이나 그 밖의 어떤 것에도 흥미를 보이지 않은 채 멍하니 앉아 허공만을 응시하며 지냈다. 고통스런 자세로 몸을 잔뜩 웅크리고 있는 놈, 자기 이빨로 제 살을 물어뜯는 놈. …… 이것들은 모두 정신병원에 수용된 성인 인간들에게서 나타나는 징후들이다.

18개월이나 새끼를 돌보는 돌고래의 경우, 엄마-아기 유대가 깊고 오래 간다. 4~6살의 돌고래들조차 졸리거나 놀랐을 때면 돌고래 무리 속의 자기 엄마를 찾아가는 것으로 알려져 있다. 돌고래들은 서로를 보호하는 데 매우 헌신적이어서, 상처 입거나 고통받는 동료 돌고래가 있으면 자기 목숨을 걸면서까지 그들을 돕는다. 새끼 돌고래들이 정어리 그물에 걸렸을 때를 보면 이런 사실을 확인할 수 있다. 어미들은 그물에 걸린 새끼를 놔두고 떠나는 법이 없다. 그들은 불운한 새끼들 곁에 머물거나 때로 노래를 부르며 새끼들이 갇혀 있는 그물 속으로 떼지어 몰려들기도 한다. 정어리잡이 업계에서는 이런 현상을 놓고 단지 자기네 그물에 잡혀 죽는 돌고래 대부분이 암컷과 새끼들이라고 인식할 뿐이지, 그 연유에 대해서는 알지 못한다.[35]

돌고래만 그런 것이 아니다. 늑대를 연구해온 완고한 학자들조차도 늑대들이 서로에게 보이는, 사랑과 애정이라고밖에 부를 수 없는 이례적인 헌신에 계속 놀라움을 표현해왔다. 수십년 동안 늑대를 연구해 세계에서 일급 늑대 전문가로 인정받는 고든 하버는 이 동물의 유별난 특징 중 하나가 서로에 대한 깊은 헌신과 관심이라고 지적한다. 한 예로, 그는 알래스카에서 상처 입은 늑대 한 마리를 보았는데, 그 늑대가 순록에게 채여 어깨뼈가 부서진 채 피를 뚝뚝 흘리며 버려진 오두막으로 느릿느릿 걸어 들어가는 모습이 짐승들이 흔히 그러하듯 혼자서 죽으러 가는 것 같더란다. 그런데 다른 늑대 한 마리가 매일 밤 고깃덩이를 물고 오두막으로 찾아와서는 불구가 된 동료를 먹여살리는 게 아닌가. 그 보살핌은 상처 입은 늑대가 회복될 때까지 계속되었다고 한다.[36]

동물들의 사랑이 입증되는 것은 부모-새끼 관계에서만이 아니다. 비버, 거위, 독수리, 늑대, 매, 펭귄, 스라소니, 퓨마 등 많은 동물들이 평생 동안 일자일웅 관계를 갖는데, 짝에 대한 그들의 애정이 너무나 헌신적이어서, "죽음이 우리를 갈라놓을 때까지" 서로를 사랑하겠노라고 맹세한 대다수의 인간 부부들이 오히려 민망해할 정도다. 이처럼 동물들도 사랑을 주고받을 능력이 있고 또 그럴 필요가 있기에, 고통도 확실하게 느낄 수 있다.

지능

인간의 무지는 여전히 계속된다. 동물들이 어떤 의미 있는 고통을 느낄 수 없다고 이야기하는 사람들은 흔히, 동물들은 너무 멍청하기 때문에 자기가 다쳤는지도 모르고, 따라서 그들이 느끼는 통각이란 건 전혀 의미가 없다고 주장한다. 그러나 나는, 동물이 우리가 인식할 수 있는 양태의 그런 지능을 나타내 보이지 않는다는 이유로 그들을 멍청하다고 판단하는 쪽이 오히려 편협한 주장이라고 생각한다.

자신의 무딘 지각력에 비추어 동물이 말을 못한다고 그들을 벙어리라고 부르는 것은 인간의 자만과 주제넘음, 바로 그것이다.

– 마크 트웨인

우리는 우리 인간들 사이에서조차도, 흔히 말하는 표준에서 조금만 벗어나면 그것을 지능으로 인정하지 않는다. 알버트 아인슈타인의 부모는 알버트가 9살 때까지 말을 더듬고, 그 뒤에도 한참 생각하고 나서야 질문에 답하는 것을 보고 그를 지진아로 간주했다. 그는 수학을 제외한 나머지 학과 성적이 너무 나빠서 한 선생으로부터, "넌 아무 것도 되지 못할 거다, 아인슈타인"이라는 말을 들으며 학업 중단을 종용받기까지 했다.[37] 찰스 다윈도 학업 성적이 너무 나빠서 아버지한테, "넌 네 자신과 우리 가문에 불명예가 될 거다"[38]라는 말을 들어야 했으며, 토머스 에디슨 역시 아버지한테 "바보"로 불렸고, 고등학교 선생한테는 "둔한 놈"으로 불렸으며, 교장 선생한테는 "아무것도 못해낼 놈"이라는 말을 들었다.[39] 헨리 포드는 읽기와 쓰기에서 턱걸이로 간신히 학교를 졸업했으며,[40] 아이작

뉴튼은 학업 성적이 아주 안 좋았지만, 그가 가족농장 경영을 워낙 엉망으로 하는 바람에 학업을 계속할 수 있었다.[41] 파블로 피카소는 성적이 너무 나빠 열 살 때 학교에서 쫓겨났다. 그의 아버지는 그가 다시 학교를 다닐 수 있게 하기 위해 가정교사를 붙여주었지만, 가정교사마저도 가망 없는 아이라며 두 손을 들고 말았다.[42] 이탈리아의 오페라 작곡가인 자코모 푸치니는 어린 시절에 음악을 포함한 전 과목이 엉망이었는데, 그의 첫 번째 음악 교사는 이 아이한테는 재능이 전혀 없다며 절망하여 교습을 포기할 정도였다.[43]

우리의 수준이라는 것이 표준에서 좀 벗어나긴 하지만 나중에 큰 공헌을 하는 인간들의 지능 형태를 인식하는 데도 이토록 엉뚱한 실수를 저지를 수 있다면, 우리가 다른 종의 지능 형태를 인식하지 못하는 것은 어쩌면 당연한 일일지도 모른다.

학자들은 동물과 인간의 뇌에 관해서 철저한 연구를 해왔는데, 이런 연구들 대부분은 그 동인(動因)이 인간과 동물의 지능 형태 사이에는 심오한 차이가 있다는 믿음의 생물학적 토대를 찾아내려는 욕구에 있었다. 그러나 흔히 이야기되는 어떤 차별성도 나타나지 않았다. "인간의 뇌와 여타 동물들의 뇌구조와 기능"을 비교해본 결과, 과학자들은 다음과 같은 사실들을 알아냈다.

…… (인간과 다른 동물들은) 우리가 생각하는 것과는 달리 그다지 차이가 없다. 오히려 놀랍게도, 유사성이 차별성보다 훨씬 많다. …… 사람의 뇌와 사람 아닌 포유류의 뇌 사이의 깜짝 놀랄 유사성은 뇌전도(EEG) 기록의 전기작용 패턴에서도 드러난다. 한 예로, 개

는 사람과 같은 양상의 전기작용을 보이는데, 깨어 있을 때와 완전수면 상태에 있을 때, 꿈꿀 때, 백일몽을 꿀 때의 EEG 패턴이 사람과 거의 흡사하다. 중추신경계와 내분비계의 화학작용 면에서도, 사람과 여타 동물들 사이에는 구별이 가능한 유형상의 어떤 차이도 없다. (예컨대 스트레스와 분노의) 생리 상태나 감정 상태의 생화학적 특성까지도 쥐와 사람이 거의 차이가 없는 것이다.[44]

믿기지 않는 여행

동물들이 심오한 지능을 보여온 사례가 너무 많다 보니, 솔직히 나는 가끔씩 동물들은 멍청하다고 주장하는 사람들의 지적 능력이 오히려 의심스러워지곤 한다. 낯선 땅을 가로질러 먼 거리를 걸어서 자기 식구들을 찾아온 개들 이야기는 누구나 익히 들어 알고 있을 것이다. 그런데 그 많은 이야기들이 자료로 정리되고 검증되었으며, 또 믿기지 않을 정도로 모두 사실이라는 것은 혹여 모를 수도 있다.

한 예로, 로버트 마틴 부부는 데모인스에서 덴버로 이사했다. 그러나 그들의 독일산 셰퍼드, 막스는 데모인스가 더 좋았던 게 분명하다. 막스는 혼자서 눈 덮인 1,200km를 걸어 그곳으로 돌아갔다.[45]

이탈리아에 사는 또 한 마리의 독일산 셰퍼드는 최근에 자기만을 남겨두고 브린디시에서 밀라노로 이사간 사람 친구가 그리웠다. 그

개가 약 1,200km를 가는 데는 넉 달이 걸렸으나, 개는 용케도 그 일을 해냈고, 또 자신의 사람 친구도 찾아냈다.[46]

훨씬 더 놀라운 사례는 셰일라 번퍼드가 자신의 책《믿기지 않는 여행》에서 묘사한 "겨우" 320km의 상대적으로 짧은 여행이야기다. 그것은 동물 세 마리—영국산 불테리어 한 마리, 어린 래브라도 리트리버 사냥개 한 마리, 믿건 안 믿건 샴고양이 한 마리—가 서로를 돌봐주며 함께 캐나다 북서 온타리오의 320km에 걸쳐 있는 황무지를 횡단한 사건이었다.[47]

나 역시 고양이가 그런 엄청난 일을 할 수 있으리라고는 생각지도 못했다. 하지만 이제 나는 내 예전 생각들이 틀렸다는 걸 안다. 먼 거리를 여행하여 연고자를 찾아간 고양이들에 관한 검증 사례는 무척이나 많다. 내가 아는 가장 긴 여행도 확증된 사례 가운데 하나로, 새 일자리를 찾아 캘리포니아의 새 집으로 이사한 뉴욕 수의사의 이야기다. 그는 사정상 고양이를 남겨두고 떠나야 했다. 고양이는 나중에 데려올 요량이었다. 그런데 이사도 하기 전에 고양이가 사라져버려, 수의사는 그 고양이를 다시는 못 볼 거라고 생각했다. 그러나 다섯 달 뒤, 고양이는 "새 집으로 조용히 걸어 들어와 자기가 좋아하는 안락의자에 훌쩍 뛰어올랐다." 여러분의 상상대로, 수의사는 정말 놀랐다. 그는 몹시 충격을 받아, 한동안 숨을 멈추고 그 자리에 붙박인 채로 서 있었다. 이게 진짜 우리 고양이인가? 잠시 후 그는 자기네 고양이가 예전에 심하게 싸우다 꼬리를 물린 적이 있다는 사실을 기억해냈다. 그 상처는 고양이의 4번째 꼬리뼈에 또렷한 상흔을 남겼다. 수의사는 고양이한테로 가만히 걸어가 꼬리를 만져보았다. 그것으로 충분했다. 4번째 꼬리뼈에는 그 사건을 입증해주는 상흔이 또렷이 남아 있었다.[48]

아무래도 동물들은 우리의 이해 범위를 넘어서는 종류의 지능 같은 걸 가졌다고 생각하는 것이 옳을 것 같다. 이런 놀라운 사례들을 한낱 본능의 발현으로만 보기는 어렵지 않겠는가?

과자를 좋아하는 코끼리

동물원에서만 코끼리를 본 사람은 이 덩치 큰 동물이 가장 비참하게 학대받는 상태만을 본 것이다. 그러나 갇혀 있는 코끼리라 하더라도 복잡한 추리를 할 수 있다. 베르타라는 이름의 5살 난 암코끼리는 여러 해를 라스베이거스의 너겟 카지노에서 지냈는데, 쇼에 나갈 시간이 되면 자기 속눈썹을 조련사 젠다 스마하의 뺨에 문질러 그를 깨우곤 했다! 또 베르타는 젠다가 쇼에서 쓰는, 그러나 막간에는 베르타의 우리 속 캐비닛에 넣어두는 과자를 나름의 영리한 방법으로 꺼내곤 했다. 베르타는 물론 굉장히 힘이 센 동물이므로 캐비닛을 부수고 손쉽게 과자를 손에 넣을 수도 있었다. 그러나 꾀많은 베르타에게는 그것이 너무 조잡한 방법으로 여겨졌던 것 같다. 대신 베르타는 낯선 사람이 코끼리 우리를 배회할 때 그 큰 코로 그 사람의 팔을 붙잡았다. 그랬을 때 그 사람이 얼마나 기겁을 할지는 여러분도 상상이 가겠지만, 다른 존재의 감정에 민감한 베르타는 최대한 부드럽게 동작을 취하면서도 포로가 뿌리치고 달아나려고 하면, 코의 쥐는 강도를 높여 누가 대장인지를 알게 해주었다. 이렇게 해서 낯선 사람을 과자 캐비닛까지 안내하고 나면, 베르타는 그 사람의 손을 캐비닛 손잡이에 올려놓아 자기가 뭘 원하는지 그 사람이 추리하기를 기대했다.

그런데 한번은 뜻밖에도 캐비닛이 잠겨 있어, 베르타에게 붙잡힌 불쌍한 여자가 어찌할 바를 모르는 상황이 벌어졌다. 베르타가 그녀를 놔주자, 겁에 질린 그녀는 되도록 빨리 그곳을 빠져나가려고 문 쪽으로 걸음을 옮겼다— 너무 빨리 움직여 이 "벙어리 괴물"이 당황하는 일이 일어나지 않도록 신경 쓰면서. 그러나 그녀가 문에 다다르기 직전, 뭔가가 어깨를 툭 쳤다. 깜짝 놀란 그녀가 뒤를 돌아보니 커다란 코끼리, 베르타의 코에는 캐비닛 열쇠가 쥐여 있었고 베르타는 그것을 여자의 손에 조심스럽게 떨어뜨렸다.[49]

동물들이 우둔한 것으로 간주되는 경우는 알고 보면 오히려 우리 인간들의 이해 부족 탓일 때가 많다. 예컨대, 타조는 몸을 숨겨야 할 때, 모래 속에 머리를 처박는 우둔함으로 명성이 자자하다. 그러나 진실은, 타조들은 결코 모래 속에다 머리를 처박지 않는다는 것이다. 타조는 커다란 알을 품고 있을 때면, 자신들의 기다란 목과 불쑥 튀어나온 머리가 몇마일 밖의 적에게도 훤히 보이는 취약한 표적이 됨을 알고 있다. 그래서 그들은 위험을 느끼면서도 알은 지켜야 하는 때를 위해 기발하고도 효과적인 위장술을 발전시켜왔다. 그러한 방법 가운데 하나가 자신들의 긴 목을 내려뜨려 모래 위에 쭉 내뻗음으로써 적의 눈에 잘 띄지 않게 할 뿐만 아니라, 멀리서 보면 마치 작은 모래 언덕 같아 보이는 모양을 만드는 것이다.

알면 알수록 동물들은 더욱더 나를 놀라게 한다. 해마다 지구를 반 바퀴나 날아 똑같은 곳으로 돌아가는 철새들이 있는가 하면, 몇몇 산파가 산모를 돌보는 사이, 다른 산파들은 갓난 새끼들을 바다 위로 안내하여 첫숨을 들이마시게 하는 돌고래도 있다. 또 혹자는 베토벤의 교향곡보다도 더 오묘하다고 평가하는 신묘한 소리 패턴으로 의사소통을 하는 고래들도 있다. 하지만 나로서는, 언제까지 우리 인간들이 동물들도 우리가 아는 언어로 우리와 함께 차를 마시며 이런저런 문제들을 논할 수 있어야 그들이 나름의 지능을 가지고 있음을 인정하지 않을까란 생각이 이따금씩 들곤 한다.

신의 무릎에서 새롭게

갓 태어난 새끼사슴과 알에서 막 깬 새끼오리, 갓난 송아지, 아니 사람의 아기를 포함하여 모든 동물의 갓 태어난 새끼에게는 언제나 경외심을 자아내게 하는 뭔가가 있다. 그들에게서는 그들만의 광채가 난다. 그들은 만물을 소생시키는 신선함을 한껏 발산한다. 사람의 갓난아기나 동물들의 갓난 새끼들이 말로 표현하기 힘든 이런 싱그런 빛을 발한다는 사실 자체가 내게는 우리가 같은 뿌리에서 나왔음을 말해주는 증거로 여겨진다. 그들도 우리처럼 그들 안에 있는 신성한 불꽃의 도움으로 자신들의 자질을 표현하기 위해 신의 무릎에서 태어난다. 그들도 우리처럼 삶을 갈망하여, 존재 자체로서 인정받고 그들이 될 수 있는 모든 것이 되기를 바라며 태어나는 것이다.

그들 역시 이 우주에서 자기들에게 주어진 나름의 역할을 하고, 그들에게 주어진 나름의 삶을 살고 싶어한다. 그들은 덩치가 코끼리만큼 커지든, 나이가 들든 상관없이, 대체로 여러 면에서 아기 같은 상태를 유지한다. 왜냐하면 항상 즉각적인 반응이 요구되면서 감정적이고 감각적인 경험으로 가득한 삶을 살기 때문이다.

동물들은 우리 세계의 일부이고, 우리 존재의 일부이다. 그들은 우리에게 삶을 찬양할 근거를 마련해준다. 때문에 그들은 우리의 일부일 수밖에 없다.

그들은 때로는 우리더러 도전하게 하고, 때로는 자신들을 도울 기회를 주며, 때론 동료애를 심어준다. 그들은 자신에게 부여된 나름의 삶을 살면서, 종종 우리에게 놀이와 아름다움과 웃음을 가져다준다. 그들이 만일 여기 없다면 우린 얼마나 쓸쓸하겠는가!

천일 동안 단 하룻밤만 별이 나타난다면, 사람들이 얼마나 믿고 경배하겠는가!

랄프 왈도 에머슨의 말이다. 동물들의 운명이 바로 이렇다면 우리가 어떤 느낌일지 상상할 수 있겠는가?

아이들이 아는 것

때로 아이들은 어른인 우리보다 이 점을 더 잘 이해한다. 캐릴 카터라는 한 걸스카우트 소녀가 쓴 다음의 간단한 보고서는 우리더러 이 점을 확인시켜주는 데 부족함이 없다.

카누를 젓는 걸스카우트 대원들 사이를 헤엄치고 다니며 다이빙하고 재주넘기를 했던 비버— 이번 여름 뉴저지 네필드의 걸스카우트 야영장 새커재위 캠프에서 있었던 일.

그것은 오전이 다 갈 무렵에 발견되었다. 어디서 커다란 나무 밑동 같은 것이 움직이며 다가오더니 다채로운 춤 동작을 펼쳐보이기 시작했다. 마침 이때 홀리쇼어 걸스카우트 협회에서 온 우리들은 새키 호에서 카누 수업을 하고 있었다. 웃음소리와 탄성, 비명 소리가 터지자, 이 소리를 들은 호안(湖岸) 관리자가 카누를 저어 우리들에게 다가왔다. 그는 이 나무 밑동이 진짜 비버임을 알려준 뒤 호숫가에 있는 사람들에게 소리쳤다. "가서 야영장에 남아 있는 애들도 데려와……, 그 애들도 이런 걸 본 적이 없을 테니까"라고. 순식간에 모든 야영자가 호숫가에 기다랗게 늘어서서, 기막힌 솜씨를 보이는 색다른 이 수영선수를 지켜보았다.

호안 관리자는 조심스러우면서도 상기된 채, 카누를 젓는 아이들에게 말했다. "그대로 계속 카누를 저어. 비버는 만지지 말고. 재미있는 경험이 될 거야." 그러는 사이, 호숫가의 구경꾼 중 한 사람이 야영장 관리소로 달려가, 약 5km 떨어진 야생동물 재난 구호소의 박물학자이며 작가인 호프에게 전화를 걸었다. "비버 한 마리 찾고 있나요……? 낯이 익은 놈인데?" 그렇다는 대답이 왔다. 그 비버는 호프가 새끼 때부터 길러온 고아 비버, 초퍼였는데, 이제 한 살이 넘어 혼자 힘으로 야생 생활에 적응할 준비를 시작하던 참이었다.

몇 분 뒤, 호프가 새끼 캠프로 차를 몰고 와 초퍼를 집으로 데려갔다. 그러나 초퍼는 다음날에도 새끼 호수에 다시 나타나 멋진 수영 솜씨로 야영자들을 즐겁게 해주었다. "저 녀석은 어쩌면 둑을 쌓고 있을 거야. 가족을 이룰 준비를 하는 거지"라고 비버 찬미자들이 말했다.

우리 모두는 그런 예상에 몹시 들떴다. 우리는 호프에게 초퍼를 어떻게 할 건지 물었다. 호프는 초퍼가 여기 있어도 괜찮겠다면서 초퍼가 자립하게 되어 도리어 기쁘다고 말했다.

간부 대원들은 매일같이 호프에게 초퍼의 행동을 알렸다. 호프가 말했다. "초퍼가 여러분의 배에 올라타려고 할지도 모르는데, 그건 그저 장난일 뿐이에요. 녀석은 금방 물 속으로 사라질 겁니다. 또 여러분이 물 속에 있으면, 여러분과 나란히 헤엄치거나 레슬링을 하려고 할지도 몰라요!"

이후의 사흘 동안, 야영자들과 지도자들, 간부 대원들은 초퍼를 관찰하고 만지고 먹이를 주면서 초퍼와 마냥 즐겁게 놀았다. 또 우리 걸스카우트 대원들은 비버의 생김새와 인간 세계에 익숙한 식성, 버릇, 성질들을 알게 되었다.

이 비버와 함께하는 동안, 야영장의 분위기는 극적으로 바뀌었다. 우리는 저 숲 속과 물 속에 진짜로 친근한 생물체가 살고 있음을 실감하게 되었다.

하루는 캠프 책임자가 초퍼의 사진을 몇 장 찍기로 마음먹었다. 동물 애호가인 그는 초퍼가 코만치 야영장 부근의 늪지대에서 헤엄치고 있는 것을 찾아내, 늪 속으로 성큼성큼 걸어 들어가서는 카메라

셔터를 찰칵찰칵 눌렀다. 그러자 초퍼가 재빨리 그의 다리를 움켜잡으며 장난을 걸어왔다. 다음날은 야영자들이 캠프를 걷고 떠나느라 몹시 소란스러웠다. 토요일 오후 늦게서야, 남은 간부 대원 몇몇이 초퍼에게 작별 인사를 하러 호수로 걸어 내려갔다.

우리가 호숫가에 이르러 보니, 마지막으로 비버를 보고 가려는 비버 찬미자들이 이미 호숫가에 와 서 있었다. 그런데 그들이 갑자기 비명을 지르며 "빨리 와!!!"라고 다급하게 소리쳤다. 우리가 황급히 달려갔지만, 이미 초퍼는 죽은 채로 호숫가에 드러누워 있었다.

대부분 어린 야영자들이었던 그들은 신원을 알 수 없는 한 낚시꾼이 초퍼를 때려죽이는 광경을 막 목격했던 것이다.

아마 초퍼가 이 야영지에 몰래 들어온 남자의 취미생활을 방해했던 모양이었다. 낚시꾼은 노를 저어 달아나면서 우리를 향해 이렇게 소리쳤다. "녀석이 내 배에 올라오려고 해서, 내가 낚싯대로 때려줬거든. 그랬더니 그 놈이 씩씩거리잖아. 그래서 노로 한 방 갈긴 거야."

우리는 비치 타월로 초퍼를 감싸주고, 펑펑 울었다…….[50]

나의 꿈

나는 꿈꾼다. 그 꿈은 사람들이 우리 가슴속에서 노래 부르는 영혼이 다른 동물들의 가슴속에서도 노래 부르고 있음을 알게 되는 모습을 보는 그런 꿈이다. 지능에도 여러 종류가 있고, 영혼에도 여러 종류가 있으며, 고통과 노력에도 여러 종류가 있다는 것을 우리가 깨닫는 모습을 보는 꿈, 모든 생명체가 우리가 가진 것과 꼭 같은 삶의 의지를 부여받았다는 것을 알게 되는 모습을 보는 꿈, 만일 우리가 힘 없고 억압받는 입장에 처했을 때 그들이 세상을 지배한다고 해도 우리가 존중받기를 원하듯이, 우리 또한 그들을 존중하는 모습을 보는 그런 꿈 말이다.

나는 우리가 이 특별한 동료 관계에 감사하는 모습을 본다.

나는 동물들로 인해 우리의 삶이 풍요로워지는 모습을 보고, 우리가 많은 동물 친구들과 함께하는 모습을 보며, 우리의 도시 곳곳에 야생동물들이 살 수 있는 야생지와 물가, 공원, 골짜기, 개울들이 있어 모든 생물체가 조화롭게 함께 살면서 우리 지구의 충만한 잠재력을 가꿔가는 모습을 본다.

나는 우리가, 동물들은 필요와 지능과 책임 의무가 우리와 다르다는 사실을 깨닫고 그것을 올바르게 식별하고 평가하는 모습을 보고, 그들이 느끼고 생각하고 괴로워하고 사랑하는 독특한 방식들이 있음을 깨닫는 모습도 본다.

나는 더 큰 틀 안에서 그들을 우리의 어린 형제자매들로 존중하는 우리 모습을 본다. 나는 그들 역시 이 우주 생명력의 각기 다른 표현임을 깨닫고, 우리와 그들 모두에게 숨을 불어넣어준 것은 똑같은 신의 힘임을 인식하고 행동하는 우리 모습을 본다.

나는 우리가 신의 모든 창조물에게는 저마다의 자리가 있다는 사실을 깨닫는 모습을 본다.

멋진 **닭**

아이에게 애벌레를 밟지 말라고 가르치는 것은
애벌레에게만큼이나 아이에게도 소중한 일이다.
– 브래들리 밀러

한 나라의 위대함은 짐승을 다루는 방식으로 판단할 수 있다.
– 간디

　　　　　　　　　　　　　　　　　　　대부분의 사람들이 그렇듯이, 나
도 세상에서 불필요한 고통을 최소화하고 싶었다. 나는 필요 없는
폭력과 고통을 제거하고 싶었고, 그래서 긍정적인 방식으로 이 목
표에 접근하는 일이라면 가능한 최대한 지원하고 싶었다. 그러나
대부분의 사람들과 마찬가지로, 나도 내 식습관이 세계에 미치는
영향에 대해서는 별로 생각하지 못했다. 고기를 만들기 위해 동물
들이 살해된다는 건 분명히 알고 있었지만, 그게 자연의 섭리고, 먹

이사슬의 원칙이라고 여겼던 것이다.

그러나 나는 오늘날 미국 음식에 쓰이는 동물들은 그냥 살해되는 게 아니라는 걸 알았다. 그들에게는 그 이상의 뭔가가 자행되고 있었다. 그리고 그게 뭔지를 알게 되면서 나는 영원히 바뀌었다.

나는 더 많은 것을 알게 될수록, 그 실상을 다른 사람들도 알게 된다면 그들의 음식 선택에 크나큰 변화가 일어나리란 것을 더욱 강렬하게 느끼게 되었다. 자신의 건강 증진은 물론이고, 세상의 고통을 줄이는 데도 아주 깊은 영향을 미칠, 그런 크나큰 변화가 말이다.

닭에서 시작해보자. 이 동물에게 어떤 일이 일어나는지를 이해하려면, 우선 그것이 어떤 존재인지를 느끼는 게 도움이 된다. 불행히도 우리 대부분은 닭에 대해 판에 박힌 시각을 갖고 있다. "닭"이라는 말은 종종 "겁쟁이"라는 말과 동의어로 쓰인다. 그러나 이것은 인간이 지어낸 별명일 뿐이다. 닭이 신경이 날카롭고 깜짝깜짝 놀란다는 것은 그것이 겁 많고 소심한 동물이라는 것과는 전혀 별개의 이야기다. 사실 수탉은 그 자부심과 사나움, 그리고 그 불굴의 의지로 유명하다. 그래서 여러 문화권에서는 이 점을 닭싸움이라는 일종의 "스포츠"에 활용해왔다. 또 전세계의 다양하고 폭넓은 문화들이 수탉의 이름을 남성의 성기와 동의어로 씀으로써 사실상 수탉의 정력을 인정해왔다.[1] 그래서인지 세계 도처의 언어들에서 수탉이라는 말은 남성의 성적 능력을 상징하는 말로도 쓰이고 있다.[2]

암탉도 마찬가지다. 암탉 역시 우리가 고정관념으로 받아들여온 것 같은 그런 겁 많은 동물이 아니다. 암탉은 제 새끼들을 지킬 때에는 힘이 월등하게 센 상대나 몸집이 훨씬 큰 육식 새들한테까지도 맹렬하게 맞선다고 한다. 오랫동안 닭을 연구한 과학자, E. L. 왓슨도 어미 닭이 사나운 갈가마귀의 무시무시한 공격에 맞서 병아리를 지키는 모습을 지켜본 적이 있다.

나는 스코틀랜드의 서쪽 끝 해안에서 병아리들을 기르는 작고 늙은 암탉 한 마리를 알고 있었는데, 그 근처 절벽에는 갈가마귀 둥지가 있었다. 평소 닭들에게 갈가마귀란 존재는 그 검은 날개가 눈에 띄는 즉시 은신처로 숨어버려야 하는 공포의 대상이었다. 닭들은 자기네보다 훨씬 강한 부리를 가진 이 갈가마귀에게 감히 맞설 엄두도 내지 못했다. (그러나) 병아리 열 마리의 어미인 이 작은 암탉만은 목털을 곤추세우고 눈을 부릅뜬 채 그 자리에 굳건히 버텨 서 있곤 했다. 갈가마귀 두 마리가 습격해왔을 때, 암탉은 그런 용기 덕분에 열 마리 병아리 가운데 단 한 마리만을 잃었을 뿐이다.[3]

닭은 우리의 고정관념처럼 그렇게 겁 많은 동물이 아니다. 그리고 닭이 멍청하다는 통념 역시 사실에 근거한 것이 아니다.

그렇다고 내가 지금 닭이 동물 중에서 지능이 가장 뛰어나다는 이야기를 하는 건 아니다. 단지 지능의 구성요소에 대한 우리의 이해란 게 결국 상대적인 것에 불과하다는 뜻이다. 한 예로, 오지의 원주민들이 I.Q. 테스트 문제를 내면, 아마도 서양 문명권 사람들은 모두 낙제점을 받을 것이다. 우리는 아주 편리하고도 지극히 자기중심적인 방식으로 지능을 규정하고 있다. 그래서 동물이 무슨 일을 하면 그것은 본능이라고 부르고, 우리가 같은 이유로 똑같은 일을 하면 그것은 지능이라고 부르는 것이다.

개인적으로 나는 닭의 지능을 너무 서둘러 규정할 생각이 없다. 그들과 관계없는 기준에 따라 그들을 판정하게 되지나 않을지 염려스럽기 때문이다. 더구나 그들이 어떤 종류의 동물이고, 그들이 했다고 알려진 일들이 어떤 것인지를 알면 알수록, 그들이 가진 독특한 성질의 지능에 갈수록 더 깊은 감명을 받게 되기 때문이기도 하다.

한 번은 한 박물학자가 암탉에게 그가 찾은 21개의 뿔닭 알을 주었다. 암탉이 어떻게 하는지 보고 싶어서였다. 껍데기가 단단한 이 작은 알은 그 겉모습에서 이미 달걀과는 전혀 달랐다. 그러나 암탉은 이 알을 품는 과제를 선뜻 떠맡고는, 싫은 내색 하나 없이 21개의 알을 잘 돌보았다. 나도 처음에는 닭에 대한 오랜 고정관념에 따라, 닭이 너무 멍청해서 제 알이 아닌 것을 모르기 때문에 그런 것이려니 했다. 그런데 암탉은 알을 깨고 나온 것이 병아리가 아니라는 사실에 전혀 당황하지 않았다고 한다. 그 작고 메추라기 같은 생김새와 이상한 행동들이 암탉에게는 아무 문제도 아니었던 게 분명했다. 나는 다시 한번, 암탉이 너무 멍청해서 새끼들이 병아리가 아니라는 것도 모르는 거라고 생각했다. 그러나 내 생각은 틀렸다. 암탉은 내가 아는 것 이상으로 현실에 잘 조율되어 있었다. 뿔닭 새끼들이 부화한 지 며칠 뒤, 암탉은 그들을 데리고 덤불 속으로 들어갔다. 암탉은 보통 병아리들에게 주는 밀기울을 그들에게 먹게 하는 대신, 개미집을 파헤쳐 흰 번데기들을 찾아냈다. 닭은 그런 음식을 먹지 않지만, 뿔닭은 먹는다! 뿔닭 새끼들은 본능적인 식성에 따라 그것을 쪼았다.[4]

암탉은 어떻게 그걸 알 수 있었을까? 암탉이 발휘한 지능은 도대체 어떤 형태의 지능일까? 어쩌면 암탉은 그들의 집단 영혼으로부터 모종의 메시지를 받을 수 있도록 충분히 조율돼 있었던 게 아닐까? 만일 그렇다면 그것은 사람의 능력을 뛰어넘는 것이다!

또다른 사례에서는, 박물학자가 암탉에게 오리알을 몇 개 주었다. 암탉은 그것이 마치 달걀인 양 품어 부화시켰으나, 그런 노력의 결과로 병아리 대신 오리새끼가 나온 것에 전혀 개의치 않았다. 암탉은 조금도 주저하지 않고, 자기는 물론 그 지역의 어떤 암탉도 해본 적이 없는 일을 실행했다. 암탉은 개울에 걸쳐놓은 널판지 위로 걸어갔다. 그리고는 꼬꼬꼬꼬 하며 오리새끼들을 물 속으로 끌어들였다.[5]

이 어미 암탉들이 알에서 깨어난 다른 종의 새끼들에게 무엇을 해주어야 할지를 어떻게 알아냈는지는 수수께끼다. 그러나 어쨌든 그들은 해냈다. 우리가 "누군가의 날개 밑에 있다"고 말할 때 그 의미가 지극한 관심과 자상함이 동반된 양육이란 건 정말 맞는 말인 것 같다.

우리들 대부분은 불행히도 자연과 떨어져 살기 때문에 더 이상 닭을 개인적으로 접해볼 기회가 없을지도 모르고, 따라서 암탉들이 얼마나 훌륭한 어미인지 모를 수도 있다. 그러나 기록 역사 전반을 통틀어 살펴보면, 극진한 양육을 가리키는 지고의 상징이 바로 암탉임을 알 수 있을 것이다. 실제로 로마인들은 암탉의 모성을 매우 높이 평가하여, "암탉의 아들"이라는 어구를 "운이 좋아 보살핌을 잘 받은 남자"를 뜻하는 말로 자주 썼다.[6]

잔해 한가운데에서 알몸으로

우리 대부분이 지닌, 닭에 대한 경험과 기억 자체는 잘못된 편견에 물들어 있을지라도, 갓 깬 병아리, 어미 닭의 깃을 살짝 밀고 나오는 그 조그만 노란 머리, 쪼기를 막 시작한 그 조그만 노란 부리를 본 느낌을 잊기는 쉽지 않다. 우리들 다수에게 갓 깬 병아리는 순진무구함과 사랑스러움, 그 자체로 비친다. 하지만 그들은 또한 더 깊은 뭔가를, 영감을 주는 뭔가를 말하고 있기도 하다. 달걀 껍질을 쪼며 밖으로 나오는 병아리들은 낡은 테두리 밖으로 떨치고 나가려는 우리의 전진 욕구, 지금까지는 필요한 목적에 잘 봉사해 왔으나 이제는 버릴 때가 된 울타리를 밀어젖히고 그 너머로 뻗어 나가려는 우리의 깊은 욕구를 상징하는 듯이 보인다. 이 점에서 이 작은 짐승들은 우리가 "닭"을 생각할 때 고정관념으로 갖고 있던 소심함과는 정반대의 의미를 갖는다. 그들은 용기를 상징한다. 그들은 무엇이 그들을 기다리는지도 모르는 채 부리로 밖으로 나오는 길을 쪼아댄다. 그래서 마침내 밖으로 나오게 되면, 다시는 되돌아갈 수 없는 과거의 잔해 한가운데에 온몸으로 서서, 미지의 세계를 향해 돌아올 수 없는 여행을 떠나는 것이다. 그것이 곧 그들의 운명이기 때문이다.

어쩐지 이 작은 병아리들은 내게 용기라는 정신과 함께 종으로서 우리 인간의 상황을 상기시킨다. 우리 역시 진화라는 명령에 따라, 우리 자신의 성장 잠재력이라는 내면의 부름에 따라, 이렇듯 달려가고 있는 게 아닐까? 종으로서 우리는 앞으로 우리가 어떻게 될지도 모르면서 별을 꿈꾸며 지난 날의 끈적끈적한 물질과 달걀 껍질 한가운데에 서 있는 게 아닐까?

한 가지는 분명하다. 닭은 대개의 사람들이 믿고 있는 것보다 훨씬 섬세한 감수성을 가졌다는 것이다. 버지니아 폴리테크닉 연구소의 한 연구는 애정으로 대한 닭이 더 잘 번성한다는 사실을 알아냈다. 그곳의 연구자들은 특정한 한 집단의 병아리들에게는 부드럽게 말도 걸고 노래도 들려주었다. 그 결과, 이 집단의 닭은 무시하며 기른 다른 닭보다 더 상냥해지고, 같은 양의 먹이를 먹였는데도 더 무거웠다. 또 좋은 대우를 받은 닭은 다른 닭보다 병에 대한 저항력도 더 강했다.[7]

닭의 천국에 오신 것을 환영합니다

그러나 오늘날 미국의 양계 실태는 닭에 대한 연민이 넘쳐흐르는 그런 현실이 아니며, 우리가 닭의 삶을 생각할 때면 일반적으로 떠오르는 농가 앞마당과도 아무 상관이 없다. 지난 30년 동안 급격한 변화가 일어난 것이다. 예전의 닭은 흙 속을 긁고 뒤져 애벌레와 지렁이, 풀 따위를 알아서 찾아 먹는, 놓아먹이는 새였다. 그들은 해와 바람과 별을 알았다. 먼동이 틀 때 새벽을 알리며 우는 수탉은 그들이 빛과 어둠의 자연 순환에 깊이 조율돼 있음을 보여주는 여러 징후 중 하나에 지나지 않았다.

그러나 오늘날에는 이 모든 것이 변했다. 미국의 양계는 완전히 산업화되어, 우리는 더 이상 앞마당의 닭 시대에 살고 있지 않다. 지금 우리는 유감스럽게도 조립 라인의 닭 시대에 살고 있는 것이다.

오늘날의 닭과 달걀 뒤에는, 현대식 슈퍼마켓의 밝은 조명 아래 진열된 깨끗한 소형 판매용 포장에서는 추측조차 하기 힘든 이야기가 숨겨져 있다. 슈퍼마켓에서 보는 닭은 하나같이 조심스럽게 포장된 채 상표까지 붙어 있어, 매우 깨끗하고 만족스럽고 믿음직해 보일 것이다. 게다가 파이프오르간 음악이 울려퍼지고 맛깔스럽게 장식된 슈퍼마켓에 서서 웃음 띤 닭의 행복한 그림이 그려진 달걀 상자와 닭 포장을 바라보고 있노라면, 그 모든 게 잘못되었다는 상상을 하기는 정말 어렵다. 사실 오늘날의 닭이 이보다 더 행복하거나 더 잘 보살펴질 수는 없으며, 단 한 푼의 경비도 낭비하지 않고 양질의 달걀과 생산물을 만들어내고 있음을 사람들에게 확인시켜주는 데 들이는 노력은 놀라울 정도다. 미국 최대의 식용 양계업체 가운데 하나인 퍼듀 사의 광고가 그 전형이다. 이 광고에서 그 회사의 사장, 프랭크 퍼듀는 자기네 닭이 "정말 천국 같은 닭의 집"에서 살고 있다고 말한다.[8]

그러나 오늘날의 닭 수용 시설을 "닭의 천국"으로 묘사한 것은 진실과는 거리가 멀다는 사실이 점점 드러나고 있다.

우선, 오늘날의 양계장은 더 이상 "농장"이 아니라 "닭 공장"이라고 부르는 것이 더 정확하다. 그것은 자연광이 전혀 들어오지 않는 건물 안에서 닭들이 전생애를 살아야 한다는 점에서 공장이다. 헛간 앞마당의 시대는 오래 전에 가버렸다. 오늘날의 기계화된 닭 생산 체계에는 헛간이나 앞마당이 아니라 조립 라인과 컨베이어 벨트, 형광등이 있을 뿐이다. 또한 그것은 자부심 강하고 감수성 예민한 이 동물이, 살아 숨쉬는 동물로서 마땅히 받아야 할 감정이나 연민을 털끝만큼도 받지 못한 채, 영혼을 완전히 무시당하며 그야말로 제품처럼 취급당한다는 점에서 공장이다. 그리고 그것은 그들이 가진 자연적인 욕구의 모든 표현을 체계적으로 박탈당한다는 점에서 공장이다.

오늘날의 닭 공장은 우리들 대부분이 생각하는 식의 그런 농가부업이 아니라, 짐승이란 우리가 원하는 대로 소비할 수 있는 물건이요, 원료라는 태도의 살아 있는 표현이다.

나도 내가 지금 하고 있는 말이 과장이었으면, 관리를 게을리하는 몇몇 사례를 묘사하는 것이었으면 좋겠다. 그러나 아니다. 나는 지금 오늘날의 달걀과 닭 산업의 표준적인 운영방식을 묘사하고 있다. 내가 지금 묘사하는 방식이 우리가 소비하는 달걀과 닭의 98%를 생산하는 방식이기 때문이다. 나는 지금 〈가금의 세계〉, 〈가금 트리뷴〉, 〈가금 다이제스트〉, 〈농부와 축산업자〉, 〈농장저널〉 같

은 전문지에서 매일같이 소개되고 논의되는 기술과 실천 사례들을
묘사하고 있다.

오늘날의 닭 공장 조립 라인 세계에서, 닭은 더 이상 "닭(chicken)"
이라 불리지 않는다. 고기를 먹기 위해 기르는 닭은 "브로일러
(broiler)"로, 알을 얻기 위해 기르는 닭은 "레이어(layer)"로 불린다.
보다시피 동물을 본래의 이름으로 부르지 않고 사람이 먹는 식품
가치에 따라 새로운 이름을 부여한다는 것은, 그 자체로서는 별것
아닌 것처럼 보일지 모르지만, 우리 모두로 하여금 고유한 존엄성
을 가진 살아 있는 존재로서 그 동물을 잊게 만드는 데 강력한 영향
을 미칠 수 있다. 실제로 양계업계는 닭을 동물로 보지 않도록 철저
히 계산된 새로운 관점을 제시한다.

오늘날의 레이어(산란 닭)는 무엇보다도 원료인 사료를 최종 생산물
인 달걀로 바꾸어내는 매우 효율적인 기계일 뿐이다. 물론 유지보수
도 그다지 필요하지 않다.

– 농부와 축산업자[9]

공장 스타일의 생일 축하

여러분도 알겠지만, 달걀 제조창에서는 수평아리가 별 쓸모가 없
다. 그런 상황에서 갓 태어난 수평아리에게는 어떤 일이 일어날까?
어미 닭의 따스한 품을 기대하며 껍질을 쪼고 밖으로 나온 그 작은

친구들이 사방을 두리번거리며 이 지구상에서 자기 삶을 시작하려
할 때, 과연 이들은 어떤 환영을 받을까?

그들은 말 그대로 내팽개쳐진다. 우리는 한 부화장에서 병아리 감별
사들이 각각의 쟁반에서 수컷만을 추려내어 튼튼한 플라스틱 통 속
에 떨어뜨리는 것을 보았다. 안내원이 설명했다. "우린 그것들을 통
속에 넣어 질식사시킵니다."[10]

어미의 가슴에 기쁨을 주는 그림은 아니지만, 미국에서는 매일같
이 50만 마리가 넘는 병아리가 이런 식으로 "버려진다." 여러분이
이 단락을 읽는 몇 초 동안에도 2천 마리 이상의 갓 깨어난 수평아
리가 사람 손에 의해 쓰레기통으로 던져져, 자신들이 살아 있다는
인식조차 하지 못한 채 자기 형제들 사이에 묻혀 질식사하고 있는
것이다.

그렇지만 그들은 어찌 보면 운 좋은 놈들이다. 삶이 허용된 병아
리들에게, 그 뒤의 "삶"은 진짜 악몽이기 때문이다.

닭들이 빛과 어둠의 자연적인 리듬에 얼마나 민감한지는 두말할
필요도 없을 것이다. 하지만 오늘날의 현대식 공장 속에서 사는 닭
들은 햇빛을 보지도 느끼지도 못한다. 브로일러(구이용 닭) 병아리
들은 기계화된 부화장에서 컨베이어 벨트를 타고 몇만 마리 단위로
양계업자한테 온다. 갓 깨어난 지 몇 시간 밖에 안 된 보들보들한
솜털의 이들 노란 병아리들은 가냘프고 작은 소리로 연신 삐약거리
며 잃어버린 어미를 찾는다. 그러나 그들은 어미의 자상한 목소리

도, 어미 몸의 따스함도, 어미가 보호해주는 안락함도 절대 알 수 없다. 이런 그들 앞에 흙 속을 뒤져 맛있는 벌레를 찾아내거나, 점잔 빼며 걷거나, 부리로 깃을 고르거나, 꼬끼오 하고 새벽을 알리거나 하는 일들이 예정되어 있을 리도 없다.

이 작은 병아리들은 신으로부터 15~20년의 기대수명을 부여받고 태어난다. 그러나 오늘날의 공장식 사육법으로 키워지는 "브로일러"들은 두 달이면 성숙한 나이가 된다. 그에 비하면 "레이어"들은 진짜 므두셀라(969살까지 살았던 성서 속의 장수자―옮긴이)다. 그들 중 오래 사는 놈들은 2년까지도 가능하다.

이 공장들에 대해 알면 알수록, 이런 곳을 "닭의 천국"이라 부르는 그 역설의 심도는 더 깊어진다. 닭장들이 바닥에서 천장까지 선적용 나무상자처럼 켜켜이 쌓인 창문 없는 창고들로 이루어진 이곳의 환경은 그 창고와 닭의 소유자인 양계업체의 이윤을 극대화할 수 있도록 체계적으로 설계되어 있다. 하지만 그 설계에 닭들의 자연적인 욕구와 최소한의 안락, 그리고 그들의 건강에 관한 관심은 전혀 반영되어 있지 않다.

창문 없는 창고 안에서 이루어지는 닭들의 환경을 좌지우지하는 모든 측면은 전적으로 그 시설을 소유한 기업의 경비 지출을 최소화하면서, 닭들이 최대한 빨리 자라거나 최대한 많은 달걀을 낳도록 조절된다. 덧붙여 말하면, 미국의 닭 공장을 소유한 회사들이 여러분이 상상하듯이 소규모 농가들만인 건 아니다. 피터 싱어가 그의 탁월한 저서 《동물 해방》에서 밝히고 있듯이, 그중에는 연필과 헬리콥터 제조사인 텍스트론 사 같은 기업들도 있다. 이런 회사들이 이 바닥에 뛰어든 것은 무엇보다 양계업이 수익성 높은 벤처 산업으로 보였기 때문이다.[11] 피터 싱어에 따르면, 그들은 연필과 헬리콥터를 다루던 사업방식을 그대로 닭에게 적용하여, 숨쉬는 이 사랑스런 동물들을 연필을 다룰 때와 똑같은 사고방식으로 다루고 있다고 한다.

암탉의 사회 생활

영국의 유명한 생태학자로 《벌거벗은 원숭이》의 저자인 데스먼드 모리스는 일명 "배터리(battery)"라고 불리는 닭장에서, 닭을 기르는 오늘날의 양계 방식에 관해서 다음과 같은 글을 썼다.

새들의 사회를 주의 깊게 연구해온 사람들은 누구나 그 사회가 미묘하고 복잡한 세계이며, 모이와 물은 그들의 행동을 좌우하는 작은 한 부분에 지나지 않는다는 걸 알 것이다. 새들의 뇌에는 모이를 찾는 행동만이 아니라, 세력권과 둥지 틀기, 잠자기, 짝짓기, 부성애 또는 모성애, 그리고 공격과 성에 관한 특정 행동들이 삶의 행로 위에서 충분히 펼쳐질 수 있도록 복잡한 욕구와 처방들로 프로그래밍 되어 있다. 하지만 배터리 속의 암탉들한테서는 이런 행동들을 전혀 찾아볼 수 없다.[12]

닭은 자연상태에서는 고도로 사회적인 동물이다. 농장 마당이나 야생지를 불문하고, 모든 종류의 자연상태에서, 그들은 흔히 "쪼기 서열"로 알려진 사회적 위계질서를 발전시킨다. 모이통을 비롯한 모든 곳에서, 모든 새가 자기보다 서열이 위인 새에게는 복종하고, 아래인 새는 거느리는 것이다.

이들 새에게 사회적 위계는 극히 중요하다. 〈새로운 과학자〉에 발표된 연구에 따르면, 닭은 개개 닭들이 자기 외의 모든 닭을 구별할 수 있고, 그들 속에서 자신이 차지하는 위치를 아는 한, 안정적인 쪼기 서열을 유지하는데, 많게는 90마리의 무리에서도 그 서열이 유지된다고 한다.[13] 그러나 90마리가 넘으면 질서가 흐트러진다. 하지만 알다시피 자연상태에서는 무리가 그렇게까지 커지는 경우가 거의 없다. 그러나 오늘날 "닭의 천국"에서의 무리는 한계치인 90을 훨씬 능가한다.

얼마나 커져 있을까? 〈가금 다이제스트〉는 전형적인 달걀공장의 무리 크기는 창고당 8만 마리라고 전한다.[14]

꼭 어미 닭처럼?

그런 상황에 처한 닭들은 사회적 위계와 그 속에서의 자기 위치 감각을 발전시킨다는, 그들 세계에서 보면 가장 기초적이고 중요하며 우선적인 사안 하나를 전혀 충족시킬 수가 없다.

결과는 매우 불행하다. 자기들 간의 집단 정체성을 전혀 확인할 수 없게 된, 닭장에 갇힌 닭들은 끊임없이 서로 싸운다. 비좁은 공간과 사회적 위계라는 기본 욕구에 대한 좌절이 그들의 심성을 사납게 바꾸는 것이다. 좌절감에 사로잡힌 그들은 서로의 깃을 사납게 쪼거나, 자주 서로를 죽이려 들거나, 심지어는 산 채로 서로의 몸을 뜯어먹으려고까지 한다. 업계는 이런 변화에 주목한다. 물론 이윤에 어떤 영향을 미치는가 하는 관점에서다.

조밀한 상태에 놓인 닭들 사이에서는 깃을 쪼아대고 종족을 뜯어먹는 행위가 중대한 악행으로 부각되기 쉽다. 그것은 곧 낮은 생산성과 이윤 감소를 뜻하기 때문이다.

— 농업 익스프레스[15]

이윤을 위협하는 닭들의 모든 행동은 업계에서 "악행"으로 표현되는데, 이 말이 정말 나를 잠시 어리둥절하게 했다. 닭들을 이런 상태로 두는 것, 그 어느 곳에 덕행이 있단 말인가?

무릇 살아 있는 생물이라면 어떤 존재든 이런 괴이한 조건에서조차 나름대로의 자부심과 감수성을 가진 창조물로서 자신들의 자연스런 욕구를 표현하려 들 수밖에 없기에, 오늘날의 공장식 양계장을 운영하는 전문가들은 이에 확실하게 대처하지 않을 수 없다. 그들은 뭔가 조치를 취해야 한다. 행여 많은 닭들이 서로를 죽이기라도 하는 날엔 눈앞에서 돈을 날리는 셈이다. 그런 일이 일어나서는 안되고, 그런 일이 일어나지 않게 해야 한다. 그들도 닭들의 광폭한 행동이 닭들이 처해 있는 부자연스런 환경 때문이란 것쯤은 안다. 그러면 공장 관리자들은 어떤 조치를 취할까? 안타깝게도 그들은 상황을 더욱더 부자연스럽게 만드는 것으로 그 문제를 해결하려 한다.

오늘날 업계에서 선호하는 방법은 닭 부리의 일부를 잘라내는 것이다. 소위 말하는 "부리없애기"라는 절차이다.[16] 물론 이 방법을 쓴다고 해서 닭들을 그렇게 미치게 만드는 상태에 무슨 변화가 생기는 것은 아니기에, 닭들이 서로를 사납게 공격하는 상황 자체는 여전하다. 그러나 그렇게 해도 이제 닭들은 회사의 이윤에 큰 해를 끼칠 수는 없게 된다.

오늘날 닭 공장을 운영하는 사람들은 닭 부리의 일부를 잘라내는 것이 사람 손톱 밑의 부드럽고 예민한 생살처럼 매우 민감하고 섬세한 조직이 잘려나가는 것이어서, 닭들이 심한 고통을 겪게 된다는 사실에는 관심이 없다. 그들은 또한 자기네가 닭들을 병신으로 만들고 있으며, 닭의 아주 중요한 기관을 잘라내고 있다는 사실에도 괘념치 않는다. 오히려 오늘날의 양계업자들은 부리없애기에 매우 만족해한다. 오늘날의 업계에서 거의 보편적으로 이 방법을 채택하는 이유는,[17] 물론 닭들이 그들의 부자연스런 공격성과 종족 잡아먹기의 1차 원인인, 강압적이고 비인도적이며 과밀한 환경하에서도 어쨌든 살아 있게 하는 데 도움이 되기 때문이다.

그러나 이 방법에는 순전히 돈의 관점에서만 보아도, 한 농업 출판물이 지적하고 있듯이, 몇 가지 결함이 있다.

부리를 자른 닭에게서 가끔씩 새로운 부리가 울퉁불퉁하게 자라나,

정상적인 닭이라면 아무 문제가 되지 않을 상태에서도 물을 마시는 데 어려움을 느끼거나 전혀 마시지 못하는 일이 벌어지곤 한다.[18]

기껏 부리를 잘라준 어린 닭들이 배은망덕하게도 젖꼭지 모양의 물 공급장치에서 물을 받아먹지 못해 목말라 죽거나, 아니면 모이 공급장치를 눈 앞에 두고도 먹지를 못해 굶어죽는 일이 일어나는 사태를 공장 책임자들이 즐거워할 리 없다. 또 모이를 먹는 게 힘들어진 닭들이 비록 살아 있기는 해도 예상만큼 무게가 나가지 않는 것 역시 좋아할 리 없다. 닭고기가 근수대로 가격이 매겨지는 상황에서 그런 꼴을 보는 건 정말 속 쓰린 일이 아닐 수 없기 때문이다.

그러나 오늘날의 양계업자들은 부리 잘린 닭들의 죽음과 빈약함에 좌절하지 않고, 광고를 통해 그런 손실을 벌충하고 이윤을 높일 다른 방법을 찾아왔다. 그들은 대중들에게 자기네 닭들이 "이보다 더 행복할 수는 없다"고 말한다. 거대한 브로일러 생산업체 중 하나인 파라마운트 치킨즈는 펄 베일 리―아마도 우리들 대부분처럼 그런 사실들을 알 리 없는―가 기쁘게 웃으면서 파라마운트는 자기네 병아리들을 "꼭 어미 닭처럼" 돌보고 있다고 우리를 안심시키는 TV 광고를 내보낸다.[19]

정말 기발한 문구다. 도대체 자기 새끼들의 부리를 잘라내고, 집단 정체성조차 확인할 수 없는 환경에서 살 것을 자기 새끼들에게 강요하고, 그래서 미쳐버리게 만드는 그런 어미가 세상에 몇이나 있단 말인가?

불을 밝힌다고?

여러분도 아마 동틀녘의 우렁찬 수탉 울음소리, 목청을 한껏 돋우어 새벽이 왔음을 알리는 그 환희의 울음소리를 들은 적이 있을 것이다. 새 날을 환영하는 그 소리는 그들이 얼마나 자랑스럽고 정열적인 영혼을 지녔느냐만이 아니라, 닭이 얼마나 빛에 민감한지를 보여주는 증거이기도 하다. 오늘날의 양계업자들은 닭의 이런 타고난 재능을 절대 놓치지 않고 최대한 활용한다.

우리가 "닭의 천국"으로 믿도록 요구받는 창문 없는 창고 안에서 이윤을 극대화하고 비용을 최소화하기 위해 가장 부자연스런 방법으로 인공 조명을 조작하는 방법이 시행되는 것이다. 브로일러는 흔히 첫 2주 동안은 24시간 내내 밝은 빛 아래 놓인다. 그런 다음 조명을 조금 낮추고, 2시간마다 켰다 껐다를 반복한다.[20] 6주쯤 지나면 닭들은 거의 완전히 미쳐버리므로, 조명을 완전히 꺼서 닭들을 진정시켜야 한다. 그러나 이때쯤에 이르면 닭들은 자연적인 에너지와 욕구를 분출할 출구가 전혀 없는 상황에 폭발하기 시작한다. 결국 어떤 해결책도 시도할 수 없는 그 상황은 그들 간의 대판 싸움을 불러와, 부리 잘린 닭들이 어둠 속에서 서로를 고통스럽게 쪼아대게 만든다. 때로는 부리 병신임에도 서로를 죽이는 일이 벌어지기도 한다. 농장주들이 이따금 자기가 돌보는 닭들에게 어느 정도의 연민을 갖는지를 드러낼 때가 이런 때다.

닭들이 서로를 죽일 때는 부끄러운 생각이 든다. 그것은 그 빌어먹을 것한테 들어간 모든 사료가 낭비되었다는 뜻이다.

– 허버트 리드, 양계업자[21]

어린 레이어 암탉—"풀릿(pullet)"으로 불린다—에게 비추는 조명 역시 자연상태와는 거리가 멀지만, 브로일러와는 조금 다른 형태다. 이 어린 것들은 모이 주는 시간을 제외하고는 대개 칠흑 같은 어둠이 계속되는 "양육용" 건물에서 자란다.[22] 그러다 어린 암탉이 알 낳을 시기가 되면, 완전히 상황이 급변한다. 모이 때를 빼고는 칠흑 같은 어둠 속에서 전생애를 살아온 암탉들에게 이제는 눈부신 빛이 쉴 없이 내리쬐는 것이다.

한 농장에서는 하루 23시간씩 조명을 비추는 실험이 행해졌다.[23]

최후의 순간까지 높은 생산성을

업계에서 "닭의 천국"이라고 불리는 것을 고안해낸 사람들은 이윤 극대화를 위해 닭의 환경을 조작하는 면에서 가히 대가(大家)라 불릴 만하다. 레이어 암탉의 알 낳는 속도가 느려지기 시작하면, 업자들은 그냥 가만히 앉아서 소출이 줄도록 구경만 하지 않는다. "강제 털갈이"[24]란 방법으로 산란을 증진시킬 수 있음을 발견한 업계는 이미 놀라고 탈진한 암탉을 갑자기 칠흑 같은 어둠 속에 던져버린다. 이제까지 하루 17시간 이상 비춰지던 인공 조명이 갑자기

꺼지고, 동시에 모이와 물도 사라진다. 어둠 속에서 물도 없이 이틀을 굶고 나면, 모이와 조명은 여전히 없이 물만 다시 주어지다가, 마침내 조명과 모이도 "정상" 상태로 돌아온다. 이 기발한 과정을 거치고 살아남은 암탉들은 충격을 받아, 자연상태에서는 철이 바뀌면서 일어나는 털갈이 현상과 유사한 생리적인 변화를 겪게 된다. 이 강제 털갈이 후, 시련을 이기고 살아남은 닭들은 두 달 동안 더 높은 생산성을 유지하다가, 마침내 시련을 이겨내지 못하고 닭고기국 속에 먼저 들어간 동료들의 대열에 합류한다.

차라리 암탉이 모이와 물이 끊기면 앞으로 어떤 일이 일어날지를 알고 있었더라면 좋았을 것이다. 하지만 농장주들은 그것을 분명하게 알고 있다. 암탉은 죽기 전 30시간 동안 다시 모이를 받지 못한다. 〈가금 트리뷴〉의 한 머릿기사는 양계업자들에게 "쓸모가 다한 암탉에게는 모이를 주지 말라"고 상기시킨다.[25] 그 잡지는 죽기 전 마지막 30시간 동안에 암탉에게 준 모이는 시간상 살로 가지 않는다는 것을 현란하게 계산해놓고 있다. 전문가의 자문에 따르면, 그것은 소화기관에 그대로 남기 때문에 모이의 낭비일 뿐이라는 것이다.

공포의 단추

오늘날의 닭들은 끊임없이 공장에 속한 기계로 취급받고 있음에도, 최대한 많은 알을 낳고 최단 시간 내에 가장 많이 살찌는 그런 일에 일편단심 헌신할 것을 여전히 완강하게 거부하고 있다. 대신, 그들은 자신들을 욕망과 욕구를 지닌 동물로 여기는 것을 포기하지 않는다.

그러나 오늘날의 닭들에게는 자신들의 자연스런 욕구를 표현하는 것이 허용되지 않는다. 그들은 걸어다닐 수도, 흙을 긁거나 둥지를 틀 수도, 심지어 날개를 펼 수도 없다. 모든 본능이 억제 당하고 있는 것이다. 게다가 기괴한 조명 조작으로 빛에 민감한 이 생물은 자연적인 수면 사이클의 마지막 흔적조차 지닐 수 없다. 그리고 쪼기 서열 같은 집단 정체성도 전혀 확인할 수 없다. 결국 서로가 서로의 진로를 방해하는 꼴이 되는 상황에서, 약한 닭들은 그 괴팍한 상태의 생활환경으로 말미암아 거의 미쳐버린 힘센 닭들의 손아귀에서 도망칠 방도가 없다.

그 결과, 이 사랑스런 생물은 끊임없는 공포 상태에서 살아가게 된다. 그들은 조금만 신경이 거슬려도 야단법석을 떨고, 정신이 완전히 나간 것 같은 온갖 행동들을 보인다. 한 박물학자는 이렇게 지적했다.

> 내가 관찰해온 배터리 닭들은 그들이 메뚜기를 쫓던 풀숲에서 떨어져나와 어미한테서 떼어놓아질 때부터 이미 제정신이 아닌 것 같다. 그렇다, 배터리는 글자 그대로 **닭 정신병원**이다.[26]

또 다른 한 사람은 이렇게 쓰고 있다.

알 낳는 집 속의 닭은 신경질적이다…… 닭들은 자동 조절되는 모이통에서 모이 한 번을 쪼거나 물 한 모금을 마시기 위해 서로를 밀치고 기어오르며 끼룩끼룩, 꼬꼬댁 꼬꼬, 구구구구, 야단법석을 떤다. 이것이 바로 쉬지 않고 알을 낳는 암탉들이 짧은 생애를 보내는 방식이다.[27]

동물 행동을 관찰하는 데 전생애를 바쳐온 한 과학자는 또다른 기록을 전하고 있다.

…… (오늘날의 닭들은) 걸핏하면 놀라서 파닥거리는 경향이 있다. 별 뚜렷한 이유도 없이, 히스테리의 물결이 전 배터리를 휩쓴다. 모든 닭이 뭔가에 홀리거나 미치기라도 한 듯이. 거칠고 부자연스런 끼룩거림과 어지러운 꽥꽥거림, 퍼덕이는 날갯짓이 파도처럼 물결친다.[28]

닭들이 공포에 질려 이따금 서로의 몸 위에 겹겹이 올라타는 바람에, 그중 일부는 질식해 죽기도 한다. 양계업자들은 소위 말하는 감정적인 사람들이 절대 아니지만, 닭의 질식사란 곧 "모이의 낭비"를 뜻한다고 여기기에, 나름대로 단호한 조치를 취한다. 기발함이란 면에서는 누구에게도 뒤지지 않는 그들은 닭들을 거의 움직일 수 없는 철망으로 된 닭장 속에다 빽빽하게 처넣는 것으로 그 문제를 만회할 수 있다는 것을 알아냈다. 이렇게 하면 닭들이 놀랐을 때 서로의 몸에 쉽게 올라탈 수 없게 된다.

그러나 그들이 "닭의 천국"이라고 부르는 철망 닭장을 훨씬 더 큰 사기극으로 만드는 몇 가지 문제가 발생한다. 닭장 속의 닭들이 여전히 자기네는 철망 닭장 속이 아니라 땅 위에서 살도록 창조되었음을 보여주기 때문이다. 예를 들어, 그들의 발톱이 그칠 줄 모르고 자라는 일이 발생한다. 발톱을 닳게 해줄 굳은 땅이 없는 상황에서, 발톱은 자랄대로 자라 철망과 뒤엉켜버린다. '전국 가금협회'의 전(前) 회장은 〈가금 트리뷴〉에다 그런 암탉들을 철망에서 떼어낸 경험에 관해 여러 차례 글을 썼다.

> …… 우리는 말 그대로 철망에 찰싹 달라붙어서 자라는 닭들을 발견했다. 어찌 된 일인지 닭들의 발가락이 철망에 붙들려 도무지 풀어지질 않는 것이다. 가끔은 발가락의 살이 철사를 빙 둘러가며 자라기도 한다.[29]

두말할 나위 없이, 이런 닭들은 닭장 뒷켠에 콕 처박혀서 모이나 물에는 접근도 못하다가 굶어죽고 만다.

그러나 다시 한번, 이 모든 상황을 만들어낸 머리가 그런 가슴 아픈 "모이의 낭비"를 막을 수 있는 기발한 해결책을 제시했다. 병아리의 나이가 하루나 이틀 정도 되었을 때, **병아리의 발톱을 뽑아버리는 것이다.**

대부분의 닭장에는, 이런 어처구니없는 일들을 겪고 삶의 의지를 완전히 잃어버린 불쌍한 닭이 적어도 한 마리씩은 있다. 이 슬픈 생물들은 다른 닭들이 옆으로 밀치고 발로 짓뭉개도 더 이상 저항하지 않는다. 이들은 자연상태의 무리에서라면 아마 쪼기 서열이 낮은 닭들이었을 것이다. 그들은 다른 닭들과 다르고 서열도 낮았겠지만, 그럼에도 무리가 필요로 하는 어떤 역할을 하며 살았을 것이다. 또 짝짓기도 하고 돌볼 병아리도 가지고서 나름의 삶을 살았을 것이다. 그러나 닭장 속의 삶은 이 덩치 작은 친구에게 별로 친절하지 않다. 그리고 그 결과는 비참하다.

…… 이런 닭들은 대개 닭장 안의 비스듬한 바닥 맨 아래 쪽 구석에 웅크리고 앉아, 동료들이 모이나 물통을 찾아 내려올 때마다 짓밟힘을 당하는 것 외에는 아무것도 할 수 없다.[30]

붐비는 엘리베이터와 닭장

나는 닭을 야채로 여기는 듯한 사람들을 꽤 많이 만났다. 누군가가 자신이 채식주의자라고 말하면, 이 사람들은 "아, 예, 그런데 닭은 먹지요?"라는 식으로 묻는다. 하지만 오늘날의 양계업자 대부분은 닭을 야채로 여기지 않을 만큼은 충분히 자기 가축들에 대해 잘알고 있는 것 같다. 그런데 문제는 그들이 닭을 자기 세력권 확보욕구가 분명한 동물로 이해할 정도로 자상하지는 않다는 것이다.

뉴욕 마운트모리스의 헤인스워스 농장에서는 가로 세로 30cm의 닭장 안에, 암탉을 심지어 5마리까지도 쑤셔넣는다는 사실을 박물학자 로이 베디첵이 알아냈다.[31] 이런 상태의 닭들은 한쪽 날개조차 들어올릴 수 없다. 이 정도면 닭들이 제자리에서 돌아앉기도 힘들 정도로 빽빽이 쑤셔넣어진 것이다. 하지만 공장 경영자한테는 이것이 나쁜 일로 보이지 않는다. 닭의 몸통이 어쩔 수 없이 다른 닭들의 몸에 닿아 있어 동료들한테서 열을 흡수하므로, 난방비가 줄기 때문이다.

헤인스워스 농장은 극단적인 예다. 그러나 업계의 표준치도 별반 다르지 않다. 로스앤젤레스에서 소비되는 달걀 중 놀랄 만큼 많은 양이 캘리포니아 무어파크의 약 42만2천 평의 "달걀 도시"에서 생산된다.[32] 여기에서 날마다 약 220만 개의 달걀을 낳는 300만 마리의 암탉들은 40cm×45cm의 닭장에 5마리씩 넣어져 있다.[33]

암탉의 눈에 이 상태가 어떻게 비치는지를 알려면, 붐비는 엘리베이터 안에 서 있는 여러분을 상상해보면 된다. 실제로 엘리베이터가 무척 붐빌 때는 여러분의 몸이 사방에서 다른 사람들의 몸과 닿는다. 제자리에서 돌아서는 것조차 힘들다. 그런데 또 한 가지 머리에 새겨두어야 할 건 이런 상태가 여러분의 삶 자체라는 것이다. 엘리베이터 문이 열리고 복도로 나오면 끝나는 일시적인 괴로움 정도가 아니라, 영원히 지속되는 상태 말이다. 여러분이 이런 상태에서 해방되는 건 처형자의 손아귀에 들어가는 마지막 순간을 빼고는 없다.

그런데 위의 엘리베이터 안 풍경에서, 여러분은 함께 갇힌 다른 사람들이 꼼짝 않고 서서 여러분이 견디기 힘들어할 일들을 하지 않도록 최선을 다하는 모습도 함께 떠올릴 것이다. 그런데 다른 모든 사람들이 이게 어찌 된 상황인지를 이해할 능력이 없다고 한다면 어떻게 될까? 그들이 세련되게 매너를 지키지 않고 본능을 적나라하게 드러내면서 그 공포 상황에 그대로 반응한다면? 여러분과 마찬가지로 그들에게도 세력권을 가지려는 강렬한 욕구가 있고, 그 끔찍한 상황이 자극 여하에 상관없이 폭력을 분출하기 쉬운, 말 그대로 미친 상태로 그들을 몰아간다면 어떻게 될까?

이제 한 걸음 더 나아가, 엘리베이터 바닥이 심하게 기울어져 있어서 무게가 사방에서 여러분쪽으로 쏠린다고 상상해보라. 천장은 너무 낮아서 여러분이나 다른 사람들이나 모두 고개를 한쪽으로 틀어야 서 있을 수 있고, 바닥은 철망으로 되어 있어 발을 딛고 서 있기도 불편하다. 그리고 오늘날의 공장식 양계장과 유사한 상태를 완성하기 위해, 여러분과 함께 엘리베이터에 갇힌 사람들 중 일부가 미쳐서 식인종이 된다면 어떻게 될까?

업계에서 말하는 "닭의 천국"이란 게 바로 이런 것이다.

바로 이것이 미국인들이 먹는 고기와 달걀을 제공하는 닭들이 실제로 살아가는 적나라한 상황이다.

"더 좋은" 닭 기르기

양계업자들은 "더 좋은" 닭, 그들의 사고 방식으로는 가장 무게가 많이 나가는 닭을 개발하기 위해 힘써왔다(무게에 따라 이윤이 달라진다는 걸 기억하라). 그리고 그 결과물로 나온 것이 해가 갈수록 늘어나는 몸무게를 그 뼈대가 더 이상 지탱하지 못하는 닭이다. 오늘날의 "브로일러" 고깃살은 그 뼈와 관절이 보조를 맞출 수 없을 정도로 매우 빨리 자란다. 양계 잡지인 〈브로일러 산업〉은 오늘날 식육용으로 기르는 닭들은 몸무게를 지탱하고 서 있기가 힘들어 "엉덩이를 바닥에 대고" 웅크린 채 대부분의 시간을 보낸다고 전한다.[34]

뼈가 부러지는 일 따위는 자주 있는 일이다. 많은 닭들이 발이나 다리가 부러져 고통스러워하면서, 쭈그리고 앉아 있거나 절룩거리며 돌아다닌다.[35]

자기네 닭들을 "꼭 어미 닭처럼" 돌보고 있다고 말하는 업자들의 생각에 이런 건 특별히 주목할 만한 문제가 아니다. 다리를 저는 건 살아 있는 동물한테나 문제가 될 뿐이지, 고기로 팔릴 때의 값에는 아무 문제도 되지 않기 때문이다. 절룩거리건 멀쩡하건 동물들은 고기로 팔릴 수 있다.

우리에게 이 엄청나게 무거운 닭들을 가져다준 양계업자들은 유전공학의 또 다른 놀라운 업적들을 이루기 위해 열심이다. 아마 여러분도 나처럼, 신이 동물들을 설계했을 때는 자신이 하는 일을 아주 잘 알고 있었다고 생각할 것이다. 그러나 캐나다 사육동물 연구소 사람들은 더 진취적인 생각을 하고 있다. 연구소장 R. S. 고위는 1978년 오타와 회의에서 연설한 "가축의 집약적 생산방법"이라는 강연에서 내 눈을 번쩍 띄게 하는 발표를 했다. 고위는 자랑스럽게 말했다.

지금 동물연구소에서는 다리 **없는 짐승들과 깃털 없는 닭**을 개발하려고 노력하고 있습니다.[36]

처음엔 왜 그들이 깃털 없는 닭을 개발하려는 건지 도무지 이해가 되지 않았다. 그럼에도 마침내 나는 미국과 캐나다에 있는 최소 6개 이상의 대학에서 지금 왜 그런 연구를 시도하고 있는지를 이해하게 되었다.[37] 그것은 닭에게 깃털이 없으면, 닭들을 "꼭 어미 닭처럼" 돌보는 사람들이 깃털을 뽑아내는 번거로움을 겪지 않아도 되기 때문이다.

간질 발작

닭들이 자신을 돌보는 사람들을 괴롭히는 방식에는 깃털 말고도 여러 가지가 있다. 〈가금 다이제스트〉에서는 점점 늘어나는 "간질 발작 증후군"을 문제로 다룬 적이 있다.

…… (이 증후군의) 증상은 닭들이 가끔씩 꽥 소리를 내지르며 공중으로 펄쩍 뛰어올랐다가 뒤집혀 죽어버리는 것이다.[38]

죽은 닭의 시체를 해부해보면 닭의 심장이 굳은 피로 가득하지만, 그것이 죽음의 결과인지 원인인지는 밝혀지지 않고 있다. "간질발작 증후군" 문제는 전문가들을 좌절케 했다. 그들은 도대체 무슨 이유로 닭들이 공중으로 갑자기 뛰어올랐다 죽어버리는지 도통

종을 잡지 못한다. 나 역시 이유는 모르지만, 그들이 가슴속에서 끓어오르는 즐거움과 기쁨을 견디지 못해 공중으로 뛰어오르는 게 아닌 것만은 확실한 듯 싶다.

닭 천국의 멋진 요리

우리가 그들을 먹기 전에, 오늘날 닭 천국의 운 좋은 입주자들은 어떤 식사를 할까? 〈사이언티픽 아메리칸〉에 "닭 생산"이라는 제목의 글을 쓴 연구자들은 오늘날 닭이 먹는 식단에 대해 조사하면서 그 먹이의 질에 대해 깊은 관심을 보이고 있다.

오늘날의 닭들은 자연에서 찾아볼 수 있는 먹이와는 완전히 동떨어진 먹이를 먹으며 자란다.[39]

한 양계업자는 그것을 이렇게 요약하고 있다.

사실, 오늘날 미국에서 기르는 모든 닭들은 태어난 순간부터 죽는 날까지 **항생제가 섞인 모이**를 먹는다. 항생제 없이는 양계업이 집약축산법을 유지할 수 없기 때문이다. 항생제가 없다면, 우리가 거기서 이윤을 얻어내기도 전에 엄청난 수의 닭들이 이런저런 이유로 죽고 말 것이다. 그렇게 되면 우리는 지난날의 후진 양계법으로 되돌아갈 수밖에 없다.[40]

절대로 그래서는 안 된다! 지난날에는 닭들이 설파제와 호르몬,

항생제, 니트로푸란을 꾸준히 공급받지 못했다.[41] 이 가녀린 닭들이 살충제도 없이 살았다니! 오늘날의 닭들은 90% 이상이 비소화합물을 먹는데 말이다.[42]

나는 닭들에게 주는 모이가 그들을 건강하게 기르는 것을 기준으로 선택되리라고 생각했다. 그러나 실제로는 그렇지 않다는 것을 알았다. 브로일러는 건강이 아니라 무게에 따라 값이 매겨진다. 따라서 그들의 먹이는 순전히 최대한 값싸게 얼마나 그 무게를 극대화할 수 있는가에 따라 선택된다. 레이어의 먹이 역시 마찬가지로, 오직 최저 비용으로 얼마나 달걀 생산을 자극하는가에 따라 선택된다.

그 결과, 닭들은 여러분이 예상하는 건강한 동물과는 거리가 먼 상태가 된다. 〈가금 다이제스트〉에 따르면, 오늘날에는 갈수록 많은 닭들이 "닭장 속 레이어 피로증"으로 고통을 겪는다. 이 닭들은 뼈와 근육에서 광물질이 빠져나가 결국엔 서 있을 수가 없게 된다.[43]

사실 "닭장 속 레이어 피로증"은 건강을 고려하지 않고 만든 먹이를 먹는 오늘날의 닭들에게 만연된 여러 건강문제 중 하나일 뿐이다. 오늘날의 가축 사육에 관한 고전적인 저술인 《동물 공장》에서 피터 싱어와 짐 메이슨은 이렇게 전하고 있다.

> 닭 공장에 흔한 비타민 결핍은…… 성장 지체와, 눈의 손상, 시력 상실, 무기력증, 콩팥 손상, 성 기능 교란, 뼈와 근육 약화, 뇌 손상, 마비 증세, 내출혈, 빈혈, 부리와 관절의 기형화 등 온갖 증상을 초래

한다. 또한 영양소 결핍과 여타의 공장 환경이 몸의 각 부분을 다양한 형태의 불구로 만들곤 한다. 닭들의 약해진 뼈, 이완된 힘줄, 비틀린 뒷다리, 부풀어오른 관절 등은 광물질 부족으로 인한 현상들이다.…… 또 닭의 척추가 기형화되고 목이 뒤틀리며 관절에 염증이 생기는 질병도 있다.[44]

이 불쌍한 동물은 병으로 만신창이가 된다. 이 때문에 닭한테서 전염병이 옮을 위험성도 높아서 노동국에서는 닭 가공 산업을 모든 업종 중에서 **가장 위험한 업종**의 하나로 등재했다.[45]

그런데 이 가련한 생물들에게 으레 나타나는 건강문제의 대다수는 불과 몇년 전까지만 해도 알려지지 않았던 것들이다. 오늘날에는 철망 속에 갇힌 닭들의 깃털이 빠지는 것쯤은 예사로운 일이다. 그 이유가 닭들이 철망에 깃털을 끊임없이 비벼대기 때문인지, 아니면 다른 닭들에게 깃털을 쪼이거나 자연상태와는 전혀 다른 먹이와 햇빛 부족 때문인지는 아무도 모르지만 말이다. 그러나 원인이 무엇이든 결과는, 깃털이 없어지고 나서도 닭은 철망에 맨살을 계속 부벼댄다는 것이다.[46] 이런 닭들을 처음 보았을 때 나는 그 광경에 너무나 놀라서, 심지어 그게 닭인지조차 알아보지 못했다. 닭은 살갗이 온통 벗겨져 시뻘건 채였다. 닭이라기보다는 차라리 걸어다니는 살덩어리 같았다.

오늘날 닭의 건강문제는 대단히 심각해서 절대 가벼이 넘어갈 수 없는 정도에까지 이르렀다. 히스테리 증세를 보이며 벗겨진 피부를 닭장 철망—이 속에 닭들이 살아 있는 정어리마냥 **빽빽**이 들어차 있다—에 끊임없이 비벼대기 때문에, 이 동물들 상당수는 암에 걸려 있다. 정부 보고서에 따르면, 전국의 대다수 양계장에 있는 **닭들의 90% 이상이 닭암**(레우코시스)에 걸려 있다![47]

사태가 이 정도라면 여러분이나 나 같으면 사료 성분이 이 동물의 건강과 행복을 전적으로 무시하는 시스템에 따라 결정되는 게 아닐까란 의심을 당연히 할 것이다. 그러나 오늘날의 양계업자들은 그런 문제에 별로 동요되지 않는다. 그들은 오로지 한 가지 목적에만 확고하게 헌신하는 집단이다. 그런데 그들의 그 유일한 목적이 혹시 여러분이 생각할지도 모르는, 건강한 식품의 생산인 건 아니다. 22만 5천 마리의 암탉을 기르는 조지아 양계사의 사장 프레드 C. 헤일리는 이렇게 말한다.

> 달걀 생산의 목적은 돈을 버는 것이다. 이 목적을 잊는 건 전부를 잊는 것과 마찬가지다.[48]

헤일리 씨가 이야기하는 돈은 동물들과 함께 시간을 보내는 농부들이 버는 돈이 아니다. 돈을 쥐는 쪽은 양계업 분야의 몇몇 독과점기업에 불과하다. **닭을 관리하는 농부**는 실은 대규모로 "통합된 닭 가공업체"와 "합병된 가금 생산업체"를 위해 일하는 **일개 피고용인**에 지나지 않는다. 그는 일상적으로 닭과 접촉하는 사람이다. 그는 그들을 보살피고 그들과 함께 사는 사람이다. 그런 그가 그들에게 가해지는 일들에 연민의 감정을 가지는 것은 너무도 당연하다. 그런 그가 항의하면? 아, 아쉽게도 그 자리는 언제든지 그 일에 "더 적합한" 사람으로 교체될 수 있다. 그는 오늘날의 양계업계에 지배적인 생산전략을 고안해낸 사람이 아니며, 그러면서도 그 전략을 이행할 수밖에 없지만, 그럼으로써 이윤을 얻는 사람은 아니다. 농업 회계 프로젝트의 책임자인 짐 하이타워의 연구는 1974년 슈퍼마켓에서 닭 값이 파운드당 80~90센트일 때 닭을 관리하는 농부한테는 파운드당 2센트밖에 돌아가지 않았음을 보여주었다.[49]

물론 돈을 버는 기업 경영자들은 자신들이 사람들의 눈에 전통적인 농부로 비치고 싶어한다. 그래서인지 전국의 닭 생산을 장악하고 있는 국제 카르텔 중 한 회사의 최고 경영진들은 의회에서 작업복 차림으로 선서를 했다.

속속들이 조립 라인 닭

우리는 속속들이 조립 라인 닭을 가진 국민이다. 우리는 고문 받은 생물의 몸통과 달걀을 먹는다는 걸 모른다. 우리는 닭들에게 **호르몬과 항생제**가 늘상 주입, 투약되어왔고, 또 고기와 노른자가 "건강해 보이는" 노란색을 띠도록 **염료**가 첨가되어왔다는 사실도 모른다. 또 우리는 동물들은 물론 우리 자신의 자연스런 미뢰(혀에 분포돼 있는 세포 모임으로, 맛을 느끼는 기능을 함―옮긴이)와도 너무 멀어진 나머지, 쉽게 속아 넘어가는 상태가 되고 말았다는 것도 모른다.

그러나 오늘날의 이런 닭 생산방식이 과연 반드시 필요한가를 놓고 의구심을 느끼기 시작한 사람들이 전혀 없는 건 아니다. 코미디언 조지 번스는 자신이 케첩을 넣지 않고 풀어 익힌 달걀을 처음 먹어본 경험을 이렇게 말하고 있다.

나는 그게 그런 맛일 줄 전혀 몰랐다. 돈을 주고는 절대 사지 않을 그런 맛이었다.

돈이 걸린 문제인데, 업계가 이 맛없는 닭 문제를 그대로 내버려둘 리 만무하다. 업계의 전문잡지 〈브로일러 산업〉은 이 상황을 개선할 수 있을 것으로 여겨지는 아이디어를 고안해냈다. 그것은 식품 생산에 대한 그들의 접근방법이 평소 어떤 식인지를 잘 보여주는 그런 아이디어였다.

우리는 '옛날' 닭보다 맛이 떨어지는 닭을 팔고 있다는 비난을 받고 있다. …… 그래서 주입법으로 이 문제를 극복하려는 시도가 행해지고 있다.[50]

그들은 온갖 것을 다 고려해야 한다! 〈브로일러 산업〉은 분명한 결론을 제시하고 있다.

닭에 '옛 맛'을 줄 수 있는 원료나 물질을 찾아낼 수 있어야 한다.[51]

그렇다고 이런 계책이 먹혀들지 않을 경우, 양계 전문가들이 패배를 인정할 거란 생각 따위는 잠시 접어두는 게 좋다. 오늘날 달걀 생산에 점점 더 많은 화학약품과 의약품을 쓰는 것이 보편화되고 있는데도, 한 기업가는 그런 상황을 문제 삼는 움직임에 단호히 대처하기 위해 다음과 같은 판매전략을 제시하고 있다.

달걀 포장에 '달걀은 건강 식품입니다. 인간을 위한 자연 식품입니다. 첨가물도 방부제도 일절 없습니다'란 광고 문구를 반드시 끼워 넣을 것.[52]

근자에 양계 분야의 발전 속도는 너무나 빨라서 머리가 어질어질 할 정도다. 이 때문에 다국적 거대기업, 그리고 그들과 경쟁하지 않고서는 업계에서 퇴출 당할 수밖에 없는 중소기업들은 자신들이 다루고 있는 상품이 그냥 기계가 아니라 생명 있는 짐승이란 사실, 자신들이 이윤 획득을 위해 고안한 방법들이 살아 있는 생명체에게 엄청난 고통을 안겨줄 수도 있다는 사실을 깡그리 무시한다.

오늘날의 달걀과 닭 소비자들은 이런 현실을 생판 모른다. 우리는 오늘날의 양계업이 어떤 식으로 변하고 있는지, 닭들이 용의주도하게 고안된 암흑과 인조광선 속에서 얼마나 무자비하고 조직적으로 비참한 상황을 겪고 있는지 까맣게 모르고 있다. 우리는 그들이 겪는 고통을 전혀 모른 채 날마다 이 불쌍한 생물들의 고기와 달걀을 먹고 있는 것이다.

이런 체계에서 나온 생산물을 먹었을 때, 그 결과는 무엇일까? 이 불쌍한 동물들의 살과 알을 섭취하는 것이 곧 그들의 질병과 비참함과 공포 따위를 우리 몸 속에 집어넣는 것이 되지는 않을까? 그들의 살과 알을 우리 몸 속에 받아들이는 것이 곧 그들이 참고 살면서 몸 속 켜켜이 쌓아간 그 한(恨)까지도 같이 삼키는 것이 되지는 않을까? 나는 내 직관에 따라, 그렇다고 확신한다.

자연의 새를 찾아서

혹시 칠면조를 먹는 건 좀 낫지 않을까 하고 생각하는 사람들이 있을지도 모르겠다. 그러나 유감스럽게도 닭과 달걀에 적용되는 공장식 생산 방법은 칠면조와 거위, 오리 같은 다른 새들에게도 똑같이 쓰이고 있는 게 현실이다.[53] 이런 새들 역시 그들의 자연스런 욕구와 욕망을 전적으로 무시하면서, 이윤을 위해서만 그들을 써먹으려는, 똑같은 집착에 희생되고 있는 것이다. 칠면조 역시 닭과 마찬가지로 부리를 잘리고 철망 속에 가득 처넣어진 채로, 화학약품과 의약품, 항생제가 첨가된 똑같은 종류의 인공적인 먹이를 먹고 산다.[54]

그러나 대안은 있다. 그 한 가지가 "놓아먹이거나" "유기적"이거나 "자연적"인 가금 생산물만을 사 먹는 것이다. 흔히 자연식품 가게라고 하는 곳들이 그런 상표가 붙은 품목들을 취급한다. 하지만 이런 경우에도 매우 신중할 필요가 있다. "유기적"이니 "자연적"이니 "놓아먹인다"느니 하는 말들은 서로 다른 뜻으로 사용될 때가 많고, 그리고 이런 말들을 느슨한 의미로 사용하는 사람들일수록 더 많은 돈을 벌어온 것이 사실이다. 미국 농무부에서 "자연"이란 용어의 사용을 규제하고는 있지만, 그 규제 규정들이 워낙 느슨해서 사실상 거의 모든 생산물에 그런 상표를 붙일 수 있을 정도다.

게다가 항생제의 사용이나 가축들이 참고 견뎌야 하는 주거 상태에 대해서는 어떤 규제도 없다.

건강식품점 주인들 중에는 일부 양심적인 사람들이 있기도 하지만, 그들 중 가장 나은 사람들조차도 모든 진실을 다 알고 있지는 못한 것 같다. 캘리포니아의 많은 가게들이 "행복한 암탉 농원산 신선 달걀"을 취급하는데, 그 달걀 상자에는 멋진 들판 한가운데에 있는 명랑한 암탉들의 그림이 그려져 있다. 그러나 내가 (캘리포니아 산호세 근교의) "행복한 암탉 농원"의 이른바 "행복한 암탉들"을 직접 본 바에 따르면, 그 암탉들은 별로 행복해보이지 않았다. 암탉들은 달걀 상자에 묘사된 것 같은 넓은 들판에 살고 있지 않았다. 그들은 철망 닭장 속에 갇혀 있었다.

1986년, 〈이스트-웨스트〉 지는 "자연산 닭을 찾아서"라는 제하의 양심적인 기사를 실었다. 그들의 조사 결과, 현재 미국에서 "자연산" 또는 "유기농"이란 이름으로 팔리는 양계 상품의 거의 대부분이 불행히도 업계 표준보다 별반 나을 게 없는 조건에서 사는 닭으로부터 나온다는 사실이 밝혀졌다. 집필자는 조사 결과를 요약 정리하며, 낙담한 투로 이렇게 지적했다.

"놓아먹이는 암탉이 낳은 자연란"이라며 팔리는 달걀 중 일부는 철망 닭장보다 결코 넓지 않은 공간의 헛간에 갇힌 암탉들이 낳은 것이다…… (겨우 두 경우를 제외하고는) 우리가 접촉한 자연 양계상품 판매상 가운데 누구도, 자기네 닭들이 놓아먹이는 상태에서 오는 혜택을 누리고 있다고 주장하지 못했다.[55]

따라서 여러분이 정말 제대로 된 양계식품을 먹고 싶다면, 자신이 직접 닭을 기르거나, 아니면 개인적으로 잘 아는 사람한테서 사 먹는 것이 가장 확실하다. 확률이 낮은 두 번째 방안은 자연식품점을 이용하는 것인데, 이 경우 번거롭더라도 그다지 유쾌하지 않은 질문들을 많이 던지는 편이 좋다. 그런 가게를 운영하는 사람들은 자기네가 파는 달걀과 고기를 만들어내는 닭들이 어떤 상태에서 자라고 어떤 모이를 먹는지 잘 알고 있기 마련이다. 그들이 모르거나 대답을 모호하게 하거나 얼버무릴 경우, 불행히도 그것은 여러분이 생각하고 있는 정당한 것이 아닐 가능성이 높다.

일전에 '가축부문 신뢰기구(FACT)'에서는 철망 닭장 없이 레이어 암닭을 기르는 인도적인 기준을 마련했다. 이 기준에 부합하는 농장들은 자신들의 제품에 가축부문 신뢰기구(FACT) 마크—NEST EGGSR®—를 사용할 수 있다. 아직 널리 쓰이고 있지는 않지만, 이 마크가 부착된 달걀을 사 먹을 때, 여러분은 이 장에서 묘사했던 상황에 자신이 참여하거나 기여하고 있지 않다고 확신해도 좋다.

이런 사실을 알게 된 많은 사람들이 선택하는 또 하나의 대안은 양계식품을 일절 먹지 않는 것이다. 닭 공장에서 나오는 제품들을 사 먹지 않아도 여러분의 단백질과 다른 필수 영양소들이 채워질 수 있을까 염려한다면, 이 책의 6~10장을 보라. 답은 "충분하고도 남는다"이다. 매우 정밀하게 행해진 과학연구들을 통해, 업계가 우리더러 그렇게 믿기를 바라는 기본 영양소와 이들 식품과는 거리가 멀다는 사실이 밝혀졌다. 오히려 이들 식품들은 심장병과 암,

뇌일혈, 여타 심각한 질병들을 만연시키는 데 크게 기여하고 있을
뿐이다.

내가 여러분을 위해서 여러분이 무엇을 먹어야 하고 무엇을 먹어
서는 안 되는지, 어디에다 선을 그어야 할는지를 결정해주기에는,
사실 개개인의 취향과 체질적 특성이 너무나 다양하다. 우리들 한
사람 한 사람이 다 독특하다. 우리는 저마다 다른 욕구가 있고, 각
각 다른 음식물들마다에 저마다 다른 감정적 조합을 갖고 있으며,
저마다 다른 생화학 메커니즘을 갖고 있다. 또 대처해야 할 각자의
삶이 있고, 나아가고자 하는 각자의 길이 있다. 그리고 우리들 각
자가 자신의 선택과 그 선택 결과에 책임을 진다. 그러나 우리가 더
잘 알면 알수록, 우리의 진짜 필요를 충족시켜줄 식품을 더 현명하
게 선택할 수 있는 것 또한 사실이다.

이제 어떻게 해야 할까?

양계업자들은 자신들이 아무 잘못도 저지르지 않고 있다고 생각
한다. 그들은 우리가 저렴한 비용으로 달걀과 닭을 살 수 있도록 자
신들이 할 바를 다 하고 있으며, 자신들은 이를 위해 가능한 가장
적은 경비를 들여 닭고기를 얻는 "브로일러"와 알을 얻는 "레이어"
암탉을 기르는, 뚜렷한 목적 의식으로 똘똘 뭉친 사람들일 뿐이라
고 주장한다. 그 과정에서 설사 몇 억 마리의 순진무구한 동물들이
잔인하게 취급당하는 일이 일어난다 해도, 그건 자신들로서도 어쩔

수가 없다고.

농업 기업들은 자신들의 눈을 확고부동하게 최저선에 맞추고 있다. 그러나 그들은 그보다 더 낮은 선이 있다는 걸 모른다. 그들은 자신들의 행동이 가져올 그 깊고 엄청난 결과를 보지 못하지만, 그럼에도 그 결과는 엄연히 존재한다. 우리 중 자신의 행동과 선택이 가져올 결과에 대해 면책 특권을 지닌 사람은 아무도 없다. 누구나 뿌리는 대로 거두는 법이다.

> 우리를 형제로 만드는 운명이 있으니,
> 아무도 홀로 자신의 길을 가지는 못한다네.
> 우리가 다른 이들의 삶에 보내는 모든 것이
> 우리 자신에게로 되돌아온다네.
>
> − 작자 미상

오늘날의 가축 공장에 책임 있는 사람들의 운명이 어떤 것일지 나로서는 알 수 없다. 그러나 그들의 미래가 어떻든지 간에, 그들이 지금 이 순간 비정한 세계에 살고 있다는 현실은 슬프게도 분명한 사실이다. 그들은 가축들을 기계처럼 다루면서, 자연과 생명에게서 멀리 떨어진, 소외된 관계 한가운데 서 있다. 그들이 서 있는 지금 그 자리가 일종의 지옥인 것이다.

그렇다면 우리가 이런 식품생산 체계에서 나온 소출들을 사 먹는 것은 그들과 결탁하여 그 지옥을 만드는 데 일조하는 게 아닐까?

이런 게 우리가 꾸려가려던 삶의 방식이었을까?

가장 부당하게
매도당하는 동물, 돼지

사람들이 "우린 감상에 빠져선 안 돼"라고 말할 때면,
여러분은 그들이 뭔가 잔인한 짓을 하려 한다고 받아들여도 좋다.
거기다 "우린 현실적이어야 해"라고 덧붙이면,
그들이 그 일로 돈을 벌려고 한다는 뜻이다.
— 브리지드 브로피

단 하나의 마법, 단 하나의 권능, 단 하나의 구원,
단 하나의 행복이 존재하니, 사랑이라 불리는 것이 그것이다.
— 헤르만 헤세

동물들의 감정과 지능, 감수성과
관련한 인간의 무지 중에서 특히나 우리가 잘못 알고 있는 사실 하
나가 있다. 동료 생물들에 대한 우리의 오해를 자로 측정할 수 있다
면, 아마 그중 가장 큰 수치가 나오는 것이 이 특별한 동물에 대한
무지일 것이다. 이 동물은 오랜 세월 사람들에게 학대받고 조롱당
해왔지만, 부당하게 대접받지 않을 경우 실제로는 무척이나 친근하
고 관대하며 영리하고 맘씨 좋은 동물이다. 내가 이야기하고 있는

이 동물이 무엇일 것 같은가? 혹시 놀랄지 모르겠지만, 그건 바로 돼지다.

돼지에 관한 숨겨진 사실

사람을 "돼지"라 부르거나 여자를 "암돼지"라 부르는 것은 우리가 일상 언어로 자행하는 가장 심한 모욕 가운데 하나이다. 하지만 이것은 돼지의 실제 성질이 아니라 돼지에 대한 우리의 견해일 뿐이어서, "돼지"라는 말을 통해 우리가 느끼는 어감은 우리가 이 동물과 얼마나 접촉을 멀리하고 있는지를 보여준다. 돼지를 욕심 많고 뚱뚱하고 지저분한 동물, 단단히 매어두지 않으면 뭐든지 먹어치워버리고, 감성이라고는 눈곱만큼도 없이 제 욕심에만 가득 차서 그 야비한 본능을 채우려는 천박한 짐승으로 보는 일반적인 이미지는 진실과는 동떨어진 것일 수 있다.

돼지는 사실 I.Q.가 **가장 높은 동물** 중 하나로, 놀랍게도 개보다도 높다. 또 친근하고 사교적이며 장난치기 좋아하는 동물이다. 돼지와 매우 친했던 사람 가운데 박물학자 W.H. 허드슨이라는 사람이 있다. 그는 절찬 받는 저서 《한 박물학자의 책》에서 이렇게 쓰고 있다.

나는 돼지에 대해서 대체로 친근한 느낌을 갖고 있으며, 코끼리나 유인원보다 오히려 지능이 높은 짐승이라고 생각한다. …… 또한 나는 다른 동물들, 그중에서도 특히 사람에게 보이는 돼지의 태도를 좋아한다. 돼지는 말이나 소나 양처럼 의심이 많거나 겁쟁이거나 복종하는 동물이 아니고, 거위처럼 적의를 드러내지도 않는다. 또 고양이처럼 생색내지도 않고, 개처럼 알랑거리며 아첨을 떨지도 않는다. 돼지는 그들과는 전혀 다르게, 민주적이라고 할 수 있는 관점에서 우리를 동료 시민이자 형제로 여기며, 우리가 자기네 언어를 이해하고, 또 자기네가 노예 근성이나 오만함 없이 우리와 자연스럽고 유쾌하고 허물없이 이야기하며 어울리는 사이임을 꿀꿀거리며 당연하게 여긴다.[1]

흔히 생각하기에 돼지는 정나미 떨어지는 동물이지만, 사실 돼지를 정나미 떨어지게 만드는 것은 돼지에 대한 우리의 태도일 뿐이다. 돼지는 구르고 비벼대기를 즐기며, 흙을 자기네 고향으로 여기고, 누구한테나 잘 다가가는 장난스럽고 민감하며 친근한 동물이다. 자연상태에서의 돼지는 수사슴이나 버팔로, 그 밖의 많은 동물들과 마찬가지로 진흙에서 뒹굴기를 좋아한다. 파리가 들끓는 뜨거운 여름날이면 특히 더욱 그렇다. 그러나 진흙 그 자체를 좋아하는 것이 아니라, 돼지는 진흙을 이용하여 몸을 식히고 파리가 달려드는 걸 막는 것이다. 돼지는 원기왕성하게 삶을 즐긴다. 그 늠름하고 착한 천성을 마음껏 발휘하면서 자신을 즐기는 것이 그들의 방식인 것이다. 돼지가 진흙 바닥에 있는 것을 본 사람들은 돼지가 갖고 있는 흙에 대한 소박한 사랑을 이해하지 못하고, 섣불리 돼지를 불결한 동물로 여긴다.[2] 그러나 다른 여느 숲 속 동물처럼 돼지도 천성적으로는 깨끗하다. 설사 자연과 동떨어진 환경이라 하더라도 말이다. 돼지는 자기네 잠자리와 먹이와 거주지를 가능한 한 더럽히지 않는다.

그러나 유럽에서는 오랫동안 돼지가 있는 곳이 더러우면 더러울 수록 돼지고기가 더 맛있다는 믿음이 자리잡아왔다. 그리하여 돼지 스스로 자기 자리를 깨끗이 유지하는 게 불가능한 상태에 돼지를 두는 것이 일반화되었다. 하지만 그런 상태에서조차도 돼지들은 자기네 거주 환경을 될 수 있는 한 깨끗이 유지하기 위해 애쓰곤 한다.

허드슨의 돼지

여러분은 돼지가 사람들을 알아보고 개개인을 또렷이 기억하며 적의를 품지 않은 사람과의 접촉을 즐긴다는 것을 알고 있는가? 다음은 박물학자 W.H. 허드슨이 쓴 한 돼지에 대한 아름다운 이야기다.

······ 내가 처음으로 녀석을 찾기 시작했을 때, 녀석은 내 마음도 모르고 나를 흘깃 쳐다보더니만 그만 멀찌감치 달아났다. 그러나 내가 거의 항상 외투 주머니 속에 사과와 사탕을 넣어 갖고 다닌다는 것을 알아낸 녀석은 갑자기 아주 친근한 태도로 나를 졸졸 따라다니며, 내 앞에 머리를 들이밀고서 비벼대는가 하면, 그 억센 혀로 내 손을 핥아대기도 하면서 나를 좋아한다는 제스처를 보이곤 했다. 소와 말을 찾아갈 때마다, 나는 뜰로 난 문을 열기 위해 매번 돼지우리 옆에 잠

시 발을 멈추어야만 했다. 그러면 그 녀석은 언제나 변함없이 벌떡 일어서서는 내게로 다가와 친근하게 꿀꿀거리며 인사를 하곤 했다. 나는 녀석을 보지도 듣지도 못하는 척했다. 녀석이 구린내 나는 진창에 배를 깊숙이 파묻고 있는 돼지우리를 바라보면 마음이 아팠던 데다가, 저토록 영리하고 착한 동물이 저런 지긋지긋한 환경 속에 갇혀 있어야 한다는 걸 생각하면 부끄러운 마음도 들었기 때문이다. ……

어느 날 아침, 내가 그 우리 옆을 지나는데 녀석이 워낙 유쾌하고 친근한 투로 꿀꿀거리는—나는 이 소리를 "얘기 좀 해요"라고 번역하고 싶다— 바람에, 나는 가던 발을 멈추고 녀석의 인사를 받지 않을 수 없었다. 그러고 나서 나는 주머니에서 사과 한 알을 꺼내 여물통 속에 넣어주었다. 녀석은 주둥이로 사과를 슬쩍 굴리더니, 나를 쳐다보고는 부드러운 일련의 꿀꿀거림으로 "고맙습니다"라는 식의 말을 했다. 그런 다음 사과를 한 입 베어먹고 또 한 입 베어먹더니, 마침내 나머지를 통째로 입 속에 집어넣고는 먹기를 끝냈다. 그 뒤로 녀석은 내가 뜰로 나갈 때마다 잠시 머물면서 자기에게 말을 걸어주기를 기대했다. 나는 녀석의 인사 말투로 그것을 알았고, 그때마다 나는 녀석에게 사과 한 알씩을 주었다. 그러나 녀석은 사과를 게걸스럽게 먹지 않았다. 녀석은 먹는 쪽보다는 오히려 내가 자신의 말을 이해하게 될 때까지 이야기를 계속하는 쪽에 더 관심이 있는 것 같았다. 녀석의 이야기는 주로 사과를 주는 내 친절한 행동에 감사한다는 것이었다. 내가 여기까지 이해하는 것을 눈치채고 나면 녀석은 계속해서 이렇게 말했다. "솔직히 말해 사과는 내가 특별히 좋아하는 과일은 아니다. 나는 저들이 가끔씩 내게 주는 사과라면 잘 아는데, 대개는 나무에서 떨어진 작은 풋사과나 썩은 사과들이다. 그렇더라도 나는 그것들이 싫지 않다. 우유 찌꺼기도 주는데, 그건 내가 특히 좋아하는 음식이다. 그리고 한 양동이씩 주는 물에 갠 사료는 주린 배를 채우기엔 그만인 훌륭한 음식이다. 그러나 내가 가장 좋아하는 건 양배추인데, 요즘엔 아주 가끔씩밖에 주지 않는다. 나는 가끔씩 저들이 나를 이 진창 우리에서 풀어주어 양이나 다른 짐승들처럼 들판을 한가로이 나다니게 해준다면, 저들이 내게 주는 어떤 것보다도 맛있는 것들을 많이 뜯어먹을 텐데 하는 생각을 하곤 한다. 아니, 먹는 이야기는 그만 하고, 내가 등을 긁어주는 걸 아주 좋아한다고 말해도 당신이 괘념치 않기를 바란다."

그래서 내가 막대기로 녀석을 열심히 긁어주니, 녀석은 온몸을 꿈틀거리고 눈을 연신 끔벅거리며 얼굴 가득 기쁜 미소를 띠우는 것이었다. 나는 혼잣말로 중얼거렸다. "자, 이제 무슨 단물(juice)로 얘를 즐겁게 해 주지?" 아무런 잘못도 저지른 게 없고 저렇듯 착하고 정직한 심성을 가진 친구가 이미 사형 선고를 받아두고 있으니, 녀석의 남은 진창 속 여생이나마 조금은 행복하게 해줄 무엇인가를 해야 할 것 같은 느낌이 들었던 것이다.

내게 한 가지 영감이 떠오른 것은 내가 사용한 '단물'이라는 단어 때문이었던 것 같다. 나는 맹세의 말 같은 느낌이 덜 들게 하고 싶을 때 이런 표현을 쓴다. 돼지우리 뒤쪽으로 몇 미터 떨어진 뜰에 오래된 딱총나무 한 그루가 서 있었다. 나무에는 익어가는 열매가 무성했는데, 내가 그때까지 보아온 중에서 가장 큰 송이를 이루고 있었다. 나는 나무 있는 곳으로 가서 가장 좋은 송이 하나를 골라 땄다. 둘레가 내 모자만하고 무게가 5백그램도 더 나갈 듯 싶은 송이였다. 나는 그것을 녀석의 여물통에 집어넣고는 녀석을 불러 먹어보게 했다. 녀석은 조금 미심쩍은 기색으로 코를 쿵쿵거리더니, 나를 한두 번 올려다보며 야릇한 표정을 짓고는, 송이의 한쪽 가장자리를 조금 물어뜯어 열매 몇 알을 입 속에 넣었다. 그런 다음 잠시 망설이는가 싶더니 용기를 내어 열매를 깨물었다. 마침내 모험을 감행한 녀석은 나를 다시 올려다보며 더 야릇한 표정을 지었다. "거 참 별난 과일이네! 이런 맛은 생전 처음이야. 하지만 좋은지 싫은지는 아직 정확히 말할 수 없는 걸" 하는 얼굴로.

녀석은 한 입 한 입 열매를 깨물 때마다 나를 올려다보며 무슨 말인가를 하면서 송이 전체를 야금야금 다 먹어치웠다. 그러고는 뒤돌아서서 자기 자리로 돌아가더니, 작은 소리로 꿀꿀거리며 그제서야 내게 소와 말을 보러 가도 좋다고 허락하는 것이었다.

다음날 아침, 녀석은 목소리에 기대감 같은 걸 담고서 활기찬 동작으로 내가 다가가는 것을 반겼다. 녀석이 딱총나무 열매 생각을 많이 했고 그것을 한 송이 더 먹고 싶은 생각이 간절하다고 결론내리기에 충분한 태도였다. 그래서 녀석에게 또 한 송이를 따다주니, 녀석은 그것을 재빨리 먹어치우고는 짧은 감탄사를 연발했다. "고마우이, 고마워. 아주 좋아, 정말 좋아!" 녀석의 삶에서 그것은 새로운 느낌으로, 녀석을 아주 행복하게 만들어주었다. 그날 아침, 녀석은 들판과 목장과 탁 트인 푸른 초원을 자유롭게 나다니던 시절에 그랬을 성싶은 그런 기분 좋은 얼굴을 하고 있었다.

그때 이후로 나는 하루에 두세 차례 녀석을 찾아가, 커다란 딱총나무 열매 송이들을 따다주었다. 그래도 찌르레기가 먹을 열매는 많았다. 그 나무에는 한 수레를 가득 채우고도 남을 양의 열매가 달려 있었던 것이다.

그러던 어느 날 뜰에서 고래고래 악을 쓰는 비명소리가 들려 왔다. 밖을 내다보니 내 친구인, 그 돼지가 손과 발이 묶인 채 도축업자와 농부의 손에 들려 도축장 차에 실리고 있었다. ……3

비록 도살장에 끌려갈 운명이긴 했지만, 그래도 이 붙임성 있고 민감한 동물에게 그 생애의 마지막 날들에 기쁨을 주었다고 생각하니, 허드슨은 행복한 느낌이 들었다고 한다. 물론 보통 사람들이 돼지의 꿀꿀거림과 꽥꽥거림을 훈련된 박물학자만큼 민감하게 번역해내지는 못할 것이다. 그럼에도 나는 돼지의 착한 천성을 강조하고 싶다. 지금까지 우리가 돼지라는 말을 심한 모욕어로 사용할 만큼 돼지를 부당하게 대접해왔던 걸 조금이라도 보상해주고 싶은 심리에서 말이다.

그런데 지능이 높고 삶에 대한 진지한 갈망으로 가득한 이 동물에게 우리가 그토록 나쁜 이름을 부여해온 까닭이 무엇일까? 사람과 사랑과 우정을 나눌 수 있는 동물을 그렇게 비하해온 까닭이 어디에 있을까? 예를 들어 역사적으로 우리 인간의 삶에 실제로 위협이 되어 왔고 지금도 어둠과 모종의 관련이 있는 것으로 여겨지는 악어를 그렇게 평가했다면, 아마도 한결 이해하기 쉬웠을 것이다. 그런데 돼지를? 그것도 충직하고 친근하고 사랑스러운 돼지를?

답의 일부는 아주 간단하다. 돼지는 사람들이 맛있어 하는 고기를 가지고 있다는 죄가 있다.

인간은 자신의 탐욕을 합리화하는 데 무한한 능력을 갖고 있다. 자신이 먹고 싶은 것에 관해서는 더욱 그렇다······.

― 클리블랜드 애머리

이처럼 오랜 세월 돼지를 직접 길러본 사람들은 돼지의 부인할 수 없는 지능과 붙임성을 실감했다. 따라서 우리들 중에 어떤 식으로든 돼지와 직접 접해볼 기회가 없었던 사람들이 돼지를 더럽고 욕심많은 짐승이라고 말하는 건 사실과 무관하다. 이런 사람들은 오로지 사실과 다르게 바라봄으로써만, 베이컨과 햄을 만들기 위해 자신들이 해온 일들을 정당화할 수 있었던 것이다. 그것은 백인들이 자신들의 억압과 노예화를 정당화하기 위해 흑인을 인간으로 취급하지 않았던 것과 흡사하다.

슈바이처의 돼지

알버트 슈바이처가 아프리카에서 자원봉사의 일환으로 병원을 운영할 때, 그는 늘 원주민들에게 그대로 놔두면 죽어버릴 동물들을 자기에게 데려오면 그 대가를 지불하겠노라는 제안을 하곤 했다. 그런 방법으로 많은 동물들의 생명을 구한 그는 가지각색의 동물들을 수행원으로 몰고 다니며 원주민들에게 토착 동물들과 대화하는 새로운 방법을 보여주곤 했다. 그는 그 와중에 있었던 한 돼지와의 만남을 기록으로 남겼다.

어느 날 한 흑인 여성이 생후 2개월쯤 된 길들인 멧돼지 한 마리를 가져와서는 이렇게 말했다. "조세핀이라는 이름의 멧돼지인데요, 개처럼 선생님을 졸졸 따라다닐 겁니다." 우리는 5프랑에 합의를 보았다. 마침 아내가 며칠 집을 비운 참이어서, 나는 병원 조수인 조지프와 은켄두의 도움으로 땅에다 말뚝 몇 개를 세운 뒤 땅 속 꽤 깊이까지 철망을 박아 둥근 우리 하나를 만들었다. 하지만 흑인 조수 둘은 내 노력의 효과에 크게 기대를 걸지 않는 눈치였다.

"멧돼지는 우리 속에 있지 않을 겁니다. 철망 밑으로 굴을 뚫고 나올 거예요'라고 조지프가 말했다.

나는 "그래? 그렇담, 이 어린 멧돼지가 땅 속 깊이 박아둔 철망 밑을 정말로 뚫고 나오는지 보고 싶구만" 하고 말했다.

"곧 보게 될 겁니다." 조지프가 장담했다.

다음날 아침, 돼지는 이미 밖으로 나와 있었다. 나는 오히려 약간 안심이 되었다. 아내에게 그녀의 동의 없이는 우리 동물원에 새로운 입주자를 들이지 않기로 약속을 해둔 참이었던 데다가, 또 멧돼지는 어쩐지 아내가 좋아하지 않을 것 같은 느낌이 들었기 때문이다.

그러나 점심을 먹고 병원에서 나오니, 조세핀이 집 앞에서 기다리고 있다가 나를 올려다보는 투가 꼭 이런 말을 하는 것처럼 보였다. "전 당신한테 영원히 신의를 지킬게요. 하지만 다시는 우리를 치는 따위의 술수를 쓰면 안 돼요." 그래서 나는 그렇게 했다.

아내가 도착해서는 어깨를 으쓱해보였다. 그녀는 조세핀의 신의를 구하지도 즐기지도 않았다. 조세핀은 이런 일에 대단히 섬세한 감성을 갖고 있었다. 시간이 좀 지나 조세핀이 베란다에 올라가면 안 된다는 것을 이해한 뒤로는 상황이 견딜 만해졌다. 그러나 몇 주일 뒤 토요일에 조세핀이 사라졌다. 저녁때 우리 집 앞에서 만난 선교사가 내 슬픔을 나누어 져주었다. 조세핀이 그에게도 약간의 애정을 보여주었기 때문이다.

"아무래도 조세핀은 원주민의 사냥감으로 최후를 맞은 것 같습니다." 그가 말했다. "그건 어쩔 수가 없어요. 원주민들에게 멧돼지는 설령 길들여진 것이라고 해도 가축의 범주에 들지 않고, 잡아죽인 사람의 소유가 되는 야생 동물일 뿐이거든요……."

그런데 그가 이런 말을 하고 있을 때, 조세핀이 나타났다. 뒤에는 총을 든 흑인 한 명이 서 있었다.

흑인이 말했다. "내가 지난 번 미국인 선교사가 살던 집이 보이는 개활지에 서 있는데, 이 멧돼지가 나타나더군요. 나는 곧바로 녀석을 겨누었지요. 그런데 녀석이 나한테 곧장 달려와서는 내 다리에다 몸뚱어리를 비벼대는 거예요! 참 별난 멧돼지도 다 있죠! 그리고 그 다음엔 어땠는 줄 아세요? 나를 잡아끌고서 앞장서서 걷더군요. 그래서 여기까지 온 겁니다. 이거 당신네 멧돼지 맞죠? 나처럼 머리가 빨리 돌아가는 사냥꾼을 만난 게 정말 다행인 줄 아십시오."

나는 그의 말뜻을 이해하고 그를 크게 칭찬하고 나서 멋진 선물을 주어 보냈다. ……[4]

훗날 슈바이처는 같은 멧돼지에 관한 글에서, 조세핀이 교회에 갔다가 야생 멧돼지처럼 굴어 큰 소동을 일으킨 적도 있지만, 차츰 "교회에 어울리는 행동"을 터득해간 이야기도 쓰고 있다. 이 동물의 영혼에 번번이 감동한 슈바이처는 말했다.

네 지혜를 어떻게 칭찬해야 충분할까, 조세핀! 너는 밤중에 등에한테 시달리지 않으려고 소년들의 침실로 기어들어가 제일 좋은 모기장 아래 드러누울 줄 아는 놈이었지. 그 때문에 나는 네 잠자리 동료들에게 얼마나 여러 차례 담뱃잎으로 보상을 해야만 했던지! 또 너는 발에 모래벼룩이 하도 자라 더 이상 걸을 수 없게 되자, 절름거리며 병원 안으로 걸어들어와 바닥에 등을 대고 드러누울 줄도 아는 놈이었지. 너는 네 발을 째고 들어오는 칼날도 견뎌내고, 상처에 바르는 요드팅크(옥도정기)의 그 화끈거림도 참아낼 줄 알았으며, 수술이 말끔하게 끝나자 꿀꿀거리며 진지하게 감사의 뜻을 표할 줄도 알았지.[5]

농장의 향기

돼지가 그토록 사랑스럽고 붙임성 있는 친구라는 것을 안 이후로, 나는 예전과는 다른 눈으로 돼지고기를 본다. 그리고 그 후 나는 베이컨과 햄 따위에 대한 내 느낌을 영원히 바꾸어버린 사실들을 더 많이 알게 되었다.

내가 알게 된 것은 근래 들어 돼지 기르는 농부들도 대체로 양계업의 선례를 따라가고 있다는 사실이다. 오늘날에는 돼지 농장 대신 돼지 공장들이 나날이 늘어가고 있다.

그 결과는 오늘날의 돼지들을 전혀 행복하게 해주지 않고 있다.

오늘날의 몇몇 돼지 공장은 10만 마리가 넘는 돼지를 키우는 거대 산업체이다. 여러분은 거기에 엄청나게 많은 수의 돼지우리가 있을 거라고 생각하는지 모른다. 그러나 닭이 나돌아다니던 농가 마당이 그랬듯이, 돼지우리도 빠른 속도로 과거지사가 되어가고 있다. 날이 갈수록 점점 더 많은 수의 이 늠름한 동물들이 거의 움직일 수도 없을 만큼 꽉 짜여진 구획들 속에 처넣어지고 있는 것이다.

이런 구획들이 있는 건물 안을 들여다보면, 기다랗게 늘어선 돼지의 열 옆에 또 돼지의 열이 있고, 그 옆에 또 돼지의 열이 있는 모습을 보게 되는데, 돼지들은 마치 주차장 안의 차들처럼 그 좁은 철제 칸 안에 한 마리씩 외로이 서서, 모두가 같은 방향을 바라보고 있다.

그러나 여러분은 눈 앞의 광경을 거의 알아보지 못할 것이다. 그러기 전에 악취에 질려버릴 테니까 말이다. 오늘날 돼지 공장의 암모니아 가득한 그 끔찍한 공기는 누구나 한번 맡고 나면 절대 잊지 못할 그런 것이다.

오늘날의 돼지 구획들은 대부분 판을 깔아 만든 바닥 위에 세워지는데, 그 아래에는 커다란 구덩이가 있어, 돼지의 오줌과 똥이 자동으로 그 속으로 떨어지게 돼 있다. 그 배설물들이 만들어내고, 그 구덩이에서 피어올라와 건물 안을 가득 채우는 유독 가스(암모니아, 메탄, 황화수소)로 유발되는 심각한 질병들에도 불구하고, 이런 유형의 칸 체계는 "경제성"을 인정받아 확산일로를 밟고 있다.[6]

돼지는 후각이 고도로 발달한 동물이어서, 자연상태에서의 돼지 코는 수많은 종류의 식물 뿌리를 구별해낼 수 있고, 심지어는 땅 속에 있는 뿌리의 냄새까지도 탐지해낼 수 있다. 그러나 돼지 공장의 돼지들이 밤낮 없이 들이마시는 건 건물 내부의 구획들 안에 갇힌 수백 마리 돼지의 배설물이 뿜어내는 악취밖에 없다. 그들이 아무리 도망치려고 애를 써도, 탈출구는 없다.

내가 지금 묘사하고 있는 돼지 공장은 불행히도 보기 드문 몇몇 나쁜 예가 아니라 오늘날의 표준적인 실태다. 몇 년 전, 일리노이스트론의 레먼 농장은 '전국 양돈업협의회'와 '일리노이 양돈업협

회'에서 "미국을 대표하는 일리노이 돼지"로 뽑혔다. 레먼 농장은
업계의 모범으로 여겨지고 있으며, 실제로도 오늘날 유행하는 좀더
계몽된 양돈업 경영의 한 사례다. 그러나 그것을 집으로 여기는 돼
지의 입장에서는 전혀 그렇지가 않을 것 같다. 레먼 농장의 "목자"
인 보브 프레이즈에게 암모니아로 가득한 공기가 돼지에 미치는 영
향을 묻자, 그는 이렇게 대답했다.

> 암모니아는 실제로 동물의 폐를 씹어 먹습니다. 돼지들이 축 늘어져서
> 도무지 뭘 먹으려 들지 않아요. 처음에는 몸무게만 줄지만, 좀 지나
> 면 진짜 호흡기 질환을 일으키지요. 폐렴 같은 것 말입니다. 그러고
> 나면 돼지들은 몸을 따뜻하게 하려고 잔뜩 웅크린 몸을 서로에게 기
> 댄 채, 기침을 하며 가쁜 숨을 몰아쉽니다. 나쁜 공기가 문제지요.
> 여기서 일하는 동안, 나도 내 폐에 이상이 생기는 걸 느낄 수 있었습
> 니다. 하지만 나는 적어도 밤 동안에는 여길 나가지요. 돼지들은 못
> 나갑니다. 그래서 우리는 돼지들에게 테트라사이클린을 먹여야만 합
> 니다.[7]

"돼지가 동물이라는 걸 잊어라"

오늘날의 돼지 공장을 찾을 때마다, 나는 늘 내가 만났던 돼지들,
사람들과 따뜻한 관계를 가질 줄 아는 슈바이처의 조세핀 같은 돼
지들을 떠올린다. 그리고 그들의 친근한 꿀꿀거림과 사람들과의 접
촉을 즐기던 그 모습들을 연상한다. 내가 오늘날의 양돈업자들이

해주는 다음과 같은 충고를 받아들이는 데 그토록 어려움을 느끼는 건 아마 이 때문일 것이다.

돼지가 동물이라는 것을 잊어라. 그것을 공장에 있는 기계와 똑같이 다뤄라. 일정 관리는 기름치기와 같은 것이다. 번식기는 조립 라인의 첫 단계와 같고, 판매는 최종 제품의 인도와 같다.
– 양돈장 경영, 1976년 9월[8]

"양돈기사"로 불리는 걸 좋아하는 오늘날의 양돈농들은 자기들이 뚜렷한 목적을 갖고 있다는 데 자부심을 느낀다. 업계의 전문지 〈양돈장 경영〉은 그것을 간단하게 표현하고 있다.

우리가 가장 역점을 두는 것은 이윤을 극대화할 수 있도록 돼지의 환경을 바꾸는 일이다.[9]

어떤 양돈농 한 사람이 자신이 기르는 돼지에게 연민을 느껴 더 자연적인 방법으로 돼지를 길러보고 싶어해도, 실제로는 양돈 기업의 이윤 동기를 따라가지 않을 수 없는 것이 오늘날의 현실이다. 추세는 정해졌다. 〈양돈장 경영〉, 〈전국의 양돈농〉, 〈성공적인 농장 경영〉, 〈농장 저널〉 같은 업계 전문지들은 농부들에게 끊임없이 "현대식으로 돼지를 기르라"고 설득하고 있다.

전문지들은 가장 기계화된 기업적 양돈법 외의 나머지 모든 방법에 대해서는 공공연하게 적대적인 자세를 드러내곤 한다. 얼마 전에 〈전국의 양돈농〉은 미국 농무부를 향해 "차라리 농무부를 공상적인 사회개량가에게 넘겨버려라"라는 독설 가득한 논설을 실었다.[10] 미국 농무부가 도대체 무슨 일을 했길래 그토록 무서운 공격을 퍼부었을까? 당시 농무부가 한 일이라고는 도시 지역의 노점상이나 주말농장 같이 소규모 지역식품 생산을 고무하는 두 가지 작은 프로젝트에 자체 예산의 0.005%를 쓰자고 제안했던 것뿐이다.

업계 전문지들의 이런 입장을 이해하기 위해서는 전문지의 주요 수입원이 광고주들이고, 업계의 광고주들이란 양돈업을 완전한 구획 시스템으로 바꾸는 데서 이익을 얻는 사람들, 농부들에게 장비와 약품을 파는 거대한 상공업자이란 걸 반드시 염두에 두어야 한다. 그들은 잡지에 돈을 주고 지면을 산 뒤, 농부들에게 "가만히 앉아서 12,000달러를 버는 방법!"을 알려주는 전면 광고를 싣는 사람들이다.[11] 이 광고는 온종일 힘들게 일을 한 뒤에 그냥 좀 앉아 쉬기만 해도 너무나 기쁜, 지친 농부들의 관심을 끌기에 정말 좋은 방법이다.

그래서 농부는 이 지면을 계속 읽어 내려간다. 그는 거기서 무엇을 발견할까? 광고 요지는 이렇다. 오늘날의 양돈업계에서 성공하는 길은 "베이컨 창고"를 사는 것이다.[12] 성공으로 가는 이 멋진 창구는 "단순한 구획 건물이 아니다…… 그것은 이윤을 창출해내는 양돈 시스템이다."[13]

실제로 "베이컨 창고"는 돼지가 감정 있는 생물이라는 시대착오적인 생각을 말끔하게 쓸어버리도록 만들어진 완전 자동화된 시스템이다. "베이컨 창고" 시설의 전형은 500마리의 돼지를 한 마리씩 철창 우리에 넣도록 되어 있는데, 한 구획이 차지하는 공간은 겨우 0.2평에 불과하다. 말하자면 각각의 돼지는 트윈 베드 하나의 1/3도 안 되는 크기의 공간 속에 갇혀 전생애를 보내는 것이다.

판을 깔아 만든 바닥과 자동화된 먹이 공급 장치로 완성되는, 이 "베이컨 창고" 시스템은 창고 전체를 운영 관리하는 데 단 한 사람만 있으면 된다. 이 시스템의 또 한 가지 장점은 돼지가 움직일 공간이 전혀 없어, 걸어다니는 따위의 "쓸데없는" 일에 칼로리를 소모하지 않으므로, 더 적은 비용으로 더 빨리 몸무게가 늘어나며, 따라서 더 많은 이윤을 얻을 수 있다는 데 있다.

〈농장 저널〉지에는 "베이컨 창고" 축산법의 전형적인 예가 "돼지 공장이 힘차게 가동에 들어가다"라는 표제 아래 자랑스럽게 보도되고 있다.[14] 기사는 다음과 같은 의기양양한 문구로 시작된다.

미네소타 워싱턴 근교의 이 50만 달러짜리 '요람에서 무덤까지'의 복합 시설에서는 돼지들이 햇빛을 전혀 보지 못한다.[15]

이게 어디 자랑할 일인가?

최신형 돼지 발

돼지의 발과 다리는 흙을 뒤져 먹이를 찾고, 자기방어에 필요하면 걷어차거나 할퀴며, 다양한 유형의 자연 지형 위에 서 있거나 움직일 수 있도록 되어 있다. 그러나 오늘날의 돼지 공장은 바닥이 금속판이나 콘크리트로 되어 있다. 오늘날의 식용동물 사육에 관한 고전으로 일컬어지는 《동물 공장》의 저자, 피터 싱어와 짐 메이슨은 그런 상태일 때 돼지 발에 어떤 일이 일어나는지를 다음과 같이 묘사한다.

돼지는 발굽이 갈라진 동물로, 대체로 발굽(발톱)의 바깥쪽 절반이 안쪽 절반보다 길다. 돼지가 땅을 밟고 다닐 때는 그 발굽 차이가 흙의 부드러움에 자연스럽게 묻혀버린다. 그러나 공장식 우리의 콘크리트나 금속 바닥에서는 발의 살점 조직이 '양보'할 수밖에 없다. 그 결과, 구획에 갇힌 많은 돼지들이 발에 고통스런 상해를 입어, 발톱과 발톱 밑 살 사이가 벌어지거나 감염된다. 발에 이런 상처를 입은 돼지들은 대개의 경우…… 그 고통을 줄이기 위해 비정상적인 자세를 취하게 된다. 결국 이런 비정상적인 동작과 몸무게 배분이 돼지의 다리와 등, 그 밖의 다른 부분들의 관절과 근육에까지 과부하를 주어 절뚝거림이 심해지게 만드는 것이다.[16]

네브라스카에서 시행된 한 연구는 콘크리트나 금속판 위에서 기른 돼지의 100% 전부가 발과 다리에 손상을 입고 있음을 보여주었다.[17] 짚을 깔아주면 문제를 줄일 수 있지만,[18] 미국인의 고기 요리가 될 운명인 현대식 돼지집엔 깔짚이 제공되는 예가 거의 없다. 짚을 깔아주려면 돈이 들지만, 돼지가 손상된 발과 다리로 인해 입는 아픔과 괴로움은 수치로 환산되지 않기 때문이다. 물론 양돈업자들도 돼지들이 바닥 때문에 절뚝거린다는 걸 안다. 하지만 그들은 개의치 않는다. 〈농부와 축산업자〉의 편집진은 이렇게 설명한다.

> 판을 깔아 만든 바닥은 그래도 단점보다는 장점이 더 많다. 그로 인
> 한 돼지 발의 절뚝거림 문제라면, 대개는 불구 상태가 심해지기 전에
> 도살되기 때문이다.[19]

바꾸어 말하면, 대부분의 돼지는 고기값에 영향을 미칠 만큼 불구 상태가 심해지기 전에 도살된다는 말이다. 한 양돈업자는 다음과 같은 말로 업계의 사고방식을 적나라하게 표현했다.

> 요 근방에서는 돼지 값을 매길 때 좋은 자세를 기준으로 하지는 않습
> 니다. 그냥 근수대로 받는 거지요![20]

하지만 이런 딱딱한 바닥 위에서 뼈대가 망가져 절뚝거리며 고통스런 삶을 살아가야 하는 돼지에게도 과연 이런 식의 논리가 통용될까?

모성의 개량

자연에 함부로 손대는 건 현명치 못한 일일 뿐 아니라, 나아가 재앙을 불러올지도 모를 일이다. 그러나 여러분도 지금쯤은 돈이 되는 일이라면 그런 위험 정도야 얼마든지 무시하고 나설 사람들이 있다는 걸 알았을 것이다. 오늘날 양돈업의 주된 관심사는 암돼지 한 마리가 1년에 낳는 새끼의 수를 늘리는 데 있다. 그 아이디어는

암퇘지를 새끼 낳는 산 기계로 만드는 것이다.

> 씨암퇘지는 소시지 기계처럼 돼지 새끼를 줄줄이 뽑아낼 수 있는, 귀
> 한 기계장치쯤으로 생각하고, 또 그렇게 다루어야만 한다.
>
> — 〈전국의 양돈업자〉, 1978년 3월[21]

헛간식 우리에서 씨암퇘지 한 마리가 낳는 새끼는 1년에 6마리
정도다. 그러나 현대식 양돈업은 이제 그것을 1년에 20마리 이상
으로 끌어올렸고, 연구자들은 앞으로 얼마 안 가서 그 수가 45마
리에 이를 거라고 예고한다.[22] 말하자면 업자들은 암퇘지더러 자
연이 본디 설계해준 것보다 7배가 넘는 새끼를 낳게 할 수 있다는 이
야기다.

그들은 자연의 그 생명창조 과정을 일종의 과학으로 대신해왔다.
우선, 그들은 새끼들을 자연상태에서보다 훨씬 일찍감치 어미에게
서 떼어놓는다. 가슴에서 젖을 빨아대는 새끼들을 잃은 암퇘지는
금세 젖의 분비를 멈추고, 이어서 호르몬 주사의 도움을 받아 훨씬
빨리 새끼를 밸 수 있는 상태가 된다. 다시 말해 한 해에 더 많은 수
의 새끼를 뽑아낼 수 있게 되는 것이다.

불행히도, 암퇘지는 새끼 한 배를 낳자마자 눈 깜짝할 새 그 새끼
들을 떼이고, 다시 한 배 한 배 새끼들을 연거푸 낳으며 전생애를
보낼 수 있는 이 경이로운 시스템을 이해할 만큼 신식으로 계몽되
지 않았다. 현대식 공장생활의 요령을 터득하지 못한 채, 오직 잃어

버린 새끼들을 찾아 돌보고자 하는 한 맺힌 본능으로만 가득 찬 암 돼지들은, 새끼들을 찾아 침통한 울부짖음을 토해낸다. 물론 그래 봤자 아무 주의도 끌지 못한 채 허공만을 맴돌다가 끝나긴 하지만 말이다.

대다수 양돈업자들은 새끼들을 어미한테서 떼어놓기 전에 최소한 2주 동안은 어미젖을 빨려야지, 그러지 않으면 새끼들이 모두 죽어버려 모든 계획이 수포로 돌아간다는 것을 알아냈다. 그러나 어느 한 대형 양돈장비 제조사는 이 과정에 낭비 요소가 있다고 보고, 현재 자신들이 "피그 마마"라고 이름 붙인 장비를 맹렬하게 선전하고 있다.[23] 이것은 어미돼지의 젖꼭지를 완전히 대신하는 기계 젖꼭지로, 새끼들을 어미로부터 곧장 떼어놓음으로써, 어미돼지를 출산 후 단 2시간만에 다시 새끼 배는 일로 되돌아갈 수 있게 해준다고 한다. 이 기구의 개발에 주목한 〈농장 저널〉지는 이 기구의 발명이 "양돈 과정에서 젖을 먹이는 단계의 종말"을 예고한다고 평가했다.[24] 그들은 기쁨에 겨워 그 결과를 이렇게 예측했다.

…… 암돼지 한 마리가 한 해에 낳을 수 있는 새끼 수에 굉장한 비약이 일어날 것이다.[25]

또 당연한 일이지만 돼지 육종가들은 오랫동안 좀더 살찐 돼지를 만들어내는 일에 힘썼는데, 그 성과는 만족스럽다 못해 지나칠 지경이다. 왜냐하면 오늘날의 식용 돼지들은 지나치게 많이 나가는 몸무게로 뼈와 관절이 살 속에서 그야말로 바스러지고 있기 때문이다.[26] 물론 공장 전문가들에게는 무게가 더 늘어나 가외의 이윤이 생겼다는 사실 말고는 이것이 전혀 문제되지 않는다.

그러나 오늘날 돼지 공장의 조립 라인마다 넘실거리는 "신형 돼지"에도 공장 전문가들의 주의를 끄는 몇 가지 문제가 있다. 싱어와 메이슨이 《동물 공장》에서 지적하고 있다시피.

> 한 배에 낳는 새끼 수와 몸무게에 대한 돼지 육종가들의 강조가 생식 특성에 대한 관심 부족과 맞물려…… 이 돼지들의 출산 사망률을 엄청나게 높이는 결과를 낳았다. 새로 개량된 이 암돼지들은 한 배에 너무나 많은 새끼를 낳기 때문에, 새끼 한 마리 한 마리를 제대로 돌볼 수가 없다. 이 문제에 대처하기 위해 양돈업자들은 젖꼭지 수가 많은 암돼지를 고르기 시작했으나, 곧 여분의 젖꼭지는 쓸모가 없다는 사실을 발견했을 뿐이다. 여분의 젖꼭지 주위에는 유선 조직이 충분히 발달되어 있지 않았던 것이다.[27]

그러나 유전공학자들은 이에 실망하지 않고 돼지를 "개량"하여 이 착하고 늠름한 동물을 좀더 공장 설비에 효율적인 부속물로 변환시키려는 노력을 계속하고 있다.

> 육종 전문가들은 엉덩이가 평평하고 등은 수평이며 발굽이 판판하고, 그 밖의 특징들도 공장 상태에 더 잘 들어맞는 돼지들을 만들어 내고자 애쓰고 있다.[28]

호르몬 왕국

오늘날의 양돈업자들은 유전적으로 달성할 수 없는 것들은 호르몬을 투여하여 해결한다. 여러분도 알겠지만, 호르몬은 돼지와 인간을 포함하여 모든 동물의 생체샘에서 자연스럽게 분비되는, 믿을 수 없을 만큼 효능 좋은 물질이다. 호르몬은 아주 작은 양만으로 우리 몸의 모든 내분비계와 생식계를 조절할 수 있다. 만일 우리의 표적 세포(Taget Cell)가 호르몬에 민감한 만큼 우리의 미뢰가 맛에 민감하다면, 우리는 수영장 물에다 설탕 가루 한 알을 풀어놓은 것까지도 탐지해낼 수 있게 될 것이다.[29]

이처럼 호르몬은 매우 정교한 기술로나 겨우 잴 수 있는 극미량을 가지고서도 동물들의 생식계에 엄청나게 강력한 영향을 끼친다. 그런데 문제는 아직 우리의 과학수준이 이 물질이 가진 여러 가지 잠재적 위험을 완전히 파악하는 데까지는 이르지 못했다는 것이다. 이 때문에 과학자들은 가축 사육에 호르몬을 사용하는 데 깊은 우려를 나타내고 있다. 그러나 공장 전문가들이 상황을 보는 눈은 전혀 다르다. 이 새로운 약품이 그들에게 암돼지의 발정기를 조절하고, 그럼으로써 수태를 촉진, 또는 지연시킬 수 있는 능력을 준다는 것을 처음 알았을 때, 그들은 너무나 기뻤다.

> 발정기 조절은 공장식 양돈에 새로운 문을 열어줄 것이다. 수태 사이클의 조절은 조립 라인식 접근법에서 잃어버렸던 고리를 되찾은 것이다.
>
> — 농장 저널[30]

한 양돈업자는 이 새로운 방법의 개발에 심취하여, 이렇게 표현했다.

…… (그것은) 항생제 개발 이래 양돈 기술 최대의 진보다.[31]

업계를 흥분시킨 또 하나의 새로운 혁신은 **배아 이식술**이라 불리는 것이다. 이것은 우선 특별히 고른 암퇘지에다 호르몬을 투여하여, 보통 하나나 둘로 배란되는 것보다 훨씬 많은 수의 난자를 만들게 한다.[32] 그리고는 이 난자들을 인공으로 수정시킨 다음, 다시 이 수정란을 외과술로 그 암퇘지에게서 떼어내 다른 암퇘지들에게 이식한다. 오늘날의 돼지 공장에서 씨암퇘지가 스트레스를 받아 결국 죽고 말 때까지, 이 암퇘지에게 이런 비자연적인 모독을 반복해서 가하는 것은 흔히 있는 일이다.

또 미주리 대학에서는 특별히 고른 씨돼지들에서 추출해낸 정자와 난자를 시험관에서 결합시키는 작업이 진행되고 있다.[33] 이 수정된 난자들은 이후 보통 암퇘지들에게 외과적으로 이식된다.

오늘날의 돼지 공장에서는 암퇘지가 일단 수태를 하면, 프로게스틴(황체 호르몬)이나 스테로이드를 주입하여 한 배에 낳는 새끼 수를 늘린다. 또 쉘 석유회사에서 만든 새로운 식품 첨가물 같은 것들도 먹이는데, 동물 먹이라기보다는 자동차 오일 같은 이름을 갖고 있는 XLP-30이라는 이 첨가물은 "돼지 새끼 한 배의 수를 늘리는" 역할을 한다.[34] 믿기지 않는 일이지만, 쉘 사의 한 간부는 "왜 그렇게 되는지는 우리도 모른다"라고 말했다.[35] 그러나 그런 무지에도 개의치 않고, 업계는 우리 인간이 먹는 고기가 되는 그 동물들의 생식계를 거리낌없이 주무르기를 전혀 마다하지 않는다. 사실 조립 라인의 속도를 올리고 이윤을 늘릴 수 있는 방안이면 그것이 설사 석유회사의 부산물이라 할지라도 무슨 상관이 있겠는가.

고통 가득한 삶

우리가 오늘날의 돼지들이 겪는 고통의 깊이를 측정하기는 어렵다. 돼지들은 한평생 움직이기조차 힘든 철창 우리에 갇혀, 그들의 천성과는 완전히 어긋나는 상황, 자기네 배설물 한가운데 서서 지내야 하는 상황에 처해 있다. 그들의 민감한 코는 몇천 마리나 되는 다른 돼지들의 배설물에서 나오는 악취에 쉴새없이 공격당한다. 또 사육 과정에서 비대해진 비자연적인 몸무게는 그들의 골격을 기형으로 만들고, 다리를 휘게 만들며, 게다가 콘크리트와 금속판으로 된 바닥에 서 있어야 하는 그들의 발은 온통 상처투성이다.

언젠가 그들의 눈을 들여다본 적이 있다. 그것은 소름이 쫙 끼칠 만큼 섬뜩한 느낌이었다. 예민한 감수성에다 고문까지 받은 이 동물들은 말 그대로 미쳐가고 있었던 것이다.

이 점에서 그들은 "닭의 천국"에 사는 닭들과 유사하다. 기억하겠지만, 참을 수 없을 만큼 빽빽한 상태에 처넣어진 닭들은 미쳐서 깃털 쪼기나 살점 뜯어먹기와 같은 "악행"을 저지른다. 어떤 자연적 상태도 허용받지 못하는 돼지들 역시 완전히 정신이 나가버리고 만다. 한 기자는 이렇게 지적한다.

어떤 돼지는 너무 겁먹은 나머지, 움직이는 것은 물론이고 심지어 먹
거나 마실 생각조차 하지 못한다. 그들은 크지도 못하고 죽는다. 다
른 돼지들 역시 늘 공포에 질린 몸짓을 하며, 달아나려는 본능에서
기인한 신경질적인 도착 상태에 **빠져** 지낸다. 이제 **살점 뜯어먹기**는
돼지들에게 흔히 있는 일이다.[36]

오늘날의 돼지 공장에서 가장 흔한 문제 중 하나가 업계에 "꼬리
물어뜯기"로 알려진 "악행"이다. 업계 전문지들에는 "꼬리 물어뜯
기"와 그것의 대처방안에 관한 논의로 가득하다. "꼬리 물어뜯기"
라는 말을 처음 들었을 때, 나는 순진하게도 그들이 자그맣고 둘둘
말린 분홍빛 꼬리를 장난스럽게 물어대는 모습을 떠올렸다. 그러
나 그 뒤 나는 내 상상이 현실과 얼마나 동떨어진 것인지를 알게 되
었다. "꼬리 물어뜯기"는 자연스런 욕구를 철저히 억압당한 나머지
완전히 미쳐버린 짐승들의 절망적인 행동을 나타내는 업계의 용어
였던 것이다.

격렬한 꼬리 물어뜯기는…… 자주 절름발이와 불구와 죽음을 불러온
다. …… 대부분 처음에는 꼬리만 물어뜯기지만, 나중에는 공격하는
돼지나 다른 돼지들의 물어뜯기가 계속되면서 등짝까지 파먹히고 만
다. 그대로 둘 경우, 그 돼지는 결국 죽은 상태에서까지 계속 뜯어먹
히게 된다.[37]

꼬리 물어뜯기가 돼지 공장주들을 심란케 할 주제인 건 당연하다. 다른 돼지에게 파먹힌 돼지를 팔 수는 없기 때문이다. 그런 재앙이 일어나도록 가만 놔둘 리 없는 그들은 희한한 해결책들을 수없이 강구해왔다.

한 가지 전략은 돼지들을 칠흑 같은 어둠 속에 두는 것이다. 〈농장 저널〉 1976년 3월호는 "꼬리 물어뜯기가 일어날 때는 불을 꺼서 제압하라"는 제하의 기사를 실었다. 그 기사는 양돈업자들에게 힘주어 말했다.

그래도 돼지들은 먹이를 먹을 수 있다. 어둡다고 해서 돼지의 식욕에 무슨 영향이 오는 건 아니다.[38]

그러니 오늘날의 돼지 공장에서 꼬리 물어뜯기를 막기 위해 즐겨 채택하는 방법은 양돈업자들이 양계업자들한테서 배운 방법이다. 돼지는 닭처럼 부리가 있는 게 아니기 때문에, 물론 부리를 잘라낼 수는 없다. 그러나 그들은 닭의 부리를 자를 때 그러했듯이, 그런 행동이 일어나게 된 1차 원인인 해괴한 환경 자체는 전혀 손대지 않고서도 꼬리 물어뜯기를 방지할 수 있는 또다른 방법을 찾아냈다.

그들은 **돼지의 꼬리를 잘라냈다!**

업계에서 "꼬리 자르기"로 알려진 이 방안은 이제 미국 양돈업의 표준적인 처리 방법이 되었다.[39] 그것이 돼지들에게 심한 고통을 주고 돼지들을 더욱더 미치게 만든다는 사실에는 아랑곳없이, 오늘날이 방법은 거의 보편적으로 적용되고 있다. 내가 돼지 기르는 한 농부에게 꼬리 자르기에 관해 묻자, 그는 화난 목소리로 대답했다.

돼지들은 그걸 싫어해요! 싫어할 밖에요! 그리고 내 생각엔 우리가 돼지들에게 좀더 넓은 공간만 제공해주면 '꼬리 자르기'는 하지 않아도 괜찮을 겁니다. 공간이 널찍하면 돼지들이 미치지도, 천박해지지도 않거든요. 공간만 충분하면 돼지들은 사실 아주 멋진 동물입니다. 하지만 우린 그럴 여유가 없어요. 건물 유지비가 비싸거든요.[40]

이 농부의 지적은 그 혼자만의 관찰에서 나온 게 아니다. 사실 이것이야말로 모든 과정이 좀더 기계화된 양돈 쪽으로 치달아가고 있는 오늘날의 상황 뒤에 숨어 있는 근본 이유인 것이다. 구획식 건물과 자동화된 먹이 공급 장치에 막대한 돈을 투자한 오늘날의 양돈업자들은 책에 나오는 온갖 술수를 다 동원해서라도, 암돼지 한 마리당 최대한 많은 수의 새끼를 얻고, 건물 안에다 될 수 있는 한 많은 돼지를 집어넣어야 한다고 느낀다.[41]

업계 전문지 〈양돈장 경영〉이 주차장식의 구획보다 한결 나은 아이디어를 낸 배경도 여기에 있다. 그 잡지는 돼지들을 철망 우리 속에 넣어 선적용 상자처럼 층층이 쌓아두는 건 어떠냐는 제안을 했다. 과연 그런 식이라면 한 건물 안에 넣을 수 있는 돼지 수가 몇 배나 더 많아질 것이다. 잡지는 돼지들을 단지 벽에서 벽까지만 가득 채우는 게 아니라, 바닥에서 천장까지도 가득 채우는 방법을 현란하게 설명하면서 이런 추론을 내놓는다.

전형적인 단층식 환경조절 사육법에서는 낭비되는 공간이 너무 많다. 이 때문에 건물 유지비가 단일 비용 요소로는 너무 큰 비중을 차지하게 되는 것이다. 하지만 층층이 쌓는 방법을 택하면, 건물 유지비가 더 많은 돼지에게로 분산될 수 있다.[42]

오늘날의 거대 돼지공장들 중 다수가 이 아이디어에 깊은 감명을 받아 지체 없이 이 방안을 채택했다. 어쩌면 이미 거의 움직일 수 없을 만큼 빽빽이 철창 우리 속에 처넣어진 돼지에게, 같은 공간 안의 자기 머리 위에 다른 돼지들이 좀 있다 한들 무슨 큰 차이가 있겠느냐고 생각할 사람이 있을지도 모르겠다. 하지만 차이가 있다. 위층 돼지의 배설물이 아래층 돼지들 위로 쉼없이 떨어지기 때문이다.

한 양돈가의 분노와 눈물

사실 오늘날의 많은 양돈가들은 설령 그런 일들이 정말 싫다고 하더라도 결국엔 하지 않을 수 없는 지경에 처해 있다. 내가 지금 이야기하는 건 돼지들에게 특별한 연민을 가진 사람들이 아니라 오히려 오래 전부터 돼지 머리를 후려치고 목 따는 일을 하루 일과로 받아들여온 사람들 이야기다. 가축 사육에서 날마다 행해지는 잔인한 행위로 잔뼈가 굵은 베테랑들인 이들조차도 오늘날 진행되고 있는 일들에 대해서는 넌더리를 내고 있는 것이다.

〈농부와 축산업자〉 1976년의 어느 호에 그런 노장의 심경을 표현한 편지 하나가 실려 있다. 그는 새로 등장한 돼지 철창우리 시스템 기사에 다음과 같은 반응을 보였다.

나는 이것이 그 경제성을 생각한다면 충분히 용인될 수 있는 형태라는 견해에 전혀 찬성하지 않습니다. 내 동료들 대부분도 아마 그럴 겁니다. 우리가 절약시스템이라는 미명하에 사용하고 있는 기존 방식 자체도 이미 그 잔혹함에서 도를 넘고 있는 상황인 판에 말입니다. 로봇 국가라면야 비용 효율성 따위가 가장 중요하겠지요. 하지만 이것이 우리의 미래라면, 난 하루라도 빨리 가축 사육과 치료 일을 그만두고 싶습니다.[43]

같은 해, 퇴직한 한 농장 수의사는 공장식 사육 전문지 〈구획〉에 고심 끝에 다음과 같은 편지 한 통을 보냈다.

가축을 완전 감금하는 쪽으로 치닫는 추세에 대한 내 혐오감은 날이 갈수록 커집니다. …… 우리가 이런 비자연적인 환경을 용인한다면, 그것은 우리 인류에게 무엇을 예고하는 것이겠습니까?…… 진정한 인간이라면 어떻게 자기 자신은 처하고 싶지 않은 환경을 하위 동물들에게는 강제로 부여할 수 있겠습니까? 이동과 표현의 자유가 인간만을 위한 배타적인 영역일 수는 없습니다. …… 그러면 미래의 인간은 어떻게 될까요? 천성적으로 그토록 밝고 아름다운 존재임에도, 모멸의 나락으로 가라앉지 않을까요? 우리 모두가 자신이 어떻게 된 건지도 모르면서 꼬리를 물어뜯는 존재가 되지 않을까요?[44]

이 두 편지는 1976년, 양돈업의 전면 감금 시스템이 동력을 얻고 있던 바로 그 시점에 쓰여진 것들이다. 하지만 이런 호소와 여타 경고의 목소리들에도 불구하고, 그때 이후로 그 추세는 계속 이어져 왔다. 그리하여 전면 감금 시스템은 더 강화되어 도입되었고, 돼지의 자연적인 모든 욕구는 더 억압당했으며, 더 많은 자동화와 기술, 의약품이 사육에 도입되었고, 더 많은 조립 라인 돼지들이 생산되었다.

그렇다면 영리하고 사람과 우정도 나눌 줄 아는 동물들에게 이런 짓을 하는 걸 도저히 참을 수 없었던 농부들에게는 어떤 일이 일어났을까? 대부분은 넌더리를 내거나 아니면 사업에 실패하여 사육을 때려치웠다. 또 일부는 좌절과 절망의 아픈 가슴을 부여안은 채로 금전상의 필요 때문에 어쩔 수 없이 현대식 사육법이라는 척박한 현실에 투항해갔다. 그런 양돈가 중 한 사람이 내게 화를 내며 말했다.

가끔은 당신네 동물 애호가들이 그만 뒈져 없어져버렸으면 좋겠소! 당장 벼랑 같은 데 가서 뛰어내려요. 그 따위 것들에 신경을 쓰지 않아도 요즘엔 먹고살기가 정말 힘들단 말이오!

그날 밤 저녁을 먹은 뒤 가진 긴 대화에서, 그는 자신의 진짜 심정을 털어놓았다. 그는 눈물을 글썽이며 이렇게 말했다.

당신한테 미친 듯이 대든 것, 미안합니다. 당신 잘못은 아니지요. 당신이 보여주는 건 나도 이미 알고 있지만 생각하지 않으려고 애쓰는 것들입니다. 우리가 이 짐승들한테 하고 있는 짓들을 생각하면 가슴이 찢어져요. 이 돼지들은 아무한테도 해를 끼치지 않았는데, 우리는 그것들을 완전히 뭣 취급하지요. 세상의 그 무엇도 이런 대접을 받을 수는 없어요. 이건 부끄러운 짓입니다. 미치도록 부끄러운 짓이에요. 난 도무지 뭘 어떻게 해야 할지 모르겠어요.

미국의 돼지 아가씨가 말하기를

'전국 양돈업협회'와 관련 단체들은 해마다 몇백만 달러를 들여, 오늘날의 돼지는 자기들이 길러지는 방식에 행복해한다는 믿음을 사람들에게 갖게 만든다. 1987년 5월, 협회는 뻔뻔스럽게도 양돈업자들이 "지금까지 유례가 없는 관심과 존중심을 가지고 자기네 농장 가축들을 대접해왔다"고 공식 선언했다. 양돈업협회는 해마다 "미국의 돼지 아가씨"를 공식 사절로 전국에 파견하여, 학교와 지역 주민들에게 현대식 양돈의 장점을 계몽시킨다. 어느 해의 "돼지 아가씨" 팸 카니는 자신의 일을 이렇게 설명했다.

으음, 전 제가 돼지라고 생각하고 이야기하는 거예요. …… 아시겠지만, 저희는 지금 동물의 권리를 위해 일하면서 비좁은 우리와 분만 상자 안에 넣어지는 돼지들을 염려하는 분들로부터 많은 질문을 받고 있어요. 그래서 저는 저희 돼지들이 새로운 구획식 우리를 얼마나 좋아하는지를 바깥의 자연 환경 속에서 사는 돼지들과 대비시켜가며 이야기해주지요. 여기서는 목자들이 가까이서 저희를 늘 지켜보면서 병이 났는지 살펴주고, 따뜻하게 해주고, 좋은 먹이와 깨끗한 물을 주고 있거든요. ……[45]

미국의 돼지 아가씨는 오늘날의 돼지들이 "좋은 먹이와 깨끗한 물"을 제공받고 있노라고 장담한다. 그러나 여러분도 짐작하겠지만, 사실은 좀 다르다. 자연상태에 있는 돼지는 나름의 기호와 열정을 갖고 살면서 흙을 뒤져 자신의 먹이를 찾는다. 헛간식 우리만 돼도, 돼지들은 할 수 있는 만큼 여기저기를 뒤적거려, 흙에서 찾아낸 음식 조각들로 식단을 만들어낸다. 그러나 오늘날의 돼지들은 오로지 한 가지 목적, 되도록 저렴한 비용으로 조금이라도 더 그들을 살찌게 할 목적으로 만들어진 완전히 비자연적인 먹이만을 제공받는다. 이런 그들의 먹이에는 항생제와 설파제를 비롯하여 연구소에서 만들어져나온 온갖 제품들이 늘상 가미된다. 주로 재생 쓰레기가 주종을 이루는 그런 메뉴다.

한 현대식 양돈업자는 〈양돈장 경영〉지에 자기네 시스템에서는 새끼 밴 암퇘지에게 90일 동안이나 먹이를 주지 않아도 된다고 자랑스럽게 발표했다. 그는 자신의 천재성을 선진 양돈인의 모델로 제시하면서, 암퇘지들이 그냥 젊은 식용 돼지들을 살찌우고 있는 철창 우리 밑의 분뇨 구덩이에서 먹이를 찾을 수 있게만 해주면 된다고 떠벌렸다. 자기가 얼마나 많은 돈을 절약하고 있는지에 대해 흥분한 그에게 새끼 밴 돼지에게도 여느 포유동물처럼 필수 영양소가 특히 더 중요하다는 사실은 안중에도 없었다.

업계 표준도 이와 별반 다르지 않다. 쓰레기 속에는 어김없이 잔존 약물과 비소, 납, 구리 같은 고농도의 유해 중금속들이 섞여 있는데도, 오늘날의 돼지들은 재생 쓰레기를 일상적으로 먹고 산다.[46] 이 가엾은 동물한테 생닭이나 돼지 똥이 별 생각 없이 던져지는 경우도 종종 있다.[47]

여러분은 어떨지 모르겠지만, 나한테는 돼지에게 돼지 똥을 먹인다는 아이디어가 무릎을 칠 만큼 이상적인 식단이라고 여겨지지는 않는다.

그러나 오늘날의 돼지 먹이가 아쉬운 게 좀 있다 해도, 그들이 마시는 물에 비하면야 거의 새발의 피에 불과할지도 모르겠다. 이런 경우도 있다.

…… (그들이 마시는 물의 유일한 수원은) 공장의 분뇨 구덩이에서 나오는 액체 쓰레기를 다시 동물들한테로 되돌려보내는 산화 처리 수로이다. 돼지들은 그것을 마실 수밖에 없다. 그것이 그들에게 제공되는 유일한 '물'이기 때문이다.[48]

이런 상황에서, 오늘날 돼지들의 건강과 행복이 이전 어느 때보다도 더 좋다고 말하는 업계의 공식 입장은 그냥 흥미로운 정도를 넘어서서 주요 연구대상이 되고도 남을 심리라 아니할 수 없다.

오늘날 돼지의 80% 이상이 도살 시점에 폐렴에 걸려 있다. 미네소타에 있는 한 공장의 경우, 검사 받은 돼지의 95%가 폐렴에 걸려 있는 게 발견되었다. 1970년에는 모든 미국 돼지의 53%가 위궤양에 시달리고 있었다. 그리고 '가축보존협회'는 양돈업자들이 이질, 콜레라, 농양, 선모충병 같은 돼지 질병들 때문에 해마다 1억8천7백만 달러 이상의 손실을 입고 있다고 보고한 바 있다.[49] 또한 1973년 이후로는 유사광견병으로 알려진 질병이 중서부 지역의 공장 돼지들을 휩쓸고 있어서,[50] '전국 양돈업협회'는 정부가 유사광견병 퇴치를 위한 5개년 계획에 비용을 대주기를 바란다. 〈양돈장 경영〉지 자체 계산으로도 납세자들에게 9천만 달러의 짐을 지울 것으로 추산하는 계획에 말이다.[51]

그러나 이 정도쯤이야 미국에서 현대식으로 길러지는 돼지들에게 감염되기 시작한 **아프리카 돼지열병**이라는 질병의 퇴치 예산에 비하면 그리 많은 돈이 아니다. 〈전국의 양돈업자〉는 이 질병에 대처하는 비용이 이웃들에게 2억9천만 달러의 짐을 지울 것으로 추산했다.[52]

양돈업계에서는 이런 질병들이 조립 라인식 양돈 과정에서 나타나는 사소한 기술적 문제에 불과하며, 납세자들이 내는 돈과 더 많은 약품을 사용하면 이런 문제는 금세 해결될 수 있다고 말한다. 그들은 오늘날의 돼지들이 정말로 그렇게 병약하냐는 질문에 대해서는, 돼지들의 인상적인 몸무게를 그들의 건강을 과시하는 증거로 들이대곤 한다. 하지만 이것은 유도된 비만을 건강한 것과 등치시키려 한다는 점에서, 훌륭한 논쟁거리가 될 뿐이다. 사람한테는 진실이 아님이 분명한 것이 돼지라고 진실이 돼야 하는 건 아닐 테니 말이다.

그리고 그 후

내가 알던 돼지들은 알버트 슈바이처의 조세핀처럼 친근하고 감성이 풍부한 동물들이었다. 그들은 장난치기를 좋아하는 좋은 친구이자, 충직하고 애정 깊은 동물이었다. 이 때문에 오늘날의 돼지 공장에서 이 선량한 동물들에게 일어나는 일들을 지켜보노라면 나로서는 도무지 맘이 편칠 않다. 그들은 조립 라인의 각 단계들마다에서 우리의 동료 생물이라는 사실을 완전히 무시당하며 다루어진다. 그러나 이 감수성 예민한 동물은 마지막 순간까지도 자신의 천성을 버리지 못한다.

최후의 순간이 오기 전에, 돼지들은 샤워 세례를 받는다. 진짜 샤워다. 모든 각도에서 물이 뿜어져나와 그들의 몸뚱아리에서 농장의 묵은 때를 씻어낸다. 그런 다음 그들은 자리가 비좁아지는 걸 느끼기 시작한다. 돼지우리는 점점 깔때기처럼 좁혀진다. 뒤에서 몰이꾼들이 그들을 앞으로 몰아대면, 돼지들은 한 번에 한 마리씩 움직이는 램프 위로 올라간다. …… 한 번도 그런 램프에 올라가본 적이 없는 그들은 이제 자신들이 풍기는 냄새를 맡으며 비명을 지른다. 여러분들도 전에 이런 광경의 전모를 읽어본 적이 있을 터이므로 과장되게 표현하고 싶진 않다. 그러나 그들의 공포를 보는 것, 그렇게 많은 수의 돼지들이 사라지는 광경을 보는 것은 실로 끔찍한 경험이었다. 그것은 누구라도 두 번 다시 돌이켜 보고 싶지 않은 그 끔찍한 소동과 죽음의 행진, 대량 살상과 학살을 내게 상기시키고 있었다. ……53

새로운 의문

돼지가 천성적으로 얼마나 친근한 동물이 될 수 있는지를 알고 있는 나로서는 오늘날의 돼지들에게 일어나는 일들을 보고 있는 게 여간 힘든 일이 아니다. 우리는 오래 전부터 돼지가 뚱뚱하다고 알아왔다. 우리가 그들을 그렇게 기르고 먹여왔기 때문이라는 것은 생각하지 않고 말이다. 또 우리는 돼지가 초라하다고 알아왔다. 그러나 이 역시 우리가 그들을 고문하고, 그들에게서 자신의 에너지를 표현할 모든 기회를 박탈해왔기 때문이란 걸 모르는 데서 나온 오해에 불과하다. 그들을 지금 모습으로 만들어온 건 그들의 천성이 아니라 우리다.

그렇다면 우리 스스로 그토록 모멸해온 짐승 고기를 우리가 먹는 건 어떨까? 그들이 겪은 일들이 흡수 동화되어 우리 삶 속으로 들어오게 되는 건 아닐까? 그런 미친 시스템의 산물을 먹는 것이 오늘날 인류의 전반적인 감정에 중대한 영향을 미쳐, 이 지구가 어쩌면 우주의 정신병원 비슷한 상태가 되는 건 아닐까?

플라톤과 톨스토이, 간디 같은 고매한 인물들은 육식을 거부해왔다. 그러나 오늘날에는 육식 문제가 과거 어느 때보다도 훨씬 더 긴급한 의미를 갖게 되었다. 오늘날의 짐승들이 식용으로 사육되는 방식에서는 끔찍하달 만큼 고통스런 일들이 벌어지고 있기 때문이다. 물론 동물들이 잔인하게, 때로는 가학적으로 다루어져온 것이 비단 어제오늘의 일은 아니다. 하지만 사육 과정이 요즘만큼 아찔

155

한 규모로 체계화된 적은 없었으며, 현대식 기술과 약리학의 차가운 전문지식이 이런 목적으로 사용된 적도 없었다.

동물들을 불필요하게 죽여서 그 고기를 먹는 건 우리 자신의 평화는 물론이고 세계평화를 위해서도 적절하지 않다고 생각하는 사람들은 예나 지금이나 존재한다. 나는 오늘날의 식육 산업에 대해 알면 알수록, 점점 더 그분들의 메시지가 지금 이 시기에 특히 더 중요한 의미를 갖는다는 느낌을 갖지 않을 수 없었다.

우리 자신이 곧 살해당한 짐승들의 살아 있는 무덤이거늘, 우리가 어찌 이 지구상에서 어떤 이상적인 상태를 기대할 수 있겠는가?

– 조지 버나드 쇼

야만족들이 문명화된 사람들과 접촉하게 되면서 서로를 잡아먹는 관습을 버렸듯이, 문명이 발달해갈수록 짐승들을 잡아먹지 않게 되는 것이 인류의 운명이란 걸 나는 믿어 의심치 않는다.

– 소로

내가 그랬듯이, 다른 사람들도 동물 살해를 지금의 살인과 똑같이 여길 날이 올 것이다.

– 레오나르도 다 빈치

신성한 **소**

신은 공정하다는 것을 생각하면 나는 우리 인간이 몹시 염려된다.
– 토머스 제퍼슨

모든 사람은 인간성이 깨어날 때까지 시달림을 받는 법이다.
– 블레이크

오늘날의 가축들에게 어떤 일들이 자행되는지를 알게 되면서, 나는 나날이 더 깊은 고민에 빠졌다. 우리 사회가 생명에 대한 일말의 연민이나 존중심이나마 갖고 있다면, 어떻게 지각 있는 존재에 가해지는 그토록 극단적인 학대가 계속되게 내버려둘 수 있단 말인가?

문제는 오늘날의 거대 축산기업들이 자기네가 사육하는 동물들에 대해 털끝만큼의 윤리적 가책도 느끼지 않으면서 이윤만을 추구한다는 데 있다. 게다가 우리 사회는 현재 식용으로 기르는 동물들을 학대하지 못하게 규제하는 어떤 법률도 사실상 갖고 있지 않다.

나는 이런 상태가 고쳐지는 날이 오기를 고대한다. 우리 사회가 모든 형태의 생명을 존중하고 그들과 조화롭게 살아감으로써 양심을 찾고 평화로워지는 날이 오기를, 또 나는 동물 학대를 금하는 법률, 인류가 창조주에게 감사하며 동료 생물들을 존중하도록 만드는 법률이 한시 바삐 제정되기를 간절히 고대한다.

나는 순진무구한 동물들에 가해지는 폭력에 극심한 분노를 느끼는 사람이지만, 또 한편으로는 오늘날의 많은 농부들이 기본적으로는 경제적 악순환에 빠져 다국적 축산기업의 안내를 따라가는 것 외에 달리 도리가 없는, 좋은 사람들이라는 것을 알고 있다.

동물 학대를 규제하는 법률을 제정하자는 주장이, 이 학대 도구에 불과한 사람들에 대한 적대나 혐오에서 나오는 건 절대 아니다. 진정한 정의는 벌을 위한 벌이 아니라, 고칠 방법을 제공하는 데 있다. 진짜 문제는 자연에 대한 둔감함이기에, 우리의 목적은 이 불행한 사람들을 혼내주는 것이 아니라, 이들이 다른 생명들을 살아 있는 존재로 느끼고, 그럼으로써 다른 생명들과 올바르게 관계 맺을 수 있는 자신의 잠재 능력을 발휘하도록 만드는 것이다.

사실 다른 생명들을 함부로 다루는 사람들에게는 다른 생명체에 대해서는 말할 것도 없고, 더 깊은 의미에서 자기 존중과 사랑이 결여돼 있다. 지금 우리에게 동물 학대를 금하는 법률이 필요한 것은 단지 동물들만을 위해서가 아닌 것이다.

흥미롭게도 전설에 따르면 그런 형태의 정의가 실제로 행해진 적이 있었다. 이것은 고대의 한 종족이 인간의 법률이 아니라 창조 법칙에 조응하는 삶을 추구하면서 살아가던 때의 이야기다. 덕분에 논란이나 다툼이 생길 경우, 자주 내실 있는 해결책이 찾아지곤 하던 시절 말이다.

여기에 그런 사례 하나가 있는데, 고대 이집트의 기록에 나오는 것으로 시대는 다르지만 전하는 메시지는 같은 것이다.

자주 동물들을 학대하는 한 소년이 있었다. 나이는 열 다섯 살이었다고 한다. 아버지가 소년에게 거듭 벌을 주었는데도, 그의 이런 가혹행동은 변함없이 계속되었다. 마침내 이웃들이 판관에게 도움을 호소하자, 판관은 몰래 소년을 관찰하라는 영을 내렸다. 그러던 중, 소년이 살아 있는 고양이를 생매장하는 광경이 목격되었다. 자신의 행동이 발각되었는데도, 소년은 부끄러움이나 양심의 가책이라곤 전혀 느껴지지 않는지 거침없이 반항의 말을 쏟아냈다. "자, 때릴 테면 때려보라구요. 난 상관없어요. 난 맞는 데 이골이 났거든요. 하지만 절대로 날 비명 지르게 하진 못할 걸요!" 소년은 사람들 앞에서 웃옷을 벗어 지난번에 아버지한테 맞아 생긴 등에 난 깊은 상처를 보여주었다. 게다가 그를 관찰하러 온 지도 교사에게 자기가 고문한 동물들의 숫자와 그 벌로 자신에게 가해진 고통의 양을 자랑하기까지 했다. 판관이 다루기 쉬운 경우가 아니었다. 그러나 다행히도, 소년의 심리를 들여다보고 소년을 그렇게 만든 원인이 무엇인지 볼 줄 아는 예지자가 있었다. 예지자는 소년이 갇혀 있는 마음의 감옥을 이해했다. 소년의 동물 학대가, 실은 자기를 낳다가 죽은 어머니에게 느끼는 죄의식을 속죄하려는 노력의 일환임을 이해했던 것이다. 그의 아버지가 그에게 그걸 잊게 해주질 않았기 때문이다. 예지자는 소년을 벌주는 건 아무 의미가 없다는 걸 금방 알아차렸다. 그런 식의 처벌은 이 모든 행동의 최초 동기가 된 소년의 죄의식을 심화시킬 뿐이었다.

예지자는 과감한 처방을 내리기로 결정했다.

다음날, 예지자는 소년의 음식에 지독한 설사약을 섞었다. 배가 아파 데굴데굴 구르게 된 소년은 희귀한 중병에 걸렸다는 진단과 함께, 꾹 참고 병을 이기지 않으면 죽게 될 거라는 경고를 받는다. 그 후 며칠 동안 그에게는 간헐적으로 통증을 느끼게 하면서, 동시에 그가 자기 혼자만의 힘으로는 과거의 자기 모습으로 도저히 돌아갈 수 없을 만큼 그를 나약하게 만드는 또다른 조제약들이 주어졌다. 그리고 정말로 엄청난 중병에 걸려 고통을 겪고 있기라도 한 것처럼, 진짜 의술사가 되기 위해 훈련을 받고 있는, 아름답고 정많은 스무 살짜리 소녀더러 그 애를 보살피게 했다. 그녀는 소년의 손을 부여잡고서 그가 고통을 참도록 도와주거나, 소년이 잠들 때까지 이마를 쓰다듬어주었으며, 그가 아기인 양 씻기고 먹여주었다. 그러다 그의 원기가 조금 살아나자 소녀는 그에게 평화와 사랑의 길에 관한 이야기들을 들려주었다.

마침내 소년의 몸은 회복되었다. 이제 자신의 간호사에게 깊은 애착과 감사의 마음을 품게 된 소년은 비록 능력은 보잘것없지만 그녀를 도울 수 있게 해달라고 간청했다. 그러자 그녀는 소년에게 자신의 임무 중 하나가 거위를 돌보는 일인데, 그 거위는 자신에게 아주 특별한 존재이니 그가 자기를 위해 그 일을 해준다면 큰 도움이 될 거라고 말했다. 그녀의 이런 부탁은 소년에게 자신이 저질렀던 동물 학대를 떠올리게 했다. 그는 슬피 울면서, 동물을 보면 잔인해지고 싶은 심술궂은 마음이 이는 걸 자신도 어쩔 수가 없다, 그러니 자기가 그녀의 거위를 못살게 굴거나 하면 어떡하느냐, 자기는 그녀에게 상처 입힐 그런 일은 절대 하고 싶지 않다고 말했다. 그러자 그녀는 소년에게, "넌 잘못 됐으면 죽을지도 모를 만큼 심하게 앓았어. 난 네가 다시 태어나게 해달라고 신들께 기도했지. 신들이 기도를 들어주셔서 네가 나은 거야. 그래서 예전에 네가 동물들을 괴롭힌 잔인한 행위들과 그 때문에 네가 받은 고통도 없던 일이 돼버렸어. 그것들은 죽고, 넌 다시 태어났어. 이제 네가 나를 도와주겠다는 마음이 그토록 간절하니, 너는 짐승을 사랑하는 내 마음과 똑같아진 거야"라고 말했다.

소년은 기대감에 부풀었지만, 그렇다고 그녀의 말을 완전히 믿진 못했다. 그녀가 소년에게 새끼 고양이 한 마리를 갖다주었을 때, 그는 자신이 고양이를 맡을 자격이 없다며 물리쳤다. 그녀는 미소를 지으며, 새끼 고양이의 목과 귀를 긁어주는 법을 가르쳐주곤, 그가 이렇게 해주면 고양이가 얼마나 기분 좋아하며 가르랑거리는지를 보여주었다. "고양이는 널 좋아해. 고양이는 네가 믿을 수 있는 사람이라는 걸 알고, 나도 네가 믿을 수 있는 사람이라는 걸 알아. 그러니 이제 고양이하고 단 둘이 있어 봐."

소년은 어찌해야 좋을지 모르겠다며 투덜거렸지만, 그녀는 그저 빙그레 웃으면서 소년의 이마에 입맞춤하고는 밖으로 나가버렸다.

몇 시간 뒤 그녀가 돌아와보니, 소년은 잠들어 있었고, 새끼 고양이도 그 옆에서 몸을 둥그렇게 말고서 쌔근거리며 자고 있었다.

소년은 자라, 만방에서 가장 친절한 수의사 중 한 사람이 되었다. 동물을 대하는 태도가 너무나 부드럽고 순수해서, 극심한 공포에 떨거나 심하게 다친 동물들조차 본능적으로 그가 믿을 수 있는 사람임을 알 정도로 자상한 수의사가.[1]

내 생각엔 오늘날 식용이나 양계용 가축들을 학대하는 많은 사람들 역시 이 소년처럼 현명하고도 애정 어린 도움을 갈구하는 듯이 보인다. 그들이 자기 가축들에게 보이는 관심의 결여는 자신과 생명에 대한 소외감에서 기인한 것이지, 타고난 잔인성 때문이 아니다. 따라서 그들을 나무라고 미워하는 것으로는 그들이 동물을 학대하는 뿌리 원인인 소외감과 고립감을 치유할 수 없다. 우리의 목표는 그들이 생명에 대한 참된 존중심을 갖도록 도움으로써, 다른 생명들과의 연대성과 우주의 일부로서 자기가치를 느낄 수 있게 하는 것이다. 그러기 위해 지금 우리에게 무엇보다 필요한 것이 그들을 이런 방향으로 이끌어가도록 해줄 법률이다.

물론 때로는 혹독한 치료가 효과적인 경우도 있다. 자신의 동료 생물들이 겪는 고통에 대한 무관심의 정도가 심한 사람에게는 필요한 공감대를 만들어내는 데 있어 과격한 방법만이 효과적일 수도 있기 때문이다. 고대에 그런 사례가 또 하나 있었다.

한 사람이 자기 소들을 학대했다고 고발당했다. 재판관이 소들을 검사해보니, 몸에 맞지 않는 멍에 때문에 어깻죽지에 깊은 상처가 나 있는 등, 정말 심각했다. 판관은 어쩌면 이 사람이 너무 무지하거나 둔해서 소의 상처를 보지 못했을지도 모른다고 생각하고는 주인에게 이러면 안 된다고 부드럽게 타일렀다. 그러나 남자는 자기 소가 야윈 건 너무 게을러서 먹지를 않기 때문에 그런 것이고, 소들이 밭에서 하는 일은 애들도 할 수 있는 가벼운 일이며, 자기는 아쉬울 게 없는 소들이 부럽다고, 되레 항변했다. 그러자 판관은, "당신은 더 이상 소들을 부러워할 필요가 없소. 이제부터 당신은 당신이 '애들 장난'이라고 말하는 그 일을 직접 해서 소들의 만족을 나눠 가질 기회를 갖게 될 테니 말이오. 내일 당신은 멍에에 쟁기를 달고서, 밭을 다 갈 때까지 뜨거운 태양 아래를 왔다갔다 해보시오"라는 판결을 내렸다.

또 판관은 소를 잘 돌보는 이웃에게 남자의 소들을 건네주고는, 남자에게는 자기 소들을 다시 얻으려면 밭갈이를 다 마쳐야 한다고 말했다. 나중에 소들을 다시 검사해서, 학대받은 흔적이 있을 경우에는 그가 소에게 무슨 짓을 했든 똑같은 일을 그도 겪게 될 것이고, 그렇지 않고 소들을 잘 돌본 것으로 밝혀질 경우에는 소들을 계속 맡길 테니, 그러면 소떼가 불어나게 될 것이란 이야기를 덧붙이면서.[2]

이처럼 어떤 사람이 다른 생명체의 입장이라면 어떻게 느낄지 생각해보기를 번번이 거부할 때, 그에 필요한 공감을 얻게 할 유일한 치료책은 물리적으로 그 사람 자신을 그 입장에 갖다놓는 것뿐인 경우가 종종 있다.

오늘날의 식용 동물들이 겪는 고통 역시 순전히 책임 있는 사람들의 눈에 씌워진 탐욕이라는 콩깍지가 그들로 하여금 동료 생물들의 고통을 더 이상 보지 못하게 만들기 때문인 경우가 많다. 그런 경우, 최선의 해결책은 이미 저질러진 잘못을 교정하는 데 그치지 않고 눈에 낀 콩깍지까지 깨끗이 씻어내는 것일 게다.

여기 그 탐욕 문제에 꼭 들어맞는 고대인의 지혜를 보여주는 또 다른 사례가 있다. 한 마을에 야생 나귀의 소유권을 가지고 다투는 두 사람이 있었다. 두 사람은 서로 자기가 나귀를 처음 보았다며 소유권을 주장했다. 그중 한 사람은 다른 사람보다 더 부유했지만, 그는 자신의 가난과 자식 수와 밭의 척박함을 거듭 한탄하며, 자기가 훨씬 더 곤궁하므로 나귀는 마땅히 자기가 가져야 한다고 강변했다. 현명한 판관이 그에게 말했다. "당신은 이 사람이 당신보다 훨씬 부자이고 당신이 더 가난하다고 말했소. 그리고 이 사람이 자기가 더 가난하다고 하면 그가 거짓말을 하는 거라고 주장했소. 나는 이 사람이 당신한테 더 이상 잘못을 저지르지 못하게 해줄 생각이오. 자, 더 가난한 당신이 야생 나귀를 가져가시오. 그리고 당신네 둘은 서로 재산을 맞바꾸시오. 보다시피 당신은 이 판결로 큰 혜택을 입게 될 것이오."

그러자 그 사람은 울음을 터뜨리며 어떻게 자기 재산을 강탈할 수가 있느냐고 항의했다. 이런 항의에 판관은 짐짓 놀란 척했다. "강탈해? 내가 당신 이웃이 가진 더 많은 재산을 당신한테 주었는데도? 분명히 당신은 가진 재산이 보잘것없다는 이 사람의 주장에 대해서 이 사람이 거짓말을 하고 있고, 그의 재산이 더 많다고 방금 당신 입으로 말하지 않았소? 자, 당신은 정직한 사람이니 재산 교환으로 혜택을 입는 쪽은 당신이란 걸 인정해야 하오."[3]

암소가 법정에서 증언하다

우리 시대의 법원 판결은 대부분 이처럼 시적이거나 심오하지 않다. 그러나 우리 시대의 재판관들도 가끔은 창조적인 방법으로 문제의 진실에 도달하는 경우가 있다.

1953년 6월 6일, 마이크 퍼킨스라는 캘리포니아 사람이 이웃 목장에서 송아지를 훔친 혐의로 고소되었다. 그는 범행을 은폐하기 위해, 훔친 송아지에다 자기 목장 표시를 해두었다. 퍼킨스는 판사 앞에서 혐의를 강력히 부인하며, 모든 것이 자기를 시기하는 이웃이 꾸며낸 일이라고 말했다.

판사는 퍼킨스가 무죄라는 쪽으로 가닥을 잡고 있었다. 그의 범행을 뒷받침할 증거라고는 상대편 농부의 말뿐이었기 때문이다. 그런데 판사에게 한 가지 좋은 생각이 떠올랐다. 그는 보안관을 퍼킨스의 목장에 보내, 잃어버린 것으로 추정되는 송아지의 나이에 해당하는 퍼킨스네 송아지 전부를 법정 옆뜰로 데려오게 했다. 그런 다음 고소한 이웃의 목장에도 보안관을 보내, 잃어버린 송아지의 어미로 추정되는 암소를 데려오게 했다.

어미 소는 도착하자마자, 큰 소리로 울면서 자꾸만 새끼줄에 매인 송아지들 쪽으로 가려고 했다. 판사가 암소를 풀어주라고 명하자, 풀려난 암소는 법정에서 아주 확실한 증언을 했다. 곧장 송아지들 쪽으로 걸어간 암소가 그중 한 마리에게 다가가더니, 녀석의 엉덩이를 계속 핥아댄 것이다. 퍼킨스 농장의 마크인 "P" 자가 찍힌 바로 그 부위였다.

마이크 퍼킨스가 그 후 어떤 판결을 받았는지는 더 말하지 않아도 될 것이다.

소는 어떤 존재일까?

캘리포니아 법정에서 일어난 사건을 처음 들었을 때, 나는 깜짝 놀랐다. 소가 할 수 있는 일과 할 수 없는 일을 놓고 내 머리 속에 형성되어 있던 이미지로는, 이런 종류의 일을 소가 할 수 있다는 사실을 감당하지 못했기 때문일 것이다. 나는 그때까지도 여전히 내가 의식하던 것보다 더, 동물이란 지능이 약간 있는 자동 판매기와 비슷하다는 통속적인 관념의 포로였던 것이다. 그러나 그때 이후로 알게 된 많은 사실들은 내가 얼마나 잘못 생각하고 있었는지를 거듭 확인시켜주었다.

진실은, 소에게도 특별한 종류의 지능과 감수성이 있다는 것이다.

그러나 우리는 서두르는 법도, 소란을 피우는 일도 거의 없는 이 느긋하고 온후한 영혼의 소유자들을 벙어리로 치부해버리고는 그들의 독특한 존재를 인정하지 않는다. 하지만 그들은 생명의 리듬 속에 깊숙이 뿌리를 내리고, 누구도 쉽게 어지럽힐 수 없는 평화로운 삶을 살아간다. 그들은 우리 인간이라면 짜증과 분노로 대했을 번거롭고 힘겨운 상황들에도 크게 개의치 않는다. 또 놀랐을 경우에조차—대개 우리가 볼 수 없는 것들로 인해서— 천천히 공포심을 드러낼 정도로 과장되게 행동하는 경우가 거의 없다.

올더스 헉슬리가 금세기를 살아가는 우리는 지옥에 떨어질 7가지 큰 죄에다, 죽을 죄 한 가지를 더 저질러왔다고 말한 적이 있다. 그것은 서두르는 죄다. 이 죄에 관한 한, 소는 적어도 성자다.

오늘날 우리들 중에는 소가 어떤 종류의 생물인지 직접 겪어볼 기회가 많았던 사람이 거의 없다. 따라서 우리들 대부분은 무식하게 태어나서 무식하게 자란다는, 소에 관한 통속적인 편견에 사로잡혀 있다. 그러나 소를 잘 아는 박물학자, W. H. 허드슨은 소를 감동적으로 그리고 있다.

…… 그 억세고 푸른 혀로 우리의 손과 얼굴을 어루만져주는, 그 큰 머리에 순하고 상냥한 소는…… 인간 외의 다른 어떤 존재보다도 더 사람의 누이 같다. 주노 신의 눈을 가진 장대하고 아름다운 짐승이여…….[4]

지금처럼 복잡하지 않은 시대에 대지와 더 가깝게 살던 사람들은 이 느긋하고 온순한 존재에 대해 대단한 존경심을 갖고 있었다. 2,000년 전에 시인 오비디우스는 이렇게 썼다.

오, 소여, 네 디저트는 얼마나 근사한가! 교활하지 않고, 남에게 해 끼치지 않으며, 순박하고 열심히 일하는 존재여…….[5]

지금의 황소는?

오랜 세월 동안 소는 우리의 쟁기를 끌고, 우리의 흙을 기름지게 하고, 우리 아이들에게 우유를 주어왔다. 그러나 그 오랜 세월의 봉사에 대한 보답으로 이 평화롭고 인내하는 동물이 사육 당하면서 받고 있는 대접은 닭이나 돼지의 경우와 거의 다를 바 없다. 여러분 중에 혹시 그들을 인도적으로 다루도록 규정한 법률이 있지 않느냐고 생각할 사람이 있을지도 모르겠다. 그러나 "동물복지법"도 동물들에 대한 "인도적인" 대우를 정한 규정들 중에 **식용으로 기르는 짐승들의 경우는 특별히 배제하고 있다.**[6] 이 법은 동물들을 잔인하게 다루는 것에 대해 몇 가지 규제를 두고 있기는 하지만, 소나 돼지, 닭 같은 가축들은 이 법이 보호하는 대상 안에 들지 않는다. 말하자면 오늘날의 철학은 나중에 잡아먹을 동물에 관한 한 마음껏 학대해도 괜찮다는 것이다.

결과는, 그다지 아름답지 못하다.

혹시 여러분 중에 실제로 동물들을 다루는 사람들은 어떻게 자신들이 하는 일을 합리화하는지 궁금해할 사람이 있을지도 모르겠다. 한번은 내가 조지 케네디라는 이름의 가축 경매꾼에게 그런 식으로 가축들을 다루는 게 심란하지 않으냐고 물어본 적이 있다. 그러자 그가 대답했다.

이봐요, 당신이 소고기를 먹고 싶을 때, 그걸 얻을 수 있는 유일한 방법이 바로 이겁니다. 이 일에 "가축에게 잘 대해줘"라는 식의 태도가 끼어들 여지는 없어요. 해야 할 일이 있는 거고, 여기서는 그 일을 하고 있을 뿐입니다.

뒤에 나는 경매 물주인 헨리 F. 페이스라는 남자와 이야기를 나누었다. 그에게 경매는 소에 대한 학대라고 동물권리 단체들로부터 비난받을 때 어떤 느낌이 드는지 물어보았다. 그가 잠시 나를 훑어보고는 대답했다.

난 그런 말에 개의치 않아요. 우리 일도 여느 사업과 다르지 않거든요. 동물 보호단체들에서는 가축들을 학대한다고 우릴 비난하지만, 효율성을 높이려면 우린 감정적이지 않아야 합니다. 우린 인도주의 단체가 아니라 사업갑니다. 당연히 우리 일은 상품을 팔아 이윤을 남기는 거죠. 종이 클립이나 냉장고를 파는 것하고 조금도 다를 게 없어요.

법의 관점에서 보면 헨리 페이스가 옳다. 우리 식탁에 오를 운명인 동물들에게 어떤 행위가 자행되든 법적으로는 하자가 없기 때문이다.

아, 물론 1906년에 통과된 연방법에서는 소를 철도로 운송하는 방식에 대해서는 몇 가지 기본적인 제약을 가하고 있다. 이 법은 우리들 대부분이 무지했던 과거지사로 간주하고 싶어하는 동물 학대를 억제할 목적으로 제정되었다. 그러나 이 법은 가축들이 트럭으로 운송되는 방식에 대해서는 아무 제재도 가하지 않고 있다. 왜냐하면 법안이 통과될 당시에는 트럭이 아직 존재하지 않았고, 그 뒤로는 육우업계에서 소의 보호 조항을 좀더 현대적인 수송수단에까지 확장시키려는 법안의 통과를 철저히 봉쇄하는 데 성공해왔기 때문이다. 빠져나갈 구멍을 포착한 오늘날의 육우업계는 거의 언제나 트럭으로 소를 실어 나른다. 이제 여러분도 짐작하겠지만, 그 여행은 처음부터 끝까지 한 편의 공포물이다.

그런 트럭들 중 하나에 발을 들여놓는 순간, 여러분은 우선 냄새에 압도당할 것이고, 좀더 있다보면 환기 상태와 실내온도 역시 엉망이라는 것을 알게 될 것이다. 트럭 안은 여름이면 살을 태울 듯이 뜨겁고 겨울에는 혹독하게 춥다. 그리고 여러분은 많든 적든 끊임없이 먹이를 공급받아야만 그 위가 정상적으로 작동하는 되새김 동물들인 이들이 아무것도 먹지도 마시지도 못한 채로 무려 3일 밤낮을 거기에서 지내는 것도 보게 될 것이다. 한 전문가는 이 상황을 다음과 같이 묘사했다.

이 두려움과 차멀미, 갈증, 굶주림, 탈진, …… 그리고 (겨울에는) 혹독한 추위의 조합이 소들에게 어떤 느낌일지 상상하기는 어렵지 않다. 겨우 며칠 전에 젖을 떼고 거세의 고통을 겪었을 어린 송아지의 경우, 그 영향은 더욱 심각하다.[7]

오늘날의 육우업자들은 운송 과정에서 소 몇 마리가 죽어나가는 걸 사업의 정상적인 한 과정으로 간주한다. 예상된 손실이란 이야기다. 그들은 소들을 다른 식으로 다루는 것보다는 죽음과 부상으로 인한 손실을 받아들이는 편이 더 이득이란 걸 안다. 그들은 도착지에 이르면 죽은 소 몇 마리를 보게 된다는 걸 충분히 예상하기에, 그 손실을 기름 값과 함께 그저 동물의 운송 경비로 계산한다.

죽음의 원인은 대부분 "운송열(shipping fever)"이라는, 참으로 적절한 이름으로 알려진 일종의 폐렴이다.[8] 시장에 도착하는 소 100마리당 2마리 이상의 소가 이 병으로 죽는다. '가축보존협회'는 이 병을 오늘날 미국에 가장 큰 손실을 가져오는 동물 질병으로 간주한다.[9] 그에 따르면, 오늘날의 축산업자들은 클로람페니콜이라는 위험한 항생제를 일상적으로 사용하여 이 운송열을 치료한다고 한다. 그들로서는 항생제의 위험성보다는 운송열로 인한 죽음을 줄여 이윤을 높이는 게 더 급선무이기 때문이다.

그러나 식품의약국에서는 축산업계에서 클로람페니콜을 사용하는 걸 매우 불안하게 여기고 있다. 솔직히 나도 같은 입장이다. 〈목록집 #2〉는 "현대 의학의 9가지 희화화"라는 제목 아래 훌륭한 리스트 하나를 싣고 있는데, 거기에는 클로람페니콜이, 탈리도마이드가 불러왔던 끔찍한 비극들과 나란히 올라 있다.[10] 일부 사람들에게서는 극소량의 클로람페니콜만으로도 무형성 빈혈이라는 치명적인 혈액 장애가 일어난다는 것이 그 이유다. 클로람페니콜은 생명이 위태로운 사람 가운데 어떤 항생제도 듣지 않는 극단의 경우에만 합법적으로 사용할 수 있는 극히 위험한 약품이다. 극미량만 있어도 골수에서의 적혈구 형성을 막아, 그 약에 취약한 사람을 죽음으로 몰고 갈 가능성이 있기 때문이다. 그런데 누가 그 약에 취약한지는 알 길이 없다! 미국 식품의약국(FDA)의 대인 식품안전 분과에서 일하는 수의사, 조지프 A. 세티퍼니는 32mg밖에 안 되는 클로람페니콜이 사람들을 죽여왔다고 말한다. 이는 잔류율 100만분의 8인 고기 약 0.1kg을 먹었을 때 흡수되는 양이다. 하지만 운송열에 대한 처방으로 클로람페니콜을 투여한 소에서 나온 시판용 소고기에는 잔류율이 그보다 100배는 더 높은 것으로 드러났다.[11]

오늘날의 소가 운반되는 모습을 지켜보면, 운송열은 소가 운송 중에 죽는 원인 중 하나일 뿐이라는 걸 알게 된다. 다른 원인들도 있는데, 그 어느 것도 이 온순한 동물에게 안락한 죽음을 보장하지는 않는다. 겨울의 추위는 소들을 얼어죽게 하고, 여름의 더위는 일사병이나 심한 탈수증으로 인한 죽음을 불러온다. 또 소를 지나치게 많이 실은 트럭이 커브를 돌 때면, 다른 소들에 깔려 질식해 죽는 경우도 자주 있다.

소들이 목적지에 도달하는 현장에 있어 보면, 여러분은 여행에서 살아남은 소들이 최선의 상태와는 전혀 다른 몰골을 하고 있는 걸 보게 될 것이다. 운송열에 걸린 놈도 있거니와, 여기저기 부딪혀 다리를 절뚝거리는 놈도 있다. 게다가 하나같이 온몸에 수많은 상처들을 입고 있다. 말이 나온 김에 덧붙이자면, "절름발이"에 대한 업계의 정의는 이렇다.

…… 차에서 들어내리거나 질질 끌어내려야 하는 동물.[12]

다시 말해서, 다리가 부서졌건 부러졌건 절뚝거리며 어떻게든 걸을 수 있는 동물은 "절름발이"가 아니다. 같은 이유로, 상처가 너무 지독해서 사람이 먹기에 부적합한 것으로 판정이 나지 않는 한, 그 동물은 공식적으로는 "상처난" 것으로 간주되지 않는다. 돈지갑에 영향을 미칠 경우라야만 상처가 상처로 계산되는 것이다.

오, 즐거운 나의 집?

여행에서 살아남아 목적지에 도착한 소들이라고 해서 편안하게 쉬면서 다시 삶을 즐길 시간이 보장되는 건 아니다. 평화를 사랑하는 이 동물들은 그들이 받은 거친 대접으로 말미암아 지치고 탈진하고 병나고 어리둥절한 상태로, 살충제가 가득한 여물통에 머리를 담금으로써 새 집에 온 환영 인사를 받는다. 그러나 그런 다음, 소들은 거세당하고, 뿔을 잘리고, 목장 마크를 찍히고, 각종 화학약품들을 투여받아야 하는 운명에 처한다.

얼른 보아도, 이상적인 귀가라고 하기엔 좀 뭣하다.

거세는 식용 송아지를 만들기 위해 수소의 불알을 떼어내는 것으로, 소로서는 매우 참기 힘든 고통스런 절차다. 처음에 나는 소를 더 순하고 다루기 쉽게 만들려고 거세하는 거라고 생각했는데, 물론 이것도 거세하는 이유 중 하나이긴 하다. 그러나 주된 이유는 거세한 소가 거세하지 않은 소보다 체지방 비율이 높다는 데 있다. 업계에서는 지방 성분에 따라 고기의 등급을 매기는데, 지방이 대리석 무늬처럼 살 속에 박혀 있는 고기일 때 가장 값비싼 등급이 매겨진다. 이 정도면 육우업자들로서는 소에게 어떤 고통이라도 가할 충분하고도 완벽한 이유가 된다. 모름지기 돈을 벌려고 기르는 소인 만치 높은 등급을 받아야 하고, 그러려면 지방이 많아야 하며, 또 그러려면 소를 거세해야 하는 것이다. 수소의 불알을 떼어내면, 소의 자연 호르몬 생성이 크게 줄어들지만, 오늘날의 육우업자들에게는 이것이 별 문젯거리가 못 된다. 거세한 송아지에게 합성 호르몬을 주입함으로써, 거세로 인한 자연 호르몬 결핍을 보충해주면 그만이기 때문이다.[13] 이 합성 호르몬이 이들 소의 고기에서 발암 물질을 만들어내기도 한다는 사실은, 공보지를 빼고 업계의 다른 출판물들에서는 거의 찾아볼 수가 없다.

"산전수전 다 겪은 양돈인에게도 거세는 지긋지긋한 일이다"라고 영국의 업계 전문지 〈양돈〉은 쓰고 있다.[14]

"산전수전 다 겪은 양돈인"에게도 그토록 힘겨운 일이라면, 돼지나 소 자신에게는 얼마나 끔찍한 일이겠는가. 게다가 거세시에 마취제를 사용하도록 법으로 규정하고 있는 영국에서도 거세란 게 그토록 "지긋지긋한" 일이라면, 그런 법률이 없고 진통제도 거의 사용하지 않는 미국에서는 얼마나 더 지독한 일이겠는가?

실제로 그 일을 하는 농부들은 거세란 게 어떤 건지를 알고 있다. 캘리포니아의 목축업자, 허브 실버맨은 내게 이런 말을 했다.

난 거세하는 게 싫습니다. 그건 정말 끔찍해요. 음낭에다 고리를 끼운 송아지는 이때부터 벌렁 드러누워서 음낭이 완전히 무감각해질 때까지 한 시간 넘게 발길질을 해대고 꼬리를 흔들어대죠. 끔찍하게 고통스럽다는 이야기죠. 그러고 나서 한 달쯤 있으면 불알이 떨어집니다. 특별한 집게를 쓰면 좀더 일찍 떼어낼 수도 있지만, 난 그건 도저히 못 쓰겠습니다. 송아지가 길길이 날뛰는 꼴을 차마 못 보겠더라고요.

소는 천성이 워낙 온순하고 태평한 짐승인지라 정말 심한 고통이 계속 가해져 그들을 뒤집어놓지 않는 한, 웬만해서는 성을 잘 내지 않는다. 그런데 황소타기나 투우 같은 이벤트를 펼치는 오늘날의 로데오 경기장에 가 보면, 경기를 중계하는 아나운서들이 "미쳐 날뛰는 짐승의 격한 분노"니 하는 따위의 표현으로 관중들을 오싹하게 만드는 속에서, 사납고 성 잘 내며 고집스런 소들을 볼 수 있다. 비록 여러분이 그 행사장의 야단법석한 분위기에 휩싸여 소들의 흥분이 어느 정도는 부추겨진 것임을 안다고 해도, 로데오 경기 관계자들이 얼마나 극단적인 방법을 써서 순해빠진 이 짐승들을 격한 분노와 흥분의 화신으로 만드는지는 아마 모를 것이다.

그렇게 만들기 위해 그들은 소에게 엄청난 고통을 주는 "옆구리 덫"이라는 것을 채운다. 소는 힘닿는 한 무슨 짓을 해서라도 거기에서 벗어나고 싶어한다. 소가 길길이 날뛰는 건 본래 거칠고 사나운 짐승이라서가 아니다. 덫이 소의 생식기와 창자 부위를 단단히 틀어쥐고 있어 참을 수 없는 고통을 주기 때문이다. 때로는 덫 안에다 못이나 압정, 가시철사 따위의 날카로운 금속을 집어넣어, 소를 한층 더 격분케 하기도 한다. 게다가 소를 비탈면으로 내보내기 직전에 관계자들이 "뜨거운 총알"이라고 부르는 전기 충격을 소의 직장에 가하기까지 하면, 이 온순한 동물은 미친 듯이 경기장으로 달려나가, 실제로는 자신의 고통과 공포의 표현일 뿐인 "흥미진진한" 연기를 펼쳐보이게 되는 것이다.

목축업자들은 아주 과밀한 상태가 아니라면 소의 뿔을 잘라낼 필요가 없다는 걸 안다. 이 평화스런 동물은 도저히 견딜 수 없을 만큼 빽빽하게 쑤셔넣어지지 않는 한 서로를 해치는 법이 없기 때문이다. 또 목축업자들은 뿔 자르기가 소에게 심히 고통스러울 뿐 아니라, 자주 출혈을 가져오고 구더기가 들끓게 만들며 질병에 감염시키는 결과를 낳는다는 것도 안다.[15] 그러나 오늘날의 소들은 정기적으로 뿔 자르기를 당한다. 왜냐하면 오늘날의 소들 대다수가 믿기지 않을 만큼 초만원 상태인 사육장에서 생애의 후반을 보내야 하기 때문이다.

그리고 이런 사육장 상태가 가까운 미래에 해소될 것 같지도 않다. 업계 용어로는 "가축 밀도"로 알려진 혼잡도가 오히려 계속 증가하고 있는 추세니 말이다.[16] 미네소타 대학의 연구는 이 몸집 큰 동물들을 약 0.4평의 공간에 한 마리씩 집어넣어야 이윤을 극대화할 수 있다고 제시한다.[17] 이것이 뜻하는 바를 실감나게 느끼려면, 가로 세로 3.6m×4.5m의 전형적인 침실이 약 5평이라는 걸 생각해보라. 여러분의 침실에 몸무게 0.5톤인 소가 13마리 들어 있는 모습을 상상하면, 아마 그 상태가 이해될 것이다.

약 농장

우리들 대부분의 머리 속에는 옛날 소들의 이미지가 남아 있어서, 오늘날의 육우업이 화학약품과 호르몬제, 항생제 따위의 수많은 의약품들에 의존하고 있다는 사실을 쉽게 믿지 못한다.[18] 그러나 육우업도 하나의 사업, 그것도 경쟁이 대단히 심한 사업이다. 소규모 육우업자들조차 제약회사들이 그들을 납득시키는 데 성공한 약품이라면 뭐든 가리지 않고 열심히 사용한다. 이 약들은 그들의 일을 쉽게 해주고, 자기네 소의 무게를 빨리 늘려주며, 자기네 소가 도살장에 팔려 갈 수 있을 만큼은—가까스로 시장에 내다팔 수 있을 만큼은— 질병이나 극심한 신경쇠약의 징후를 막아준다는 약들이다.

나는 목축업자 허브 실버맨에게, 오늘날의 소들에게 그렇게 많은 약품을 먹이는 데 대한 느낌을 물은 적이 있다.

좋을 리 없지요. 관리 방법을 개선해서 소들을 더 건강하게 만드는 대신, 우린 그저 소들에게 약품을 쏟아붓고 있는 겁니다. 그게 싸게 먹히니까요. 목축업은 경쟁이 심한 사업이라서, 나 역시 그러지 않을 수 없어요. 하지만 이제는 사람들이 고기 속에 잔류 약품이 들어 있다는 걸 알아차리고는 두려움을 나타내고 있습니다. 덧붙여서 한마디 하면, 난 그들을 원망하지 않습니다.

약품의 과다 사용은 지난 20~30년 사이에 일어났다. 소들이 한가로이 풀을 뜯어먹던 목장에서 사육장 형태로 소 사육 방법이 바뀐 것과 같은 시기다. 1950년 이전에는 전국의 거의 모든 소들이 우리들 대부분의 머리 속에 "소 나라"로 그려지는, 넓게 트인 공간에서 풀을 뜯고 먹이를 찾으며 한평생을 보냈다. 그러나 지금은 아니다. 1970년대 초에 이르자 미국 소들의 3/4이 트럭으로 사육장에 실려와 반평생을 보내기에 이르렀다.[19]

대규모 사육장 중에는 무려 10만 두의 소가 있는 곳들도 있다. 소들은 여기에서 오로지 한 가지 목적—되도록 싸게 그들을 살찌우는 것—만을 위해서 마련된 먹이를 받아먹는다. 암모니아와 깃털 섞은 톱밥, (일요 만화나 광고면의 총천연색 유해 잉크가 들어간) 잘게 자른 신문지, "플라스틱 찌꺼기", 쓰레기 하수 처리물, 못 먹는 수지와 기름, 양계장 두엄, 시멘트 가루, 판지 조각 같은 괴상한 것들이 섞여 있는 이 먹이들에 살충제와 항생제, 호르몬제가 가미되는 것은 두말할 나위도 없다. 그리고 물론 이 불쌍한 짐승들이 그런 것들을 먹도록 꾀기 위해 인공 조미료와 향료가 첨가된다.[20]

한편, 애리조나 대학의 과학자들은 소의 식욕을 억제하는 생물학적 방법을 연구하고 있다. 이유가 뭘까?

만일 소고기를 제공하는 동물로 하여금 여물통을 멀리 하게 하는 방법이 발견된다면, 그리고 그에 따른 문제점이 극복될 수 있다면, 그것은 대단한 일일 게 틀림없다.[21]

분명히 그럴 것이다. 생각이 온통 '어떻게 하면 더 싼 비용으로 더 살찌게 만들 수 있을까'에 가 있으니까. 사육장을 가진 거대 축산기업들은 이 온순한 동물더러 뭐든 가리지 않고 먹게 해줄 화학약품을 갖게 된다는 전망에 몹시 들떠 있다.

축산업계에서도 소가 겪는 건강문제 대부분이 그들에게 주는 먹이에 원인이 있다는 걸 모르지 않는다. 그러나 그들에게는 소가 병이 나거나 죽을 정도로 아프다 해도, 도살장으로 끌려가 소비자에게 팔려 나갈 동안만큼만 약으로 버티며 살아남을 수 있다면, 아무 문제가 안 되는 것이다.

부러울 게 없는 젖소가 만들어내는 우유?

오늘날 육우 사육장에서 사는 소의 삶이 소가 누릴 수 있는 최선의 삶이 결코 아니듯이, 오늘날 우유 공장에 있는 젖소의 삶 또한 그러하다.

그런데 문제는 오늘날의 젖소들이 주제넘게도 자신의 근본 천성을 고집한다는 데서 생겨난다. 젖소들이 이제껏 항상 해오던 일, 즉 새끼들을 헌신적으로 돌보고, 조용히 먹이를 찾아 반추하며, 지구의 리듬에 맞추어 차분하게 살아가는 일을, 요즘 같은 현대경제 제도하에서도 그대로 해나가고 싶어한다는 데서 말이다.

젖소의 그런 뒤떨어진 생각이 자기를 네 발 달린 우유 펌프, 이윤 창출용 우유생산 기계로 보는 업계의 시각과 상충되는 것은 두말할 나위도 없다. 하지만 "기계"의 바램이야 어떻든, 업계는 젖소가 단 하나의 목적—최소 비용으로 최대한의 우유를 생산하는 것—을 위해 낳아지고, 길러지고, 투약되고, 교미되고, 처리되어야 한다고 본다.

오늘날 낙농업계에서는 요즘 시장에 나오는 평균적인 젖소가 이전의 목가적인 조상들보다 1년에 3배 이상의 우유를 만들어낸다는 사실을 꽤 자랑스럽게 내세운다. 그러나 그들은 젖소의 젖통이가 너무 커져서 송아지가 젖을 빠는 데 어려움을 겪는다든가, 젖을 빨려고 할 때 어미의 젖통이에 쉽게 상처가 난다는 사실은 절대 언급하지 않는다. 또 자연상태의 "올드 베시"는 수명이 20~25년이라는 사실도 말하지 않는다. 실제로, 믿기지 않을 만큼 초긴장 상태로 살아야 하는 오늘날의 낙농장에서는 올드베시들이 얼마나 혹독하게 착취를 당하는지 4번째 생일만 맞아도 명이 긴 축에 들어갈 정도다.

요즘의 올드 베시가 평생을 사는 곳은 풀밭이 아닌 콘크리트 칸막이방이고, 다리와 발이 닿는 바닥에는 흙이나 짚이 아닌 금속판이 깔려 있다. 게다가 항상 임신중이며, 우유 생산을 위한 연이은 새끼 낳기와 운동할 여유라곤 전혀 없는 생활방식으로 말미암아 신경계가 완전히 망가지다시피 한 오늘날의 젖소는 가장 온유하고 차분하던 짐승에서 완전히 딴판으로 변해버리고 말았다. 요즘의 젖소는 너무 긴장해 있고 너무 과민하며 너무 무리한 탓에 종종 진정제를 먹여야 할 정도다.

이동식 젖 짜는 기계를 젖소들에게 가져가는 공장에 사는 올드 베시의 경우는, 목에 쇠줄을 찬 채로 갑갑하고 비좁은 칸막이방 안에서 거의 평생을 갇혀 지낸다. 반면에 젖소를 젖 짜는 장치로 오게 하는 형태의 낙농장에서는 "올드 베시"가 장치 있는 곳으로 옮겨지게 된다. 이렇게 "올드 베시"를 착유지로 수송해주는 방식의 하나로 스웨덴의 농업 회사인 알파−라발에서 고안해낸 장치가 있다.

젖소는 철로를 따라 움직이는 일종의 바퀴 달린 철제우리 '유니카' 속에 한 마리씩 넣어진다. 젖소를 실은 이 철제우리들은 대부분의 시간을 창고 안에 길게 늘어선 채로 보내다가, 하루에 두세 번씩 농부가 착유실의 단추를 누르면 젖소들을 실은 채 기다란 열차처럼 자동으로 착유실로 이동한다. 이때, 이동 우리들의 바퀴가 스위치를 차례로 쓰러뜨려, 우리에 먹이와 물을 넣어주고 우리를 씻어낸다. 젖까지 자동으로 짜고 나면, 젖소들은 여전히 우리 안에 든 채로 창고로 굴러 돌아온다. 젖소들은 1년 중 10개월을 이 철제 우리 속에서 산다. 그리고 그 동안에는 걷지도 돌아서지도 못한다.[22]

오늘날의 젖소들에게는 통상 우유 생산을 늘리기 위한 호르몬제가 주입된다. 그러나 이런 상태 하에서는 얼마 못 가 생산량이 줄어들 수밖에 없다. 지치고 탈진한 "올드 베시"가 마지막 여행을 위해 트럭에 오를 시간이 되어가는 것이다.

젖소의 새끼들

"올드 베시"는 낳자마자 자기한테서 떼내어진 새끼들에게 무슨 일이 일어나는지 전혀 모른다. 어쩌면 모르는 편이 나을 것이다. 젖소의 새끼들 중 딸들은 대부분 어미가 밟아온 여정을 그대로 따라간다. 그러나 아들들, 어린 수송아지들이 네 발 달린 우유 펌프로 바뀔 수는 없기에 그들 앞에는 다른 운명이 기다리고 있다.

어린 수송아지들은 태어난 지 하루 뒤에 경매장으로 보내진다. 당혹감과 두려움에 떨면서 겨우 땅을 딛고 일어선 수송아지들은 그곳에서 탯줄이 그대로 붙어 있는 채로, 송아지고기 "제조"용으로 팔려 간다. 그 "제조" 과정은 4개월이 걸린다.

내가 보기에는 오늘날의 가축 공장에서 이루어지는 모든 학대 중에서 가장 역겨운 행위가 바로 이 송아지고기 제조과정이다.

아마도 수송아지들에게 양동이 속의 우유 마시는 법을 가르치려고 기를 쓰면서 그들과 씨름해본 적이 있는 사람이라면 누구라도 이 동물이 얼마나 튼튼하고 억세며 생기가 넘치는지를 알고 있을 것이다. 어린 송아지들은 자기 입 속으로 들어온 손가락을 세차게 빨거나 우유를 꿀꺽꿀꺽 마신 다음에는 고개를 번쩍 치켜들고 당겨지는 건 뭐든지 끌어당긴다. 이들은 명랑하고 원기왕성하며 장난을 무척 좋아하는 편이다. 또 어린 송아지의 눈을 통해 드러나는 특별한 종류의 순진무구함은 경외감을 자아낼 만큼 아름답다.

그러나 오늘날의 낙농 공장에서는 태어난 지 얼마 되지도 않은 이 어린 친구들이 송아지고기 생산 조립 라인 속으로 들어간다. 고기를 먹는 사람들 대부분은 자기들이 먹는 하얗고 부드러운 살코기가 송아지고기용으로 기르는 특별한 종류의 육우 송아지에서 나오는 것으로 생각한다. 그러나 사실은 그렇지 않다. 그것은 젖소한테서 태어난 수송아지로 만들어진다.

송아지고기의 최근 실태

내가 근래에 묵은 한 호텔 방에 호텔 레스토랑의 메뉴판이 있었다. 메뉴판에는 이 호텔이 내세우는 "특선 요리" 3가지가 마련되어 있었다. 3가지 모두가 송아지고기 요리로, 송아지 스칼로피니, 송아지 오스카, 송아지 피카타였다. 고가의 최고급 요리로 간주되는 송아지고기는 흔히 그 이탈리아식 이름 때문에 유럽 대륙의 고급 요리를 연상케 한다. 그러나 최근 몇 년 사이에 송아지고기 업계에 일대 혁명이 일어났다는 사실을 아는 사람은 거의 없다. 다음은 일류 요리사 제임스 비어드가《미국의 요리》에 쓴 글이다.

좋은 송아지고기를 찾기가 갈수록 어려워져왔다. 그런데 최근에 네

덜란드에서 개발된 한 가지 방법이 미국으로 건너와, 한정된 양이긴
하지만 전에는 쉽게 구하지 못했던 훨씬 좋은 송아지고기를 우리에
게 제공해주고 있다. …… 그 송아지고기는…… 엷은 분홍빛의 고운
살코기와 맑은 지방을 갖고 있으며, 맛깔나게 부드럽다.

— 제임스 비어드, 《미국의 요리》[23]

네덜란드에서 새로 개발한 이 방법이 그토록 "엷은 분홍빛의 고
운" 살코기에다 그토록 "맛깔나게 부드러운" 송아지고기를 제공하
게 된 데는 한 가지 비밀이 있다. 그리고 나는 이 비밀을 알게 되고
나서 영원히 변했다, 영원히.

미식가들이 전통적으로 예찬해온 송아지고기의 흰 빛과 그 부드
러운 조직은 전혀 사용되지 않은 근육에서 나온다. 이 송아지고기
의 출처는 어미젖만을 먹은 새끼 송아지의 살이다. 송아지들은 대
개 태어난 지 며칠 안 가 풀을 조금씩 물어뜯고 다른 딱딱한 먹이들
도 조금씩 먹기 시작하므로, 태어날 때는 하얗던 살이 얼마 안 가서
분홍빛을 띠기 시작한다. 따라서 유럽에서 전통적으로 예찬해온 송
아지고기는 태어난 지 며칠 안 된 송아지에게서만 얻을 수 있다는
점에서 대단히 귀하고 값비싼 식품이었다.

그러나 2차 세계대전 뒤 네덜란드에서 혁명적인 발상이 제기되
었고, 위스콘신 주 워터타운의 프로비미 사는 그것을 미국에 들여
왔다. 프로비미는 오늘날 업계를 완전히 지배하고 있는 이 "새롭고
도 완전한 송아지 사육 개념"을 마치 자신들이 개발하기라도 한 듯

이 자랑스럽게 떠벌리고 있다. 그러나 곧 보게 되듯이, 그것은 그렇게 자랑스럽게 떠벌릴 일이 절대 아니다.

앞에서 말했지만 본래의 식육용 송아지는 태어난 지 얼마 안 되었을 때, 송아지의 살이 색깔을 띠기 전에 도살해야만 한다. 즉, 송아지가 운동을 하여 근육이 발달되기 전에, 송아지가 어미젖 말고는 아무것도 먹기 전에 잡아야 하는 것이다. 그러나 프로비미 사의 방법을 쓰면 송아지 한 마리당 얻는 이윤을 훨씬 더 크게 늘릴 수 있다. 몸무게가 약 160kg이나 나갈 때까지 송아지 살을 하얗고 부드럽게 유지할 수 있는 방법을 찾아냈기 때문이다.

이 어린 송아지를 살이 하얗고 근육이 미발달한 상태로 유지시키면서도, 동시에 살도 찌게 만든다. 프로비미 방식의 핵심이 여기에 있다.

이를 위해 송아지는 출생 직후 바로 어미에게서 떼 내어진다. 물론 송아지고기 생산자들도 이렇게 하면 어미의 초유를 빨 기회를 박탈당한 아기 송아지가 질병에 매우 취약한 상태가 된다는 걸 안다. 그러나 그들은 이에 개의치 않고 어떻게 해서든 분만 직후에 어미와 새끼를 갈라놓는다. 새끼소가 젖을 빨면 오늘날의 젖소들은 그 큰 젖통이 손상될 수 있는 데다가, 송아지가 먹을 그 젖은 착유기로 짜내면 더 많은 우유를 만들어낼 수 있기 때문이다. 게다가 퍼듀 대학 동물학 교수이자 송아지고기업계의 고문인 잭 올브라이트 박사에 따르면, 송아지와 어미 소가 유대감을 갖지 않게 하는 게 중요하다. 어미 소가 송아지를 돌보게 되면 유대감이 생겨나기 마련이다. 그런데 그런 유대감이 발달한 뒤에 송아지를 떼어내면 어미 젖소가 많은 문제를 일으키고, 심한 경우에는 자기 새끼와 함께 있으려고 우리를 부수기까지 하기 때문이다.

이 때문에 갓 태어난 송아지들은 가차없이 어미에게서 떼내어져, 송아지고기 창고의 "칸막이방"이라 불리는 곳에 넣어진다. 이 칸막이방이 넉 달 뒤 도살될 때까지 송아지들이 머무는 집이 되는 것이다. 물론 그보다 앞서 죽어나가지 않는다면 말이다. 사실 많은 수의 송아지들이 넉 달도 살아남을 수 없을 만큼, 그 곳의 상태는 무시무시하다.

그런데 어린 송아지들의 안식처가 되는 이 칸막이 방들은 송아지의 살을 "유아용 음식으로도 쓰일 수 있을 만큼 부드럽게" 유지할 목적으로 특별히 고안된 일종의 설비다. 송아지를 밖에 내놓으면, 아니 우리 속에 가둬놓는다 해도, 그 활달한 기질로 말미암아 송아지들은 마구 뛰어놀게 되고, 그러면 금세 근육이 발달한다. 물론 이런 일은 절대로 일어나서 안 된다. 따라서 **아기 송아지들은 칸막이방 안에 굳게 갇힌 채로, 어떤 종류의 운동도 아예 허용되지 않는다.**

미국에서는 해마다 1백만 마리의 갓 태어난 송아지들이 이런 칸막이방 안에 갇혀 송아지고기로 길러진다. 이 어린 것들은 뛰놀거나 장난칠 기회 한 번 갖지 못하는 건 물론이고, 심지어는 걸어보지도 못한다! 이들이 태어난 지 하루밖에 안 돼서 어미한테서 떼내어진 아기 송아지들임을 기억하라.

갓 태어난 송아지들은 폭 55cm에 길이 135cm의 칸막이방 안에 한 마리씩 넣어진다. 소형차의 트렁크 속보다도 훨씬 작은 공간이다.

칸막이방은 너무나 작아서 송아지들은 거의 움직일 수도 없다. 폭이 워낙 좁은 탓에 송아지들은 정상 상태라면 어떤 소도 취하지 않을 자세로 몸을 웅크려야 하고, 자연상태에서처럼 몸을 쭉 펴거나 돌아서거나 할 수도 없다. 게다가 아기 송아지 목에 바짝 당겨 매어진 목줄은 고개를 틀어 혓바닥으로 자기 몸을 핥거나 털손질을 하는 것조차 불가능하게 만든다. 타고난 가장 기본적인 욕구의 하나인데도 말이다. 칸막이방은 선적용 상자만큼이나 비좁아서, 앞뒤로나 옆으로나 단 10cm도 움직일 수 없다. 이런 현상은 날이 가고 송아지가 자람에 따라 더욱 심해져, 나중에는 거의 모든 동작이 불가능한 상태가 된다.

"특별한 먹이"의 진짜 의미

이처럼 아기 송아지들을 단 한 걸음도 움직이지 못할 만큼 비좁은 칸막이방에 가둬 길러 송아지의 근육 발달을 막음으로써 그 살을 "아기 음식으로도 충분할 만큼 부드럽게" 유지시키는 것이 프로비미 사의 천재적인 방식이다. 그런데 그 "천재성"은 단지 협소한 공간만으로 끝나지 않았다. 전통적으로 예찬받아온 송아지고기를 연상시키는 "엷은 분홍빛이 도는 하얀 색"으로 송아지 살을 유지시키기 위해, 프로비미에서는 또 하나의 소름 끼치는 아이디어를 만들어냈다. "특별 먹이를 먹인 송아지고기"와 "우유 먹인 송아지고기"라는 상표를 만들어낸 특별 식단이 그것이다. 프로비미 사는 송아지가 약 160kg에 이를 때까지도 갓 태어난 새끼의 하얀 살결을 갖게 해주는 이 "특별" 식단의 개발을 자랑스러워한다.

"특별 먹이를 먹인 송아지고기"라는 말을 처음 들었을 때, 나는 조금은 낭만적인 이미지를 떠올렸다. 송아지고기를 "멋진 대륙식 요리"를 연상시키는 값비싸고 "맛있는 음식"으로 알고 있던 터라, "특별 먹이"를 먹인 송아지란 보통 송아지보다 더 나은, 아마도 더 값비싼 먹이를 먹이는 걸 거라고 추측했던 것이다. 그리고 "특별 먹이"를 먹은 송아지이니만치 매우 건강할 거라고 생각했다. 그 특별 먹이가 쌀의 배아 같은 곡물의 정수일 거라고 여겼기 때문이다.

그러나 내 생각은 틀렸다. 그들이 송아지에게 준 "특별" 먹이는 송아지 살을 하얗게 유지시키기 위해 조직적으로 빈혈을 일으키게 하는 그런 먹이였다. 말하자면 그것은 일부러 철분을 완전히 제거한 먹이였다.

송아지들은 태어날 때 몸 속에 철분 창고를 가지고 태어난다. 하지만 주로 피 속에 여분의 헤모글로빈 형태로 저장되어 있거나 간과 지라, 뼈의 골수 등에 약간씩 저장되어 있는 이 예비 철분은 송아지가 갇혀서 "특별한 먹이"를 먹는 4개월 동안에 계속 감소해간다. 외부로부터의 철분 공급이 완전히 끊어지기 때문이다. 이렇게 해서 송아지고기 생산업자들은 송아지의 무게를 늘리면서도 살은 하얗게 유지시키고자 했던 자신들의 목표가 달성된 것에 몹시 만족해한다.

업자들은 송아지의 무게를 더 늘리고 싶어하지만, 4개월이 되어 약 160kg 정도에 이르면 송아지의 빈혈이 워낙 심각해져서, 그대로 둘 경우 칸막이방 안에서 이내 죽고 만다.

짐작하겠지만, 고의로 철분을 박탈당한 어린 송아지들은 광물질에 대한 갈망을 날이 갈수록 억누를 수 없게 된다. 녀석들은 미세한 철분이나마 얻으려는 절망적인 노력으로 칸막이방의 철제품이란 철제품은 가리지 않고 핥는다. 그러나 오늘날의 송아지고기 업자들이 그런 기도를 눈치채지 못할 위인들이 아니다. 프로비미 사는 업자들에게 이렇게 말한다.

> 금속 칸막이 대신 단단한 나무를 쓰는 주된 이유는 금속이 송아지고기의 엷은 색깔에 영향을 미칠 수도 있기 때문이다…… 그러니 송아지의 접촉 범위 안에 있는 일체의 쇠를 없애라.[24]

이렇게 해서 송아지고기 업자들에게는 철제 칸막이들만이 아니라 송아지들이 어쩌다 핥을 수도 있는 녹슨 못을 비롯하여 모든 종류의 금속에 녀석들이 절대 접근하지 못하게 하라는 주의가 전달된다. 짚이나 다른 깔짚 재료들도 절대 주어서는 안 된다. 송아지들이 철분에 대한 갈증 때문에 그것들을 먹어버리기 때문이다. 더 나아가 업자들은 송아지 먹이를 배합할 때 사용하는 물의 철분 함유도를 측정하고, 또 철분을 걸러주는 필터 쓰기를 주저하지 말라는 말을 듣는다. 가능한 모든 철분의 원천이 어린 송아지로부터 배제돼야만 하는 것이다. 이것이 칸막이방을 그토록 비좁게 만들고 송아지들목의 목줄을 바짝 당겨매는 이유 가운데 하나이다.

이런 대접의 결과가 좋을 리 없다. 예를 들어, 송아지도 돼지처럼 정상 상태에서는 자기 똥이나 오줌 근처에 가지 않는 짐승이다. 그러나 오줌에는 미량의 철분이 들어 있기 때문에, 송아지들은 이 성분을 찾으려는 절망적이고 본능적인 갈망으로, 할 수만 있다면 자기 오줌이 떨어진 바닥이라도 핥으려 든다. 그러나 송아지고기 업자들이 아기 송아지들에게 그런 짓을 하도록 내버려둘 리 없다. 그들은 송아지들이 돌아설 수조차 없게 만들어서, 그런 처량한 수를 써서라도 극소량의 철분이나마 얻으려는 녀석들의 욕구를 막아버린다.

어미와 함께 있는 아기 송아지들은 하루 평균 16차례 어미젖을 빤다. 빨기는 어쩌면 송아지들의 가장 강렬한 본능이고 욕구일 것이다. 어미한테서도 떨어지고 자극이나 흥미를 줄 모든 원천을 봉쇄당한 어린 송아지들이 이 본능을 충족시키고자 하는 갈망이 얼마나 강렬할지는 짐작하기 어렵지 않다. 녀석들의 욕구는 그 무엇보다도 강렬해서, 그럴 수 있는 기회를 완전 차단당할 경우 몹시 게걸스런 상태가 된다. 결과는 칸막이방의 일부 부품을 미친 듯이 빨아대려고 한다는 것이다. 그러나 다시 한번 송아지고기 업자들의 우세한 지능이 선수를 친다. 그들은 용의주도하게도 송아지들이 빨수 있는 것이 하나도 없도록 칸막이방을 설계했다.

여러분이 이런 송아지들의 머리쪽으로 다가간다고 상상해보라. 아마 녀석은 여러분의 손이나 팔꿈치, 셔츠, 주머니, 우산 등 자기 입에 닿는 것은 뭐든 미친 듯이 빨아대려고 할 것이다. 그럴 때 여러분은 어떤 느낌이 들겠는가? 아마도 이 갇힌 송아지들이 송아지고기용 기계가 아니라, 자기네 병을 고쳐줄 뭔가를 애타게 갈망하는 병든 어린 생명들이라는 느낌이 가장 먼저 들지 않겠는가?

깜짝 놀랄 일

아마 여기까지 읽고 난 독자 여러분들로서는 이 가련한 동물들에게 어떻게 해야 이보다 더 나쁜 상태가 벌어지게 할 수 있을지 상상하기도 어려울 것이다. 그러나 유감스럽게도 오늘날의 송아지고기 업자들은 자기네가 보유한 "두"당 이윤을 늘릴 수 있는 깜짝 놀랄 방법 몇 가지를 더 가지고 있다. 그 가운데 하나가 송아지들에게 물을 전혀 주지 않는 것이다. 그러면 송아지들은 자기네가 가진 유일한 물의 원천, 즉 그들에게 먹이로 제공되는 탈지유―정부 보유로 비축되어 몇 년씩 묵은―와 지방 혼합물을 먹어서 갈증을 달랠 수밖에 없다. 이 전술의 영특함은 물을 주지 않고 그 혼합물을 먹게 하면, 물을 함께 줄 경우보다 훨씬 더 많이 이 혼합물을 먹게 된다는 데 있다. 목말라 죽지 않으려는 그들의 욕구를 이용해 몸무게를 더 불릴 수 있게 되는 것이다.

오늘날의 많은 식육용 송아지들은 생명에 대한 마지막 모욕에까지 내몰린다. 하루 두 차례의 식사시간을 제외하고는 완전한 어둠 속에서 살도록 강제되는 것이다. 업자들은 이 방법이 송아지의 지방을 늘리는 데 효과적이라는 걸 발견하고는 아주 흡족해했다. 그들은 이런 상태의 송아지들이 대부분 눈이 먼다는 사실에 전혀 개의치 않는다.

그러나 송아지 자신들은 이런 상황이 전혀 즐겁지 않다는 걸 보여주는 상당한 증거가 있다. 비근한 예로, 시력을 잃은 직후에 죽어버림으로써 송아지가 자신의 불쾌감을 드러내는 일이 아주 빈번하게 발생하는 것이다.

건강한 송아지?

어린 송아지에게 먹이는 "특별" 먹이는 녀석들을 비록 살아 있게는 하지만, 송아지의 빈혈을 점점 더 악화시킴으로써 폐나 장 관련 질병에 매우 취약한 상태로 만든다. 이 때문에 많은 송아지들이 항생제를 비롯한 다량의 약품들을 끊임없이 먹고서도, 4개월을 살지 못한다. 다음은 오늘날의 송아지고기 생산 전문가들의 말이다.

> …… (송아지들은) 주의를 기울여도 병이 나기 때문에, 경구용 약이나 주사약을 자주 투여해주어야 한다. 가장 흔히 쓰이는 약품 가운데 두 가지가 니트로푸라존과 클로람페니콜이다.……[25]

니트로푸라존은 이미 발암물질로 공인된 약품이다. 그리고 클로람페니콜은, 앞에서 운송열 이야기를 할 때 언급했다시피, 일부 사람들에게는 극소량만 집적되어도 치명적인 혈액 장애를 일으킨다.

그러나 이들은 어린 송아지들을 살아 있게 하기 위해 이런 위험한 약품들을 쓸 수밖에 없다. 송아지들이 극도로 병약하여, 좀더 안전한 수준의 투약 가지고는 별 효과를 볼 수 없기 때문이다.

'가축부문 신뢰기구(FACT)'는 오늘날의 식육용 송아지 사육장을 개선하려고 애쓰는 단체이다. 그들은 한 호의 소식지에서 업계를 다음과 같이 고발하고 있다.

식육용 송아지는,

* 어미의 젖을 충분히 제공받지 못한다.

* 태어난 지 하루나 이틀이면 경매장으로 실려간다.

* 병들고 죽어가는 송아지들과 뒤섞여 지낸다.

* 송아지고기 공장으로 팔려가, 겨우 폭 55cm의 개별 나무상자 안에서 죽을 때까지 목줄을 매달고 지낸다.

* 정부 보유 재고 탈지유를 먹이로 제공받는다.

* 씹을 수 있는 단단한 먹이를 제공받지 못한다.

* 빈혈에 걸린다.

* 불안감을 줄인다는 명분으로 깜깜한 곳에서 사육된다.

* 호흡기와 소화기 질환에 걸려 있다.

* 정상적인 자세로 엎드릴 수 없다.

* 깔짚을 전혀 제공받지 못한다.

* 뛰놀거나 장난치는 건 말할 것도 없고, 걸을 기회조차 전혀 없다.

이 소식지를 받아 본 송아지고기 업자는 이에 어떻게 대처해야 할지 알 수 없었다. 그래서 그는 업계 전문지의 편집자에게 이 우편물을 보내 전문가의 효과적인 반론을 제시해줄 것을 요청했다. 그런데 찰스 A. 허시라는 이름의 〈미국의 송아지고기업〉 편집자는 '가축부문 신뢰기구(FACT)'의 우편물에서 제기한 혐의 내용들을 훑어보고는 다음과 같은 답신을 보냈다고 한다.

가축부문 신뢰기구'에 관한 정보를 알려주셔서 감사합니다. 잘 읽어보았으나, 그들의 주장에 반박할 수 없는 것을 유감스럽게 생각합니다.[26]

'가축부문 신뢰기구(FACT)'에서는 목장의 풀밭에서 빈혈에 걸리지 않은 식육용 송아지를 기르는 새로운 사육 방법을 개발해왔다. 훨씬 인도적인 이 사육법을 따르는 농장은 아직까지는 얼마 되지 않는다. 그러나 RAMBLING ROSE BRAND™ 마크가 붙은 송아지고기를 보게 되면, 그것이 프로비미 사 방식으로 길러진 게 아니라고 믿어도 좋다.

양가죽을 쓴 늑대

'미국 인도주의 농업협회'는 식용으로 기르는 동물들의 "생명권" 보장을 자신의 주 업무로 하는 단체가 아니다. 그럼에도 이 단체는 대중들에게 이 "미식가용" 하얀 고기의 어두운 면을 알리기 위한 노력의 일환으로 "이 음식에는 송아지고기가 없습니다"라는 캠페인을 후원해왔다. 그와 함께 "송아지고기 사절" 카드를 찍어서, 사람들에게 들르는 식당들에 놓아줄 것을 청하고 있다. 그 카드에는 이렇게 씌어 있다. "식당 주인에게. 나는 이곳에서의 식사를 즐깁니다. 하지만 송아지 요리는 먹지 않아요. 우유를 먹인다는, 식육용 송아지는 비인도적으로 길러지고 있다고 믿기 때문이지요. 식당의 메뉴판에서 송아지 요리를 빼주시면 고맙겠습니다."

오늘날의 식육용 송아지 사육방식에 반대 의사를 표명하는 것이 '인도주의 농업협회'만은 아니다. '미국 동물학대 방지협회'에서는 식용으로 길러지는 동물들에 가해지는 학대에 대한 관심을 불러일으키기 위해, 식육용 송아지를 "1987년 올해의 동물"로 정했다. 그리고 같은 시기, 공장식 사육장에서의 동물 학대에 반대하는 캠페인에 앞장선 '인도주의 농업협회'에서는, 빈혈에 걸린 송아지고기를 계속 팔고 있는 식당이나 기타 관련 시설들 앞에서 전국적인 송아지고기 보이콧 시위를 조직했다. 이런 행동들이 전국의 언론매체들을 뒤덮자, 대중들도 오늘날의 송아지고기 이면에 숨어 있는 진짜 이야기들을 알게 되었고, 그 결과, 많은 식당들이 송아지 요리 판매를 중단하게 되었다. '인도주의 농업협회'에서는 한 걸음 더 나아가, 식육용 송아지를 나무상자 안에서 사육하는 방식을 불법화하는 입법에 성공함으로써, 법률 차원에서 비좁은 구획과 비활동 상태를 강요받는 가축들을 보호하는 최초의 성과를 올렸다.

오늘날 미국의 송아지고기 산업과 사실상 동의어로 쓰이는 프로비미 사도 식육용 송아지를 인도적으로 다루어야 한다는 호소에 전혀 영향받지 않은 건 아니다. 그들은 우선 "축산" 업계에 '인도주의협회'를 배척하라는 협조문을 발송한 뒤, 20만 달러의 기금을 모아 "송아지고기 사절" 캠페인에 맞서 싸우는 것으로 대응했다.

한편, '미국 송아지고기 협회'는 송아지고기 생산방식에 대한 대중적인 반대의 물결에 놀라 거부감을 진정시키기 위한 조치에 착수했다. 그러나 그것은 오늘날의 식육용 송아지들의 운명을 개선하는 것과는 아무 상관도 없는 조치였다. 그들은 홍보 회사─'잭슨, 잭슨 앤 와그'─를 고용하여 자기들의 대중적 이미지를 개선하는 데 주력했던 것이다.[27]

여러 해 동안 업계는 '축산업자 연합'이라는 조직을 꾸려왔다. 이 연합의 특별 임무는 공장식 사육을 비호하고 그것의 장점을 대중들에게 알리는 것이었다. 그런데 '인도주의협회'의 캠페인과 동물 보호에 관심 있는 다른 많은 헌신적인 개인과 집단들의 노력으로, 근래에 와서 입지를 조금 상실한 이 '축산업자 연합'이 한 가지 기발한 발상을 해냈다. 다름 아니라 이익단체로서의 성격이 너무 분명하게 드러나는 '축산업자 연합'이라는 이름 대신 '가축복지 협의회'로 단체명을 바꾼 다음, 대중들에게 자신들을 오로지 동물 복지만을 위해 헌신하는 단체로 알리기 시작한 것이다.[28]

그런데 '가축복지 협의회'의 재무담당은 프로비미 사의 부사장이다.[29]

또 한 가지 계략으로, 프로비미 사의 판매국장인 존 몰먼은 "우리가 여기서 말하고 있는 건 세계의 기아입니다"라고 말하며 송아지 고기 산업을 비호했다.[30] 그러나 불행히도, 그는 500그램에 9~14달러씩이나 하는 빈혈 걸린 송아지고기와 세계의 기아 관계를 잘 설명하지 못했다.

송아지 산업을 호도하려는 그런 술책에도 불구하고, 주요 TV 뉴스들이 송아지고기 산업에서 일어나고 있는 일들을 눈치채고는 조사를 시작했다. 그렇게 해서 최근에 미니애폴리스의 KARE-TV와 샌프란시스코의 KRON-TV는 자신들의 조사 결과를 담은 프로그램들을 방영했는데, "메뉴판 위의 참상"이니 "정나미 떨어지는 대접" 같은 제목을 단 이 프로그램들이 송아지고기 업계의 변명꾼들에게 달갑지 않은 것들이었음은 두말할 여지도 없다. 이 프로그램들에는 당연히 송아지고기 업자들과의 인터뷰도 들어 있었다. 그 인터뷰 내용을 들으면서 적어도 나는, 자유 언론을 옹호한 옛 격언이 옳다는 걸 실감할 수 있었다. "어리석은 사건을 다루는 최선의 방법은 그를 격려하여 말을 시킴으로써 자신이 바보라는 사실을 스스로 광고하게 하는 것이다."

마브 프랫이라는 송아지고기 업자는 텔레비전 시청자들을 향해 자기의 식육용 송아지에 대해 이런 말을 했다. "이봐요, 녀석들은 왕처럼 살아요!"

일찍이 없던 일

오늘날에는 송아지고기 업자들만이 이런 범죄를 저지르고 있는 게 아니다. 그것은 정신 나간 여러 산업 중에서도 특히 더 뻔뻔스럽고 괴기스런 한 예에 불과하다. 사실 식용 짐승들─당차고 열정적인 닭, 붙임성 있고 주관이 뚜렷한 돼지, 온후한 마음을 가진 소 등─ 거의 모두가, 실상을 알고서는 눈감지 않을 열린 마음의 소유자라면 누구라도 가슴 아플 게 뻔한 그런 방식으로 다루어지고 있는 게 지금의 현실이다.

역사를 통틀어 채식가가 되기로 결심한 사람들은 언제나 있었다. 그들은 영양가 있는 다른 음식들을 구할 수 있어서 꼭 필요하지는 않을 때, 먹기 위해 동물을 죽이는 것은 옳지 않은 일이라고 느꼈다. 그러나 오늘날에 횡행하는, 시장을 겨냥한 가축 사육방식은 고기를 먹느냐 먹지 않느냐 하는 문제를 전혀 새로운 의미와 전혀 새로운 긴급함을 갖도록 만들고 있다. 아무리 먹기 위해 기르는 가축들이라고 해도, 이토록 심하고 무자비하고 조직적인 동물 학대가 대량으로 자행된 적은 일찍이 없었기 때문이다. 그리고 그만큼 개개인의 결심이 중요했던 적 또한 일찍이 없었다.

어떻게 썰어도 그것은
여전히 소시지일 뿐

한 선교사가 아프리카 땅을 지나다가 등뒤에서 들려오는 사자의
불길한 발자국 소리를 들었다. 선교사는 기도했다.
"오, 주여. 당신의 선함을 믿사오니, 제 뒤에서 걸어오는 사자가
선한 크리스천 사자이게 해주소서." 잠시 침묵이 흐른 후
선교사는 사자가 기도하는 소리를 들었다.
"오, 주여. 제가 받게 될 음식에 당신께 감사드리나이다."
– 클리블랜드 애머리

관습은 사람들을 어떤 잔혹행위에도 타협시킨다.
– 조지 버나드 쇼

흔히 대중심리를 이야기할 때,
아돌프 히틀러가 권력을 잡으려던 당시, 그의 말을 듣고 그가 어떤
사람인지 알았지만 끝까지 아무 행동도 취하지 않은, 사려 깊고 고
매한 독일인들이 많았다는 사실이 종종 지적되곤 한다. 그들은 히
틀러의 연설에 무수한 사람들의 생명을 그 대가로 하게 될, 만족할
줄 모르는 권력욕이 감춰져 있음을 느꼈다. 그러나 그들은 나치의
권력 장악을 침묵으로 방관하며 지켜보았다. 입을 열기가 두려웠기

때문이다.

그중 용감하게 입을 연 한 사람이 에드가 쿠퍼였다. 그는 자기 나라 사람들의 양심을 일깨우고자 열심히 노력했다. 그러다가 쿠퍼는 제2차 세계대전 중에 다차우 수용소에 감금되고 말았다. 그의 죄명은 평화주의자라는 것이었다.

이 지옥 중의 지옥에서도 에드가 쿠퍼는 용케 종이 조각과 연필 조각을 훔쳐내 몰래 자신의 일기를 써나갔다. 일기를 쓸 수 있었던 몇 차례의 귀중한 시간 틈틈이, 쿠퍼는 자신의 비밀 일기를 땅 속에 묻어두었다. 나치가 그걸 발견하게 되면 어떤 일이 일어날지 알고 있었기 때문이다.

1945년 4월 29일, 다차우가 해방되자 에드가 쿠퍼도 자유의 몸이 되었다. 그리고 그가 묻어둔 일기도 빛을 보았다. 에드가 쿠퍼의 다차우 일기는 현재 시카고 대학 도서관의 특별 소장품실에 보관되어 있다. 그는 "동물, 나의 형제들"이라는 수필에서 이렇게 쓰고 있다.

다음 페이지들은 온갖 종류의 잔혹행위들이 저질러지던 다차우 집단 수용소에서 쓰여진 것들이다. 죽음이 하루하루 우리를 옥죄어오던 당시, 넉 달 반도 안 되는 기간 동안에 12,000명이 사라졌던 그때, 내가 기거하던 병동에서 휘갈겨 쓴…….

당신은 내게 왜 고기를 먹지 않느냐고 물으면서, 내가 그러는 이유를 궁금해하고 있다.…… 내가 동물의 고기를 먹지 않는 것은 다른 생명의 고통과 죽음에 힘입어 나를 살찌울 수는 없기 때문이다. 나는 나 자신이 심한 고통을 경험해봤기 때문에, 내가 겪었던 그 고통들을 떠올림으로써 다른 생물들의 고통을 느낄 수 있다.……

나는 설교를 하고 있는 게 아니다.…… 자신의 충동을 이성적으로 조절할 수 있고, 내적으로나 외적으로나 자기의 행동에 책임을 느끼며, 우리의 최고 법정은 우리 양심 속에 자리잡고 있음을 아는 당신에게, 이미 깨어 있는 한 사람인 당신에게 이 편지를 쓰고 있는 것이다.……

나는 손가락으로 뭔가를 지시할 마음은 없다.…… 나는 나 자신의 양심을 분발시키는 것을 더 큰 의무로 여긴다.……

요지는 이것이다. 나는 더 높은 법으로 더 많은 행복을 가져오는 더 좋은 세상, "너희는 서로 사랑하라"는 신의 계율이 통치하는 새로운 세상에서 살고 싶다.[1]

에드가 쿠퍼는 그 반대의 경우를 너무 많이 보아온 까닭에, 사랑이 다스리는 세상에서 살고 싶어했다. 신이여, 부디 그의 기도를 들어주시기를!

전쟁 후 에드가 쿠퍼는 시카고로 이사했는데 여기에 슬픈 아이러니가 하나 있다. 오랜 동안 시카고는 미국의 중심 도살장이었고, 지금도 매년 수많은 짐승들이 도살되고 있는 지역이기 때문이다. 그러나 한때 시카고 도축 산업의 중추였던 악명 높은 "유니온 스톡야드"는 이제 문을 닫았다. 그 자리에 남아 있는 것은 데일리 시장이 역사적인 기념물로 지정해놓은 입구의 정문뿐이다. 신랄한 표현인지 모르겠지만, 이 문은 다차우 집단수용소의 입구에 있던 문과 "아주 비슷하다"고 한다.[2]

전쟁 중에, 수많은 독일인들은 유태인과 집시, 그리고 에드가 쿠퍼 같은 평화주의자들이 아우슈비츠나 다차우 같은 곳으로 보내지고 있다는 걸 어렴풋이 알고 있었다. 그러나 이런 곳에서 그토록 끔찍한 공포가 자행되고 있다는 건 몰랐다. 아니, 그들 대부분이 그걸 알려고 하지 않았다는 것을 인정해야만 한다. 실제로 에드가 쿠퍼 같은 몇몇 용감한 사람들이 그걸 말해주려고 했을 때, 독일인의 영혼 속에서 잠자던 인간성의 자락을 일깨우려는 그들의 치열한 노력에도 불구하고, 그들의 영웅적인 목소리는 번번이 침묵 속에 묻혀버리곤 했다.

억압의 그물이 그 상황 속에 완전히 둘러쳐져, 차라리 "모르는 게 약이다"라는 식의 방관주의로 일관하는 결정이 집단 차원에서 내려져 있었던 것이다.

이런 정신마비 사태는 정복당한 나라들에서도 똑같이 일어났다. 물론 자신의 목숨을 걸면서까지 나치에 저항하고, 그들의 사냥감으로 지목된 사람들의 목숨을 구하기 위해 가능한 모든 일을 한 소수의 사람들도 있었다. 하지만 대다수 사람들은 참상을 외면하고, 입술을 굳게 다물고, 잘못된 일이라곤 전혀 없는 척하려 했던 것 역시 사실이다. 두려운 진실의 작은 편린들과 부딪히는 상황을 피하기는 어려웠음에도 불구하고, 그들은 충격을 차단할 방법을 찾았다. 그들은 다른 일들로 자신을 바쁘게 하거나, 합리화할 구실을 만들어내거나, 사고 범위를 좁히거나, 다른 식으로 상황을 보려고 애쓰곤 했다.

그런 식의 부정(否定)은 오늘날에도 만연하고 있다. 우리 모두 세계가 큰 위험에 처해 있다는 걸 어느 정도는 안다. 우리 모두는 상존하는 핵전쟁의 위협과 나날이 빨라져가는 생명유지 시스템의 파괴, 갈수록 늘어가는 인간들의 불행을 느낀다. 사실 우리는 지금 지구가 보내는 심각한 고통의 신호에 끊임없이 폭격당하고 있다. 그런데 우리가 알건 모르건 간에, 그중 일부의 신호는 공장식 사육장들과 도살장들에서 나온다. 하지만 그것은 생각만으로도 너무 괴로운 상황이기에, 나치하의 독일인들이 그러했듯이 우리는 차라리 귀를 막아버리는 쪽을 택한다. 인간은 누구나 너무 깊은 상처를 받거나 심하게 놀랐을 때, 자신이 느끼는 그 고통을 부정하려는 경향이 있다.

그러나 우리가 자신을 인간적 반응에 무감각하도록 마비시키는 데 성공하면 할수록, 우리는 더 큰 무력감과 공허감, 고립감에 빠지게 된다. 우리가 세상에 대해 느끼는 고통을 피하면 피할수록 그만큼 단절감이 깊어지는 건, 우리 자신의 그 괴로운 감정을 최대한 억눌러야만 괴로움을 유발하는 정보를 걸러낼 수 있기 때문이다. 하지만 비록 대면하기가 고통스럽다 하더라도, 이것이야말로 우리의 반응을 소리쳐 부르는 바로 그 정보이다.

따라서 문제의 해결고리는 지금 일어나고 있는 극악무도한 일들을 정면으로 응시하는 데 있다. 그렇게 함으로써만 그런 불필요한 공포를 만들어내고 조장하는 상황에서 우리를 자유롭게 하고, 그와 동시에 그런 불필요한 고통으로부터 동물들을 구해내고자 하는 반응을 우리 안에서 찾아낼 수 있는 것이다.

의식적이건 무의식적이건, 부정은 우리가 지닌 반응 능력을 포기하는 짓이다.

– 조애나 로저스 메이시

결국 필요한 치유방법은, 부정하고자 하는 우리 의식을 뛰어넘어 변명이나 소심함을 떨쳐버리고, 이 재앙들에 대한 우리의 느낌을 인정하고 분명하게 표현하는 것이다. 우리가 우리들 서로간의 유대감과 행동할 힘을 찾을 수 있는 건 우리의 비통함 한가운데서이다.

오늘날의 동물들에게 어떤 일이 행해지고 있는지를 알아가면서, 나는 몇번이고 그만 발을 빼고 무감각해지고 싶어하는 나 자신의 경향성과 부딪쳐 싸워야 했다. 또 비탄과 분노에 압도된 나머지, 끝이 보이지 않는 이 잔인무도함의 행적을 계속 발굴하는 게 무슨 의미가 있을지 회의에 빠진 적도 여러 번 있었다. 그럴 때면 그야말로 내 몸의 세포들 하나하나가 다 공장식 사육장에 대해 이제까지 들었던 모든 것들을 깡그리 잊고 싶어했다. 그러나 결국 나는 눈 앞에서 벌어지고 있는 이 엄청난 일들에 감히 맞서보기로 결심했다. 진실을 알고 있었기에 그러지 않을 도리가 없었던 것이다. 그러자 엄청난 무엇인가가 내 인간성 깊은 곳에서부터 솟구쳐 올라왔다. 공포에 맞서게 해주는 힘, 고립감과 무관심과 수동성을 이 미친 짓을 폭로하려는 헌신으로 바꿔주는 그런 힘이.

거짓투성이의 볼로냐 소시지

오늘날에는 현대식 축산업과 관련된 억압의 그물로부터 이윤을 얻고 있는 막강한 업자들이 있다. 그들로서는 우리가 공장식 사육장과 도살장들에서 일어나는 일들에 대해 너무 많이 알거나 너무 많은 관심을 갖지 않는 게 이익이다. 그들은 자기네가 파는 고기를 제공하는 그 동물들에게 실제로 어떤 일이 일어나는지 우리가 알게 되기를 원치 않는다.

이 사람들은 특히 어린이들을 진실로부터 "보호"하는 데 각별한 관심을 쏟는다. 어린이들은 어른들처럼 그렇게 빨리 자신을 합리화하거나 마비시키지 않기 때문이다. 또 아이들은 제일 억압받지 않기에 가장 감수성이 예민한 존재이기도 하다. 이 때문에 우리의 집단 부정에서 이윤을 얻는 그들은 우리 어린이들이 가축사육과 관련해서 달콤한 사탕으로 도배된 상(像)을 받아들이도록 만들기 위해서라면 어떤 방법도 마다하지 않는다. 이렇듯 부정의 씨앗은 일찍부터 심어진다.

'전국 가축 및 정육연맹'에서는 "전국의 어린이들에게 일찍부터 다가가서" "평생 고기를 먹도록 준비시키는" 것을 초점으로 삼고 있다. 1974~1975년판 보고서에 그들은 이런 말을 남겼다.

미국의 3,700만 초등학생과 1,500만 중고교생이 정육연맹의 특별 방청인이다.[3]

전국의 어린이들을 "정육연맹의 특별 방청인"이라고 부른다고 해서, 그들이 우리 어린이들의 교육에 특별히 고상한 관심을 갖고 있는 건 아니다. 어린이를 위한 이른바 "교육용 컬러 책자"에서 발췌한 다음 페이지의 그림들을 보라. 이 컬러 책자들은 자신이 전달하는 그 내용이, 하나는 '미국 난류연맹'에서, 다른 하나는 '전국 낙농위원회와 우유산업재단'에서 승인 받은 "사실을 토대로 한 이야기들"이라고 우리를 안심시키고 있다.

정말 멋진 그림이지 않은가? 너무나도 감미롭고 건강하며 호소력 있는 이미지다. 나로서도 이게 정말 사실이라면 더 바랄 나위가 없을 정도다.

닭과 소의 삶에 관한 이런 이미지는 아마도 여러분이 "진실"을 알기 전에 마음속에 지니고 있던 바로 그 이미지와 비슷할 것이다. 내 경우에는 분명히 그랬다.

또 이와 비슷한 맥락으로, '미국 정육협회'에서도 몇천 개의 학교들에 "교육 자료"를 배포한다. 그런 것 가운데 하나가 다음 페이지의 "소고기 이야기"다. 그러나 여러분은 이 동화 같은 이야기에서 뭔가가 빠져 있다는 걸 느낄 것이다. 무엇보다, 상식으로 생각해도 분명히 그리 행복할 것 같지 않은 상황인데도 동물들이 고통의 흔적조차 보이지 않는다는 게 이상하다. 그림들에서 보듯이, 가장 먼저 송아지가 행복한 어미 소 곁에서 천진하게 뛰노는 모습이 나오고, 그 다음에는 햇빛이 내리쬐고 생기가 도는 사육장의 풍경이 나온다. 그 다음 그림들에서, 소는 행복한 표정으로 도살장 앞에 있는 임시 가축수용소로 실려간다. 그리고 소는 이런저런 기업들이 자기를 죽일 권리를 사는 입찰을 할 때에도 명백하게 기쁜 표정을 짓고 있다.

사실 이 행복한 짐승은 고기 판매대에 이르기까지의 모든 단계에서 기뻐서 어쩔 줄을 모르는 것 같아 보인다.

가축의 일생이 그려진 다른 "교육 자료"들 역시 거의 동일하다. "돼지고기 이야기"를 보면, 어린이들은 "먹는 고기로 만들어질" 때까지 시종일관 기쁜 얼굴로 웃고 있는 돼지의 모습만을 보게 될 뿐이다.

'캘리포니아 육우(肉牛)위원회'의 책임자는 캘리포니아 주 공립학교생의 절반에 달하는 약 800만 명의 중고생들이 육우위원회의 "소비자 정보" 프로그램을 받아본다고 말한다. 그 해에 캘리포니아 내 고등학교들에만 약 50만 부의 책자를 배포했다고 하니 그럴 만도 하다. 또 "소고기 교육 소책자와 교안, 도표 등의 자료"가 1천 명 이상의 교사들에게 보내진다.

'캘리포니아 육우위원회' 책임자는 자랑스럽게 발표한다.

우리는 소고기와 소고기 산업에 관한 책임 있고 편견 없는 정보원으로서의 위상을 확립했습니다.

'캘리포니아 육우위원회'가 소고기 판매 촉진을 유일한 목적으로 하는 이익단체임을 감안할 때, 어떻게 자기들은 "편견이 없다"고 말하며, 우리가 그렇게 믿으리라 자신하는지 그 용감무쌍함이 놀랍

마침내 특별한 날이 왔어요.
암탉은 너무나 뿌듯합니다.
자기가 낳은 그 첫 번째 달걀을 내려다보며
암탉은 큰 소리로 꼬꼬댁 꼬꼬 합니다.

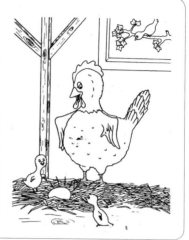

보통 암탉은 알 낳는 집에 들어온 지 며칠 안
돼 첫 번째 달걀을 낳지요. 실제로도 닭들은
알을 낳고 나면 꼬꼬댁 꼬꼬 하며 "노래"를
불러요…… 정말로 행복한 모양입니다. 참고
로, 이 알 낳는 집에는 수탉은 없습니다. 암탉
혼자서도 알을 낳을 수 있거든요. 하지만 병
아리를 갖기 위한 수정란을 얻으려면 수탉이
필요합니다.

소가 이제 다른 소들과 함께 목초지로
가서 물을 마시고 풀을 뜯어먹습니다.
어떤 소는 소금 상자 앞에서 잠시 걸음을
멈추고 소금을 살짝 핥아먹지요.

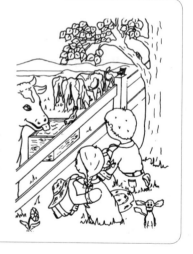

여름에는 소들이 목초지로 나가 풀을 뜯어먹
습니다. 낙농가는 목초지에다 소금 상자를 놔
둡니다. 소한테는 소금이 필요하거든요. 또 물
도 많이 필요합니다. 물은 소들이 먹이를 소
화하고 우유를 만드는 데 큰 도움을 주지요.
여름에는 소의 몸을 시원하게 하는 데도 도움
이 됩니다. 젖소는 하루에 무려 80리터의 물
을 마신답니다.

"'미국 난류연맹'에서 승인한, 사실을 토대로 한 이야기", 그리고 "'전국 낙농위원회와
우유산업재단'에서 검토한, 사실을 토대로 한 이야기"로 만들어진 어린이 "교육용" 컬
러 책자. 저작권 1975, 1976, 알아봅시다 출판사, 해리스버그, 펜실베니아.

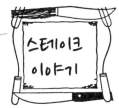

스테이크
이야기

여러분이 스테이크를 먹으려면—큼직한 덩어리 스테이크든, 얇게 썬 슬라이스 스테이크든— 먼저 암소가 송아지를 가져야만 한다. 다음은 어느 특별한 송아지의 이야기다.

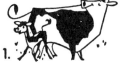

1.

이 송아지는 텍사스의 한 목장에서 태어났다. 소나 송아지 한 마리를 기르려면 몇 에이커씩의 목초지가 필요하다.

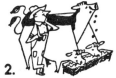

2.

한 살이 되자, 이 송아지는 사육장에서의 "마무리"를 하기 위해 아이오와의 한 농부에게 팔려갔다. 송아지는 옥수수와 단백질 보완물이 적절히 배합된 먹이로 몸을 살찌우고 질 좋은 고깃살을 갖게 된다.

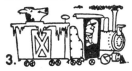

3.

사육장에서 몇 달을 보내고, 이제 성숙한 수소가 된 우리의 송아지는 기차나 트럭에 실려 임시 가축수용소로 보내진다.

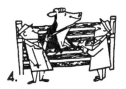

4.

지역과 교외에 있는 몇몇 포장회사의 경매꾼들이 소고기의 당시 소비자 가격을 기준으로 입찰을 한다. 이 수소는 오하이오의 한 정육포장회사에 팔려 차에 실렸다.

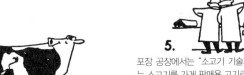

5.

포장 공장에서는 "소고기 기술자"들이 살아 있는 소고기를 가게 판매용 고기로 바꾼다. 소고기는 검사를 받고 등급을 매긴 다음 다른 곳으로 실려갈 수 있도록 냉동된다.

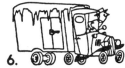

6.

한 마리를 4등분한 소고기 조각들이 냉동된 상태로 뉴욕 도매시장으로 실려 간다. 송아지가 태어난 텍사스 주에서 약 2,500km 떨어진 곳이다.

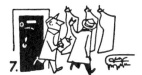

7.

브루클린의 한 정육점 주인이 가격과 질을 비교한 뒤, 우리 수소의 1/4 조각을 고른다.

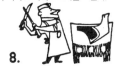

8.

그 4등분한 조각은 고기에서 스테이크와 로스트, 스튜, 햄버거용으로 구분되어, 소비자들이 비교하며 고를 수 있도록 진열된다.

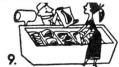

9.

한 주부가 판매대를 찬찬히 살피며 값을 비교해 보고는 스테이크를 고른다. 큼직한 덩어리냐 얇은 슬라이스냐는 용도에 따라 결정된다.

〈소고기 이야기〉에서 — 미국 정육협회(시카고)

긴 하다. 물론 나로서는 '육우위원회'에서 어린이들에게 공장식 사육장이나 도살장 현장학습 여행을 단 한 번이라도 주선하는 걸 보는 게 아마 더 놀라 자빠질 일이긴 하지만 말이다.

이 "교육 자료"들 중 어느 것도, 어린이들에게 오늘날의 공장식 사육장 안에서 동물들이 어떻게 사육되는지에 관해 한 조각의 진실조차 추측할 수 있게 해주지 않는다. 이 자료를 보는 어린이들은 닭과 돼지, 소가 사람 손에 살해되어 고기를 제공한다는 사실조차 추측할 수 없다. 자료들에서 고기가 실제로는 동물의 살이라는 것은 체계적으로 흘려 넘겨진다. "살해된다"거나 "도살된다"는 따위의 단어들은 일부러 쓰이지 않는다. 이런 용어들은 소름끼치는 실제 행동을 적나라하게 드러내진 못하더라도, 적어도 행해지는 일들을 정확히 표현해줄 수는 있는 것들인데도. 대신에 "보내진다"거나 "처리된다"거나 "살아 있는 소고기를 가게 판매용 고기로 바꾼다"거나 "돼지를 식용으로 바꾼다"는 따위의 완곡한 표현들이 등장한다. 이렇게 해서 어린이들은 햄버거 고기가 소를 갈아 만든 거라는 사실을 흘려 넘기도록 교육받는다.

다국적 햄버거 체인인 맥도날드는 어린이들을 표적으로, 꽤 독특하게 각색한 현실을 보여주는 광고에 몇천만 달러를 썼다. 그들은 어린이들에게 말할 때는 진실같이 사소한 건 중요하지 않다는 것을 재빨리 느끼고서, 로널드 맥도날드라는 이름의 사랑스런 광대를 등장시켜 감수성 강한 어린 시청자들에게 햄버거는 햄버거 밭에서 자란다고 이야기해주는 일련의 광고를 제작해왔다. (말이

난 김에 덧붙이자면, 로널드 맥도날드 역을 맡았던 남자, 제프 줄리아노는 햄버거가 실제로는 햄버거 밭에서 자라지 않는다는 것을 분명히 알고 나서 채식가가 되었다.)

어린이들은 대부분 동물을 사랑한다. 따라서 우연한 기회에 고기에 관한 진실을 알게 되면 심한 혐오감을 드러낸다. 그러나 그들은 그런 진실의 순간이 덮치지 않도록 "보호"받고 있다. 오스카 메이어 사가 학교에 "영양 교육용"으로 무료 배포한 "핫도그 만세" 같은 소책자를 선생님들이 아이들에게 건네주는 마당에, 어떻게 어린이들이 베일을 열어젖히고 진실을 볼 수 있겠는가?

그러나 이 책을 읽는 부모들은 알 필요가 있다. 어린이들이 고기와 관련해 제공받는 이미지는 사탕발림한 거짓말이며, 그 거짓은 결코 그렇게 순진한 것이 아님을 말이다.

오스카 메이어 정육회사는 어린 학생들에게 다가서기 위한 자신들의 노력에 상당한 자부심을 갖고 있다. 나는 오스카 메이어의 "위 모빌"이 나돌던 어린 시절의 재미를 지금도 기억한다. 우리는 매우 즐거운 시간을 가졌고, 오락이 끝난 뒤에는 소시지와 베이컨 등 먹을 것을 듬뿍 받았다. 물론 그런 축제 속에서 교의를 주입당하고 있는 줄은 생판 모르고서 말이다. TV에서 수도 없이 들은 그 회사의 광고 노래를 부르던 게 생각난다.

오, 내가 오스카 메이어 사의 비엔나 소시지라면!
난 정말 그것이 되고 싶어.
내가 만일 오스카 메이어 사의 비엔나 소시지라면

모두가 날 사랑하게 될 거야.

이 테마 송은 아주 오랜 동안, 미국의 어린이들을 겨냥한 어느 전국 방송망 텔레비전 광고 캠페인의 중심이었다. 광고에서 이 노래는 어느 행복한 어린이 합창단이 불렀고, 그 노래를 듣고 따라 부르던 한 어린이로서, 나 역시 행복감을 느꼈다. 물론 그 당시의 나한테는 실제로 일어나고 있는 복잡한 문제들에 접근할 수 있는 통로가 전혀 없었기에, 이 행복한 작은 노래 속에 그토록 역겨운 거짓이 담겨 있다는 걸 알 턱이 없었다. 여러분도 알겠지만, 이 노래는 어린 시청자들의 마음에, 무엇보다 오스카 메이어 사의 비엔나 소시지를 먹어주는 것이 비엔나 소시지가 되고 싶어 애타는 것 같은 동물들을 "사랑"해주는 지름길이란 믿음을 만들어낸다.

우리가 황당한 말을 믿으면, 잔혹한 행동을 저지르게 된다.
— 볼테르

오늘날, 오스카 메이어는 전국의 학교들에 이른바 "영양 교육용" 자료들을 배포하고 있다. 여기에는 가사와 악보와 화음이 완전하게 수록된 "내가 오스카 메이어 사의 비엔나 소시지라면" 노래의 세련된 판본도 함께 실려 있다. 그들은 학생들에게 이 노래를 "행진곡 빠르기로" 부르라고 제안한다.

어린이들을 겨냥한 그들의 또 한 편의 근작 광고에서는, 행복한 어린이 악단이 등장하여 볼로냐 소시지를 먹으면서 "내 볼로냐 소시지에는 이름이 있다네"라는 노래를 흥겹게 부른다. 여기에서도 동물들이 기쁨에 차서 어린이들에게 자신을 먹기 좋은 음식으로 제공하는 것 같은 효과가 창출된다.

'전국 낙농위원회'에서는 또 "짐 아저씨네 낙농장: 헬렌 아줌마, 짐 아저씨와 함께한 여름날의 방문"이라는 제목의 16mm 컬러 영화를 학교에 배포한다. 그 영화의 모든 것이 감미롭고 건강하기 그지없다. 그러나 어린이들이 이 영화에 나오는 현대식 낙농장에서 얻게 되는 이미지는 현실과는 사뭇 동떨어진 것이다. 그것은 젖소흉내를 내는 사람 목소리로 "우리 젖소들은 우리를 돌봐주는 아줌마를 위해 최선을 다합니다"라고 말하는 한 대형 낙농장의 광고 캠페인을 상기시킨다. 젖소들은 자기네가 받는 사랑스런 대접에 감복하고 있고, 그들이 만들어내는 우유는 이에 감사하는 마음의 자연스런 발로라는 투다. 또 한 광고에서는 권위 있는 남자 목소리로 특정 회사의 우유는 "부러울 게 없는 소"에서 나온다고 말한다. 아마도 그들이 부러울 게 없다고 말하는 소란, 그 온순하기 그지없는 짐승에게 수시로 주었을 게 틀림없는 진정제 먹은 소일 것이다.

어떻게 썰어도 그것은 여전히 소시지일 뿐

우리 문화는 우리가 어렸을 때부터 식용 짐승들에게 일어나는 일에 대해 솜사탕 버전을 배우도록 강제해왔다. 우리는 피가 뚝뚝 떨어지는 진실을 억누르는 법을 배워왔다. 너무나 오랫동안 눈가리개

213

가 씌워져온 탓에, 우리는 우리가 보고 배운 것이 그냥 진실인 줄 알았던 것이다. 게다가 우리 부모들도 대부분 그 눈가리개를 쓰고 있었고, 우리 문화 속에서 살아가는 사람들 거의 모두가 그런 억압을 지극히 당연시하는 상황이기에 더욱 그러했다.

나는 웃는 암탉 그림이 그려진 달걀 상자를 보면서 자랐다. 그 그림이 우리에게 전달해준 메시지는 닭들이 자신들의 상황에 무척 만족스러워하며, 자기네 달걀을 소비하는 우리에게 축복과 찬란한 행복을 약속한다는 것이었다. 솔직히, 나는 닭들이 그 상자의 그림을 놓고 어떻게 느낄지 정말 궁금하다. 철망 닭장 속에 가득 쑤셔넣어진 진짜 살아 있는 닭들, 자신의 자연적인 욕구를 전혀 표현할 수 없는 공포 상황에서 서로를 죽이지 못하도록 부리까지 잘린 닭들이 말이다.

지금 내 눈 앞에는 오늘 아침 우리 집 우편함 속에 집어넣고 간 동네 정육점의 광고지가 놓여 있다. 친근한 얼굴로 활짝 웃으며 내게 윙크를 보내는 수소의 만화그림이 실린 광고지다. 녀석은 소고기 전문가임에 틀림없다. 녀석은 꼬리를 장난스럽게 치켜올려 특정 부위의 살들을 가리키면서 나에게 한번 먹어보라고 꼬드기고 있다. 이런 식으로 집집마다 뿌려지는 몇백만 장의 광고지들에서 소들은 우리가 자신들(bull)의 살을 먹어주길 진심으로 기다리고 있다는 메시지를 거듭거듭 전한다. 정말 "헛소리(bull shit)"라는 용어가 딱 들어맞는 상황이다.

이렇게 나는 짐승들이 자진해서 자신을 고기로 제공하는 것처럼 보이는 광고들을 시도때도 없이 보아왔고, 여러분 역시 그랬으리라 믿는다. 광고에 나오는 짐승들은 진짜로 자신들을 먹어주길 우리에게 애원하고 있다. 한 텔레비전 광고에서는 로켓(댄서 그룹의 이름)처럼 행복하고 즐거워보이는 만화 닭이 코러스라인에서 캉캉춤을 춘다. 닭들은 우리가 자기네 다리를 얼마나 좋아하는지 읊조리며 흥겹게 노래를 부르고 있지만, 과연 그게 자기네들한테 그렇게 즐거운 일일까?

그리고 "정어리 찰리"가 자신이 살해당해 참치 통조림이 되지 못했다고 해서 비탄에 빠지는 광고는 또 어떤가?

요리 책자들을 보면, 조리법 옆에 "귀여운" 작은 그림들을 찾아볼 수 있다. 어떤 책의 멕시코식 닭 요리 옆에는 머리에 커다란 솜브레로 모자를 쓰고서 햇볕을 쬐며 졸고 있는 행복한 닭의 그림이 나오고, 치킨토스트 조리법 옆에는 토스트 조각을 타고 서핑을 하는 열정적인 닭도 보인다.

한결같이, 짐승들은 우리에게 먹히는 걸 정말 좋아하고 있고, 그 모든 과정에 기꺼이 참여하고 있다는 메시지를 담고 있는 그림들이다.

사람들은 그걸 먹은 뒤 배를 두드리며, "아, 맛있다. 좋은 닭이었어" 하고 말할 것이다. 그러나 나는 어쩐지 불쌍한 닭에 대한 의례적인 찬사가 빗나간 게 아닐까란 느낌을 지울 수 없다. 왜냐하면 그 말은 직설적으로 받아들이면 "아, 맛있다. 나는 죽은 닭의 살맛이 정말 좋아"라는 뜻이 되니까 말이다.

바로 어제 나는 자기네 닭들이 "신선하다"고 자랑스럽게 선전하는 가게에 있었다. 거기에서 나는 내가 보고 있는 게 닭고기가 아니라 "죽은" 닭의 시체라는 생각을 떨쳐버릴 수가 없었다. 그래서 나는 가게 주인에게 그 표어를 "갓 죽인 신선한 닭"으로 바꾸어 고객들의 머리 속 혼란을 말끔히 제거해주는 게 어떻겠느냐고 제안했다. 주인은 내 제안이 그다지 고맙지 않은 얼굴이었다.

장막을 뚫고서

누군가가 잠시라도 이 억압의 장막인 눈가리개를 벗는 데 성공한다면 어떤 느낌이 들까? 어쩌면 너무 큰 충격을 받아, 혼란과 착잡함에 빠지고 말지도 모른다. 헨리 S. 솔트는 자신의 저서 《야만의 70년》에서 자기의 경험을 이렇게 설명하고 있다.

…… 그리고 이어서 나는 놀랍게도, 우리의 주식을 이루고 있으며, 또 빵이나 과일, 야채처럼 으레 식탁의 일개 구성품으로 여기고 있던 '고기'가 실은 짐승의 살, 대량으로 도살된 소와 양, 돼지 같은 짐승들의 진짜 살과 피라는 것을 깨달았고, 시간이 가도 그 놀라움은 줄어들지 않았다.[4]

또 한 사람은 이렇게 말한다.

나는 충격을 받아 말문이 막혔습니다. 그리곤 그 자리에 멍하니 앉아서 내 접시만 노려보았지요. 내가 먹고 있는 게 젠장할 칠면조였던 겁니다! 난 그걸 믿을 수가 없었지요! 그것은, 바로 내 앞에 놓여 있는 그것은, 덩굴월귤과 소스 따위의 온갖 나부랭이들로 위장한 칠면조 다리였습니다! 그 좋은 추수감사절 날, 칠면조는 무엇에 감사를 드려야 했을까요?"

정육 사업의 성패는 우리가 게걸스럽게 먹고 있는 게 실상 더도 덜도 아닌 죽은 짐승들의 시체일 뿐이라는 불쾌한 자각을 억제하느냐 않느냐에 달려 있다. 그래서 짐승들의 새끼 양이나 송아지의 내장이 "달콤한 빵(sweetbread)" 같은 순화된 이름을 갖게 되었고, 그것이 사실은 돼지 불알이라는 것을 알고 나면 그렇게 매력을 느끼지 않았을 고기가 "로키 마운틴 굴(Rocky Mountain Oyster)"이라는 이름으로 불리곤 한다.

우리 언어가 부정의 도구로 사용되고 있는 셈이다. 우리는 죽은 소의 시체를 보고는 "소고기 조각(side of beef)"이라고 부르고 죽은 돼지의 시체를 보고는 "햄"이나 "포크"라고 부른다. 이처럼 우리는 모든 것을 동물의 관점에서 보지 않도록, 심지어는 동물의 존재 자체를 인정하지 않는 관점에서 보도록 체계적인 훈련을 받아온 것이다.

《톨스토이: 내 아버지의 생애》를 쓴 알렉산드라 톨스토이는 이 책에서, 고모가 식사를 하러 왔을 때, 아버지인 톨스토이가 식탁의 진실에 등을 돌려온 고모 앞에서 어떻게 억압의 거품을 걷어내주었는지를 이야기한다.

고모는 먹는 걸 좋아했는데, 어느 날 야채 일색의 식탁을 보고는 크게 화를 냈다. 자기는 이런 허접쓰레기 같은 건 못 먹겠으니 고기와 닭을 달라고 요구했던 것이다. 다음 번에 식사를 하러 온 고모는 자기 의자에 매여 있는 살아 있는 닭과 자기 접시에 놓인 큰 칼을 보고는 눈이 휘둥그래져서, "이게 뭐야?" 하고 물었다.

"닭을 달랬잖아." 아버지가 가까스로 웃음을 참으며 대답했다. "우린 아무도 그걸 죽일 생각이 없거든. 그래서 직접 하라고 두루 준비해둔 거야."

아마도 그 고모는 자신이 먹고 싶은 동물을 직접 죽여야 한다는 생각에 등골이 오싹해졌을 것이다. 대부분의 사람들처럼, 그녀 역시 고기가 실제로 어디서 나오는지를 상기하는 게 그리 달가울 리 없을 테니 말이다. 이처럼 우리들 대부분은 동물의 살은 먹고 싶어하면서도 동물의 피를 직접 보는 건 싫어한다. 자신을 살해자가 아니라 단순한 소비자로 여기고 싶어하는 것이다.

그 모든 것이 지극히 단순하다.

1. 그 쇼 전체가 일종의 제스처 게임이다. 그것은 억압과 거짓에 근거한 일종의 게임이다.
2. 그 게임에서 자각은 정육업측에 불리하다.
3. 양심도 정육업에게는 나쁘다.
4. 생명에 대한 감수성 역시 정육업에게는 불리한 요소다.
5. 그러나 그 게임에서 부정(否定)은 정육업계에 필요불가결한 요소다.

위대한 미국의 스테이크 신앙

매일 아침 북아메리카를 가로지르며 태양이 떠오르면 도살의 물결이 시작된다. 미국에서는 날마다 900만 마리의 닭과 칠면조, 돼지, 송아지와 소가 사람 손에서 죽음을 맞는다. 여러분이 점심 먹는 동안 죽임을 당하는 동물의 수만도 샌프란시스코의 전 인구와 맞먹는다.

우리의 "문명화"된 도시에서 자행되는 죄 없는 동물들의 도살은 단지 수용된 습관으로만이 아니라 확립된 의식으로까지 자리잡고 있는 셈이다.

우리는 우리 자신을 살코기 먹는 이교도(異敎徒)로 여기지 않지만, 우리에게는 이교도의 온갖 흔적들이 덕지덕지 붙어 있다. 사실 우리들 대다수는 다른 식사 유형의 선택을 고려하는 것조차 두려워한다. 집단의 보호막을 떠나는 걸 두려워하는 우리는 동물성 단백질이라는 신이 그렇게 완전하진 않다는 사실이 드러날 조짐이라도 보일라치면, 행여 그것이 산산조각나지나 않을까 전전긍긍한다. 위대한 스테이크 신앙의 신도들인 우리는 자신의 가족이나 친구가 조금이라도 자각의 조짐을 보이면 무척 염려스러워한다. 어머니들이 자기 아들딸이 담배 피우는 것보다 채식가가 되는 걸 더 걱정할 정도로 말이다.

이처럼 고기에 대한 우리 태도에는 뿌리 깊은 인이 박혀 있다. 우리는 우리의 건강이 고기를 먹는 데 달려 있다고 믿도록 워낙 철저히 교육받아온 탓에, 우리의 사회적 신분 또한 우리가 먹은 고기의 양과 횟수에 따라 정해지는 것으로 믿고 있다. 그래서 고기를 먹지 않는 건 그 사람이 고기 살 여유가 없기 때문이란 생각이 무의식 속에 깔려 있는 것이다. 고기를 자신들의 남성다움과 연관지어온 남자들은 자신들의 성적 능력과 생식력이 고기를 먹는 데 달려 있다고 믿고 있다. 여자들 역시 대다수가 "좋은 여자"는 자기 남자에게 고기를 먹이는 법이라고 배워왔다.

이처럼 우리 문화는 온갖 방식을 다 동원해서 우리에게 고기 먹을 필요성을 역설하면서도, 또 한편에서는 정육 생산의 기본 실태에 대해서는 철저한 은폐로 일관하고 있다. 워낙 철저하게 교화된 우리는 그것이 이제 우리가 헤엄치는 바다가 되었다는 사실조차 자각하지 못하고 있다. 우리는 우리의 언어가 완곡한 어휘와 상투적인 문구에 얼마나 많이 오염되었고, 우리가 공유하는 경험이 억압으로 얼마나 많이 약화되었으며, 우리의 상식이 얼마나 무지로 왜곡되었는지 자각하지 못한다. 말하자면 우리는 자각이 문지방조차 넘어서지 못하는 관점의 포로가 되어 있는 셈이다.

진실

자신이 먹는 짐승들을 자기 손으로 직접 죽여야 한다면 채식주의자들의 수가 천문학적으로 늘어날 거란 이야기는 우리가 농담 삼아 간혹 하는 이야기의 하나다. 하지만 식육 산업은 우리 생각이 그런

쪽으로 가지 못하게 하기 위해서, 우리 마음에서 그 문제를 지우기 위해 필요한 모든 일을 다 하는 데 결코 주저하지 않는다.

그 결과, 오늘날 우리들 대부분은 도살장에 대해 아는 게 거의 없다. 설사 이따금 도살장에 생각이 미치더라도, 우리가 상상할 수 있는 건 신속하고도 고통 없이 죽음을 맞는 동물들일 것이다.

하지만 유감스럽게도, 실상은 그렇지 않다. 불행하게도, 우리가 상상하는 도살장의 이미지와 실태의 차이는 우리들 대부분이 아직까지 갖고 있는 농가 안뜰의 이미지와 공장식 사육장의 실태가 다른 것과 똑같다.

그러나 우리를 위해 실제로 동물들을 죽이는 사람들은 그 실상이 어떤지 적나라하게 안다. 그들은 일을 마치고 퇴근 카드에 시간을 찍은 뒤, 피투성이의 옷을 갈아입고 집으로 간다. 그러나 도살장의 어두운 그림자는 그들 집까지 따라간다.

요이니 메이어는 도살장 일꾼이 된 지 겨우 석 달밖에 안됐지만, 시간이 마치 끝없이 늘어나는 것만 같았다. 그는 자신이 피와 림프액에 흠뻑 젖어 지내는 느낌이었다. 그의 귀에는 암탉들이 꽥꽥거리는 소리와 수탉들이 울부짖는 소리, 거위들이 꽥꽥거리는 소리, 소와 송아지들의 울음소리, 양들이 매에 거리는 소리, 그리고 퍼덕거리는 날개 소리와 쿵쿵거리는 발굽 소리가 늘 붙어 다닌다. 그 짐승들의 몸뚱어리는 어떤 정당화나 변명도 듣기를 거부한다. 몸뚱어리 하나하나마다가 자기 식대로 저항하고 도망치려고 발버둥치는 모습이 마치 마지막 순간까지 창조주와 다툼을 벌이는 지옥을 방불케 한다.[5]

221

도살장의 완곡한 명칭인 "정육 포장공장"은 유쾌한 작업 환경과는 거리가 멀다. 죽음과 죽임으로 둘러싸여 있다는 것 자체가 사람에게 믿을 수 없을 만큼 무거운 짐을 지우는 것이다.

도살장 일꾼들의 이직율은 전국의 모든 직종 중에서 가장 높다.[6] 한 예로, 캔자스 도지시티의 엑셀 사 공장은 1980년에 달마다 43%의 이직율을 보였다. 총 500명의 일꾼이 2달 반마다 완전히 바뀌는 셈이다.[7]

도살장을 묘사하기가 특히 더 어려운 건, 우리가 그것에 대해서 전혀 생각하지 말도록 조직적으로 교육받아왔기 때문이다. 여러분은 아마도 그 도살장들 가운데 단 하나의 위치도 모를 것이다. 우리 머리에서 그 존재 자체가 지워 없어진 것이다. 그러나 나는 그곳이 월트 디즈니사에서 절대 영화로 만들고 싶어하지 않을 그런 장소라는 것만은 말해줄 수 있다. 한 작가는 그 곳을 지칭해 이렇게 말했다.

…… 욕지기 나는 냄새와 피 웅덩이, 공포에 찬 동물들의 비명소리로 가득한 지옥.

도살장의 분위기에서는 누구라도 금세 불편함을 느끼기 마련이다. 정육업자 자신들조차 자기 휴가를 그딴 곳에서 보낼 생각은 추호도 없을 만큼 말이다. 한 정육업자는 전형적인 한 정육 포장공장의 분위기를 이렇게 묘사했다.

귀를 멍하게 하는 세척용 고압 증기의 불쾌한 소음과 동물의 몸뚱어리가 도살 라인으로 내려올 때 쇠와 쇠가 맞부딪치는 소리, 짐승 가죽과 수지(獸脂) 제거기의 끽끽대는 소리, 도살실 바닥에서 소의 몸통을 갈라 소고기 반쪽을 만드는 데 쓰는 동력 사슬 톱의 떨그럭거리는 소리들을 잠재워주는 것이 이어폰 모양의 소음기다.

도살실 안은 발굽과 머리와 꼬리가 날아간 채, 머리 위 트랙에 대롱대롱 매달려 갖가지 공정과정을 맡고 있는 도살장 일꾼들의 작업대 위를 갈짓자로 천천히 지나가는 껍질 벗긴 짐승들로 그득하다. ……

동물들의 목을 가르면…… 입 밖으로 혀가 축 늘어져 나오고…… 갈고리로 아무렇게나 뒷다리 힘줄을 쿡 찍어 머리 위 트랙에다 달아매면, 트랙이 그것들을 세탁소 동력 그물 선반의 옷자루처럼 도살실 안 여기저기로 실어나르는 것이다. 일단 피를 뽑은 발굽은 커다란 유압식 집게로 떼내어진다. 그런 다음 목을 자르고, 껍질을 벗기고…… 마지막으로 내장을 빼낸다.[8]

이런 참상의 와중에서, 피 튀긴 흰 코트를 입고 헬멧을 쓴 일꾼들이 쉴새없이 움직이며, 전기 절단기로 소의 다리를 자르고, 쌔앵 하는 나이프로 가죽을 벗기고, 섬뜩한 칼날로 배를 갈라 창자를 빼낸다. 바닥은 동물들의 기름으로 미끌미끌하고, 주위는 온통 역한 냄새로 진동한다.

짐작하겠지만 이곳은 일하기에 정말 힘든 환경이다. 미국 노동부 통계에 따르면, 정육 포장공장의 재해율은 전국의 어느 직종보다도 높다. 해마다 30%가 넘는 정육포장 노동자들이 치료를 요하는 업

무상의 재해를 입고 있는 실정이다.[9]

이것이 여러분이 디즈니랜드에서 보는 그 모든 풍경에서 서너 걸음만 더 안으로 들어가면 직면하지 않을 수 없는 우리 문화의 현실이다.

우리가 이러는 건 모두 여러분을 위해서다

그러나 도살장의 환경이 아무리 일꾼들에게 이상적인 환경이 아니라 할지라도, 그곳에 끌려온 몇 억 마리의 공포에 질린 송아지와 돼지, 닭, 소들의 처지에 비하면 그것은 천국과 지옥의 차이라 해도 과언이 아닐 것이다.

도살장에 도착할 때쯤이면, 동물들은 거의 모두가 지치고 병들고 굶주린 상태가 된다. 도살장에 실려오는 동물들에게는 음식이나 물, 여타 여행 중에 필요한 어떤 관심도 주어지지 않기 때문이다. 그리고 도착해서도 먹이를 주지 않는다. 먹이를 주어봤자 시장에 내다 팔 수 있는 살코기로 바뀌지 않기 때문이다.

나는 그런 상황에서도 대다수 일꾼들은 최대한 자비를 베풀려 애쓰리라고 믿는다. 그러나 극심한 압력을 받으며 바쁘게 일해야 하는 그들은 작업환경의 특성상 그들이 감당할 수 있는 범위를 넘어서는 스트레스를 받는다. 끊임없이 이어지는, 도살되는 동물들의 필사적인 울부짖음을 계속 당연하게 여기려면 엄청난 내적 에너지가 소모되지 않을 수 없는 것이다. 그래서 그들은 자신들의 좌절감을 풀 수 있는 유일한 대상인 동물들에게 그 스트레스를 쏟아붓게 된다. 동물들을 몰고가는 것을 업으로 하는 사람들을 가리켜 "채찍꾼"이라고 부르는데, 이것은 동물을 다루는 그들의 방식이 언제나 동정적이진 않음을 정확하게 표현해주는 용어라 할 것이다. 업계의 한 대변인은 종종 일어나는 불쾌한 일의 책임을 동물들의 탓으로 회피해버린다.

> 돼지는…… 느릿느릿 움직이는 데다 고집이 세다. 이런 성질이 돼지를 다루는 사람들로 하여금 종종 장화 끝이나, 가까이 있는 막대기, 심지어는 돌이나 콘크리트 조각 따위를 써서 예기치 않은 폭력을 행사하게 만들곤 하는 것이다.[10]

돼지는 시키는 대로 하지 않기 때문에 폭력을 "유발"한다고 비난받는다. 그러나 돼지가 하라는 대로 따르지 않는 데는 다 이유가 있다. 다른 동물들도 마찬가지지만, 돼지는 사람보다 환경을 더 민감하게 느끼기에, 자신들을 기다리고 있는 심각한 위험을 감지할 수 있다. 업계에서는 동물들이 "고집이 세다"고 말하지만, 사실은 자기 삶 앞에 밀어닥친 공포에 떨고 있을 뿐이다.

공허한 말들

아마 여러분 중에는, 동물들이 죽을 때 불필요한 고통을 겪지 않게 하려는 어떤 노력이 행해지고 있지 않겠는가라고 생각하는 사람들이 많을 것이다. 나도 그렇게 생각했다. 그러나 불행히도 내 생각은 틀렸다.

다음은 "인도적인 도살에 관한 연방법"의 한 구절이다.

따라서 가축의 도살과 도살 과정에 있는 가축을 다룰 때는 오로지 인도적인 방법으로만 행해야 한다는 것을 미국의 정책으로 선포한다.

참 아름다운 정신이지만, 연방법이 이 찬탄할 만한 목표를 달성하는 데는 턱없이 부족한 것이 지금 실정이다. 우리는 지금 기술면에서 동물들을 살해하기 전에 무의식 상태로 만들 수 있는 수단, 동물들이 겪을 수밖에 없는 고통을 크게 줄일 수 있는 여러 방안들을 가지고 있다. 그러나 문제는 그런 방안들이 실행되지도 않는 경우가 허다하다는 데 있다. 송아지들은 여전히 자기 어미들이 눈 앞에서 지켜보는 가운데 도살되는 경우가 빈번하고, 닭들은 상자 속에 쟁여진 채로 자기 형제들이 도살되는 광경을 지켜봐야 한다. 이 모든 일들이 끔찍스러울 정도의 냉담함과 동물의 감정에 대한 철저한 무시 속에서 처리되는 것이다.

"인도적인 도살에 관한 연방법"은 듣기에는 그럴싸하지만, 실제로는 빠져나갈 구멍이 숭숭 뚫려 있는 그물망과 흡사하게 사실상 아무 의미도 없다. 전국의 도살장 가운데 10%도 채 안 되는 수만이 연방법에 따른 검사를 받고 있는 데다, 법을 준수하여 가이드라인을 따르는 도살장은 그중에서도 극소수에 지나지 않는다. 게다가 닭, 칠면조, 오리, 거위는 법으로 정한 보호동물 범주에도 포함되지 않기에, 법을 적용받는 몇 안 되는 도살장에서조차도 전혀 보호받지 못한다.

오늘날의 대다수 도살장은 연방법에 상관없이 어떤 도살 방법이든 자신들이 택하는 방법을 합법적으로 사용할 수 있다. 동물들에게 사소한 관심이라도 기울여야 할 의무 따위는 전혀 없다. 이윤만이 유일한 동기인 상황에서, 그 결과는 여러분도 짐작하겠지만, 이 불쌍한 동물들에게 결코 행복한 것일 리 없다.

공장식 사육장의 정책을 결정하는 것과 똑같은 태도, 즉 동물들에 대한 연민과는 거리가 먼 태도가 도살장에서도 그대로 관철되고 있는 것이다. 앞서 가는 양계업자 가운데 한 사람이 업계 전문지 〈가금의 세계〉에 자신이 하는 일의 밑바탕에 깔려 있는 철학을 개진한 적이 있다.

> 내가 이 사업을 하는 건 돈을 벌기 위해서입니다. 이런 저런 일을 하는 것이 내게 돈벌이가 된다면, 난 그 일을 합니다. 나로서는, 이 말 외에는 달리 할 말이 없습니다.[11]

업계에서는 가장 저렴한 비용으로 동물을 죽일 수 있는 방법을 선택한다. 그들이 일부러 잔인하고 가학적인 방법을 선택하는 것은 아니란 뜻이다. 어차피 일은 그런 식으로 결정되는 법이다.

비근한 예로, "범인 생포용 권총"은 소나 돼지 같은 동물들을 도살하기 전에 기절시킬 수 있는 매우 효과적인 방법 중 하나다. 그러나 불행히도 많은 도살장에서 권총 사용에 드는 비용이 그것의 사용을 가로막는다고 한다. 이쯤 되면, 여러분도 동물들의 의식이 생생하게 살아 있는 상태에서 그들을 죽이면 얼마나 많은 돈을 절약할 수 있는지 궁금할 것이다. 사실 그것은 업계의 냉담함에 어느 정도 익숙해진 나로서도 거의 기절초풍할 정도로 놀라운 액수였다. 너무 많아서가 아니라, 동물 한 마리당 단돈 1페니에 불과할 만큼 적은 액수라는 점에서 말이다.[12]

율법 음식이 율법에 맞지 않을 때

"의식에 따른 도살"이니 "유대 율법에 따른 도살"이니 하는 말을 들으면, 여러분은 이 말이 좀더 나은 종류의 도살을 일컫는 것이라고 생각할지 모른다. 내가 그랬듯이, 여러분도 그런 행동은 동물의 존엄성에 대한 존중과 동물의 고통을 최소한으로 줄이려는 배려라고 생각하거나, 어쨌든 도살장에서의 일상화된 죽음보다는 좀더 자애로운 방법이리라고 생각할 것이다.

물론, 도살에 관한 이런 율법이 입안될 당시의 본래 목적이었고, 따라서 그 기준도 아마 당시 채택할 수 있는 도살 방법 중에서 가장 인도적이고 위생적이었으리란 데는 의심의 여지가 없다. 그러나 오늘날에는 그 당시의 방법으로 동물들을 죽이는 것이 오히려 이 법의 본래 의도와 정반대되는 결과를 낳고 있다.

유태교와 이슬람교 음식에 관한 정통 법률에서는, "건강하지 않거나 움직이지 않는" 동물들에게서 고기를 취하는 걸 금한다. 오늘날의 종교적 통설에 따르면, 이것의 의미는 죽이기 전에 기절하지 않은 동물들로부터 나온 고기만이 적법한 고기라는 것이다. 말하자면 동물들은 살해될 때 의식이 생생해야만 한다. 게다가 적법하다는 승인 도장을 얻기 위해서는 특별한 방식으로 길다랗게 목이 갈라져야만 한다. 그렇다면 적법한 도살에 대한 이런 해석이 낳는 현실은 어떤 것일까? 율법이란 미명하에 자행되는 가장 잔혹하고 고통스런 유형의 도살이 바로 그것이다.

그런 데다가 1906년의 "깨끗한 식품의약법"은 위생상의 이유로, 도살되는 동물을 앞서 도살된 동물의 피에 빠뜨리면 안 된다고 규정하고 있다. 이 규정이 현실에서 뜻하는 바는 동물들을 바닥에 뉘인 채로가 아니라 컨베이어 벨트에 걸어놓고 죽이는 것으로 구현된다. 이미 무의식 상태에 빠져 있는 동물들이라면 최후의 일격을 가하기 전에 거꾸로 매달린다고 해서 크게 고통스러울 것도 없다. 그러나 이들이 유대 율법 규정이 요구하는 대로 살해될 때, 즉 의식이 살아 있고 특별한 방식으로 목을 잘려 살해될 때에는 엄청난 가외의 고통을 겪지 않을 수 없다.

> 미국에서 의식에 따라 도살되는 동물들은 뒷다리가 묶여 공중에 들어올려진 다음 도살꾼이 목을 따기 전에 2~5분 동안—간혹 '도축 라인'에서 무슨 문제가 발생할 경우에는 그보다 훨씬 더 오랫동안—의식이 생생한 채로 컨베이어 벨트에 거꾸로 매달려 있게 된다.[13]

이 불쌍한 동물들이 어떤 고통을 겪는지 우리로서는 상상하기도 힘들다. 이미 완전히 탈진한 상태로 공포에 질린 소들은 무거운 쇠사슬이 뒷다리 중 하나를 꼭 죄고 있는 탓에, 다리에 극심한 경련을 일으키며 한 다리로 공중에 매달려 있게 된다. 어디서도 찾아볼 수 없을 만큼 온순한 천성을 가진 짐승이 소라지만, 이 순하기 이를 데 없는 동물로서도 이런 상태는 견디기 힘들다. 소들은 히스테리를 일으킨다.

> 관절이 찢어지고 가끔은 다리까지 부러진 이 동물은 거꾸로 매달린 채 고통과 공포로 미친 듯이 몸부림친다. 따라서 도살꾼이 종교법에서 규정한 대로 일격에 짐승을 죽이려면 소의 목을 꽉 움켜쥐거나 콧구멍에 쇠를 쑤셔 박아야만 한다.[14]

유대 율법에 맞는 죽음은 이렇듯 실제 적용 과정에서는 율법의 본의를 소름 끼치게 왜곡하는 과정이 되고 말았다. 그 형식적인 교리 때문에 동물들은 마지막 순간까지 마치 고문당하는 사람 같은 형국에 처해서 죽어가야 하는 것이다.

혹시 여러분 중에 오늘날에는 "유대 율법에 맞는 식품"을 먹는 사람이 별로 없기 때문에 동물들 중 극소수만이 이런 "율법에 따라" 살해되지 않겠느냐고 생각할 사람이 있을지 모르겠다. 설사 그게 더 나은 걸로 오해하고서 율법에 맞는 음식을 찾는 비종교인들을 포함시키더라도 그 수는 여전히 소수에 불과하지 않겠느냐고 하면서. 덧붙여, 그렇다면 "율법에 맞다"는 표시가 없는 고기를 사 먹으면, 그 고기는 이런 식으로 살해되지 않았을 테니 괜찮지 않겠느냐고 생각하면서.

하지만 유감스럽게도 여러분의 예상은 빗나갔다.

알다시피, 고기가 정통 랍비에 의해 율법에 맞는 것으로 승인 받으려면, 도축될 때 의식이 있어야 하거나 특정 방식대로 목이 갈라지는 것만으로는 충분치 않다. 율법을 따르는 유태인은 동물의 피를 먹는 것도 금지되어 있으므로, 율법에 맞는 고기가 되려면 정맥과 동맥이 모두 제거돼야만 한다. 그러나 소의 여러 부위에서 혈관을 모두 제거하려면 비용이 많이 든다. 그래서 정육업자들은 저렴한 비용으로 혈관 제거가 가능한 부위에서만 동물들의 혈관을 제거함으로써 이 난제를 해결했다. 따라서 동물이 비록 율법에 따라 살해되었다고 해도, 그런 부위만이 율법에 맞는 고기로 팔린다. 바꿔 말하면, 많은 고기가 남겨진다는 얘기다. 이것은 우리가 슈퍼마켓에서 사거나 식당에서 먹는 고기 중 많은 양이, 비록 율법에 맞다는 표시가 되어 있지 않더라도, 실제로는 율법 규정에 따라 공중에 매달려 도살된 동물에게서 나온 것임을 뜻한다. 한 전문가는 이렇게 말한다.

뉴저지에서—이곳의 도살장에서는 자기네 주뿐만 아니라 뉴욕시에도 고기를 공급한다— 도살되는 동물 중 90% 이상이 율법에 따른 방법으로 도살되는 것으로 추산되고 있다.[15]

또다른 보고서에서는 이렇게 말한다.

미국의 살코기 가운데 율법에 맞는 고기로 팔리는 것은 5% 미만이지만, 율법에 따라 도살되는 것은 전체 동물의 50% 가량이다.[16]

현재 정통 유태교도들 사이에서는 동물들을 인도적인 방법으로 죽이는 것을 율법에 맞는 것으로 간주할 것이냐 아니냐에 대한 논란이 일고 있다. 어쨌든 스웨덴에서는 정통 랍비가 동물들을 도살하기 전에 기절시키는 것을 용인하기에 이르렀다. 나는 미국의 랍비들도 그런 선례를 따라갈 것으로 예상하고 싶다.

장난이 아니다

유대 율법에 맞는 절차가 잔인성에서 한 발 앞서긴 하지만, 아무리 최상의 조건에서도 도살이 바닷가로 소풍 가는 일처럼 유쾌한 일이 되는 경우는 절대 없다. 옛날에는 도살의 대부분이 그 짐승이 살던 농장에서 행해졌다. 동물들은 요즘처럼 며칠씩 걸리는 여행으로 굶주리거나 탈진하거나 정신이 혼미해지지도 않았고, 자기 차례를 기다리면서 몇천 마리의 동료들이 살해되는 냄새를 맡거나 소리를 들을 일도 없었다. 그리고 그 일을 하는 사람들도 대체로 동물들의 고통을 최소화하려고 했다. 그래도 그것은 괴로운 일이었다.

내가 본 바로는, 우리 농장 주인이 가장 불쾌해하던 날이 돼지 다섯 마리를 잡던, 바로 그 날이었다. 그가 돼지 한 마리의 뇌가 아니라 코에다 한 방을 쏘자, 녀석이 비명을 지르며 우리를 뛰어다니는 것이 마치 울부짖는 것 같았다. 녀석의 동작을 멈추게하는 데 총알 2개가 더 들었다. 맘씨 좋은 주인은 일을 끝낸 뒤 몸을 떨며 내게 말했다. "난 이게 싫어. 녀석들에게 고통을 주는 게 싫다구. 젠장 돼지는 깨끗하게 죽이기가 정말 힘들어."[17]

동물들이 죽임을 당하는 걸 보면 볼수록, 나는 맥도날드 사가 어린이들에게 햄버거는 자그만 햄버거 밭에서 자란다고 말하는 이유를 더욱 잘 이해할 수 있게 되었다. 또 현명하다는 사람들조차 이 부분에 대해서만은 "동물들에게 일어나는 일을 나한테 말하지 말아요. 밥맛 떨어지니까"라고 말할 만큼 억압의 그물이 두텁게 쳐져 있는 이유도 알게 되었다.

그리고 나는 도살장에서 벌어지는 일들을 알면 알수록, 그곳들을 일부러 우리의 시야에서 가리는 이유, 노동자들이 그곳의 실상을 언론에 이야기하는 것을 엄격하게 금지당하는 이유를 더욱 잘 이해하게 되었고, 정육업계에서 그렇게 많은 돈을 들여 우리 아이들에게 고기에 관한 솜사탕 같은 이야기를 전파하는 이유도 알 수 있었다.

동물들은 사탕발림한 거짓말 속의 이야기처럼 자기네 생명을 우리에게 "주는" 게 아니다. 그게 아니라 우리가 그들의 생명을 빼앗는 것이다. 그리고 우리가 그런 입장에 처한다면 우리 역시 그러할 것처럼, 그들도 마지막 순간까지 싸우고 투쟁한다. 우리가 그 생명을 빼앗는, 붙임성 있고 영리한 돼지는 자신의 죽음을 베이컨 생산에 필수적인 한 단계로 고분고분 받아들이지 않는다. 자기가 오스카 메이어 사의 비엔나 소시지가 되는 길목에 있는 것이 얼마나 행복한가를 노래하며, 도살당할 차례가 오기를 줄서서 기다리는 일 같은 건 절대 없다는 이야기다. 닭들 역시 우리가 자기네 다리를 얼마나 좋아하는지를 춤추고 노래하면서 자기를 죽일 칼에 다투어 달려들지 않으며, 온유하고 끈기 있는 소도 칼 앞에 순순히 항복하지 않는다. 오히려 팽팽하게 당겨진 탓에 한쪽 다리가 부러져나간 채, 거꾸로 매달려서도, 온 힘을 다해 몸을 비틀고 큰 소리로 울부짖는다.

시인 딜런 토머스는 우리에게 "어두운 밤 속으로 순순히 들어가지 말라"고 충고한 적이 있다. 우리가 날이면 날마다 조직적으로 목숨을 빼앗는 몇백만의 동물들은 그의 말뜻을 이해했을 것이다. 그들은 순순히 가지 않는다. 그들은 발로 차고, 비명과 고함으로 항의하며, 자신의 삶을 구하기 위해 싸우고, 마지막 순간까지 구해달라고 소리친다. 어딘가에 있는 누군가가 자신의 외침을 들어주길 간절히 기원하며.

그들의 목소리를 듣다

물론 오늘날의 도살장 책임자들은 이런 것들 때문에 심란해지거나 하지 않는다. 그들은 전문가다. 그들에게는 이 모든 게 일상적인 일이다. 그들은 부정의 그물 속에 너무나 깊이 갇혀 있어서, 죄 없는 몇백만의 동물들이 냉혹하게 도살되는 일이 벌어지는 자신의 일터에 별 생각 없이 출퇴근한다. 그들을 만나보면서, 나는 한나 아렌트가 나치스 당원들의 심리를 연구할 때 본 그것을 보았다. 그들은 끔찍한 잔혹행위를 아무렇지도 않게 저지른 다음, 집으로 돌아가 지극히 평범한 한 사람의 아버지로서 자기 아이들하고 놀았다. 그녀는 그것을 "악의 평범성(banality of evil)"이라 불렀다.

나는 한 책임자에게 도살 행위가 그를 괴롭히지는 않느냐고 물어보았다. "아뇨. 간혹 신참 중에 문제가 있는 친구가 있기도 하지만, 나는 그들에게 이건 원래 그런 거라고 말해줍니다. 자연스런 거라고요"

나는 이 사람과 특별히 논쟁을 벌이고 싶은 생각이 없었지만, 그렇다고 그의 말을 그냥 흘려버릴 수도 없었다. 그래서 나는 손을 들어 도살실 안의 기계들과 컨베이어 벨트를 가리키며 "이것이 자연스런 거라면, 신이여 우리를 도우소서"라는 투로 슬프게 고개를 내저었다.

"무슨 문제가 있습니까?" 그가 조금도 친절하지 않은 투로 묻는 품이, 만일 그렇다면 오히려 내 쪽이 성격상 심각한 결함을 가지고 있음을 암시하는 것 같았다.

그렇게 심한 부정의 얼굴을 들여다보고 있자니, 내 가슴이 무거워졌다. 내가 더 이상 무슨 말을 할 수 있었겠는가?

그러고 난 뒤, 나는 내 차로 가서 울었다. 내 눈물은 단지 짐승들만을 위한 것이 아니었다. 자비와 그토록 담을 쌓아온 우리 불쌍한 인간들을 위한 것이기도 했다.

부정(否定)을 넘어서

억압의 껍데기를 깨뜨리는 건 고통스럽다. 이 불쌍한 짐승들이 겪는 고통을 보려면 용기가 있어야 한다. 사람들이 얼마나 무감각해질 수 있는지를 보는 것 자체가 고통이다. 또 실상도 모르면서 그런 시스템의 산물을 먹는 우리 자신의 모습을 보는 건 절망스러운 일일 수 있다. 이 때문에 눈을 크게 떠 그런 비극을 마주하고, 우리 가슴을 활짝 열어 저 깊은 곳에 있는 인간적 반응을 느끼려면 용기가 있어야 한다.

오늘날의 동물들에게 가해지고 있는 일들을 알게 되었을 때 우리에게서 우러나는 감정은, 우리에게 아직 희망이 있고 우리 정신이 완전히 마비되진 않았다는 증거이지, 나약함의 징표가 아니다. 무관심과 부정이 당연시되는 문화 속에서 살아가는 우리는 자신이 느끼는 고뇌를 나약함과 무력감과 성격상의 장애로 여기고 겁먹을지도 모른다. 그러나 실제로 일어나는 일들에서 우리가 느끼는 고뇌는 생생하고 정당하며 건강한 것이다. 그것은 우리가 미친 짓을 끝장내는 데 헌신하라고 말해주는 우리 인간성의 한 척도이다.

우리가 느끼는 고통은 우리만의 고통이 아니다. 개인의 필요와 욕구에 관련된 감정만을 진지하게 여기도록 부추김 받아온 우리로서는 다른 존재를 대신해서 괴로워할 수 있다는 이야기가 이상하게 들릴 것이다. 그러나 우리는 그럴 수 있고 실제로도 그렇다. 우리는 우리가 그 상태를 아는 동물들을 대신해서 괴로워하고, 눈이 멀어서 그런 학대의 도구가 된 사람들을 대신해서 괴로워하며, 그런 비극을 계속 끌고 가는 사회를 대신해서 괴로워한다. 그리고 우리는 생명 그 자체를 대신해서 괴로워한다.

우리의 괴로움은 생명 전체와의 유대감에서 나오는 것이다. 우리는 동물들과 그들에게 고통을 주는 도구가 된 사람들과 분리될 수 없기 때문에 괴롭다. 이 동물들이 우리의 동료 피조물들이고 그런 학대를 집행하는 사람들이 우리의 동료 인간들이기 때문에 괴로운 것이다. 동물들이 그렇듯이 우리 역시 생명이라는 거대한 그물의 일부이기 때문에 괴로운 것이다.

하지만 고통을 두려워할 필요는 없다. 우리는 슬픔의 한복판에서 서로간의 연결 고리와 실천력을 찾아낼 수 있다. 우리의 힘은 우리가 모든 생명과 연결되어 있다는 데 있다. 다시 말해 우리의 힘은 저 깊은 곳에 있는 우리의 인간적 반응에 있는 것이지, 사태를 외면하는 데 있지 않다.

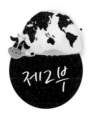

제2부

인간은 자신의 이로 자기 무덤을 파고 있다. 이 치명적인 무기는
지금까지의 어떤 무기보다 더 많은 죽음을 불러왔다.

— 토마스 모페트, **건강의 증진**, 1600. A. D.

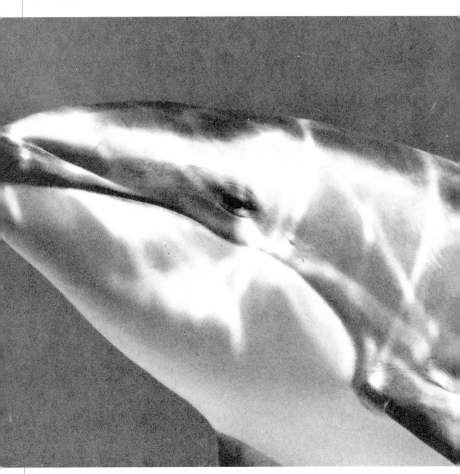

동물들은 저마다 독특한 유형의 아름다움을 지닌……

photography : Frank S. Balthis

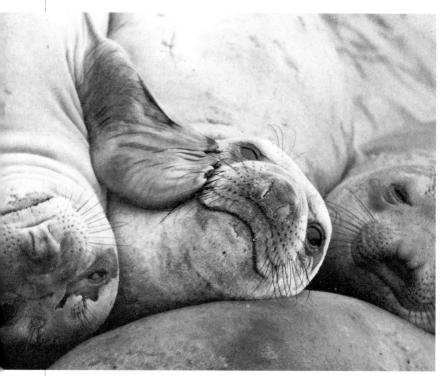

경이로운 창조물들이다……

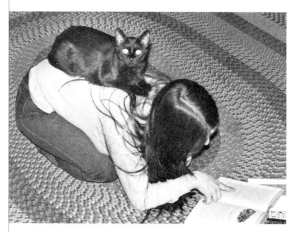

친절한 보살핌을 받을 때, 대부분의 동물들은 사람들에게 친근하게 군다……

photography: Frank S. Balthis

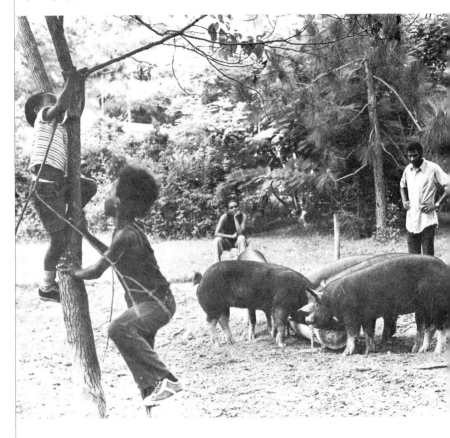

돼지도 개나 고양이처럼 우리와 친구가 될 수 있다……

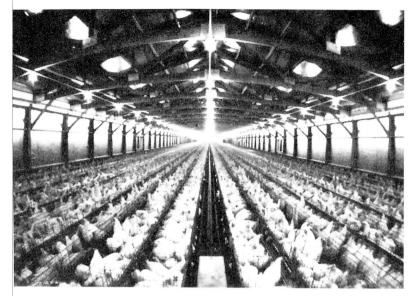

그러나 오늘날 미국에서 고기와 달걀, 유제품을 얻기 위해 기르는 동물들이……

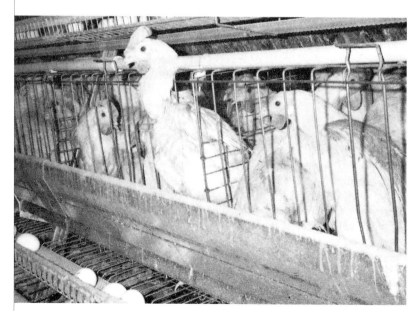

받는 대접은 단순히 비참한 정도를 넘어선다.

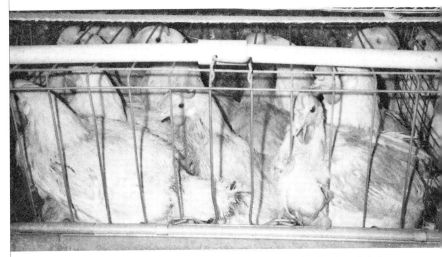

철망 닭장 속에 거의 움직일 수 없을 만큼 빽빽이 쑤셔넣어진 닭들은 결국 미쳐버리고 만다.

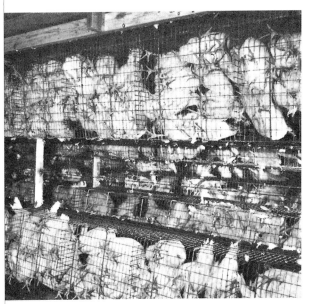

밑에서 본 이 광경은 절대 그림 엽서용이라고 할 수는 없는 것이다.

photography : Frank S. Balthis

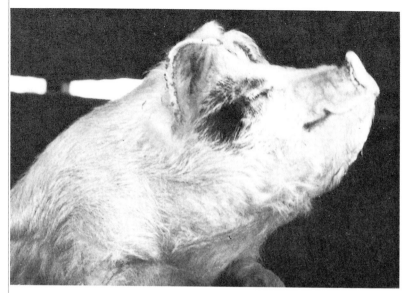

잘 대접받을 때, 돼지도 무척 기분이 좋고……

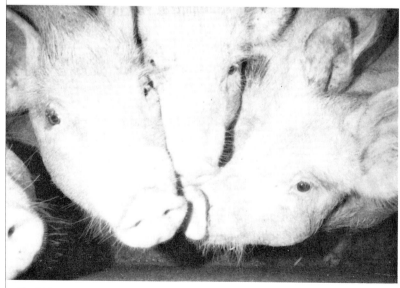

친근함을 표현할 줄 안다

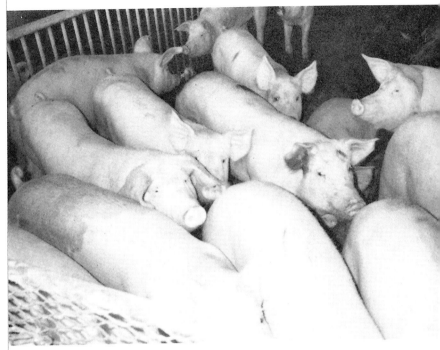

그러나 너무 빽빽이 처넣어져 미쳐가는 오늘날의 돼지들은……

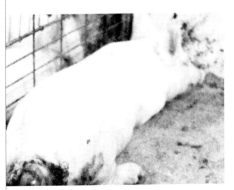

종종 서로의 꼬리와 엉덩이를 물어뜯거나, 심지어는 서로를 죽이기도 한다.

photography: Frank S. Balthis

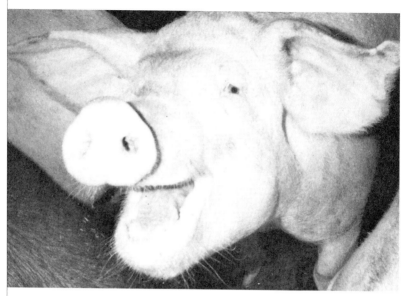

돼지가 천성적으로 얼마나 붙임성 있고 영리한 동물인지를 생각하면……

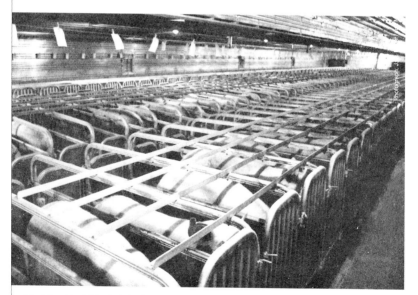

오늘날 그들이 한 마리씩 따로 떼내어져, 주차장에 늘어선 차 같은 삶을 강요당하는 걸 본다는 것은 정말로 슬픈 일이다.

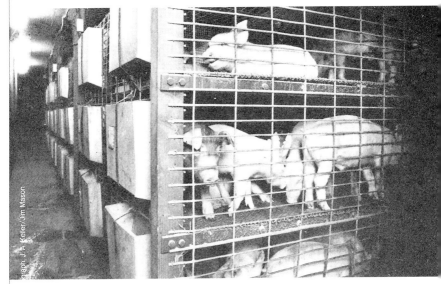

돼지들은 어릴 때부터 살아 있는 존재로 전혀 존중받지 못한 채……

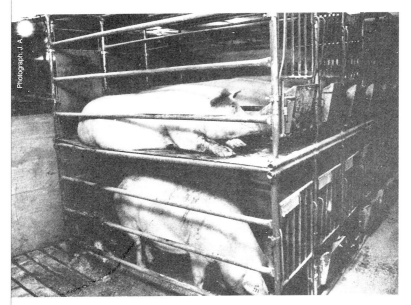

그저 상품으로만 취급된다.

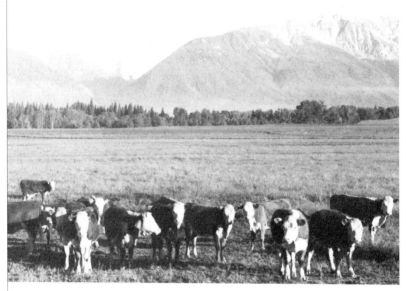

과거의 젖소는 목장에서 한가로이 풀을 뜯으며 한평생을 보냈다……

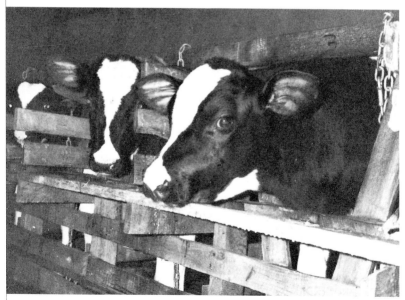

그러나 오늘날에는 더 이상 그렇지 않다.

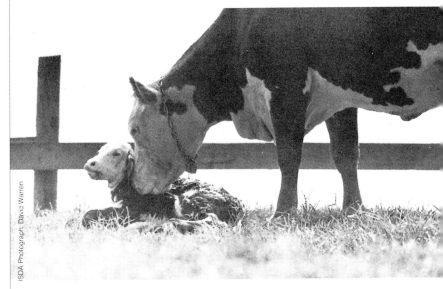

ISDA Photograph: David Warren

어미 소와 송아지 사이의 애정과 유대는……

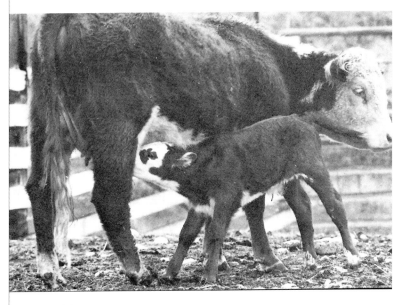

강하고 깊다.

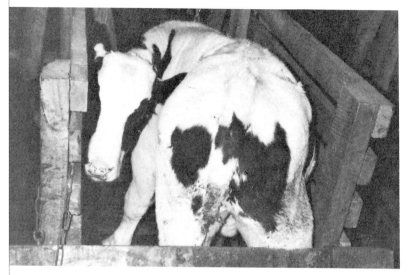

그러나 오늘날 식용 송아지는 태어나자마자 어미 소한테 떼내어져……

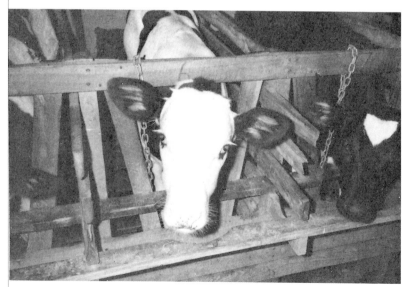

이루 말할 수 없이 비참한 상태에서 한평생을 살도록 강요당한다.

photography : Frank S. Balthis

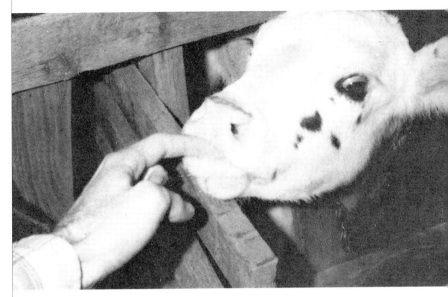

어미 소한테서 떼내어진 이 어린 송아지는 무엇이든 빨 것을 애타게 찾는다……

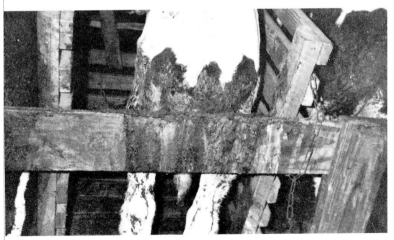

그러나 송아지에게 빠는 건 절대 용납되지 않는다. 행여 쇳조각이라도 빨아서 부족한 철분을 보충하는 날엔 그 야들야들한 송아지 고깃살을 보장할 수 없기 때문이다. 만약 개나 고양이를 오늘날의 몇백만 식용 송아지처럼 다룬다면, 그 사람은 누구를 막론하고 체포될 것이다.

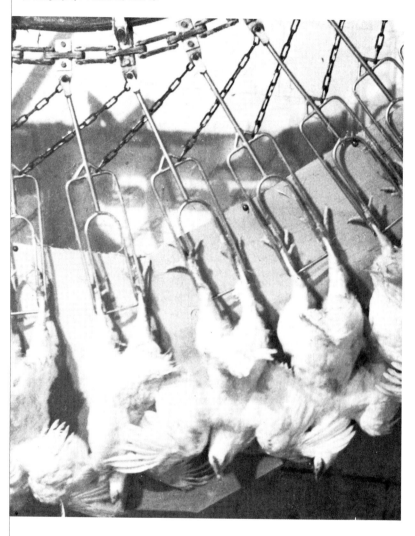

우리는 도살장에서 일어나는 일들을 외면하고 싶어한다. 우리는 햄버거가 돼지를 갈아
만든 것임을 기억해내고 싶지 않다……

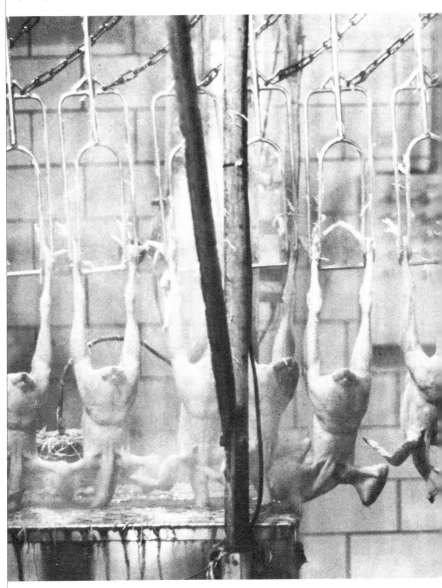

사실 개중에 닭을 야채쯤으로 여기는 듯한 사람들이 있다. 그래서 누군가가 채식가라고 말하면, 이 사람들은 이렇게 말한다. "아, 예. 그래도 닭은 먹지요?"

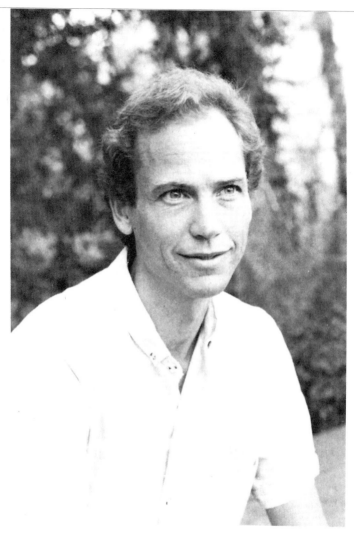

이 책의 저자. 존 로빈스는 여기서 우리의 건강과 행복, 지구에 있는 모든 생명체의 미래가 우리가 다른 생명체들에게 얼마나 연민을 갖느냐에 달려 있음을 보여준다.

식단마다 **다른 결과**

어린애처럼 사실 앞에 무릎을 꿇고 모든 선입견을
버릴 준비를 하라. 자연이 이끌어가는 혼돈이 어디든,
그 혼돈이 어떤 것이든 겸손하게 따르라.
그렇지 않으면 당신은 아무것도 배우지 못할 것이다.
— T. H. 헉슬리

공장식 사육장과 공장식 도살장
에 대한 정당화의 근거가 우리가 건강해지고 행복해지기 위해서는
그런 식품들을 필요로 한다는 데 있다는 건 두말할 필요도 없다.

하지만 과연 그럴까?

지난 2, 30년 사이 의학계에서는 우리의 식생활을 새롭게 조명하
는 대단히 중요한 혁명이 이루어져왔다. 과학자들은 다양한 식습관
이 건강에 미치는 결과를 철저히 탐구함으로써, 이제 의학사상 처

241

음으로 우리의 식품 선택과 건강 간의 상호관계를 이해하기 시작하고 있으며, 그리하여 마침내 육류를 먹는 문제의 상대적인 장단점을 놓고 대단히 명확한 지침을 부각시켜가고 있다.

지금까지의 영양학에서는 4가지 기초 식품군 중 두 개의 군을 차지하고 있는 동물성 식품을 인간의 건강 유지에 필수적인 요소로 이해해왔다. 하지만 식습관이 건강에 미치는 결과에 대한 가장 엄정하고 충실하고 사려 깊은 영양학 연구들은 이와는 전혀 다른 방향을 보여주고 있다.

가장 바람직한 식습관이 어떤 것이냐는 문제는 대다수 사람들에게 감정적인 부담을 주는 문제인 데다가, 상당수 사람들이 자신의 견해와 습관이 옳다는 믿음에 감정적으로 상당한 투자를 하고 있는지라, 나는 이후에 설명하게 될 견해들이 나나 다른 몇몇 사람의 근거 없는 의견에 불과한 것이 아니라는 점을 먼저 확실하게 강조해두고 싶다. 그것들은 〈뉴잉글랜드 의학 저널〉이나 〈영국 의학 저널〉, 〈국립 암연구소 저널〉, 〈미국 임상영양학 저널〉, 〈미국 의학협회 저널〉, 〈소아과 저널〉, 〈캐나다 의학협회 저널〉, 〈면역학 저널〉, 〈미국 소화기계질환 저널〉, 영국 의학 잡지 〈랜싯〉 같은 명망 있고 권위 있는 출판물들에 발표된, 가장 양심적인 연구 결과들이다.

물론 식품 선택말고도 건강에 영향을 미치는 요소들은 많다. 운동과 웃음이 건강에 이로운 요소라면, 흡연과 과음은 그렇지 못하고, 자신의 감정을 드러내놓고 표현하는 쪽이 감정을 억누르고 억제하는 쪽보다는 훨씬 건강에 이롭다. 그리고 무엇보다 중요한 것은 삶에 대한 긍정적인 태도이다.

마크 브론스타인의 말대로, 의심과 두려움에 떨면서 야채순과 빵을 먹는 사람보다야, 즐겁고 감사하는 마음으로 맥주와 후랑크 소시지를 먹는 사람이 십중팔구 더 건강하기 마련이다.

하지만 그렇다고 우리가 충만되고 기쁨에 찬 생활을 해나갈 수 있도록 해줄 건전한 영양학 지침이 전혀 없다는 말은 아니다. 사실 현대 영양학 연구들이 밝혀낸 사실들은 영양이 인간의 복지와 행복에 얼마나 심각하고 결정적인 영향을 미치는지를 과거 어느 때보다 더 확실하게 말해주고 있다.

담당 주치의가 있지 않은가?

아마도 당신은 가장 적합한 식단의 문제라면 당신의 주치의가 가장 믿을 만한 안내자일 것이고, 따라서 당신 건강에 중차대한 영향을 미칠 연구결과가 나왔다면, 그가 그것을 당신에게 당연히 알려주리라고 생각할 것이다. 하지만 사실 대부분의 의사들은 영양에 대해 별로 아는 게 없다. 당신 생각에는 그들이 잘 알 것 같겠지만, 실제로는 그렇지가 않다. 그건 그들의 전공분야가 아니다. 의사들은 약과 수술로 병을 치료하도록 훈련받았지, 건강한 생활과 식습관으로 병을 예방하도록 훈련받지는 않았다.

동시대 의과대학들에서 영양학 교육은 그냥 부수적인 정도가 아니다. 대개의 경우, 강좌 자체가 아예 있지를 않다. '미국 여의사 협회'의 69차 연례 모임에서 영양학면에서 자신의 훈련부족을 언급하여 청중들의 웃음을 자아낸 미첼 해리슨 박사는 이렇게 말했다.

영양학 강의는 어느 일요일 오전에 딱 한번 있었는데 그나마도 필수가 아니었죠. 나는 그 강의에 출석하지 않았기 때문에 영양학이라면 거의 문외한이에요.

전국의 125개 의과대학 중 30개 대학만이 영양학을 1학점짜리 필수과목으로 두고 있다.[1] 최근의 미 상원 조사에 따르면 미국 내과의들이 의과대학 4년 과정 내내 영양학 훈련을 받는 시간이 평균 3시간도 되지 않는다고 한다.[2] 게다가 개별 연구를 진행시켜 보거나 할 시간을 가진 의사들도 거의 없다.

내과 처치 업무는 결코 쉬운 게 아니다. 내과의들은 너무나 빈약한 증거에 근거해서 지금 당장 결정을 내려야 하는 상황에 끊임없이 직면하게 된다. 내과의가 자신의 진단이나 처방을 자기 나름의 연구에 근거해서 내릴 여유나 설비 같은 건 생각할 수도 없다. 결국 그가 조금이라도 효율적이기 위해서는 그토록 세심하게 배워왔던 전래의 기준과 훈계와 절차들에 의지할 수밖에 없는 것이다.[3]

따라서 건강을 일구고 질병을 예방하는 데 있어 영양이 행하는 역할에 대해 거의 배운 적이 없는 요즘 의사들이 새롭게 밝혀진 영양학 연구결과들을 자신이 담당하는 환자들에게 알려주지 않는다고 해서 비난받을 수는 없다. 대신 의사들은, 로저 윌리암스의 말에 따르면, 다음과 같은 식으로 훈련된다.

…… 먼저 정신박약인 기형아가 태어나기를 기다리고 나서, 그런 다음 그들에게 애정 깊은 주의를 기울여라. 먼저 심장마비가 오기를 기다리고 나서, 그러고도 그 환자가 아직 살아 있으면, 그나 그녀에게 가능한 최상의 간호를 해줘라. 먼저 신경성 질병이 덮치기를 기다리고 나서, 그런 다음 이해심 깊은 처치를 해줘라. 먼저 알콜중독에 빠지기를 기다리고 나서, 그런 다음 갱생 치료에 착수하라. 먼저 암이 뚜렷하게 자라기를 기다리고 나서, 그런 다음 그것을 제거하거나 적당한 방사선으로 태워없애라.[4]

의사들 상당수가 담배를 피우던 30년 전만 해도 흡연이 건강에 미치는 결과에 대해 그들로부터 건전한 충고를 끌어내기는 상당히 어려운 일이었을 것이다. 사실 심리불안을 가라앉힐 방법으로 비흡연자들에게 흡연을 권한 의사들도 꽤 많았다. 물론 이 의사들이 나쁜 사람이거나 담배산업의 주구여서 그랬던 건 아니다. 아니, 그들이 그렇게 한 건 흡연과 건강의 관계에 대해 의과대학에서 아무것도 들은 바가 없었기 때문이다. 다른 모든 사람들이 그러했듯이, 그들 또한 흡연이 전혀 문제가 안 되는 것으로 여겨지던 그런 문화 속에서 흡연의 기쁨과 이로움을 강조하는 광고들을 보고 들으면서 살았다. 사실 유명 담배회사인 카멜사는 광고에서 "의사들이 가장 많이 피우는 담배가 카멜이다"라고 큰소리치면서, 피우는 담배의 상표와 건강을 연결시키기까지 했다.

지금은 육식이 건강에 미치는 영향과 관련해서 이와 유사한 상황이 벌어지고 있다. 육류제품과 유제품의 소비를 촉구하는 선전공세에 노출되어 있다는 점에서는 의사들이라고 해서 일반인들보다 나을 게 전혀 없는 데다가, 이런 메시지들을 우리보다 더 지적으로 평가할 수 있게 해줄 영양학상의 훈련을 따로 받은 것도 아니기 때문이다. 게다가 축산업과 양계업과 낙농산업들은 그들의 편향된 영양관으로 의사들을 "교육시키는" 데 특히나 열심이다. 예를 들어 '정육 연맹'은 〈미국 의학협회 저널〉에 대단히 값비싼 총천연색 광고 시리즈를 게재했는데,[5] 영양학상의 편향을 드러내는 이 광고에 대해 영양학 권위자 중 한 사람인 케네쓰 버클리 박사는 감동을 받기는커녕 다음과 같이 혹평했다.

가장 왜곡된 방식으로 사실을 채색하고 비트는, 교활하고 사기성이 농후한 선전……[6]

의학잡지에 이런 값비싼 광고가 실린다는 사실 자체가 예전에는 당연시되던 의학전문가들의 충성을 얻기 위해 발버둥쳐야 하는 지금의 현실을 육류 산업이 얼마나 잘 깨닫고 있는지를 보여준다.

사실 얼마 전까지만 해도 이런 식의 광고는 필요하지 않았다. 육류가 몸에 좋은 식품이란 건 누구나 다 "아는" 사실이었던 것이다. 하지만 흡연도 25년 전에는 누구나 다 해롭지 않다고 알고 있었다.

300만 인간 몰모트

과학자들이 육류에 관한 전통 가설들에 처음으로 의구심을 품기 시작한 것은 제 1차 세계대전 직후부터이다. 1차 세계대전 당시 연합군측은 덴마크에 대해서 수입봉쇄 조치를 취했다. 이에 덴마크 정부는 심각한 식량부족 사태에 처할 위험성을 피하기 위해 전국의 식량배급 계획을 담당할 책임자로 미켈 힌데드 박사를 임명했다. 미켈 힌데드 박사가 대응한 방식은, 후에 그가 〈미국 의학협회 저널〉에 발표한 바에 따르면, 가축류에게 곡물을 먹여 육류를 생산하는 것을 금지하는 대신, 그 곡물을 국민에게 직접 배급하는 것이었다.[7] 말하자면 그것은 300만 이상에 달하는 사람들을 놓고 한 일종의 채식 실험이었다.

그 결과는 과학자들을 깜짝 놀라게 만들었다. 식량 제한이 가장 엄격했던 1917년 10월에서 1918년 10월까지의 1년 동안, 코펜하겐의 사망률을 계산해본 과학자들은 질병으로 인한 사망률이 조사가 이루어진 그 어떤 시기보다 더 낮다는 사실을 발견했다. 사실 이시기 동안 질병으로 인한 사망률은 그 이전 18년간의 평균 사망률보다 34%나 감소했던 것이다.[8]

이런 결과를 대면한 과학자들이 전국적으로 시행된 채식 식단과 급격한 사망률 감소 간에 연관관계가 있을 가능성을 고려하게 된 것은 거의 불가피한 일이었다고 할 수 있다.

이 가능성에 마음을 열었던 과학자들은 30여 년 후에 벌어진 제 2차 세계대전에서 더 많은 "추론 소재들"을 공급받을 수 있었다. 제 2차 대전 당시에는 독일에 점령당해 있던 노르웨이 정부가 시민들에게 돌아갈 육류배급량을 현저히 감소시키거나, 많은 경우 완전히

간과하기 어려운 동물성 지방 섭취량과 순환기계 질환으로 인한 사망률 간의 유사성

(노르웨이 1938-1948)

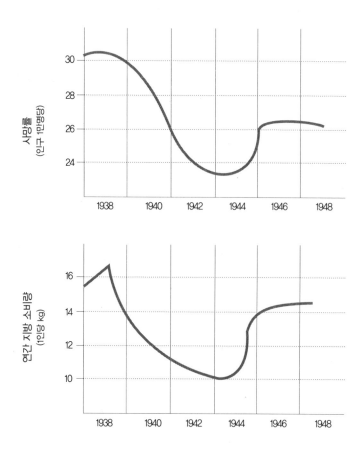

제 2차 세계대전 동안 노르웨이에서 동물성 지방 섭취의 감소는
순환기계 질환으로 인한 사망률의 놀라운 저하를 가져왔다.

자료: Malmros, H. "The Relation of Nutrition to Health,"
Acta Medica Scandinavia, Supplement No. 246, 1950

중단하지 않을 수 없는 상황이었다. 과학자들은 그 결과에 다시 한 번 놀랐다. 순환기 계통의 질환으로 인한 사망률이 확연하게 감소했던 것이다. 전쟁 이후 노르웨이인들은 다시 이전의 식생활로 되돌아갔다. 그리고 그들의 사망률도 따라서 높아졌다. 이 격동기 동안에 동물성 지방의 소비량과 순환기 질환으로 인한 사망률 간에는 거의 정비례라고 할 수 있을 정도로 분명한 상관관계가 있었다.[9] (248쪽의 도표를 보라)

양자간의 이런 연관성을 눈치챈 연구자들은 이것이 단순한 우연의 일치가 아닌지 파악하기 위해 좀더 많은 사례들을 찾아보기로 작정했다. 그들은 영국과 스위스에서도 2차 대전 동안 육류 및 여타 동물성식품의 소비가 상당량 제한되었다는 사실을 알았다. 그리고 그들은 이 나라들에서도 이 기간 동안 상당 정도로 국민 건강상의 개선이 이루어졌음을 확인할 수 있었다. 영국에서는 유아 사망률 및 신생아 사망률이 그 어느 때보다 낮았고, 빈혈 증상 역시 눈에 띄게 줄었다. 어린이들의 성장률과 치아건강 역시 그 이전보다 훨씬 더 좋아졌으며, 건강 일반의 차원에서도 현저한 개선이 이루어졌음을 보여주는 여러 수치들을 얻을 수 있었다.[10]

결국 채식이 국민건강상의 이런 개선들과 관계가 있을 가능성은 과학자들에게 갈수록 무시하기 어려운 측면이 되어갔다.

수명에 대한 가장 낮은 기대치와 가장 높은 기대치

물론 의학연구자들은 이 전시(戰時) "채식 실험"이 과학적인 증거가 되기에는 엄밀한 과학적 "임상조건"들에 턱없이 모자란다는 사실을 잘 알고 있었다. 하지만 그 결과가 일반의 예상과는 너무나 판이하게 달랐던 관계로, 연구자들은 상이한 식습관이 사람들의 건강에 어떤 영향을 미치는지를 포괄적으로 연구하는 쪽으로 움직여갔다.

사실 이런 연구들이 제 2차 세계대전 이후만큼 광범위한 규모로 이루어졌던 적은 그때까지 한 번도 없었다. 왜냐하면 인류사의 99.999%의 기간 동안 인간은 발견하거나 자라거나 죽이거나 키울 수 있는 것이면 무엇이든 가리지 않고 먹을 수밖에 없던 상황이었던지라, 상이한 식습관이 건강에 어떤 결과를 가져오는가라는 문제를 깊이 있게 연구할 여유 같은 건 없었기 때문이다. 그런 것을 연구한다는 생각 자체가 그 전의 인류에게는 일종의 사치였다.

하지만 제 2차 대전 이후, 과학자들은 인류 역사상 처음으로 전지구 차원에서 식생활과 대중건강 간의 상호관계를 보여주는 다양한 통계수치들을 쌓아가기 시작했다.

이 과정에서 일관되게 부각된 사실 한 가지가 육식 비중과 기대수명 간의 긴밀한 상호관계였다. 에스키모족과 라프란데스인, 그린랜드인, 러시아 쿠르기족처럼 육류소비 비율이 높은 민족은 그만큼 수명기대치도 낮아서 때로는 30세에 불과한 경우도 있었다.[11]

더불어 이런 낮은 기대수명치가 그들이 처한 혹독한 기후조건 때문만은 아니라는 점도 밝혀졌다. 혹독한 환경에서 살아도 육류를 거의 먹지 않거나 전혀 먹지 않는 종족의 경우, 장수를 누리는 사례들이 있었기 때문이다. 예를 들어 세계보건 통계자료들을 보면, 러시아 코카서스인 상당수와 유카탄 인디언족, 동인도 토다족, 파키스탄 훈자쿠츠족의 기대수명은 90에서 100세에 이른다는 걸 알 수 있다.[12]

미국은 세계에서 가장 정교한 의료기술과 가장 온화한 기후조건을 갖춘 나라 중 하나이다. 하지만 세계에서 육류소비가 가장 많은 나라이기도 한 미국은 선진공업국들 가운데 가장 기대수명이 낮은 나라이기도 하다.

현재 세계에서 손꼽히는 최장수 종족으로는 에쿠아도르 안데스 산맥에 사는 빌캄바족과 러시아연방의 흑해에 사는 아브카시안족, 그리고 북파키스탄의 히말라야 산맥에 사는 훈족을 들 수 있다.[13] 연구자들은 전혀 다른 환경 속에서 사는 이들의 식단이 "놀랄 정도로 유사하다"는 사실을 발견했다. 이 세 종족 모두가 완전 채식이거나 거의 채식에 준하는 식사를 한다.[14] 세 집단 중에서 가장 규모가 큰 훈족을 보더라도, 육류제품을 거의 먹지 않아서, 고기와 유제품이 이들의 전체 칼로리 중에서 차지하는 비율은 겨우 1.5%에 지나지 않는다.

이런 문화들을 직접 방문했던 연구자들은 이 종족들이 오래 산다는 사실뿐만 아니라, 우리 문화의 노인들에게는 단골 메뉴나 다름 없는 퇴행성 질환의 징후를 전혀 보이지 않으면서 늙어서까지도 건강하고 활기찬 생활을 즐긴다는 사실에 충격을 받았다.[15]

그들은 80세가 넘어도 일하고 즐기는 것을 중단하지 않는다. 100세에 이른 사람들도 대부분이 여전히 활동적이어서 은퇴란 걸 모른다. 잉여 단백질이 없는 식사 덕분에 이들의 성장속도가 그다지 빠른 편은 아니지만, 반면에 탄탄하면서도 호리호리한 골격을 갖는다. 그만큼 나이가 들수록 진행되는 노화도 상대적으로 덜한 편이어서, 이들 문화의 연장자들은 나이가 들수록 깊어가는 지혜를 가지고 사람들의 삶에 보탬이 되는 나름의 역할을 해나갈 수 있고, 그만큼 사람들의 존경을 받는다.[16]

세상에서 가장 효과적인 노동절약 도구

반면에 '육우위원회'는 이처럼 전세계적인 차원에서 축적되어가는 증거들을 애써 무시하면서, "소고기는 힘을 준다"는 몇백만 달러짜리 광고 캠페인을 벌이고 있다. 하지만 이 문제에 관한 과학적 연구 결과들을 접하고 난 이후로, 나는 로렌스 피터의 멋진 지적을 떠올리지 않을 수 없었다.

편견은 세상에서 가장 효과적인 노동절약 도구의 하나다. 그것은 사람들로 하여금 사실을 파헤쳐야 하는 수고를 하지 않고서도 견해를 가질 수 있게 해준다.

물론 '육우위원회'를 비롯한 육류 판촉업자들이 고기를 먹으면 힘이 난다는 그 흔해빠진 편견을 조장해왔던 건 절대 우연이 아니다. 사실 육류산업은 이런 관념이 무성해지는 것에 정비례해서 이윤을 올린다. 이 때문에 육류산업으로서는 우리가 "감히" 고기를 먹지 않는 따위의 멍청한 짓을 했다가는 인도의 굶주리는 군중 같은 몰골이 되고 말리라는 사실을 우리더러 믿게 하는 데 거리낌없이 몇백만 달러씩을 뿌릴 수밖에 없는 것이다.

육식가들이 채식가들보다 더 강하고 더 튼튼하다는 편견은 널리 퍼져 있긴 하나, 반드시 검증된 사실로 확인된 것은 아니다. 그러나 편견은 충분히 많은 사람들이 거기에 동의할 때, 그럴듯한 진리처럼 보이게 하는 방안을 갖고 있기 마련이다.

고기를 먹지 않는 채식가들은 스스로 건강을 해치는 사람들이라는 믿음은 우리의 집단심리 속에 깊이 각인되어 있다. 그것은 감히 채식이란 모험에 뛰어들어볼 생각을 하거나, 그것을 시작하려고 하는 사람이면 누구나 예외 없이, 마음 저 뒤편에서 끊임없이 들려오는 되뇌임—"고기는 힘을 줘, 너는 자기 몸을 약하게 만들고 있어"—에 시달리지 않을 수 없을 만큼 강하게 각인되어 있다.

설사 오랫동안 채식을 해 와서 채식의 이로움을 잘 아는 사람이라 해도 이 집단관념이 휘두르는 횡포에서 완전히 자유로운 건 아니어서, 이런 통설에 직면해서는 속물적이고 방어적인 과민반응을 보이기 십상이다. 이런 사람들은 자신들의 식습관을 터놓고 이야기하지 않을 때라도 자신들의 식사유형을 정당화하기 위해 이 집단관념에 맞서 끊임없이 전투를 벌여야 하는 상황 속에 처해 있다고 느끼게 된다. 그 관념은 그들이 가고 있는 쪽과 다른 방향으로 그들을 끊임없이 잡아당기기에, 그것에 맞서 자신을 방어해야 한다고 느끼게 만드는 지겨운 역류(逆流)와 비슷하다.

하지만 우리가 편견이라는 "노동절약 도구"에 근거하지 않고 사실관계를 실제로 파헤친 과학 연구들을 참고로 한다면 어떤 일이 벌어질까?

가장 명망 있는 과학잡지와 의학잡지들에 발표된 많은 연구들은 식사유형이 다른 사람들의 기운과 체력을 비교했다. 엄밀한 과학적 조건하에서 시행된 이 연구들에 따르면, 고기가 힘과 끈기를 준다는 그 흔해빠진 편견이, 비록 몇천 번이나 광고 게시판에 붙여져 어렸을 때부터 우리 뇌리 깊숙이 집어넣어진 것이긴 하지만, 그럼에도 실제로는 근거가 전혀 없음을 말해준다.

실험 결과들은 말한다

예일대 교수인 어빙 피셔는 육식가와 채식가의 체력과 기운을 비교하는 일련의 검사방법을 고안해냈다. 그는 육식 운동선수와 채식 운동선수, 채식을 하지만 운동량이 많지 않은 사무직 종사자, 이 세 집단을 표본대상으로 삼아, 그 결과를 〈예일대 의학 저널〉에 발표했다.[17] 그가 이 실험을 통해 발견한 사실은 고기를 먹는 쪽이 기운이나 지구력에서 더 뛰어나리라는 통상의 편견과는 정반대되는 것이었다.

> 비교대상이 된 세 집단 중에서…… 육식가들은 지구력 면에서 채식가 집단, 심지어 사무직의 채식가들보다 훨씬 떨어졌다.[18]

육식가는 모두가 운동선수들인 반면, 채식가 집단 중 반은 운동량이 적은 사무직 종사자들이었음에도 불구하고, 채식가들의 전체 평균이 육식가들의 평균보다 2배 이상 높았던 것이다. 이 결과와 관련된 모든 요소들을 분석하고 난 피셔는 다음과 같은 결론을 내렸다.

> …… 육식가와 채식가 사이의 지구력 차이는 전적으로 그들의 식사 유형 차이에서 기인한다.…… 비육식(非肉食) 생활이 지구력 향상에 도움이 된다는 강력한 증거가 있다. ……[19]

파리 의과대학의 J. 이오테코 박사 역시 이에 비견될 만한 연구를 했다.[20] 이오테코 박사는 여러 가지 검사를 통해 다양한 집단에 속하는 육식가들과 채식가들의 지구력을 비교했는데, 채식가들의 체력이 육식가들의 그것보다 평균 두세 배씩 높았다. 더 놀라운 사실은 채식가가 피로에서 회복되는 데 걸리는 시간이 같은 범주의 육식가가 걸리는 시간의 1/5에 불과하다는 점이었다.

1968년 덴마크의 한 연구팀은 한 그룹의 사람들이 취하는 식사 종류에 따라 체력과 지구력에서 얼마나 차이가 나는지를 자전거 페달 돌리기라는 방법을 통해 실험했다. 피실험자 집단은 먼저 일정

기간 동안 육류와 야채의 혼합식으로 된 식사를 하고 나서 자전거 페달 돌리기를 했는데, 이때 쉬지 않고 페달을 밟은 시간은 평균해서 114분이었다. 하지만 똑같은 사람들이 같은 기간 동안 고기와 우유와 달걀 비중이 높은 식사를 하고 나서 자전거 페달 돌리기를 했을 때, 페달을 쉬지 않고 돌릴 수 있었던 평균 시간은 겨우 57분에 불과했다. 그리고 마지막으로 같은 집단의 사람들이 곡류와 야채와 과일만으로 된 엄격한 채식을 같은 기간 동안 하고 나서 페달밟기를 했을 때의 지속시간은 167분이었다. 육류 섭취의 부족이 그들의 체력을 떨어뜨리기는커녕 도리어 높여주었다고 해야 할 것이다.[21]

지금까지 이루어진 이런 종류의 실험들은 실험이 행해진 장소나 시간에 관계없이 하나같이 비슷한 결과들을 보여주었는데, 이런 결과들은 육류가 체력과 기운을 가져다준다는 가설을 전혀 입증하지 못했다.

또 한 번은, 벨기에 의사들이 채식가와 육식가가 멈추지 않고 악력기를 몇 번이나 쥐었다 놓을 수 있는지를 비교한 적이 있었다. 육식가들이 악력기를 손에 쥐고 쥐었다 놓았다 할 수 있는 횟수는 평균 38회에 불과했던 반면, 채식가들은 평균 69회에 달했다. 근육복구력을 측정한 다른 모든 연구들이 그러했듯이, 이 경우에도 채식가들이 육식가들보다 훨씬 더 빨리 손아귀 근육의 피로를 풀 수 있었기 때문이다.[22]

나는 이와 유사한 발견들을 보고하는 많은 연구들에 대해 알고 있다. 하지만 내가 읽은 그 많은 연구논문들 중에서 이와 반대되는 결론에 도달한 경우는 단 한 건도 없었다. 이 때문에 나로서는 이처럼 정반대되는 압도적인 증거들을 쌓아놓고 있는 상태에서도 "고기가 힘을 준다"고 자신만만하게 외치는 육식 산업의 선전에 진지하게 귀 기울이기가 무척 힘들었다는 사실을 고백하지 않을 수 없다.

국제 통계들

나로 하여금 과연 우리가 건강해지는 데 반드시 육식이 필요한가란 의문을 갖게 만든 건 실험을 통해 나타난 결과들만이 아니었다. 스포츠분야에서 채식가들이 발휘한 지구력과 기록수립 역시 그런 의문을 갖게 하기에 충분했다. 운동분야에서 채식가들이 상대적으로 극소수에 불과하다는 사실을 전제로 하면, 채식 운동가들이 이룬 기록달성은 특히나 놀랍다고 해야 할 것이다. 스포츠분야에서 채식가들이 극소수에 불과한 것은, 스포츠영역이라고 해서 고기만이 필요한 힘과 원기를 가져다줄 수 있다는 문화적 선입관에서 결코 자유로울 수 없었던 데 그 원인이 있다고 해야겠지만, 그럼에도 불구하고 일부 운동선수들은 감히 채식식단을 선택했고, 그들이 보여준 결과는 찬찬히 검토해볼 충분한 가치가 있을 만큼 놀라운 것이었다.

캘리포니아 데이비스컵 우승자인 데이브 스콧은 식사유형이 건강에 어떤 영향을 미치는지 잘 알고 있는 학자 겸 운동선수인데, 그는 또 세계에서 가장 뛰어난 철인 3종 경기 우승자로도 널리 알려져 있다. 그는 어느 누구도 두번 이상 우승기록을 갖지 못한, '하와이 철인 3종 경기'에서 4번씩이나 우승을 차지한 전설적인 인물이다. 이중 세 번은 연속 우승으로, 이때 그는 3.9km의 바다 수영과 180km의 사이클, 49.195km의 마라톤으로 짜여진 그 시합에서 세 번 모두 세계기록을 갱신했다. 데이브의 대학 전공은 운동생리학이었다. 그는 "엄청난 양"의 관련분야 서적과 잡지들을 통해 최신 연구성과들을 따라잡고 있다고 말하면서, 사람들, 그중에서도 특히 **운동선수들은 동물성 단백질이 반드시 필요하다는 관념을 "어리석은 궤변"에 불과하다고 단정했다.** 많은 사람들이 데이브 스콧을 지금까지 생존했던 인물 중에서 가장 건강한 사람으로 여기고 있다. 그런데 그런 데이브 스콧은 채식가였다.

나로서는 여러분이 세계에서 가장 건강한 사람을 어떤 기준으로 선정할지 알 도리가 없지만, 그게 데이브 스콧이 아니라면 그 다음으로 가장 유력한 후보자가 식스토 리나레스인 것만은 확실하다. 이 놀라운 인물은 그 당시 이렇게 말했다.

…… 내가 고등학교에 들어가고 나서 채식주의자가 되었을 때, 우리 부모님은 내가 고기를 먹지 않으려 한다는 사실에 몹시 화를 냈습니다. …… 부모님이 마침내 나한테는 그 편이 더 낫다는 사실을 받아들이게 된 것은 그로부터 14년이나 지나고 나서였죠. 고기를 먹지 않는다고 내가 죽거나 하지는 않는다는 걸 알았던 겁니다.

식스토의 부모가 채식을 한다고 해서 아들이 죽지는 않는다는 사실을 마지못해 인정하게 된 그 14년 동안에도 그들은 자신들의 아들이 1일 최장시간 3종 경기에서 세계기록을 세우고, '미국 심장병 협회'와 '유나이티드 웨이'와 '특수아동 자선회', '미국 백혈병 협회', '근육장애 협회'를 위해 놀라운 지구력과 속도와 힘을 펼치는 것을 줄곧 지켜보았다. 하지만 채식에 대한 편견이 워낙 깊이 새겨져 있었던 탓에, 그의 부모는 자기 아들이 세상에서 가장 건강한 사람으로서 자신의 가능성을 펼쳐보이는 그런 상황에서조차 그의 식단을 마지못해서밖에는 인정할 수 없었던 것이다. 식스토는 한때 유란 채식(고기는 먹지 않지만 유제품과 달걀은 먹는 채식—옮긴이)을 잠시 실험해본 적도 있지만, 지금은 완전 채식만을 하고 있으며, 그게 더 나은 것 같다고 말한다.

완전 채식이 그를 크게 쇠약하게 만들지는 않았던 것 같다. 1985년 6월, 식스토는 '근육장애 협회'의 후원자로 7.7km의 수영과 300km의 사이클, 84.3km의 마라톤을 하루 동안 한꺼번에 치르는 1일 3종 경기에서 세계기록을 갱신했다.

델라웨어 주 네와크의 로버트 스위트갈 역시 절대로 진종일 가만히 앉아 있지 못하는 친구다. 그는 세계 최우수 최장거리 보행선수다. 지난 3년 동안 로버트는 적도상의 원주거리인 4만km보다 훨씬 더 먼 거리를 걸었다. 그는 자신이 도덕적인 이유에서 채식주의자가 되었다고 하면서, "이 지구에는 우리가 동물을 죽여서 먹지 않더라도 충분히 많은 먹거리들이 있다"라고 말했다.

건강을 위해서 선택한 건 아니지만, 채식이 스위트갈을 불리하게 만들지 않았다는 사실만은 분명한 것 같다. 그는 17,055km에 달하는 미국 국경선을 걷고 난 후, 내년까지 2,000만 걸음으로 미국의 50개 주 전체를 지나가는 걷기 계획에 착수했다.

또 에드윈 모세도 있다. 스포츠 역사상 에드윈 모세가 400m 장애물경주에서 수립한, 8년 연속 우승이라는 기록을 세운 사람은 지금까지 아무도 없었다. 〈스포츠 일러스트레이트〉지는 1984년, 그에게 "올해의 스포츠맨" 상을 주면서 이렇게 적었다.

어떤 스포츠 분야의 어느 운동선수도 모세가 트랙과 필드에서 자신의 동료들로부터 받았던 만큼의 존경을 받지는 못했다.

에드윈 모세 또한 채식가였다.

일명 "날으는 핀"이라고 불리는 파보 누르미는 원거리 달리기에서 무려 20개에 달하는 세계기록을 수립하면서 올림픽 메달을 9개나 땄던 인물인데, 그 역시 채식가였다.

영국해협 횡단 수영대회의 세계기록 보유자인 영국의 빌 피커링 역시 채식가이다. 빌 피커링은 그 후 48세의 나이로 브리스톨 해협을 헤엄쳐서 횡단하면서 새로운 세계기록을 수립하기도 했다.

머레이 로즈가 1956년 호주 멜버른에서 열린 올림픽에서 3개의 금메달을 땄을 때 그의 나이는 17세에 불과했다. 그는 4년 후에 열린 1960년 올림픽의 400m 자유형에서 역사상 최초로 기록보유자가 되었으며, 다시 몇 년 후 400m와 1,500m 자유형에서 자신이 세운 기록을 갱신했다. 많은 사람들이 스포츠 역사상 가장 뛰어난 수영선수로 기억하는 로즈는 2살 이후로 줄곧 채식가였다.

아마도 많은 사람들이 설마 보디빌딩 분야의 챔피언들 중에서야 채식가를 찾아낼 수 있겠느냐고 생각할 테지만, 1980년 미스터 인터내셔날 타이틀을 획득한 스웨덴의 보디빌더 안드레아스 칼링은 채식가로, 그 후로도 10년 넘게 국제대회들에서 유력한 우승후보자로 손꼽혀왔다. 한 스포츠 잡지는 칼링에 대해서 이렇게 말하고 있다.

……'미스터 유니버스'를 비롯한 보디빌딩 국제대회들에서 칼링이 펼치는 쇼를 보는 사람이라면, 거의 예외 없이 다음 번 아놀드 슈왈츠제네거는 칼링이 되리란 느낌을 갖게 된다.

전혀 약골이 아닌 또 한 친구 스탠 프라이스 역시 채식가로 자기 체급에서 벤치 프레스 세계기록을 보유하고 있다. 그리고 또 한 사람의 채식가 로이 힐건이 받은 여러 타이틀들 중에서 가장 탐나는 것을 꼽으라면 아마 "미스터 아메리카"라는 타이틀일 것이다.

피에로 베롯은 활강 스키 세계기록 보유자이면서 동시에 채식가이다.

에스텔 그레이와 체릴 마렉은 2인승 사이클 대륙횡단 세계기록 보유자로, 이들은 달걀과 유제품조차 먹지 않는 완전 채식가들이다.

그리고 장거리 접영 세계기록은 제임스와 조나단 디도나토가 공동으로 보유하고 있는데, 이 두 사람 다 채식가들이다.

여러분이 "고기가 힘을 준다"는 복음의 전도사가 되고 싶어서 겨우 44kg에 불과한 약골 채식가를 찾아내고 싶다 하더라도 되도록이면 리즐리 아벨 곁에는 가까이 가지 않는 게 좋다. 그는 최근에 '미국 가라데 협회'가 주최하는 세계대회에서 우승권자가 되었다. 국내 대회에서는 이미 여덟 번이나 우승한 전력을 가진 아벨 또한 고기나 달걀, 유제품을 일체 먹지 않는 완전 채식가이다.

열거하자면 끝이 없을 만큼 많다. 캐나다 토론토에는 그 나라 최고 운동선수들의 건강상태를 검사하는 국립건강연구소가 있는데, 이 검사에서 프로테니스 선수인 피터 버와쉬는 몇 년 동안 계속해서 50위에서 60위 사이를 오르내렸다. 그러던 중 버와쉬는 시험 삼아 채식을 해보기로 결심했다. 이 당시만 해도 버와쉬는 채식가를 여위고 건강하지 못한 사람 정도로만 여기고 있었다. 하지만 이제 그는 사실을 더 정확하게 알고 있다. 채식 식단으로 바꾼 지 1년 후에 피터 버와쉬가 그 연구소에서 받은 검사 기록은 그가 캐나다의 스포츠 영역 전체를 통틀어 가장 건강상태가 좋은 운동선수임을 보여주었던 것이다.

육식 위주의 식사가 운동선수로서 더 좋은 기록을 보장한다는 믿음에 문제 제기를 할 수 있는 또 한 사람의 운동선수가 버지니아 주(州) 콴티코의 해병대 대령 알란 존스이다. 사실 나로서도 해병대원이 채식가가 될 수 있으리라고는 한 번도 생각해보지 않았다. 하지만 존스는 놀랍게도 그 일을 해냈으며, 그런 노력이 그의 건강상태를 나쁘게 만들지 않은 것도 확실하다.

다섯 살 때 소아마비를 앓아 다리를 절룩이긴 하지만, 그럼에도 존스는 세계에서 가장 건강한 사람 가운데 또다른 후보자로, 지금까지 생존했던 다른 누구와도 견줄 수 없는 엄청난 기록들을 세워가고 있다. 그는 윗몸 일으키기를 쉬지 않고 17,003번까지 한 세계기록을 보유하고 있을 뿐 아니라, 불과 15개월밖에 안 되는 기간 동안에 한 사람이 세웠다고는 믿기 힘든 다음의 기록들을 세운 전력을 지니고 있다.

1974년 9월 : 19시간 동안 34kg 바벨을 1,600번 머리 위로 들어 올림.

1975년 2월 : 12시간 동안 농구의 자유투 3,802회. 골인 성공률 96%.

1975년 6월 : 11일 동안 스네이크 강과 콜롬비아 강을 따라 아이다호 주(州) 루위스톤에서 태평양까지 약 800km를 헤엄침.

1975년 10월 : 23시간 동안 줄넘기 10만 번.

1975년 11월 : 오리건 대학의 수영장에서 수면 휴식 없이 약 110km에 상당하는 거리를 헤엄침.

1975년 12월 : 아이오와 주 시욱스 시 근처의 미조리 강에서 방한 조끼를 입지 않고 0℃의 물에서 800m를 헤엄침.

1976년 1월 : 76시간 동안 윗몸 일으키기 51,000번.

이제 시야를 태평양 건너 멀리 일본으로 옮겨가보자. 일본인들이 야구에 대해 열광하는 건 미국인들과 다를 바가 없다. 그래서 1981 년 10월, 타쯔로 히루카 감독이 전년도 시즌에서 꼴찌를 기록한 프로팀을 맡게 됐을 때, 그는 뭔가 바뀌어야 한다는 사실을 충분히 숙지하고 있었다. 하지만 그가 만들어낸 변화는 사람들이 으레 예상하던 식의 그런 변화가 아니었다. 그는 시부 라이온스팀의 선수들에게 육류 및 동물성 식품들은 선수의 부상율을 높이고 운동능력을 떨어뜨리는 원인이 되니, 이제부터는 좋든 싫든 모두 채식을 해야 한다고 선언했다.

그 이후에 벌어진 1982년 시즌에서 라이온스팀의 선수들은 그야말로 해골 같은 모습이었다. 한 상대팀의 감독은 그들이 "풀잎밖에 먹지 않는다"고 조롱하면서, 그들의 체력에 대해서 다소 모욕적인 논평을 가했다. 하지만 이 감독은 퍼시픽리그에서 라이온스팀이 자기네 팀을 이기고, 다시 미국의 월드시리즈에 맞먹는 전국대회에서 주니치 드래곤스를 이겼을 때, 자신이 했던 말을 도로 삼키지 않을 수 없었다. 이것이 요행이었다고 생각하는 사람들이 생기지 않도록 하기 위해서였는지, 채식팀 라이온스는 다음 해에도 다시 한 번 퍼시픽리그와 전국대회에서 경쟁상대들을 물리치고 우승을 차지했다.

그런데 내가 채식 운동선수들의 뛰어난 기록들을 열거했던 건 이런 기록들 자체가 채식이 더 뛰어난 식사임을 말해준다고 생각해서가 아니다. 아니, 전혀 그렇지 않다. 그 기록들은 단지 나름의 특수한 생체 개성을 지닌 이 특정 개인들의 경우에 채식이 특정 시기에 확실한 효과를 발휘했다는 사실을 밝혀주는 것에 불과하다.

하지만 우리가 데이브 스콧과 에드윈 모세, 머레이 로즈와 알랜 존스 같은 사람들의 경험과 명망 있는 과학잡지들에서 발표된 체계적인 실험연구들을 함께 놓고 본다면, 채식은 몸을 허약하게 만들 수밖에 없다는 널리 퍼진 선입견을 문제삼기에 충분한 근거가 된다는 점만은 분명하지 않을까?

자기 충족적인 예언

이전 육식가들의 대다수(95% 이상)가 채식으로 바꾸고 나서 에너지와 활력이 더 넘치고 전체 컨디션도 더 좋아졌음을 여러 연구들이 보여주고는 있지만, 그럼에도 약간의 예외가 있는 것 또한 사실이다. 일부 그렇지 않은 경우들, 채식을 했을 때보다 고기를 먹었을 때 더 기운이 났다고 보고하는 사람들의 경우가 그런 것이다. 그렇다면 이런 경우들은 어떻게 설명해야 할까? 이것들은 결국 "고기는 힘을 준다"는 견해에 뭔가 타당성이 있음을 말해주는 게 아닐까?

우리는 특정 식사 유형이 건강에 미치는 영향을 평가함에 있어, 무엇보다도 **개인별 생체 특성**을 망각하지 말아야 한다. 우리는 각자 다른 위산 농도를 가지고 있으며, 위의 모양과 기능도 사람마다 다르다. 또 음식을 소화하는 유형도 저마다 달라서, 사실 소화과정이란 건 눈의 결정 모양만큼이나 다양하다고 해도 과언이 아니다. 그래서 자신은 고기를 먹는 게 더 나은 것 같다고 내게 말하는 사람이 있으면, 나는 그 말을 진지하게 받아들이는 편이다.

이런 경우에 가능한 한 가지 설명은 나름의 특수한 소화체계라는 면에서 볼 때 너무 급하게 육식에서 벗어난 나머지, 몸이 자기조절을 해나갈 수 있을 만큼 충분한 시간여유를 갖지 못했다는 점을 들 수 있을 것이다. 조절에 필요한 시간은 사람마다 다르다. 그야말로 한순간에 모든 육류 섭취를 끊고도 괜찮은 사람이 있는가 하면, 처음에는 육고기만 먹지 않다가, 다음에는 닭고기를 먹지 않고, 또 그 다음에는 생선을 먹지 않는 식으로 점진적인 과정을 밟아나가야 하는 사람들도 있다.

사람들이 고기를 먹는 게 더 나은 것 같다고 이야기하게 되는 또 하나의 가능성은 영양상 불균형한 채식을 하는 경우에서 찾을 수 있다. 채식에도 여러 종류가 있다. 영양상으로 대단히 훌륭한 채식이 있는가 하면, 그에 훨씬 못미치는 경우들도 있는 것이다. 단지 채식이라는 이유만으로 더 나은 건강을 보장해주지는 않는다. 너무 많은 "부실(不實) 칼로리(실제 영양분을 공급하지는 않는 칼로리)"가 포함된 채식은 영양상 문제가 있을 수 있다. 흰 밀가루와 설탕, 정제된 가공식품들, 알콜, 지방성 식품들은 우리를 살찌우고 일시적으로 연소시킬 열량까지는 주지만, 영양소란 면에서 보면 거의 주는 게 없다. 과일향 사탕과 사이다, 콜라 같은 것들도 일종의 "채식 식품"들이지만, 이런 것들은 개개인의 체질 여하에 상관없이 누구에게도 건강에 필요한 요소를 제공하지 않는다. 따라서 이런 부실 칼로리 위주로 식사를 하면 당연히 누구든지 대가를 치르기 마련이어서, 개중에 더 빨리 영양실조 증상을 보이는 사람들은 그만큼 더 빨리 고기요리에 입맛이 당길 수밖에 없다.

채식이 영양상의 문제를 일으키면서 기력을 떨어뜨리고 고기에 대한 갈증을 낳는 또 한 가지 이유가 있다. 별로 잘 알려져 있지는 않지만, 현재 미국사회의 일반적인 식습관을 염두에 둘 때 대단히 중요한 의미를 지닌 그 이유는 놀랍게도 우유나 치즈, 요구르트, 버터, 아이스크림 따위의 유제품을 너무 많이 섭취하면 철분결핍이 될 가능성이 농후하다는 것과 관계가 있다. 철분을 가장 많이 함유한 식품들은 대부분 채소들이다. 케일에는 같은 칼로리의 소고기 스테이크보다 무려 14배나 많은 철분이 들어 있다. 게다가 신선한 과일과 야채들 속에 많이 들어 있는 비타민 C는 몸의 철분 흡수력과 활용력을 크게 높여준다.[23] 하지만 육식을 그만두는 대신 유제품을 너무 많이 섭취하면(십중팔구 단백질을 충분히 섭취해야 한다는 강박관념에 쫓겨서), 필요한 곡물 및 야채와 과일의 섭취가 그만큼 줄어드는 경향이 있다. 그런데 우유는 철분 함량이 워낙 낮아서 시금치 한 접시에서 얻는 만큼의 철분을 우유에서 얻으려면 무려 100되에 달하는 우유를 마셔야 한다.(268쪽의 도표를 보라)

유제품을 과잉섭취했을 때 철분이 부족해질 수 있는 또 하나 주요한 이유는, 유제품은 철분 함량이 낮을 뿐 아니라 그것의 흡수까지도 방해한다는 데 있다. 예를 들면 모유를 먹는 아기들은 우유를 가공한 분유를 먹는 아기들보다, 분유에 첨가된 여분의 철분에도

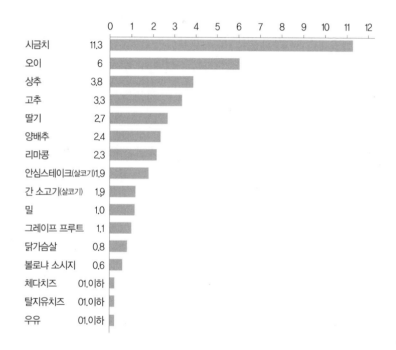

일반 식품의 철분 함량
(100 칼로리당 mg)

시금치	11.3
오이	6
상추	3.8
고추	3.3
딸기	2.7
양배추	2.4
리마콩	2.3
안심스테이크(살코기)	1.9
간 소고기(살코기)	1.9
밀	1.0
그레이프 프루트	1.1
닭가슴살	0.8
볼로냐 소시지	0.6
체다치즈	0.1.이하
탈지유치즈	0.1.이하
우유	0.1.이하

자료: "Nutrition Value of American Foods in Common Units,"
U.S.D.A. Handbook No. 456

불구하고, 철분 흡수율이 높다.[24]

　야채만큼 많지는 않지만 고기도 약간의 철분을 제공한다. 게다가 고기는 우리 몸이 자라면서 줄곧 의지해온 철분의 주요 공급원이다. 따라서 유제품의 과잉섭취로 철분이 부족해진 채식가들은 몸이 익히 기억하고 있는 철분 공급원인 고기에 그만큼 끌리게 되고, 또 고기를 먹었을 때 더 충족감을 느끼게 되는 것이다.

이런 사람들은 문제의 근원이 유제품의 과잉 섭취에 있다는 사실을 거의 깨닫지 못한다. 그들은 학교에서 사용되는 "영양학 교육" 자료—건강을 위해서 하루 3잔 이상의 우유를 마시도록 권하고, 겸손하게도 우유를 "자연이 준 최고의 완전식품"이라 칭하는—가 과학적 연구성과의 결실이라기보다는 '전국 낙농위원회'가 학교들에 제공한 것에 불과하다는 사실을 모른다.

　채식을 하면서도 동물성 식품만이 힘을 준다는 믿음에서 완전히 벗어나지 못한 일부 채식가들은 이따금 자신의 신체가 조절할 수 있는 것보다 더 많은 유제품들을 섭취하게 되는데, 이렇게 되면 그들의 고기에 대한 갈증도 그만큼 더 심해진다. 따라서 이런 상태이던 그들이, 섭취하던 유제품의 일부를 고기로 대체했을 때, 더 든든한 기분을 느끼는 것은 지극히 당연한 일이다. 왜냐하면 고기의 섭취는 부족한 철분을 그나마 공급해주는 역할을 하기 때문이다. 역설적이게도 고기가 힘을 준다는 그들의 믿음은 이렇게 해서 자기충족적인 예언이 되고 마는 것이다.

　사실 대다수 사람들에게는 거의 모든 유제품이 과잉 식품일 수 있다. 많은 사람들이 태어나서 만 네 살이 지나고 나면 유당 분해효소인 락타제를 더 이상 합성하지 못함으로써, 우유에 들어 있는 탄수화물 유당(락토스)을 소화할 능력을 상실하게 되기 때문이다. 유제품을 먹었을 때 설사가 나고 가스가 차며 위가 뒤틀리는 듯한 증상이 일어나는 이유가 이 락토스 과민성이라고 알려진 현상 때문이다. 락토스 과민성의 정도는 사람마다 다르지만, 성인 흑인과 아시아인의 경우는 그 비율이 특히 높아서 90% 이상의 사람들이 이런 증상을 보인다. 따라서 락토스 과민성인 사람이 채식으로 전환하여 육류 대신에 유제품을 섭취할 경우 이런 문제를 겪기 쉽다. 하지만 여전히 동물성 단백질의 신화에서 벗어나지 못한 이들은 문제를 일으킨 원인이 유제품을 더 많이 섭취한 데 있지, 육류 부족에 있지 않다는 사실을 깨닫지 못한다.

믿음의 힘

예전에 알렉산더 교황은 "황달 걸린 눈에는 모든 게 노랗게 보인다"고 말했다. 물론 그가 이야기하려던 바는 우리의 현실 인식을 채색하는 편견의 힘이란 게 얼마나 큰가라는 점이었다.

로디지아에서 한 백인 트럭 운전수가 한 무리의 게으른 원주민들 옆을 지나치면서 중얼거렸다. "게을러빠진 놈들 같으니라구!" 두세 시간 후 그는 원주민들이 일할 때 부르는 노래에 맞추어 90kg에 달하는 곡식자루들을 트럭에 싣는 모습을 보았다. 그가 투덜댔다. '야만인들 같으니라구! 하긴 달리 뭘 기대하겠어?"

– 고돈 올 포트

최근의 의학사는 잘못된 믿음이 사람의 체험을 얼마나 강력하게 물들일 수 있는지를 보여주는, 특히 놀라운 사례 한 가지를 제공하고 있다.

외과의들은 어떤 질병을 만나면 거의 언제나 외과적인 해결책을 찾는 경향이 있다. 사실 그들이 생계를 꾸려가는 방식 자체가 언제나 이런 식이다. 그리고 일부 진취적인 외과의들은 새로운 외과시술을 시도해보려는 열망이 너무 큰 나머지, 아직 새로운 기술이 가진 가치가 채 정확하게 평가되기도 전에 섣불리 그것을 채택하는 위험을 무릅쓰기도 한다.

1950년대 초반에 내과의들은 협심증의 고통을 효과적으로 처치하지 못하는 것에 큰 부담감을 느끼고 있었다.[25] 그런데 그때 외과의들이 그 문제를 해결할 수 있을 걸로 보이는 외과시술을 생각해냈다. 그것은 가슴을 열어서 심장 내벽에 피를 공급하는 내부 유선동맥을 묶는 방법이었다. 이론상으로는 심장을 둘러싼 주머니인 심낭에 피를 실어나르는 역할을 하는 혈관인 이 유선동맥을 묶어버리면 심장으로 가는 피의 흐름을 더 늘릴 수 있으리란 전제에서였다 (이 경우 심장 내벽은 다른 방식으로 피를 공급받을 수 있는 것으로 밝혀졌다). 그리고 실제로도 이 수술을 받은 환자들 중 많은 수가 가슴 절개수술로 인한 극심한 통증에서 회복되고 난 후, 협심증의 고통 자체는 줄었다고 보고했다.

덕분에 외과의들은 자신들이 굉장한 시술법을 발견해냈다고 생각했고, 그 수술은 협심증 치료에서 일종의 유행이 되었다. 하지만 1960년도 〈미국 심장학 저널〉지에 실린 보고서는 왜 그 수술을 받은 협심증 환자들의 통증이 줄었는가라는 문제에 완전히 다른 시각을 던져주었다.[26] 이 특정한 시술법이 적절한 시험을 거치지 않았음을 알고 있던 의사들이 협심증은 "플래시보 효과"에 특히 잘 반응한다는 사실을 깨닫고, 통증의 감소를 체험한 것은 환자들이 그 외과처치를 "믿었기" 때문일 가능성을 고려하기 시작했던 것이다. 달리 말하면 이 시술법 자체로는 전적으로 무가치했다는 것이다.

의사들은 오래 전부터 "플래시보 효과"에 대해 알고 있었다. 플래시보 효과란 아무런 약리 성분이 없는 알약을 받아먹은 환자가 질병 증상의 완화를 경험하는 현상을 말한다. 이런 결과가 나타날 수 있는 이유는 그 약이 자신의 질병에 효과가 있으리라고 환자가 믿기 때문이다. 그 후 의사들은 협심증 수술로부터 보고된 호전 사례들이 단순한 플래시보 효과들에 불과하다는 더 많은 증거들을 발견해갔다.

그들은 어떻게 해서 이 사실을 알게 되었을까? 플래시보 효과에 알약을 시험하기는 상대적으로 쉬운 일이다. 알약 정도의 수준이라면 일부 환자에게는 "진짜 약"을 주고, 다른 집단의 환자들에게는 가짜약인 플래시보 약을 준 다음 어떤 일이 벌어지는지 확인해보면 되니까, 환자로서도 임상실험의 대상이 되었다고 해서 크게 부담이 되는 건 아니다. 하지만 외과수술을 이 실험에 적용한다는 건 결코 쉬운 일이 아니다. 가짜 외과시술, 그것도 가슴을 여는 정도의 대수술을 한다는 건 윤리적인 면에서 보면 대단히 심각한 문제이고, 의사 입장에서도 최소한 몹시 귀찮은 일이다. 하지만 이 경우에 그들은 그런 불편을 감수하고서도 여러 번의 가짜 수술, 즉 플래시보 수술을 시행했고, 그런 다음 그 결과를 〈미국 심장학 저널〉지에 발표했다.[27]

놀랍게도 가짜 외과수술을 받았던 환자들도 "진짜" 수술을 받았던 사람들과 똑같은 정도로 통증이 완화되었음을 보고했다!

이제 진실은 피할 수 없는 것이 되었다. 그 인기 높은 시술이 가져온 성과가 결국은 플래시보 효과에 불과했던 것이다.

외과의들은 윤리적 차원에서 이 시술법을 더 이상 정당화할 수 없다는 걸 깨닫게 되었다. 하지만 협심증 환자들을 조종할 기회를 그렇게 쉽게 뺏기고 싶지 않았던 그들은 내부 유선동맥 이식이라는 훨씬 더 공격적인 시술을 고안해냈다. 이것은 유선동맥을 잘라낸 다음, 심장 근육에 구멍을 뚫어, 잘라낸 동맥의 끝부분을 심장에 삽입하는 시술이다. 그들은 그렇게 되면 거기서 새로운 혈관 가지가 자라 관상동맥을 보완함으로써 더 많은 피를 심장에 보낼 수 있으리라고 기대했다. 이 수술을 받은 환자들 또한 격심한 수술 통증에서 회복되고 나면, 협심증으로 인한 통증이 줄어들었다고 보고했고, 외과의들은 다시 한번 승리의 팡파레를 울렸다.

앞서와 달리 이 처치를 가짜 수술과 비교한 실험은 이루어지지 않았다. 하지만 나중에 이 수술을 받은 환자들의 시신을 해부해본 결과, 새로 이식된 동맥에서 기대했던 새로운 혈관 가지는 자라지 않았고, 따라서 심장에 더 많은 새로운 혈액이 공급되지도 않았음이 드러났다. 결국 이 과도한 처치에서 얻은 모든 성공도 또 한번의 플래시보 효과에 지나지 않았던 것이다.

사실 환자들이 치료 양식으로서 **수술에 대해 갖는 믿음**은 다른 어떤 방식의 시술보다 크다. 이 때문에 실제로는 무가치하달 수 있는 수술 통증을 겪었을 때조차도 그들 중 다수는 증상이 완화되었다고 말하기를 주저하지 않았던 것이다.

이렇게 본다면 우리는 믿음이란 게 얼마나 뿌리 깊고 강력한지 이해하는 데 있어 아직 겉핥기조차 제대로 하지 못했다고 할 수 있다.

그렇다면 우리 모두가 고기에 대해서 "믿음"을 갖도록 계속 세뇌당해온 이 마당에, 일부 사람들이 고기를 함께 먹는 게 자신들에게는 더 나은 것 같다고 말하는 것이 뭐 그리 놀랄 일이겠는가? 차라리 놀라운 쪽은, 육식 찬양론의 신화가 이처럼 압도적인 상황에서 이전 육식가들이 채식으로 바꾸고 나니 기운과 활기가 더 넘치고, 몸도 경쾌해지고 마음도 편안해졌다고 보고하는 경우가 아닐까? 나는 지배적인 문화관념에도 불구하고 채식으로 바꾼 것을 기뻐하는 이전 육식가들의 비율이 그토록 높은 것을 보고, 고기를 먹는 게 더 든든한 것 같다고 이야기하는 사람들은 기실 자신들이 의식하고 있는 것보다 좀더 강하게 기존의 문화관념에 지배당하고 있는 것이 아닌가란 의문을 갖지 않을 수 없었다.

이건 충분히 이해할 수 있는 일이다. 편견이란 건 의식되지 못하는 상태에서는 뿌리뽑기가 여간 힘든 게 아니기 때문이다. 게다가 그런 편견을 그냥 지니고 있는 정도를 넘어서 계속해서 더 많이 주입받기까지 하는 상황이라면 더 말할 것도 없을 것이다.

하지만 건강을 위한 최상의 식단으로서 고기에 대한 그 오래고 질긴 믿음이 전적으로 옳은 이야기만은 아닐 수 있다는 가능성을 그냥 한 번 고려해보기만 한다면 어떤 일이 일어날까?

아마 그때 여러분은 지금까지 한번도 해보지 못한 새로운 여행을 떠나게 될 것이다.

단백질 제국의 **성장과 몰락**

도토리 한 알 속에 들어 있는 그 엄청난 에너지를 생각해보라!
그것을 땅에 묻으면,
그 도토리 한 알은 자이언트 오크나무로 폭발한다!
하지만 양 한 마리를 땅에 묻으면, 썩을 일밖에는 없다!
– 조지 버나드 쇼

당신이 아기 요람 속에 사과와 토끼를 집어넣었을 때,
아기가 토끼를 먹고 사과는 가지고 논다면,
내가 당신에게 새 차를 한 대 사주지.
– 하비 다이아몬드

나는 지금 초등학교 교실에 앉아
있다. 선생님은 우리에게 알록달록한 색채로 된 챠트를 펼쳐보여
주시면서, 고기를 먹고 우유를 마셔서 단백질을 많이 섭취하는 것
이 얼마나 중요한지를 설명하고 계신다. 나는 선생님 말에 귀를 기
울이면서 그 모든 것을 그토록 쉽게 이해시켜주는 그 챠트를 쳐다
보고 있다. 나는 선생님이 말하는 것이 옳다고 생각한다. 왜냐하면
선생님 자신도 자신이 하는 이야기를 믿고 있다고 느껴지기 때문이

다. 지금 선생님의 태도는 충분히 진지한 데다가 또 그녀는 어른이 다. 게다가 예쁘게 꾸며진 그 챠트를 쳐다보는 것도 재미있다. 그래서 나는 선생님이 말하는 게 틀림없이 사실일 거라고 생각한다.

나는 무엇보다 중요한 건 단백질이라는 이야기를 듣는다. 단백질, 중요한 건 더 많은 단백질이다. 양질의 단백질은 고기와 달걀과 유제품들에서만 얻을 수 있다. 이런 식품들이 챠트의 "4가지 기초 식품군" 중에서 두 군을 차지하는 이유도 거기에 있다.

그날 점심 시간, 나 자신과 세상을 위해서 뭔가 좋은 일을 하고 싶은 기분이 든 나는 한 주의 용돈에서 10센트를 떼내어 우유 한 곽을 사 먹는다.

이제 어른이 된 나는 그때를 돌아보면서, 우리 선생님이 수업분위기를 유지하면서 몇 가지 기본사실들을 가르치기 위해 손에 넣을 수 있었던 모든 방법을 다 사용했다는 것을 알고 있다. 아이들의 주의를 집중시키면서도 자신의 짐을 덜어줄 교구가 그녀에게 주어졌을 때, 그녀는 무척 기뻐했다. 그녀는 단 한 순간도 그런 교구가 자신에게 제공된 정치 역학에 궁금해하지 않았다. 어린 우리는 말할 것도 없고, 그녀 역시 그 예쁜 챠트가 거대 정육단체들과 낙농단체들에 의해 이루어진 집요한 정치로비의 결과물이란 건 꿈에도 상상하지 못했다.[1] 또 우리는 그런 예쁜 챠트들을 낳은 캠페인에 몇백만 달러에 달하는 돈이 쏟아부어졌다는 사실도 알지 못했다. 우리 선생님은 자신이 가르치는 것을 믿었고, 자신이 광고 선전의 중계자로 이용되고 있다는 의심 따위는 단 한 순간도 해보지 않았다.

그 당시 순진무구한 볼모였던 우리 어린이들은 그 모든 내용을 스폰지처럼 빨아들였다. 그래서 계획되었던 대로 우리들 대다수는 그때 이후로 정육제품과 유제품의 적극적이고 열렬한 소비자가 되었다. 그리고 우리 선생님의 목소리와 그 챠트들의 가르침 역시 우리 중 소수의 사람들이 채식 식단을 시험해보겠다고 나설 때조차도 여전히 우리 머리 속을 떠나지 않고 있다가, 행여 일이 잘 안 풀리기라도 하는 날엔 마음 깊숙한 곳에서 울려나오는, "어쩌면 단백질이 부족한지도 몰라"라는 속삭임으로 되살아나곤 하게 되었다.

기회를 잡아라

물론 우리 교실에 장사치가 왔다고 해서 그 장사치가 거짓말쟁이임을 뜻하지는 않듯이, "4가지 기초 식품군"이란 개념을 정립한 주체가 '전국 난류연맹'과 '전국 낙농위원회', '전국 가축 및 정육연맹'이라는 이유만으로 그것이 반드시 틀렸다는 의미는 아니다.

하지만 사실은 그들의 동기가 우리가 생각했던 것보다 좀 덜 순수하고, 우리 교육에 대한 그들의 "관심"이 우리가 아는 것보다 좀 더 이기적일 가능성은 있다. 말하자면 그 사실 자체만으로도 우리가 배운 "진리"를 의문의 여지없이 받아들이는 데 그림자를 드리울 수 있는 것이다. 나아가 그것은 자신들이 이야기하고 싶은 것을 그 예쁜 챠트에 집어넣기 위해서 그토록 큰 정치 경제적 압력을 행사했던 '전국 난류연맹'이나 '정육연맹'보다 좀 덜 편향된 정보원을 찾아볼 필요성이 있음을 뜻할 수 있다.

'전국 낙농위원회'가 미국의 학교들에서 사용하는 "영양학 교육" 자료들의 주된 공급자이며, 특히나 동물성 식품의 판매 촉진을 위해 애쓰는 단체들은 우리의 "영양학 교육"에 수천 가지 방식으로 깊은 영향을 미치고 있다는 사실을 알고 난 이후로 나는 우리가 필요로 하는 단백질량을 잘못 알고 있는 게 아닌가란 의문을 품지 않을 수 없었다. 나는 약간의 당혹스러움을 느끼면서 우리의 단백질 필요란 게 과연 어떤 의미인지 더 잘 이해하기 위해 편향되지 않은 최근 연구들, 말하자면 판매할 제품이 없는 과학자 집단에 의해 이루어진 연구들을 찾아보기로 작정했다.

관련 연구들을 검토해가면서 나는 우리의 하루 단백질 필요량을 놓고 모든 권위자들의 의견이 수치까지 딱 일치하는 건 아니지만, 그럼에도 그들의 추산 결과는 특정한 범위, 즉 낮게는 하루 총열량의 2.5%에서 높게는 약 8%에 이르는 범위 안에 들어 있다는 것을 발견했다.[2] 이 중 높은 수치들에는 "최소" 허용치가 아닌 "권장" 허용치, 즉 임의의 안전 여유치가 포함되어 있다.

재미있는 사실은 그런 안전 여유치를 두는 것에 대해 과학자들 간에도 많은 논쟁이 있다는 점이다. 말하자면 그런 여유치 설정이 반드시 필요하다는 데 전문가 모두가 동의하지는 않는 것이다. 이 때문에 열정적인 영양학 해설자인 데이비드 루벤 박사는 30%에 달하는 여분의 단백질 허용치를 필요로 하는 사람이 누구냐는 질문에 학식 있는 여러 과학자들을 대신하여 이렇게 말했다.

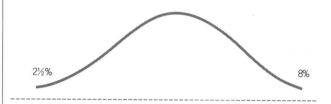

불편부당한 전문가들이 추정하는 단백질 필요량은?

2½%

8%

2½% … 사람이 필요로 하는 1일 단백질 양의 추정치 중 가장 낮은 경우는 〈미국 임상 영양학 저널〉지에 발표된 것으로 1일 총열량의 2.5%에 불과하다.[3] 사실 상당수의 사람들이 이 정도의 단백질 섭취만으로도 뛰어난 건강을 유지하며 살아왔다.[4]

4½% … 세계보건기구(WHO)는 67kg의 몸무게를 가진 남성이 하루에 필요로 하는 단백질의 최소량을 32그램으로 설정했다.[5] 단백질 1그램당 4칼로리의 열량이 생기므로 이때 단백질에서 발생하는 열량은 128칼로리이다. 그렇다면 이것은 하루 총열량 섭취의 4.5%에 달하는 양이다. 세계보건기구(WHO)의 통계치로는 여성의 경우도 비슷하다.

'식품영양위원회'가 공식 보고서에서 권장하는 단백질 필요량은 몸무게 1파운드당 0.213그램이다.[6] 이 수치 역시 열량 비율로 환산하면 1일 총칼로리 중 단백질이 차지하는 칼로리는 4.5%에 불과하다.

6% … '식품영양위원회'는 여기서 한 걸음 더 나간다. 그들은 1일 최소 단백질 필요량을 4.5%로 제시한 후 여기에 30%의 안전 여유치를 더 더한다. 이렇게 되면 그들이 '1일 권장 필요량'이라 부르는 단백질 필요량의 비율은 6%에 달하게 되는데, 이 경우 미국 인구 전체의 98%가 이 범위 안에 있게 된다고 한다.[7]

8% … '전국 리서치위원회' 역시 실제적인 안전 여유치를 설정하여 총 칼로리 중 단백질의 비율을 8%로 제시한다.[8] 이 수치는 1일 "최소" 필요량이 아니라 1일 권장량으로, 미국 인구 중 98% 이상이 이 범위 안에 들게 된다.

고기와 생선, 치즈, 달걀, 닭고기와 여타 값비싼 단백질 식품을 파는 사람들이 필요로 하지요. 여러분이 먹는 단백질 양을 30% 올리는 것은 그들의 수입이 30% 오른다는 얘기이니까요. 하지만 인체는 그날 필요로 하는 양을 뺀 여분의 단백질에 대해서는 오줌을 통해 배설하기 때문에, 단백질 섭취량을 늘이면 동네 하수조와 정화조로 흘러들어가는 단백질 양도 그만큼 늘어나게 됩니다. 또 그것은 기아에 시달리는 제3세계 어린이들에게서 그들의 생명을 구해줄 단백질을 빼앗는 것이기도 하구요. 덧붙이면 그 덕분에 여러분은 사용하지도 않을 단백질 비용으로, 안 그래도 부풀어 있는 식비 예산을 30%나 더 지불하는 셈이 됩니다. 평균 미국인 가정이 이처럼 불필요한 단백질에 쏟아붓는 돈은 한 달에 약 40달러로, 이것은 단백질 생산자들에게 연간 360억 달러에 달하는 여러분의 수입을 보장해주지요.[9]

또 다른 전문가들은 이례적으로 많은 단백질을 필요로 하는 소수의 개인들을 보호하기 위해서는 30%의 안전 여유치가 필요하다는 견해를 갖고 있다. 하지만 우리가 개인별 체질 차이를 전제로 한다면 이런 안전치는 굳이 설정할 이유가 없다. 체질상 30%라는 여분의 단백질을 더 필요로 하는 사람들이 아마 틀림없이 있을 것이다. 하지만 그렇다면 정상적인 경우보다 30% 덜 필요한 사람들도 분명히 있지 않겠는가? 다행스러운 건 모든 사람에게 딱 들어맞는 단일 수치를 가질 필요는 없다는 것이다.

살아 있는 어떤 과학자보다 우리 몸의 개별적 특성을 더 잘 이해하고 있는 생화학자이자 영양학 연구자인 로저 윌리엄스는 단백질 필요량이 사람에 따라서는 무려 4배까지도 차이가 난다고 설명한

각 생물종들의 모유 내 단백질 함량 비교

	총열량 중 단백질 비율	몸무게가 2배가 되기까지 걸리는 시간
사람	5%	180일
말	11%	60일
소	15%	47일
염소	17%	19일
개	30%	8일
고양이	40%	7일
쥐	49%	· 4일

자료 : Bell, G., Textbook of Physiology Biochemistry, 4th ed.,
Williams and Wilkins, Balentine, 1954, pgs. 167-170. Adapted in McDougall, J.,
The McDougall Plan, New Century Publishers, 1983, pg. 101

다.[10] 재미있는 건 이 4배라는 수치가 단백질 필요량을 둘러싸고 제시된 최저치와 최고치의 비율과 거의 일치한다는 사실이다. 과학자들은 거의 모든 사람들의 단백질 필요량이 낮게는 하루 총열량의 2.5%에서 높게는 10%에 달하는 이 범위 안에 들어간다고 말한다.

이 점에서는 자연도 완전히 동의하는 듯이 보인다. 사람의 모유에는 총열량의 5%에 달하는 단백질이 들어 있다. 그렇다면 자연은, 일생에서 다른 어떤 시기보다 빨리 성장하는 시기라서 단백질 필요량도 가장 많을 갓난아기들도 5% 정도의 단백질이면 적정수치라고 이야기하는 게 아닐까?

만일 우리가 단백질을 엄청 많이 필요로 하는 사람이라면?

하지만 우리가 체질상 엄청나게 많은 단백질을 필요로 하는 사람이라면 어떻게 될까? 우리가 그 범위의 최고치 수준에 속하는 사람이라면 말이다. 그렇다면 단백질을 충분히 얻기 위해선 고기를 먹어야 하는 게 아닐까? 설사 고기가 아니더라도 달걀이나 유제품은 필요하지 않을까?

이런 질문들에 대한 대답은 284쪽에 있는, 비육식품과 비유제품들의 단백질 함량 비율을 나타낸 도표에서 찾을 수 있다. 도표에서 보듯이 우리가 설사 총 열량 중 10%의 단백질을 필요로 할 만큼 단백질 필요량이 높은 사람이라고 하더라도, 굳이 과일과 고구마만 먹으면서 살겠다고 작정하지 않는 한, 우리는 야채식품들을 통해서

각 식품의 단백질에서 나오는 열량 비교 [11]

콩류

콩나물	54%
망지콩(Mungbean sprouts)	43%
두부	43%
콩가루	35%
대두	35%
간장	33%
잠두	32%
렌즈콩	29%
껍질 벗겨 말린 콩(Split peas)	28%
강낭콩	26%
흰강낭콩	26%
리마 콩(Lima beans)	26%
가반조 콩(Garbanzo beans)	23%

야채류

시금치	49%
뉴질랜드 시금치	47%
물냉이	46%
케일	45%
브로콜리	45%
양배추(Brussels sprouts)	44%
순무잎	43%
콜라드(케일의 일종)	43%
꽃양배추	40%
겨자잎	39%
버섯	38%
양배추	34%
파슬리	34%
양상추	34%
완두콩	30%
주끼니(Zucchini)	28%
깍지콩	26%
오이	24%
민들레 잎	24%
피망	22%
아티초크(솜엉겅퀴)	22%
양배추	22%
샐러리	21%
가지	21%
토마토	18%
양파	16%
사탕무	15%
호박	12%
감자	11%
참마	8%
고구마	6%

곡류

맥아	31%
호밀눈	20%
밀	17%
줄풀	16%
메밀	15%
귀리	15%
호밀	14%
기장	12%
보리	11%
현미	8%

과일

레몬	16%
감로멜론	10%
칸탈로프(멜론의 일종)	9%
딸기	8%
오렌지	8%
검은 딸기	8%
체리	8%
살구	8%
포도	8%
수박	8%
귤(Tangerine)	7%
파파야	6%
복숭아	6%
배	5%
바나나	5%
그레이프플루트	5%
파인애플	3%
사과	1%

견과류

호박씨	21%
땅콩	18%
해바라기씨	17%
호두	13%
참깨	13%
아몬드	12%
캐슈(Cashews)	12%
개암나무 열매	8%

Data obtained from "Nutrition Value
of American Foods in Common Units,"
U.S.D.A. Agriculture Handbook No. 456

도 필요한 만큼의 단백질을 얼마든지 공급받을 수 있다. 물론 체질 상 최고치의 단백질 비율을 요구하는 사람이 백미만 먹을 경우에는 그 필요량에 약간 못 미칠 수도 있다. 하지만 쌀밥에다 콩을 약간 섞거나 신선한 야채를 반찬 삼아 먹기만 해도 따로 동물성 식품에 의지하지 않고서도 그 사람이 필요로 하는 단백질은 얼마든지 섭취할 수 있다. 단백질 필요량이 최고치인 극단의 경우라 하더라도 말이다.

반면에 밀(단백질 성분 17%)이나 오트밀(15%), 호박(15%)의 경우는 다른 여분의 보완식품 없이 그 자체만으로도 우리의 단백질 필요 비율을 충분히 채울 수 있다. 또 우리가 양배추(22%)만 먹는다 해도 우리는 필요한 최고치보다 2배가 넘는 단백질을 섭취할 수 있다.

사실 우리가 총열량 중 단백질에서 나오는 열량이 11%밖에 되지 않는 감자만 먹고 살더라도 우리는 몸이 필요로 하는 단백질을 충분히 얻을 수 있다. 감자가 유독 단백질 비중이 높아서 그런 것은 아니다.

왜냐하면 거의 대부분의 식물성 식품들이 감자보다 단백질 비중이 높기 때문이다. 하지만 우리는 이를 통해 우리가 필요로 하는 단백질 비중이 얼마나 낮은지를 알 수 있다.

역사상 전시상황 같은 극단적인 경우들을 보면, 사람들이 감자와 물만으로 영양상의 모든 필요를 채워야 했던 시기가 몇 번 있었다. 그리고 이런 열악한 시기를 살아남은 사람들 중 일부가 겪은 비타민 결핍의 문제를 별도로 하면, **단백질 부족의 징후를 보였던 사람들은 아무도 없었다.**[12]

"고기, 우유 만세"를 외치는 법을 배우려면

나는 다시 초등학생으로 돌아가 있다. 지금 선생님은 우리에게 동물성 단백질이 식물성 단백질보다 우수하다는 이야기를 하고 계신다. 동물성 단백질만이 "완전" 단백질이다. 어린 내가 듣기에도 그럴 듯한 이야기다. 나는 텔레비전 쇼에서 "좋은 사람"쪽을 응원하는 법을 배운 바 있다. 이제 나는 "좋은" 단백질은 육류와 유제품에서만 얻을 수 있다는 걸 배운다. 나는 속으로 고기와 우유를 위해 "만세"를 부른다. 나는 엄마가 싸준 샌드위치 점심에 더 많은 볼로냐 소시지가 들어 있어서, 내가 더 튼튼해지고 축구도 더 잘할 수 있기를 바란다.

그로부터 몇년이 지나고 나서, 나는 동물성 단백질이 식물성 단백질보다 더 뛰어나다는 믿음이 1914년 오스본과 멘델이 실시한 몇 가지 단백질 실험에서 유래했다는 사실을 배웠다. 그들은 생쥐 실험을 통해(나 개인으로서는 윤리적으로 용납하기 힘든 실험방법들을 동원해) 동물성 단백질을 섭취한 생쥐가 식물성 단백질을 섭취한 생쥐보다 더 빨리 자란다는 사실을 발견했다.[13]

그때 이후로 연구자들은 고기와 달걀과 유제품들은 "A급" 단백질로, 식물성 단백질은 "B급" 단백질로 구분하기 시작했다.

이런 구분은 1940년대에 이루어진 연구들이 생쥐의 성장에 필수적인 10가지 아미노산을 발견해내고 나서 한층 더 세분화되었다. 그들은 이 특정 물질들 중 어느 하나라도 없으면 생쥐가 제대로 성장하지 못한다는 사실을 알았다. 그래서 그들은 고생스런 실험을 통해 생쥐의 성장을 가장 촉진시켜주는 이상적인 아미노산 배합비율을 산출해냈는데, 그렇게 해서 나타난 단백질 유형이 동물성 단백질, 그중에서도 특히 달걀에서 발견되는 단백질 유형과 유사했다.[14]

인간을 실험대상으로 해서 이런 실험을 해볼 수 있는 방도는 없었다. 따라서 우리가 지금 알고 있는 최상의 아미노산 유형이란 건 생쥐의 성장에 적합한 것일 뿐, 인간의 경우에도 반드시 그러리란 보장은 없다. 인간의 경우에는 상응하는 정보를 얻을 수 없었던 것이다.[15]

하지만 일부 연구자들은 우리가 생쥐에 대해 아는 사실들에 근거해서, 생쥐의 가장 빠른 성장을 촉진했던 필수 아미노산 비율이 인간에게도 똑같이 적용되리란 가설을 세웠다. 어떤 진지한 연구자도 이런 가설을 그야말로 하나의 가설 이상으로 받아들이지 않았지만, 다른 한편에서 그 가설은 적어도 뭔가 계속 진행시켜볼 거리를 우리에게 제공해주었다.[16] 그러는 사이, 과학자들보다는 진리에 대한 존경심이 덜한 '전국 난류연맹'이 그 기회를 포착하여 **달걀이야말로 이상적인 단백질 식품**이라는 발상을 적극적으로 밀어부치기 시작했다.

시류에 편승할 기회를 포착한 것은 '난류연맹'만이 아니었다. '낙농위원회'와 '가축 및 정육연맹', 그리고 사실상 동물성 식품의 판매 촉진을 목적으로 하는 여타 모든 단체들이 그 운동에 가담했으며, 그들 중 어느 누구도 그 자료는 단지 생쥐를 대상으로 한 실험에 불과하다는 사실 같은, 상대적으로 사소한 문제에 공공연하게 관심을 기울이거나 하지는 않았다.

막강한 자본력을 바탕으로 이루어진 이들의 노력 덕분에 이제 동물성 단백질이 식물성 단백질보다 더 뛰어나다는 관념은 사실상 미국의 공식 영양학 교리로 자리잡게 되었다. 행여나 이와 달리 생각하는 사람이 있으면, 그런 사람은 다른 사람들에게서 괴짜나 광신자, 혹은 미치광이와 흡사한 취급을 받을 정도로 말이다.

《한 작은 행성을 위한 식생활》

그런데 1960년대 말, 프란시스 무르 라페라는 이름의 한 여성이 《한 작은 행성을 위한 식생활》이라는 영향력 있는 책 한 권을 펴냈다.[17] 그녀는 동물성 단백질에서 발견된 아미노산 유형이 식물성 단백질에서 발견된 것보다 사람 몸에 더 좋다는 가설을 받아들였다. 또 그녀는 달걀에서 발견되는 아미노산 유형을 다른 어떤 단백질과도 견줄 수 없는 최고의 것으로 받아들였다. 하지만 그러고 나서 그녀는 식물성 식품들도 특정한 방식들로 섞이게 되면, 그 "열등한" 식물성 단백질 속에 든 아미노산들이 결합하여 이상적인 달걀 기준에 좀더 근접하는 단백질을 낳을 수 있음을 보여주었다. 사실 그녀는 많은 경우에 단백질들의 상호보완적인 상승효과 덕분에 혼합된 식물성 단백질은 동물성 단백질보다 우리 몸에 더 좋은 작용을 미친다는 사실을 보여주었다.

라페는 거의 모든 전통사회들에서 나름대로 달걀의 아미노산 유형과 유사한 아미노산 모형을 낳는 방식으로 식물성 단백질을 혼합하는 식단을 발달시켜왔다는 사실을 발견하고는 무척 기뻐했다. 라틴 아메리카의 콩을 섞은 옥수수 또띨라나 콩을 섞은 밥, 중동의 병아리콩을 섞은 밀빵, 인도의 렌즈콩을 섞은 쌀밥이나 밀빵, 그리고 중국과 일본, 인도네시아, 한국의 쌀이나 밀로 만든 간장과 된장류 등이 그것이다.

단백질 혼합에 대한 그녀의 열정은 전염성이 강했다. 그녀의 책은 아름답게 쓰여졌을 뿐 아니라, 식물성 단백질들이 어떻게 상호 보완함으로써 서로의 영양학적 가치를 높이는지를 상세하게 보여주는 도표와 그림들을 가득 담고 있었다. 게다가 라페가 육식 중심의 식사가 갖는 그 끔찍한 낭비성을 지적하면서 그런 낭비가 몇백만 명에 달하는 다른 사람들의 생존기회를 박탈하는 결과를 가져올 수 있다는 사실을 지적하자, 뛰어난 영양섭취라는 강박관념에 쫓기면서도 뭔가에 목말라하던 그 당시 사람들에게 그녀는 깊고 맑은 샘물 한 그릇을 떠주는 것과 같은 역할을 했다. 그녀의 책은 3백만 부가 넘게 팔렸다.

그 전까지만 해도 '전국 낙농위원회'와 '정육연맹'의 손에 자신들의 "영양학 지식"을 좌지우지당하고 있던 많은 사람들이 이제 난생처음으로 "최상질"의 단백질을 얻기 위해서 반드시 고기를 먹어야 하는 건 아니라는 과학적 증거를 만난 것이다. 이렇게 해서 많은 미국인들이 동물성 단백질만이 영양상의 필요를 충족시킬 수 있다는 사고방식에서 벗어나게 되었다.

하지만 라페는 단백질 서열의 최우위에 달걀을 두는 문제에 대해서는 전혀 의문을 제기하지 않았다. 그녀는 달걀 단백질에 대한 그같은 자리매김이 사람이 아니라 생쥐를 가지고 한 실험에서 나온 결과일 뿐이란 사실을 자각하지 못했다. 그래서 많은 영양학자들이 라페의 저작이 갖는 이 허점을 지적하게 되었는데, 식이요법으로 심장질환을 예방하고 치료하는 데 뛰어난 성과를 올렸던 나탄 프리티킨도 그런 사람들 중 한 명이었다. 프리티킨은 달걀이 이상적인 단백질 식품이라는 데 동의하지 않았다. 그가 임상치료를 해나가는 과정에서 판이하게 반대되는 증거들을 너무 많이 봐왔기 때문이었다. 프리티킨은 다음과 같이 라페를 비판했다.

불행히도 그 책은 엄청나게 많은 오해를 불러올 소지가 있다. 왜냐하면 이제는 사람들이 식품들간에 균형을 잡는 것이 꼭 필요하다고 생각하게 되었기 때문이다. 그 책은 식물성 단백질만으로는 충분한 비율의 아미노산을 섭취할 수 없다는 느낌을 갖게 만든다.[19]

사실 라페는 한 번도 필요한 아미노산을 충분히 섭취하기 위해서는 식물성 단백질들을 혼합해야 한다고 말하지 않았다. 단지 그녀는 혼합된 식물성 단백질은 달걀 수준에 훨씬 가까워질 뿐만 아니라 대개는 그것을 능가한다고만 말했다. 또 그녀가 혼합되지 않은 식물성 단백질을 중시할 생각이 없었다는 것도 명확하다. 그녀가 《한 작은 행성을 위한 식생활》에서 특히 강조하고자 했던 것은 우리의 육식 습관이 낭비고, 동물성 단백질이 반드시 필요하지는 않다는 점뿐이었다.

하지만 역설적이게도 그녀의 저서가 누린 인기는 동물성 단백질이 더 뛰어나다는 관념을 강화하는 데 기여했다. 물론 이제는 많은 사람들이 조심스럽게 혼합하기만 하면 식물성 단백질들도 그에 맞먹을 수 있다는 사실을 이해하긴 했지만 말이다.

그녀의 많은 독자들은 동물성 단백질을 먹지 않을 때는 부엌에 계산자를 두는 편이 나으리란 결론을 내리곤 했다. 그들은 이제 식사를 준비하기 전에 아미노산 도표와 식품혼합 일람표를 확인해봐야 하리라는 강박관념을 느꼈다.

그러는 사이, 더 많은 것을 배운 라페는 식물성 단백질의 가치에 대한 불완전한 자신의 판단을 수정해가기 시작했다. 그녀는 《한 작은 행성을 위한 식생활》에서 주창했던 보완 단백질에 대한 자신의 강조가 전혀 잘못된 것임을 확신하게 되었고, 그래서 마침내 1981년, 위의 책을 거의 다시 쓰다시피하여 10주년 기념 개정판을 내놓았다.[20] 이제 그녀는 이렇게 말한다.

1971년 판에서 나는 충분한 단백질을 얻을 유일한 방안은 동물성 단백질처럼 몸에 유용한 단백질을 만들어내는 데 있다고 가정했기 때문에 보완성 단백질을 강조했다. 고기만이 질 좋은 단백질을 얻을 수 있는 유일한 방법이라는 신화와 싸우느라 나는 또다른 신화를 만들어내고 말았던 것이다. 이 때문에 나는 고기를 먹지 않고도 단백질을 충분히 얻으려면 아주 조심해서 식품을 선택해야 한다는 인상을 독자들에게 주었다. 그러나 사실 그것은 내가 생각했던 만큼 그렇게 어려운 것이 아니었다.…… 나는 고기 없이 필요한 단백질을 얻기 위해서는 사람들이 비육식품들을 세심하게 혼합해야 한다는 새로운 신화를 만들어내는 데 일조했다.…… 하지만 건강하고 다양한 식사를 하는 한, 보완단백질에 대한 염려 따위는 거의 할 필요가 없다.[21]

유명인사가 자진해서 자신의 견해를 이토록 공개적으로 뒤집기는 정말 무척 드문 일이다. 특히나 그 주제가 자신을 유명하게 만들어준 것이라면 더 더욱이나. 이 점에서 나는 그녀의 진솔함에 감탄을 금할 수 없다. 그리고 보다시피 그녀는 단백질 혼합에 대한 자신의 이전 강조가 전혀 근거 없는 것임을 확신하고 있다. 그래서 1971년 판에서는 전체 280쪽 중에서 200쪽이 단백질 혼합에 관한 문제를 다루고 있었던 반면, 1981년 판에서는 전체 455쪽 중 그 문제를 다루는 분량은 책 맨 뒤의 부록까지 포함해서 겨우 60쪽에 불과하다.

식물성 단백질의 보완작용이란 개념을 세상에 알렸던 그 여성이 이제 개정판에서는 전적으로 방향을 바꾸어 그런 건 필요하지 않다고 말하고 있는 것이다.

식사에서 충분한 열량을 얻고 있는 사람이라면 사실상 자신이 충분한 단백질을 얻고 있다고 확신해도 좋다.…… 그 모든 쟁점들을 증명할 수 있는 가장 간단한 방법은 대다수 사람들이 단백질 부족이라고 여길 만한 식단을 제시하고, 그 식단이 포함하고 있는 단백질 양이 국립과학 아카데

완전 채식 식단의 일례

《한 작은 행성을 위한 식생활》 개정판에서

	열량	전체단백질(g)
아침		
오렌지 쥬스 1컵	111	1.7
요리한 오트밀 1컵	148	5.4
해바라기씨 ½온스	80	3.5
황설탕 1테이블스푼	52	0
건포도 3테이블스푼	87	0.9
점심		
땅콩 버터 2테이블스푼	172	7.8
통밀빵 2조각	112	4.8
꿀 1테이블스푼	64	0.1
사과 1개	87	0.3
작은 당근 2개	42	1.1
저녁		
조리한 콩 1컵	236	15.6
현미밥 1컵	178	3.8
브로콜리 3줄기(1⅓컵)	52	6.2
버섯 4개	28	2.7
오일 2테이블스푼	248	0
사과쥬스 1컵	109	0.3
바나나 ½개	64	0.8
스낵		
기름에 튀긴 팝콘 2½컵	123	2.7
합계	1,993	57.7
국립 과학 아카데미에서 57kg의 여성에게 권장한 총열량	2,000	44.0

미에서 권장하고 있는 수치에 과연 미달하는지 확인해보면 되지 않겠는가?[22]

그런 다음 그녀는 고기나 유제품, 달걀, 여타 단백질 보완식품이 일체 들어 있지 않은 하루치 식사의 열량과 단백질 비율을 계산했다.

보다시피 혼합된 단백질이 보완되지 않은 상태에서도 위에서 제시한 식단만으로 우리는 열량 한계를 초과하는 일 없이 적정량의 단백질을 얻을 수 있다.[23]

라페가 가정한 식단은 몸무게 58kg의 여성에게 맞는 것이었는데, 이 식단에 들어 있는 단백질 양은 '국립 과학 아카데미'가 그 몸무게의 여성에게 권장하고 있는 44그램보다 훨씬 더 많은 57.7그램이었다. 즉 고기나 달걀, 유제품 없는 라페의 그 식단에서 총열량 중 11.5%가 단백질에서 나오는 열량이었던 것이다.

믿기 힘들 정도로 많이 팔린 달걀

단백질 연구에서 새로운 증거들이 제시됨에 따라 마음을 바꾼 사람이 유독 프란시스 무르 라페만은 아니다. 그 새로운 증거들은 가장 엄격한 과학잡지들의 입장까지도 바꿔놓았다. 의학잡지 〈랜싯〉지의 한 편집자는 이런 상황변화에 대해 이렇게 말하고 있다.

예전에는 식물성 단백질이 저급한 것으로 분류되어, 최상급인 동물성 단백질보다 못한 것으로 여겨졌다. 하지만 이런 구별은 근거 없는 것으로 치부되는 것이 지금의 일반적인 추세다.[24]

이런 방향전환에 대해 우리는 어떻게 생각해야 할까? 달걀이야말로 인간에게 최고의 단백질이라는 가설이 근거 없다는 사실을 받아들인다 해도, 그럼에도 우리가 적당량의 단백질을 얻는 데 반드시 고기나 달걀이나 유제품을 먹을 필요는 없다는 게 과연 가능한 일일까? "충분한 단백질을 얻는다"는 그 중요한 문제가 정육산업과 낙농산업, 양계산업의 세뇌식 선전을 빼고는 그 배후에 어떤 것도 존재하지 않는 우리의 집단 상상에 불과하다는 것이 과연 있을 수 있는 일일까?

충분히 그럴 가능성이 있다.[25] 왜냐하면 영양학상의 급진주의와는 전혀 관계가 없는 '국립과학 아카데미'의 '식품영양 위원회'조차 유제품이나 고기, 달걀을 전혀 먹지 않는 사람들에 대해 다음과 같이 말하고 있기 때문이다.

전세계 인구 중에서 완전 채식가들은 뛰어난 건강을…… 유지해 왔다.[26]

하버드대의 한 연구팀은 완전 채식의 효과를 조사하면서 다음 사실을 발견했다.

설탕과 잼, 젤리처럼 단백질이 전혀 없는 식품들에 과도하게 의존하

는 경우를 빼고는, 눈에 띄게 단백질 부족을 일으키는 채식 식단을 얻어내기는 어렵다.[27]

〈미국 식이요법 협회 저널〉에 보고된 한 임상연구는 육식가와 유란 채식가와 완전 채식가의 필수 아미노산 섭취를 비교했다.[28] 이 연구는 각각의 아미노산이 임신한 여성과 성장기 청소년의 필요까지도 충족시킬 수 있도록 하기 위해서 단백질 필요량을 일반적인 경우보다 훨씬 더 높게 책정했는데도, 세 유형의 식사 모두가 이 요구조건을 충족할 뿐 아니라 그것을 훨씬 능가한다는 사실을 발견했다.

어느 집단이나 필수 아미노산의 필요치를 2배 이상, 대부분의 경우 그보다 훨씬 더 많이 초과했다.[29]

저명한 영양학자 존 샤펜버그 박사가 '미국 과학발달 협회'의 연 모임에서 했던 발표 역시 "충분한 단백질을 얻는" 문제가 별로 큰 걱정거리가 아님을 말해준다.

내가 강조하고 싶은 것은, 활동적인 성인에게 단백질이 부족하면서도 적당한 열량을 가진 시험식(食)을 짜내기가 보통 어려운 게 아니란 점입니다.[30]

많은 사람들이 현대의 가장 뛰어난 영양학 전문가로 손꼽는 사람이 바로 나단 프리티킨이다. 그의 장수 센터를 찾은 사람은 지금까지 몇천 명에 달한다. 개중에는 휠체어에 앉아서 오거나 관상동맥 보조기를 달기 직전인 사람들도 있었다. 하지만 한달 후에는 그들 중 많은 수가 엄청나게 상태가 좋아져서 씩씩한 걸음걸이로 집에 돌아갔다. 프리티킨 프로그램의 핵심은 그의 식이요법이다. 그는 말한다.

채식가들은 자신이 단백질을 충분히 섭취하고 있는지 항상 신경을 쓰죠. 하지만 내가 아는 한, 열량은 부족하지 않은데 단백질이 부족한 자연식 식단을 짤 수 있는 영양 전문가는 아무도 없습니다. 여러분이 필요로 하는 단백질은 총열량의 6%에 불과합니다.…… 그리고 일상 식사에서 9%보다 낮은 비율의 단백질을 얻기란 실제로 불가능하죠.[31]

자연은 우리가 충분한 단백질을 얻기를 바라는 게 틀림없는 것 같다. 왜냐하면 그냥 배고픔의 본능에 따라서 어떤 것이든 자연식품을 충분히 먹기만 해도 이 필수영양소가 부족하거나 하는 일 같은 건 거의 없기 때문이다.

그리고 단백질의 어느 한 형태가 다른 형태보다 더 뛰어나다는 생각을 우리가 지니고 있는가 아닌가는 그다지 중요하지 않다. 어느 쪽 입장에 서 있든, 또 개개인의 체질상 특성이 어떤 것이든, 자연의 존재양태라는 확연한 증거 자체가 유제품과 달걀과 단백질 보완식품 없이도 우리가 충분한 단백질을 얼마든지 얻을 수 있다는 사실을 보여주고 있다는 걸 인정해야 한다.

인정하지만, 나도 이따금씩은 이런 진실을 받아들이기가 힘들다. 나 역시 지금까지 강력하게 세뇌당해온 사람 가운데 하나이고, 또 감정 면에서도 단백질에 대한 구식 관념들에 매달려왔기 때문이다. 하지만 조금이라도 사실을 있는 그대로 받아들이고 나자, 유제품과 계란마저 먹지 않는 채식가들은 어디서 필요한 단백질을 얻을 것인가란 "문제"는 기실 전혀 문제가 아니란 결론을 내리지 않을 수 없었다.[32]

그런데 고의로 단백질이 부족한 식단을 짜보고 싶어하는 연구자들은 누구나 진땀을 흘리기 마련이지만, 그렇다고 그것이 완전히 불가능하지는 않다. 물론 쉽지는 않지만 말이다. 마찬가지로 채식가가 단백질 부족을 경험하는 것이 도저히 있을 수 없는 일은 아니다. 여기에 그런 상황이 벌어질 수 있는 경우들이 있다.

단백질 부족 식사

1) 가공식품을 너무 많이 먹는 경우. 심하게 가공처리된 기름기 많은 식품들과 당분이 너무 많은 식품들, 알콜 함량이 과도하게 높은 식품들은 "내실 없는" 열량을 제공할 뿐이다. 이것들은 우리 몸을 가동시킬 연료를 일시 제공하긴 하지만, 우리 세포나 조직들을 살찌우지는 못하는 열량이다. 이런 식품들은 비타민과 무기질, 단백질, 섬유소 같은 영양소들을 거의 주지 못한다. 따라서 버터나 사탕, 청량음료, 흰 빵, 튀김 요리로 편중된 식단은 우리가 필요로 하

는 다른 모든 영양소들과 더불어 단백질 부족도 불러올 수 있다.

2) 과일만 먹는 경우. 물론 대다수 사람들은 과일을 주식으로 여기지 않기 때문에 이런 경우에 대해서는 염려하지 않아도 된다. 하지만 영양상의 이유 때문이 아니라, 영적(靈的)인 이유로 "과일주의자"가 되려는 사람들이 전혀 없는 건 아니다. 어떤 의미에서는 이들이 영양상의 이유를 자기 식단의 근거로 들이대지 않는 게 그나마 다행이라고 해야 할 것이다. 왜냐하면 과일만 먹고 살 경우, 적정치의 단백질을 섭취하지 못할 가능성이 대단히 높기 때문이다.

3) 단백질 함량이 이례적으로 낮은 작물만을 먹는 경우. 미국에서는 거의 불가능하지만, 단백질이 총열량의 2.5%에 불과한 카사노바 뿌리를 주식으로 삼고 있는 서아프리카 지역들에서는 이런 일이 일어날 수 있다. 슬프게도 이 지역 주민들은 이것말고는 달리 먹을 게 전혀 없는 경우들이 이따금 있어서, 결과적으로 그들 중 일부는 단백질 부족을 경험하게 된다.[33]

4) 아직 소화기 계통이 발달하지 않아서 단백질 흡수율이 떨어지는 유아에게 곡물과 야채만 먹이는 경우. 유아라 하더라도 감자를 먹일 경우는 단백질 필요량을 100% 충족시킬 수 있지만, 곡물의 경우는 그렇지 못할 수 있다. 물론 모유를 먹여 기르는 아기라면 전혀 걱정할 게 없다.[34]

5) 채식가가 자신의 단백질 필요량을 채우지 못하는 또 하나의 경우가 굶주릴 때, 말하자면 총열량 자체가 부족할 때다. 총열량이 부족하면 단백질은 물론이고 탄수화물이나 비타민, 섬유소, 무기질 따

위도 부족할 수밖에 없다. 비극적이지만 이런 상황은 세계의 최빈국들에서 종종 일어난다.[35]

강하고 튼튼하게 자라려면

나는 다시 교실로 돌아가 있다. 지금 우리 선생님은 아이들에게 강하고 튼튼해지고 싶으면 단백질을 많이 섭취하는 게 좋다고 말씀하고 계신다. 열심히 일하고 열심히 놀면 그만큼 단백질도 더 많이 필요하다는 말씀과 함께. 나는 만화책에 나오는 찰스 아틀라스의 그 멋들어진 울룩불룩한 근육을 떠올리면서, 고기 요리에 대한 내 혐오감을 두 눈 질끈 감고 무시해버리기로 결심한다. 맛이 있고 없고 따위는 중요한 게 아닌 것이다.

우리들 대다수는 당연히 선생님이 우리에게 가르쳐준 것을 아직도 믿고 있다. 하지만 이런 가르침을 곧이곧대로 믿지 않고, 자신이 뭘 말하는지 알고 있을 것 같은 한 사람, 찰스 아틀라스의 얼굴에도 모래를 끼얹을 수 있을 것 같은 한 사람이 있다. 그 사람이 바로 남성적 강인함의 상징이 되고 있는 아놀드 슈왈츠제네거이다.《남자들을 위한 아놀드의 보디빌딩》이란 책에서 슈왈츠제네거는 이렇게 말한다.

요즘 아이들은…… 보디빌딩을 하려면 단백질 섭취가 총열량의 50~70%는 돼야 한다고 생각하는 경향이 있는 듯하다. 하지만 내가 보기에는 전혀 그럴 필요가 없다.…… 좋은 식사의 기본은, 내 공식에 따르면 몸무게 1kg당 1그램의 단백질이면 충분하다.[36]

이 공식은 우리가 이미 발견했던 범위와 일치한다. 아놀드 슈왈츠제네거가 제안한 단백질 할당량을 만족시키는 것은 고기나 달걀, 유제품 없이도 얼마든지 가능하다. 설사 당신이 브로콜리만 먹는다 해도—당신이 제정신인지 어떤지 나로서는 심히 염려가 되긴 하지만— 어쨌든 당신은 슈왈츠제네거가 제안했던 비율보다 4배나 더 많은 단백질을 섭취하는 셈이 될 테니 말이다.

이제 선생님이 말씀하신 또다른 단백질 필요상황, 즉 활동량이 많을수록 그만큼 요구되는 단백질량도 더 많아진다는 문제를 살펴보자. 여기서도 우리는 선생님이, 물론 고의는 아니었지만 어쨌든 핵심을 제대로 짚어내지 못했음을 알 수 있다. 사실 우리가 단백질을 필요로 하는 건 효소를 교체하고, 혈액세포를 재생하고, 머리카락을 자라게 하고, 항체를 생산하는 따위의 특정 과제들을 수행하기 위해서이다. 하지만 육체적 활동량이 많다고 해서 이런 기능들이 더 많이 활성화되어야 하는 건 아니다. 우리가 열심히 일하거나 논다고 하더라도, 그때 필요한 것은 단백질이 아니라 연소시킬 더 많은 탄수화물이다. 왜냐하면 우리 몸을 움직여주는 연료가 되는 것은 탄수화물이기 때문이다.

편안하게 쉬고 있을 때보다 심한 운동을 하는 **상황**이라고 해서 단**백질 연소율이 더 높아지지는 않는다**는 사실은 이미 많은 연구들을 통해 검증된 바 있다. 데이브 스콧이 많은 양의 단백질을 섭취하지 않고서도 철인 3종 경기에서 세계기록을 세울 수 있었고, 식스토 리나레스가 고기나 유제품, 달걀, 혹은 여타 종류의 단백질 보완식 품을 섭취하지 않고서도 단 하루만에 7.7km의 수영과 300km의 싸이클, 84.3km의 마라톤을 해낼 수 있었던 것이 이 때문이다.

몸의 활동량이 많을수록 그만큼 여분의 단백질도 더 필요하다는 널리 퍼진 통념은 단백질 신화 전체, 즉 우리의 육식 습관에서 이익을 얻는 사람들이 우리에게 슬쩍 집어넣은 "고기는 힘을 준다"는 통제 신화의 또다른 일부에 불과하다는 것이 드러나고 있다. 그런 생각들은 우리가 어린 아이였을 때부터 우리 마음속에 심어져, 우리들 대다수에게 그냥 사실이라고 "알고 있는" 그런 심리 풍경의 일부가 되고 말았다. 옛날 사람들이 세상은 평평하다는 것을 당연시했던 것과 유사하게 우리는 그것들을 기정사실로서 당연시해왔다.

하지만 불리한 입장에 서서 논쟁적인 자세를 취하는 일이 거의 없기로 유명한, 보수적인 '국립 과학 아카데미'조차도 다음과 같은 이야기를 전혀 주저하지 않고 말하는 것이 작금의 현실이다.

근육활동이 더 많은 단백질을 필요로 한다는 증거는 어디에서도 찾아볼 수 없다.[37]

이처럼 현대 영양학은 어떤 거리낌도 없이 우리의 단백질 필요량이 손쉽게 충족될 수 있다고 확실하게 말하고 있다. 하지만 여전히 우리 중 많은 사람들이 단백질을 충분히 먹지 않으면 구호 포스터에 그려진 사람 같은 몰골로 처참하게 죽어갈지도 모른다는 두려움에 시달리고 있다. 우리는 이런 두려움을 아주 어렸을 때 받아들였기 때문에, 그것은 이제 우리 내면 속에 자리잡은 심리 근거의 일부로까지 되고 말았다. 말하자면 우리는 "오래된 오류는 언제나 새로운 진리보다 더 인기 있다"라는 옛 독일 격언의 살아 있는 예가 되어온 것이다.

우리는 단백질에 사로잡혀서 그것에 엄청난 대가를 지불하고 있다. 우리는 엄청난 양의 곡물을 먹여 가축들을 기른다. 그러지 않았더라면 세상의 굶주림을 퇴치하는 데 쓸 수 있었을 그 곡물을 말이다. 우리는 단백질을 얻기 위해서 동물들에게 굳이 가하지 않아도 좋을 그 끔찍한 고통을 가하고 있다. 그리고 마지막으로 우리는 단백질 과잉섭취로 우리의 건강을 심하게 훼손하고 있다.

우리는 그것이 아스피린이든 알콜이든 섹스든, 아니면 음식이나 햇빛이든, 지나치면 오히려 해로울 수 있다는 걸 잘 알고 있다. 하지만 이런 이해를 우리의 단백질 섭취에 적용하는 경우는 거의 없다. 우리들 대부분은 충분한 단백질을 얻지 못할 것을 너무나 두려워한 나머지, 나날이 많은 과학 연구들이 과도한 단백질 섭취가 건강에 미치는 심각한 해악들을 지적하는 현실을 외면해온 것이다.

골다공증과 단백질의 관계

우리 초등학교 담임 선생님이 아직까지 살아계시다면, 아마 그녀

303

는 지금 머리가 희끗희끗한 60대의 할머니가 되어 계실 것이다. 그리고 그녀의 체력이 그 연령대의 평균적인 미국 여성축에 들어간다면, 아마도 그녀의 "늙은 뼈들"은 예전만 같지 않을 것이고, 나이가 들수록 점점 구부정해져가는 탓에, 예전에는 어린 학생들로 하여금 고개를 잔뜩 젖혀서 올려다보게 만들었던 그녀의 키도 상당히 줄어들었을 것이다.

사실 그녀가 그 연령대 대부분의 미국여성들과 비슷하다면, 그녀의 "늙은 뼈"는 이미 꽤 많은 미네랄을, 그중에서도 특히나 칼슘을 잃어버렸을 것이며, 그 때문에 약간 뒤틀리고 허약하고 내성도 떨어진 상태가 되어 있을 것이다. 폐경기를 지난 여성들에게서 나타나는 뼈의 미네랄 부족이 고질적인 요통을 불러오는 동시에, 넘어지거나 부딪쳤을 때 골절상을 입기 쉬운 상태로 만드는 것은 전혀 드문 현상이 아니다. 또 약해진 척추가 몸의 무게를 지탱하지 못한다는 단순한 이유로 등이 점점 굽으면서 키가 줄어드는 경우도 자주 있다. 불행하게도 이 구부정한 자세는 미학면에서의 불행만으로 끝나지 않는다. 그런 자세는 내부 장기를 점점 더 압박하게 되어 장기들이 정상적으로 기능할 수 없게 만들기 때문이다.[38]

그 선생님의 다정하고 자상한 모습을 추억으로 담아두고 있는 나로서는 그녀에게 이런 일이 일어나지 않았기를 바라는 마음 간절하다. 하지만 65세 이상의 미국여성 중 25%에 달하는 여성들의 경우는 이런 뼈 미네랄 부족―일명 "뼈의 용식(溶蝕)"이라 불리는― 증상이 너무나 심각해서, 이런 상태에 대해서 "골다공증"이라는 의학상의 명칭이 따로 붙어 있기까지 한 실정이다.[39] 만일 당신이 종합검진 결과 골다공증이라는 진단을 받았다면, 그것은 **본래의 뼈 구성 성분 중 50~75%가 이미 뼈대에서 빠져나갔다**는 것을 뜻한다. 이는 미국의 65세 이상 여성 네 사람 중 한 사람꼴로 자신의 뼈밀도가 반 이상으로 줄어들었다는 것이다.[40] 오늘날 골다공증으로 인한 사망은 여성들의 사망 원인 중 큰 비중을 차지하는 유방암과 자궁암을 합친 것보다 더 많다.

불행히도 뼈에서 칼슘을 비롯한 무기질이 빠져나가는 과정은 그것이 심각한 상태로 발전했음이 확연하게 드러나기 전까지 오랜 세월에 걸쳐 꾸준하면서도 서서히 진행되어간다. 우리 몸이 칼슘을 잃어가고 있음을 우리에게 경고해주는 반짝이는 빨간불 같은 건 없다. 이 과정은 흔들리는 이나 움츠러든 잇몸, 혹은 깨어진 엉덩이로 뼈들이 얼마나 연약해지고 쉽게 바스라지게 되었는지를 스스로 드러낼 때까지 거의 눈치챌 수 없게 진행되는 경우가 많다. 뼈대의 점차적인 부식이 가져오는 마지막 결과는 약간의 충격으로도 쉽사리 부서지고 마는, 뼈의 심각한 칼슘부족 상태이다. 그냥 재채기를 한 번 한 것뿐인데 늑골에 금이 갈 수 있는 것이다.

뼈 밀도의 감소가 그토록 심각한 지경에 도달할 때까지도 우리가 자각하지 못하는 이유 중 하나는 극단적인*골다공증일 경우에조차 혈액 속 칼슘 농도는 언제나 정상수준을 유지한다는 데 있다. 이것은 우리 몸의 생체순환에서 혈액의 칼슘 농도를 유지할 필요성이 뼈의 칼슘 농도를 유지할 필요성보다 명백한 우위를 점하고 있기

골다공증의 진행

표준적인 미국식 식생활을 영위하는 거의 대부분의 여성들은
나이가 들어감에 따라 상당 비율의 뼈 밀도 손실을 입게 된다.

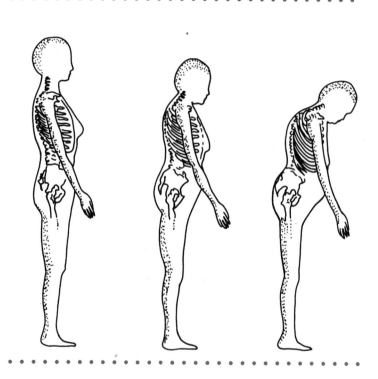

자료 : Stand Tall, Morris Notelovitz and Marsha Ware,
Triad Publishing Company, Gainesvillw ,Florida, 1982. pg. 32

때문이다. 우리 신체는 심장을 포함한 근육의 수축이완 작용과 피의 응고, 신경자극의 전달 같은 필수불가결한 과제들을 수행해내기 위해 혈액 속에 칼슘을 필요로 한다. 어떤 이유에서든 혈액에 칼슘이 공급될 필요가 있을 때, 몸은 뼈를 마치 칼슘저장 "은행"처럼 취급하여 일련의 생화학 과정을 통해 그 칼슘 은행에서 예금을 인출한다. 말하자면 몸은 뼈에서 칼슘을 빼앗아 혈액에 칼슘을 공급하는 것이다.

나는 우리가 하루하루 먹는 식사에 충분한 칼슘이 없을 때만 뼈가 칼슘을 잃는다고 믿어왔다. 이 관점을 가장 앞장서서 주장해온 대변인이 '전국 낙농위원회'다. 만일 정말로 이런 식이라면 그들이 우리에게 더 많은 우유를 마시고 더 많은 유제품을 먹으라는 해결책을 제안하는 것이 전혀 근거 없는 일만은 아닐 것이다. 사실 낙농업은 최근 들어서까지도 이 관점을 밀어붙이는 데 엄청난 돈을 써왔고, 그것은 논리적으로 타당해보였다. 하지만 현대의 영양학 연구들이 진행됨에 따라 이런 주장에는 심각한 결함이 있다는 사실이 밝혀져왔다.[41] 사실 골다공증은 다양한 요인들로 인해 발생하는 질병으로, 그중 가장 중요한 요인이 과도한 단백질 섭취다![42]

단백질 과다섭취와 뼈밀도의 감소는 대단히 일관된 비례관계를 유지한다. 그리하여 아무리 칼슘 섭취를 많이 해도, 단백질 섭취가 많으면 칼슘 불균형의 발생 빈도는 오히려 더 커지고, 뼈에서 빠져나가는 칼슘의 양도 그만큼 더 많아진다.[43]

309쪽의 표에 나오는 수치는 고단백 식사와 저단백 식사가 체내

칼슘의 균형치에 미치는 영향을 각기 독자적으로 조사했던 다섯 연구팀의 연구결과를 제시한 것이다. 이 도표에서 플러스로 표시된 칼슘 균형치는 뼈가 칼슘을 잃고 있지 않는 상태를 의미하고, 마이너스로 표시된 칼슘 균형치는 뼈가 칼슘을 잃어가고 있어서 골다공증이 진행되고 있는 상태를 나타낸다.

이중 장기간에 걸쳐 이루어진 한 연구는 하루 75그램밖에 안 되는 단백질을 섭취할 때도(미국 육식가들이 섭취하는 평균 단백질량의 3/4이 안 되는), 그 식사를 통해 몸이 흡수하는 양보다 더 많은 칼슘이 오줌으로 배출된다(즉 칼슘 균형이 마이너스인 상태)는 사실을 발견했다. 그리고 이 다섯 연구 모두가 공통적으로 발견한 사실은 더 많은 단백질을 섭취할수록, 그만큼 더 많은 칼슘을 잃게 된다는 점이었다.[44] 이것은 하루 식사로 섭취하는 칼슘량이 미국인 평균 1일 칼슘 섭취량보다 훨씬 많은 140mg에 달할 경우에도 마찬가지였다.

달리 말하면 우리가 얼마나 많은 칼슘을 섭취하는가에 상관없이, 더 많은 단백질을 섭취할수록 그만큼 칼슘도 더 많이 잃게 된다는 것이다. 그 결과 일반적으로 고단백 식사, 그중에서도 특히 육류 위주의 식사는 느리지만 가차없이 뼈밀도의 감소를 불러오고, 골다공증을 계속 진행시켜나가게 된다.[45]

질병과 식습관 간의 관계에 대한, 지도적인 의학 전문가의 한 사람인 존 맥도걸은 골다공증에 대한 의학 연구들을 요약하면서 이렇게 말했다.

골다공증은 칼슘 부족 때문인가?
과잉 단백질 때문인가?

연구 번호	칼슘섭취	저단백 식사를 했을 때 칼슘 균형치의 변화	고단백 식사를 했을 때 칼슘 균형치의 변화
1	500	+31	-120
2	500	+24	-116
3	800	+12	-85
4	1400	+10	-84
5	1400	+20	-65
평균	920	+19	-94

연구 1‥‥‥ Anad, C., "매일 칼슘 500mg을 투여받는 젊은이의 단백질 섭취가 칼슘 균형치에 미치는 영향," Journal of Nutrition, 104:695,1974

연구 2‥‥‥ Hegsted, M., "단백질 및 인의 섭취로 인해 젊은이의 소변 내 칼슘과 칼슘 균형치가 받는 영향," Journal of Nutrition, 111: 53, 1981

연구 3‥‥‥ Walker R., "단백질 섭취가 성인 남성의 칼슘 보유치에 미치는 영향," Journal of Nutrition, 102:1297, 1972

연구 4‥‥‥ Johnson N., "단백질 섭취가 젊은 성인 남성의 대소변 내 칼슘 함량과 칼슘 보유치에 미치는 영향," Journal of Nutrition, 100:1425, 1970

연구 5‥‥‥ Linkswiler H., "단백질 및 칼슘 섭취가 젊은 성인 남성의 칼슘 보유치에 미치는 영향," Trans New York Academy of Science, 36:333, 1974

자료 : McDougall, Dr. John, McDougall's Medicine,
New Century Publishers, New York, 1985

나는 인간의 몸에서 칼슘을 잃게 만드는 단백질의 효과가 과학자 진영에서는 이제 더 이상 논쟁거리에 속하지 않는다는 사실을 강조하고 싶다. 지난 55년 동안 시행된 많은 연구들은, 만일 우리가 뼈를 튼튼하게 유지해줄 플러스 칼슘 균형치를 만들어내고 싶다면, 우리가 할 수 있는 가장 효과적인 식습관 변화가 칼슘 섭취량을 늘리는 것이 아니라 단백질 섭취량을 줄이는 것이라는 사실을 보여주었다.[46]

'전국 낙농위원회'는, 골다공증은 더 많은 우유를 마시고 더 많은 유제품을 먹으면 예방할 수 있다고 우리가 생각하도록 만드는 데 몇천만 달러를 소비했다. 하지만 유제품의 소비가 골다공증 예방에 도움이 될 수 있다는 약간의 언질이라도 하고 있는 연구는 '전국 낙농위원회' 자체로부터 연구비를 지원받은 연구들뿐이라는 사실은 어떻게 설명할 수 있을까?

세계의 골다공증

전세계에 걸쳐 골다공증의 발생은 단백질 섭취와 직접적인 연관을 가지고 있다. 특정 범위의 인구가 섭취하는 단백질량이 많으면 많을수록, 골다공증 증상도 그만큼 흔하고 심각한 양상을 취하고 있다.[47] 사실 세계 보건통계들은 유제품을 가장 많이 소비하는 미국과 핀란드, 스웨덴, 영국 같은 나라들에서 골다공증 역시 가장 흔하게 나타난다는 사실을 보여준다.[48]

골다공증을 의학적으로 연구했던 나단 프리티킨은 '낙농위원회'

의 관점이 전혀 근거가 없음을 발견했다.

아프리카 반투족 여성들이 하루에 섭취하는 칼슘의 양은 350mg에 불과하다. 그들은 일생 동안 9명의 아이를 배고, 태어난 아이들마다 2년간씩 모유를 먹여 기른다. 그런데도 그들은 칼슘 부족을 경험하는 일이 전혀 없어서, 뼈가 부러지거나 이빨을 잃거나 하는 일이 거의 없다. ('전국 낙농위원회가) 권장하는 1일 칼슘량이 1,200mg인 상황에서, 그들은 어떻게 하루 350mg의 칼슘만으로 이렇게 할 수 있을까? 그 대답은 의외로 아주 간단하다. 그들은 칼슘을 몸 밖으로 배출해내지 않는 저단백 식사를 하고 있었던 것이다.…… 하지만 하루 1,200mg 이상의 칼슘을 섭취하는 우리 나라 여성들은 또 한편에서 하루치 총열량의 20%를 단백질로 섭취하고 있어서, 칼슘만이 아니라 마그네슘과 아연, 철분까지 포함된 무기질 불균형을 초래하고 있다. 말하자면 그 모든 것이 우리가 섭취하는 단백질 양과 직접적인 관계를 갖고 있는 것이다.[49]

반투족은 미국인들보다 훨씬 적은 칼슘밖에 섭취하지 않는다. 그럼에도 가장 늙은 반투족 여성조차 미국의 노령여성들 사이에서는 거의 재난에 맞먹는 골다공증에서 전적으로 자유롭다.[50] 낙농업계는 반투족 여성들이 훨씬 더 적은 칼슘밖에 섭취하지 않음에도 뼈 밀도는 훨씬 더 높은 것을 두고 유전적 요인 때문일 수 있다고 말했다. 하지만 유전적으로 아프리카의 반투족과 거의 같을 수밖에 없는 미국내 거주 반투족들의 골다공증 발생빈도는 자신들의 이웃인 백인들과 똑같은 수준이다. 아프리카 반투족과 미국내 거주 반투족의 차이는 유전자가 아니라 식생활의 차이, 즉 미국내 반투족의 경우는 일반 미국인들과 전혀 다르지 않은 식사를 한다는 데 있었던 것이다.[51] 따라서 이 모든 연구들에 비추어 유일하게 분별 있는 결론은 반투족의 훨씬 더 낮은 단백질 소비가 그들의 뼈를 튼튼하게 유지해주었다는 것일 수밖에 없다.[52]

반투족에서 시작하는 그 천칭접시의 다른 한쪽 끝에는 에스키모 원주민이 있다. 만일 골다공증이 칼슘 부족으로 인한 질병이라면, 그것은 이 종족 사이에서 유례가 없는 것이어야 한다. 그들은 세계의 어떤 종족보다 더 많은, 하루 2,000mg이라는 칼슘을 생선뼈에서 섭취하고 있기 때문이다.[53] 반대로 골다공증이 과도한 단백질 섭취로 인한 것이라면, 그들 사이에서 그 질병은 대단히 흔한 것일 수밖에 없다. 왜냐하면 그들은 세계에서 가장 고단백 식사를 하는 민족으로도 유명하기 때문이다. 그들은 생선과 해마와 고래에서 하루 250~400그램에 달하는 단백질을 섭취한다.[54] 안된 일이지만, 공교롭게도 그들은 세계에서 골다공증 발생 비율이 가장 높은 민족 중 하나다.[55]

309쪽의 수치들에서도 나타나듯이 식사유형에 따른 뼈밀도를 비교한 연구들은 낙농업자측의 자신 있는 단정과는 완전히 반대되는 유형을 보여준다. 모든 연구들이 한결같이 고기와 유제품의 섭취가 많으면 많을수록 뼈의 용식(뼈 속의 칼슘이 녹아나오는 현상—옮긴이)과 골다공증이 예방되기는커녕 오히려 더 빨라진다는 사실을 밝혀내고 있는 것이다.[56]

312

1984년 8월 22일자 〈메디칼 트리뷴〉지는 뼈밀도에 관한 미국의 주요연구들을 소개했는데, 그 결론은 대다수의 그런 연구들에서 내려진 것과 같은 것, 즉 채식가들은 "상당히 뼈가 튼튼함을 알 수 있다"는 것이었다.

〈임상영양학 저널〉지는 1983년 3월호에서 그 당시까지 행해진 이런 종류의 연구들을 가장 많이 집대성하여 소개했다.[57] 미시건 주립대를 비롯한 주요 대학의 연구자들은 다음과 같은 사실을 발견했다.

65세 연령층인 미국인들의 경우,
★★★ 남성 채식가의 평균 뼈 손실률은 3%,
★★★ 남성 육식가의 평균 뼈 손실률은 7%,
★★★ 여성 채식가의 평균 뼈 손실률은 18%,
★★★ 여성 육식가의 평균 뼈 손실률은 35%에 달한다.

미국의 여성 육식가들은 65세에 달할 무렵이 되면 뼈대 물질의 3분의 1 이상을 이미 잃고 있다는 이야기다. 이에 비해서 채식 여성들은 나이가 더 많아도 계속 활동성을 유지하고, 자세가 곧으며, 신체 활동량이 더 많은 경우에조차 뼈에 금이 가거나 부서지는 일이 덜한 편이다. 또 그들은 뼈에 금이 가거나 부서지는 경우라도 더 빨리 더 완전하게 치유되곤 한다.[58]

채식이 골다공증을 예방해주는 이유

골다공증이 과도한 단백질 섭취로 인한 것이라면, 왜 채식가들은 그것의 맹위에서 무사할 수 있는지 궁금하게 여길 사람들이 있을 것이다. 식물성 단백질도 얼마든지 과잉 섭취할 수 있지 않는가 하고 말이다. 미국 농무부 자료에 의하면 미국 채식가들의 평균 단백질 섭취량도 실제 단백질 필요량보다 50%나 더 많은 150%를 섭취할 정도로 많은 편이다. 그 중에서도 과잉섭취가 가장 심한 경우는 3세에서 8세 사이의 어린이들에게서 나타나는데, "하루 3잔의 우유를 마셔라"는 이야기를 늘상 듣고 있는 이 연령층 아이들의 평균 단백질 섭취량은 실제 필요량의 209%나 된다.[59]

내가 보기에 이 연령층 채식 아동들의 단백질 과잉섭취는, 자신들도 채식가임에 틀림없을 그의 부모들이, 행여 자녀들이 단백질을 충분하게 섭취하지 못하면 어쩌나 하고 우려하는 데에서 기인하는 것 같다. 그들은 마음 저 깊은 곳에 자리잡고 있는 단백질의 횡포를 가라앉혀 볼 요량으로 자기 아이들에게 평균보다 더 많은 우유와 치즈와 요구르트와 달걀을 챙겨주느라 신경이 곤두서 있다. 그들은 이런 것들이 아이들 몸에 좋을 것이라고 여긴다. 이 때문에 채식가의 아이들은, 그들이 성장기라는 사실을 감안하더라도 실제로 필요한 양보다 훨씬 더 많은 단백질을 먹게 되는 것이다.

채식가들도 이렇게 단백질 신화에 시달리고 있기는 마찬가지지만, 그럼에도 육식가들만큼 단백질을 과잉섭취하지는 않는 듯이 보인다. 그들이 육식가들만큼 심한 골다공증에 시달리지 않는 이유 중 하나가 이것이라고 할 수 있는데, 하지만 설사 채식가들이 육식가들만큼 단백질을 섭취할 경우라도, 그들은 여전히 육식가들보다는 더 튼튼한 뼈를 유지할 수 있다. 왜냐하면 고기와 달걀과 유제품과 생선은 또다른 방식으로 골다공증의 발생에 기여하기 때문이다.

혈액을 중성으로 유지하려면

우리 몸이 가장 중점을 두고 조절하는 역할은 혈액의 농도를 중성으로 유지하는 것이다. 혈액이 너무 산성화되면 우리는 죽고 만다. 따라서 우리가 산성이 너무 많이 포함된 음식을 섭취하면, 몸은 나름의 지혜를 발휘하여 뼈에서 빼낸 알칼리성 무기질인 칼슘으로 혈액의 pH농도를 조절한다. 316쪽의 도표에서 볼 수 있듯이 고기와 달걀과 생선은 특히 산성이 강한 식품들이다. 말하자면 pH농도를 다시 회복하도록 만들자면 뼈에서 칼슘을 빼내야 하는 식품들인 것이다. 반면에 대부분 알칼리성인 과일과 야채들은 설령 많은 양을 섭취하더라도 혈액을 중성으로 유지하기 위해 뼈에 든 칼슘 저장분을 뺏아오거나 할 필요가 없다.[60]

그런데 채식가들이 골다공증으로부터 상대적으로 자유로운 데는 이것 말고도 또다른 이유가 있다. '낙농위원회'는 계속해서 우리에게 이 질병에 대한 유일한 해결책은 칼슘 섭취뿐이라고 말하지만, 그들은 칼슘을 흡수하고 이용하는 몸의 능력이 식사를 통해 흡수하

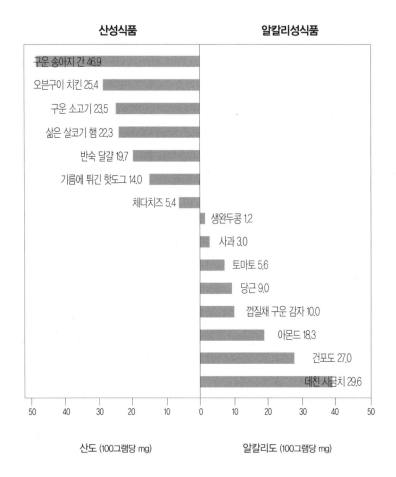

각 식품의 산성도 및 알칼리성도

산성식품 | 알칼리성식품

구운 송아지 간 46.9
오븐구이 치킨 25.4
구운 소고기 23.5
삶은 살코기 햄 22.3
반숙 달걀 19.7
기름에 튀긴 핫도그 14.0
체다치즈 5.4

생완두콩 1.2
사과 3.0
토마토 5.6
당근 9.0
껍질채 구운 감자 10.0
아몬드 18.3
건포도 27.0
데친 시금치 29.6

50 40 30 20 10 0 10 20 30 40 50

산도 (100그램당 mg)　　　　　알칼리도 (100그램당 mg)

자료 : McCance, R.A., and Widdowson, E.M., The Composition of Foods,
pgs. 22 and 124, Her Majesty's Stationery Office, 1960

는 인의 양에 직접적으로 좌우된다는 사실에 대해서는 언급을 회피한다.[61]

　영양학 관련의 한 연구는 하루 1,500mg의 칼슘과 800mg의 인이 포함된 식사를 했을 때 칼슘 균형치가 플러스를 유지하던 젊은 여성들이, 인의 섭취를 하루 1,400mg으로 높이자, 그들의 칼슘 섭취는 그대로였음에도 불구하고 칼슘 균형치가 마이너스로 바뀌는 것을 발견했다.[62] 말하자면 중요한 것은 섭취하는 칼슘의 양이 아니라 칼슘과 인의 비율이란 사실이 밝혀진 것이다. 이 비율이 낮을수록 뼈 밀도의 손실도 커지고 따라서 골다공증의 진전도 심해지는 반면, 단백질 섭취가 과도하지 않을 경우 칼슘/인의 비율이 높을수록 뼈의 손실도 줄어들어 더 튼튼한 뼈대를 유지할 수 있는 것이다.

　그런데 간과 닭고기와 소고기, 돼지고기, 생선은 열거한 순서대로 함유된 칼슘이 거의 쓸모 없을 만큼 칼슘/인의 비율이 낮은 식품들이다. 반대로 야채와 과일에 들어 있는 칼슘은 칼슘/인의 높은 비율 덕분에 훨씬 더 흡수가 잘 되고 쓸모가 많다. 예를 들면 상추는 특별히 칼슘이 많은 식품은 아니지만, 인에 대한 칼슘의 비율은 간에 비해서는 70배, 소고기나 돼지고기에 비해서는 23배에 달할 만큼 상대적으로 높아서, 몸은 상추에 포함된 칼슘이라면 아무런 장애 없이 거의 전부를 사용할 수 있다. 이렇게 푸른잎 채소들처럼 칼슘/인의 비율이 높은 식품들은 칼슘 흡수율도 무척 뛰어나서, 이런 식품들에 든 칼슘은 동물성 식품들에 든 칼슘보다 효용성이 훨씬 더 크다.

예를 들어 겨자잎에 들어 있는 칼슘/인의 비율을 하늘로 치솟은 마천루에 비유한다면, 닭고기에서의 그 비율은 개집 정도에나 간신히 비유할 수 있을 정도로 말이다.[63]

날조된 진실

낙농업계의 주장은 뼈의 용식이 일어나는 건 오로지 칼슘 섭취가 부족하기 때문이란 발상에 근거를 두고 있다. 그러니 우유를 마시라는 것이다. 하지만 의학상 이런 주장을 뒷받침하는 연구들은 '전국 낙농위원회' 자체의 후원을 받아 이루어진 것들뿐이다.

그런데 주목할 만한 사실은 골다공증에 걸리기 쉬운 여성들에게 우유가 얼마나 도움이 되는지를 보여주겠다는 노골적인 목적을 가지고 '전국 낙농위원회'로부터 자금 지원을 받아 이루어진 연구들조차 실제로는 전혀 다른 결과를 보여주면서 끝을 맺는다는 점이다. '낙농위원회'의 후원으로 이루어진 한 연구에서 1년 동안 230그램씩의 저지방 우유를 하루 세 번 더 마신 여성의 경우, 이 기간 동안 칼슘 균형치는 눈에 띌 만한 증가를 전혀 보여주지 않았다. 저지방이라는 호조건으로 만 1년이 넘게 공급된 그 모든 잉여 칼슘을 가지고도 그들의 칼슘 균형치는 여전히 마이너스 상태에 머물러 있었던 것이다. 이 실험을 이끌었던 과학자들은 그 이유가 무엇인지 알았다. 그들은 그 여성들의 칼슘 균형치가 마이너스로 계속해서 골다공증이 진행된 것은,

추가 우유를 섭취하는 동안 단백질의 섭취 역시 평균 30%가 늘었기 때문[64]

이라고 말했다.

우유 단백질의 추가 섭취로 인한 부담이 그 시험 대상자들의 몸에서 칼슘을 비롯한 무기질을 씻어냄으로써 그들을 마이너스 칼슘 균형상태에 계속 머물게 만들었던 것이다.

이만하면 여러분도 '낙농위원회'가 스스로 자금을 댄 이 연구 및 유사한 여러 연구의 결과들을 대중에게 알리려고 적극 나서지 않은 이유를 충분히 미루어 짐작할 수 있을 것이다.

1984년도 〈영국 의학저널〉에는, 뼈 성분의 손실과 칼슘 섭취는 전혀 관계가 없음을 보여주는 보고서 하나가 실렸다. 연구자들은 2년 동안 평소 먹는 칼슘량보다 매일 500mg의 칼슘을 더 섭취하는 데 동의한 폐경 여성 500명의 협력을 얻어, 이들을 1) 550mg보다 적은 칼슘이 든 식사를 하는 그룹과 2) 날마다 550~1,100mg 사이의 칼슘을 섭취하는 그룹, 3) 식사를 통해 1,100mg 이상의 칼슘을 먹는 그룹, 이렇게 세 그룹으로 나누었다. 2년이 지났을 때, 이 세 그룹 모두 뼈의 탈무기질화에서 아무런 차이도 나타나지 않았다. 사실 그들의 뼈 손실률은 칼슘 보완제를 전혀 먹지 않고 식사를 통해 섭취하는 칼슘량이 1일 권장량보다 적은 여성들 사이에서 발견되는 것과 전혀 다를 바가 없었다. 실험에 참여했던 여성들 중 일부는 식품과 보완제로부터 하루 2,000mg이 넘는 엄청난 양의 칼슘을

섭취했음에도 불구하고 말이다.[65]

이제는 가장 보수적인 의학 연구자들조차 단백질 과잉 섭취와 골다공증 간의 관계를 더 이상 부정하지 않는다. 〈랜싯〉지에 발표된 한 보고서에서 아론 와치맨 박사와 다니엘 베른스타인은 미국 보건부와 하버드 대학의 후원으로 이루어진 그 연구의 결과를 발표하면서, 육식 중심의 식사와 골다공증의 증가 사이에는 "불가피한" 연관성이 있다고 언급했다.[66]

물론 "단백질의 과잉 섭취" 외에도 골다공증을 일으키는 다른 요소들이 있다. 몸집이 작고 여윈 코카서스 여성들은 아이를 임신한 적이 없는 여성과 난소를 제거한 여성들만큼이나 골다공증에 걸릴 위험성이 크다. 또 청량음료(인 비율이 대단히 높다)와 인스턴트 식품의 과다 섭취와 염분 및 산성식품 과다 섭취, 그리고 운동부족 또한 골다공증의 위험성을 높이는 한 요인이 된다. 그리고 특정 진정제의 복용이 그러하듯이 흡연 역시 위험도를 높인다. 하지만 골다공증을 일으킬 수 있는 여타 다양한 요인들에도 불구하고, 그 모든 요인들을 능가하는 가장 중요한 요소가 단백질의 과다 섭취라는 것은 두말할 필요도 없다.

솔직하게 말해서 의학문헌들에 실린 몇백 건의 연구 결과들을 더 많이 연구할수록 나는 "더 튼튼한 뼈"를 위해서 우유섭취를 장려하는 '전국 낙농위원회'의 주관적인 해석을 참아내기가 점점 더 힘들어져갔다. 우유는 높은 칼슘 함량에도 불구하고 단백질 함량도 그만큼 높다는 점 때문에 사실상 골다공증의 진행을 오히려 촉진하는 역할을 함에도 불구하고, 이 질병의 발생이 가히 재난이라고 일컬을 만큼 그 빈도가 높은 미국 상황에서 고통받는 몇백만의 사람들에게 유제품을 "해결책"으로 장려하는 '낙농위원회'의 행동은 단순히 이기적인 차원을 넘어서 전적으로 부도덕하고 부정직한 짓이라고 단정하지 않을 수 없었던 것이다.

넘치도록 충분하다

골다공증만으로는 충분하지 않기라도 하듯이 단백질의 과잉 섭취, 특히 동물성 단백질의 과잉섭취는 그 외에도 여러 가지 문제들을 일으키는 것으로 드러났다. 그런 문제들 중 하나가 신장결석이다.

과도한 단백질로 인해 우리 뼈에서 빠져나온 칼슘은 혈류 속에서 자신의 역할을 다하고 나면 어딘가로 가야 한다. 이것은 우리 몸에서 소화는 되었지만 높은 인/칼슘 비율 때문에 흡수되지 못한 칼슘의 경우에도 마찬가지다. 이렇게 사용되지 못한 칼슘은 결국 오줌으로 배출되는데, 문제는 그 과정에서 신장 계통의 칼슘 비율을 크게 높임으로써 자주 신장결석을 유발하게 된다는 것이다. 모든 응급질환 중에서 가장 고통스런 신장결석이 채식가들보다 육식가들 사이에서 훨씬 더 자주 발생하는 이유가 여기에 있다.[67]

덧붙여서 단백질의 과잉 섭취가 신장 조직의 파괴와 점차적인 신장 기능 저하를 가져옴을 보여주는 많은 증거들이 있다.[68] 사용되지 않고 남는 여분의 단백질은 그냥 몸 밖으로 물 흐르듯 쉽게 빠져나오는 것이 아니다. 그 여분의 단백질을 제거하기 위해서는 신장이 힘겨운 작업을 수행해내야 한다. 많은 동물 연구들은 식사에 포함된 단백질이 많을수록 신장 비대증과 신장염의 발생률도 더 높고 증상도 그만큼 더 심각함을 보여주었다.[69]

이와 똑같은 증상이 단백질을 과다 섭취한 인간의 신장에도 나타난다. 신장이 손상되거나 한 쪽 신장을 떼어낸 경험이 있는 사람들은 대개 단백질이 제한된 식사를 해야지만 남아 있는 신장 기능을 그나마 유지할 수 있다는 이야기를 듣기 마련이다.[70] 단백질 섭취를 제한하지 않은 신장 질환 환자들, 그중에서도 특히 계속 고기를 먹는 환자들은 대부분 신장투석기를 사용하지 않을 수 없는 상태로까지 신장 기능이 급속하게 저하되고 만다.[71]

학식 있는 의학계 내에서는 골다공증과 단백질의 과잉섭취 간의 관계처럼 신장병과 단백질의 과잉섭취 사이의 관계도 이제 더 이상 단순한 개연성으로만 취급되지 않는다는 사실을 강조해둘 필요가 있을 것이다. 무척이나 다양한 조건하에서 무척이나 많은 연구자들이 행한 무척이나 많은 실험들이 무척이나 일관된 함축을 보여주고 있기 때문이다. 이제 의학계 내에서 그 관련성은 명백한 사실로 여겨지고 있다.

이처럼 단백질의 과잉섭취가 가져오는 부정적 증거들이 쌓여갈수록, 아마도 여러분은 머리를 흔들면서 우리가 단백질에 그렇게 몰두하게 된 첫 발단이 무엇이었는지 궁금하다는 생각을 하지 않을 수 없을 것이다.

초기 영양학 연구의 거의 대부분은 식육용이나 낙농용의 가축을 기르는 사람들의 간절한 부탁으로 가축을 대상으로 하여 이루어졌다. 그 연구들의 목적은 최단시일내로 가장 덩치 큰 짐승을 만들어내는 것이었다. 따라서 그런 연구들에는 성장이 빠를수록, 또 크기가 클수록 좋다는 발상이 본디부터 전제되어 있었다. 이 때문에 초기 영양학 연구들은 이 목적을 이루기 위해 필요한 영양소가 무엇인지를 발견하는 데 주된 초점을 두고 있었다.

동물성 단백질을 먹여 키운 쥐들이 더 빨리 성장한다는 사실을 발견한 초기 실험들은 동물성 단백질이 더 뛰어나다는 가설을 불러왔다. 그후의 연구들도 그렇게 길러진 쥐들은 정말로 더 빨리 성장한다는 사실을 확인해주었다. 하지만 "클수록 좋다"는 이런 전제는 다른 새로운 사실들의 발견으로 완전히 폭탄을 맞고 말았다. 동물성 단백질로 길러진 쥐들은 그만큼 빨리 죽을 뿐만 아니라, 채식 쥐들은 겪지 않는 온갖 질병들을 겪는다는 새로운 사실이 발견되었던 것이다.[72]

〈미국 의학협회 저널〉지에 "**빠른 성장—짧은 수명**"이라는 딱 맞는 제목의 연구논문이 발표된 적이 있다. 이 논문은 동물성 단백질이 많은 먹이가 다종다양한 동물들의 수명을 현저하게 줄이고 있다는 사실을 밝혀냈다.[73] 이 발견들은 인간의 경우에도 육식을 하는 종족보다는 채식을 하는 종족이 더 오래 산다는 세계 보건통계를 확증해주었다.

또 육식가들은 채식가들보다 암에 걸리는 비율 역시 더 높다는 사실도 밝혀졌다. 과도한 단백질 섭취가 어떻게 암과 연관이 되는지는 아직 분명하게 밝혀지고 있지 않지만, 그것들이 실제로 서로 연결되어 있음을 보여주는 증거들은 나날이 늘어나고 있는 것이 현실이다. 정육업과 낙농업은 자신들의 제품이 최상의 건강을 가져다주지는 않는 것 같다고 주장하는 사람들의 자격을 문제삼길 좋아하지만, 코넬 대학의 영양학 분과 교수이고 미국 암연구소의 원로 고문인 T. 콜린 캠벨이라면 아마 그들도 자격 운운하기는 대단히 힘든 상대일 것이다. 그 캠벨 교수가 최근에 이런 말을 했다.

……유방암과 전립선암, 췌장암, 결장암과 단백질 섭취 사이에는 강한 연관관계가 있다.[74]

똑같이 나무랄 데 없는 자격을 가지고 있으면서 캠벨 교수의 주장에 동의하는 권위자들은 의외로 많다. 콜롬비아 대학의 인간 영양학 연구소의 책임자인 마이론 위닉 역시 그중 한 사람인데, 그는 자료를 통해보면,

……고단백 식사와 결장암은 관련이 있음을 알 수 있다[75]

고 말했다. 이런 사례들은 이밖에도 얼마든지 있다.

그렇다면 이번에는?

나는 내 초등학생 시절로 돌아가 있다. 선생님은 어린이들에게 고기를 많이 먹고 우유를 많이 마시는 것이 중요하다는 이야기를 하고 계신다. 그녀는 그 모든 이야기들을 그토록 쉽게 이해할 수 있게 해주는 알록달록한 챠트를 가리켜 보이면서, 우리에게 충분한 단백질을 섭취하는 것의 중요성에 대해서 설명하신다. 그리고 그녀는 동물성 단백질이야말로 유일하게 "완벽한" 단백질임을 확인해 준다. 그녀의 목소리는 권위로 가득 차 있다. 왜냐하면 그녀는 자신이 하는 이 모든 이야기를 믿기 때문이다.

나는 듣기는 하면서도 머리 속으로는 딴 생각을 하고 있다. 나는 내 보드랍고 귀여운 장난꾸러기 새끼 고양이와 최근에 강아지를 낳은 이웃집 개에 대해 생각한다.

선생님의 목소리는 내 머리 위에서 떠돌다가 슬그머니 미끄러져 버리고 만다. 창밖을 내다보던 나는 새 한 마리를 발견한다. 그 새는 내가 자기를 눈여겨보는 줄 알고 있는지, 내가 쳐다보는 동안 노래를 부르기 시작한다.

그날 점심시간에 나는 나 자신과 세상을 위해서 뭔가 좋은 일을 하고 싶다고 느끼면서 내 우유값을 절약하여 먹을 게 충분하지 않은 사람들에게 주기로 결심한다.

심장에 유익한 **식품**

사람들은 인간이야 늘상 고기를 먹어오지 않았느냐고 말한다.
마치 이 사실이 육식 습관을 정당화해주기라도 하듯이.
하지만 이런 논리에 따르면 우리는 사람이 다른 사람을
죽이지 못하게 해서도 안 된다.
왜냐하면 이 역시 늘상 그래왔던 일이니까.
– 아이작 싱어

인간의 심장이 발렌타인(발렌타인
데이를 상징하는 하트 모양—옮긴이)과 완전히 똑같이 생긴 건 아니지
만, 그래도 그것이 놀랍고도 근사한 모양의 근육인 것만은 확실하
다. 주먹만한 크기의 심장은 수정란이 생기고 난 몇 주 후부터 뛰기
시작하여, 우리가 지상에 존재하는 한, 평생 한 번도 쉬는 일 없이
줄기차게 뛴다. 그러다가 죽음의 순간에 이르러서야 박동을 멈추게
되는 것이다.

심장 박동은 신체 각 부위에 혈액을 공급하는 중차대한 목적을 갖고 있다. 우리 체세포의 일생은 혈액에 실려 공급되는 산소와 영양분에 좌우된다. 만약 무슨 이유인가로 특정 근육이 신선한 혈액을 공급받지 못하면 그 근육은 얼마 안 가 죽고 만다.

그런데 심장 또한 근육이기 때문에 자신도 계속해서 혈액을 공급받아야 한다. 심방은 항상 혈액으로 가득 차 있기 때문에, 심장에 혈액을 공급하는 것쯤이야 문제도 되지 않을 거라고 생각할 사람이 있을지도 모르겠다. 그러나 스테레오 증폭기가 자신 속에 전원을 꽂을 수 없듯이, 심실 안의 혈액은 심장이 직접 사용할 수 있는 자기 몫의 혈액이 아니다. 대신 심근은 **관상동맥**이라고 불리는 혈관을 통해 흐르는 혈액에서 영양을 공급받는다.

건강한 사람의 경우 혈액은 관상동맥을 타고 쉽게 흘러다니기에, 건강한 심장은 씩씩하게 잘 뛴다. 그러나 관상동맥 중 하나, 혹은 그 관상동맥의 지선 중 하나가 막히게 되면, 심장에 혈액이 원활히 공급될 수 없다. 따라서 심방 가득 혈액이 차 있다고 하더라도 막힌 동맥에 의존할 수밖에 없는 심장 부위는 죽고 만다.

의학용어로는 이를 "심근경색"이라고 하고, 우리 같은 일반인들은 이런 걸 심장마비라 부른다. 심장마비는 오늘날 미국인의 사망 요인 가운데 가장 큰 비중을 차지하는 질병이어서, 25초마다 한 명씩이 심장마비로 쓰러지고, 45초마다 한 명씩이 심장마비로 사망하는 실정이다.

운이 좋은 심장마비 희생자의 경우, 죽은 심장 부위가 극소 부위에 그쳐 환자는 소생하게 되고, 죽은 조직은 점차 상처조직으로 대체된다. 그러나 혈액이 공급되지 않는 심장 부위가 더 넓은 범위에 이르게 되면 생명을 구하기 위해 할 수 있는 일이 별로 없다. 이 때문에 심장마비로 인한 많은 희생자들이 예측불능의 심장마비가 불시에 닥친 후 몇 분 내에 사망하고 마는 것이다.

심장마비 희생자들은 사전에 무엇인가 문제가 있다는 기미조차 느끼지 못하는 경우가 허다하다. 다가올 재앙을 예고해주는 신체 증상이 전혀 나타나지 않기 때문이다. 심한 경우 그들은 그날 아침 의사에게서 매우 건강하다는 말을 듣기까지 한다. 그런데 그로부터 불과 몇 시간 후, 갑작스레 가슴을 쥐어짜는 듯한 통증을 느끼게 되는 것이다. 통증은 팔을 툭 떨어뜨리게 할 만큼 격심하며, 때로는 왼쪽 부위를 타고 목 있는 곳까지 치솟아 오른다. 이어 식은 땀, 구토, 호흡곤란 등의 증상이 일어나며, 이 같은 증상들과 더불어 흔히 끔찍한 두려움에 압도되는 듯한 공포감이 수반된다.

심장마비가 예고 없이 갑작스레 닥치는 것이긴 하지만, 그렇다고 우연히 발생하는 병은 아니다. 심장마비는 서서히, 그리고 오랫동안 진행되어온 과정의 돌이킬 수 없는 최종 단계에 불과하다. 예를 들어 주전자에 찬물을 채우고 그 주전자를 스토브 위에 올려놓은 다음 불을 켠다고 해보자. 잠시 동안은 누가 지켜보더라도 아무 변화도 일어나지 않는 것처럼 보일 것이다. 그러나 충분히 가열되어 특정 온도에 이르게 되면 물 표면에 거품이 일기 시작한다. 물 자체는 서서히 데워져가지만, 0℃에서 100℃에 이르기까지는 변화가 발생하고 있다는 건 잘 드러나지 않는다. 그러나 비등점인 100℃에 접근하면서 극적이고 가시적인 변화가 발생한다. 물이 끓기 시작하는 것이다.

관상동맥의 갑작스런 경색과 그 결과로 인한 심장마비의 발생도 이와 유사해서 사람들을 큰 착각에 빠뜨릴 수 있다. 사실 이 최종 단계의 상황이 발생하기 위해서는 동맥 자체가 상당 기간 이미 이 비등점에 도달해 있어야 한다.

치명적인 심장마비를 일으킬 확률을 서서히 높이면서 동맥을 무대로 하여 진행되는 이 과정에는 나름의 이름이 붙어 있다. 거의 모든 심장마비의 핵심 원인이 되는 이 과정이 바로 동맥경화라 불리는 과정이다.

동맥경화란 알기 쉽게 말하면 일종의 "혈관 경화"다. 그런데 실제로 벌어지는 상황을 묘사한다는 면에서 보면, 그 과정은 경화라는 표현보다는 "혈관 협착(좁아짐)"이란 표현이 좀더 정확하다. 물론 이 역시 아주 정확한 표현은 아니지만 말이다.

그렇듯이 동맥경화란, 지방을 비롯한 끈적끈적한 점착물들이 혈관 내벽에 점착되어가는 과정을 가리키는 것으로, 이 때문에 혈액이 흐르는 통로 자체가 좁아져버린다. 혈관 내벽에 점착되는 이 물질은 "애쓰로머스" 혹은 "플라그(이에 붙는 플라그는 치석이라 불린다—옮긴이)"라 불린다.

이런 플라그가 너무 많이 쌓이는 것은 통로를 좁히는 결과만이 아니라, 점착물 가운데 지방이 혈관을 파열시켜 혈액을 응고시키는 결과도 빚어낸다. 이 응고된 혈액은 그렇지 않아도 좁아진 혈관을 완전히 막고 만다. 결국 혈관을 지나는 혈액의 흐름이 완전히 막히게 되는 것이다.

심장마비는 생명수인 혈액을 심장에 공급하는 유일한 통로인 두 관상동맥 중 하나에서 이런 혈액 응고가 일어나, 관상동맥이 응고된 혈액으로 막힐 때, 심장에 혈액이 공급되지 않음으로써 일어난다.

하지만 심장마비는 혈관 내벽의 점착물로 인해 관상동맥이 이미 부분적으로 막혀 있거나 염증을 일으키지 않는 한 발생하지 않는다. 따라서 심장마비를 예방하려면 무엇보다 먼저 진범인 동맥경화를 반드시 없애야 한다.

그런데 혈관이 막혀 혈액 공급이 중단되면, 특히 취약한 신체 부위가 또 하나 있다. 그것이 바로 지적 능력의 원천이 되는 신체 부위인 뇌다.

뇌는 대단한 기관이다. 그것은 우리가 아침에 깨어날 때부터 작동하기 시작해서 우리가 다시 잠들 때까지 멈추지 않는다.

이런 뇌가 물리적으로 작동하지 못한다는 것은 그냥 웃어 넘길 일이 아니다. 심장마비처럼 뇌일혈도 경계경보 없이 발생하는 주요 사망요인이기 때문이다. 사실 뇌일혈은 심장마비와 암을 제외하면 오늘날 미국에서 발생하는 다른 어떤 사망요인보다 더 높은 비율을 차지한다.

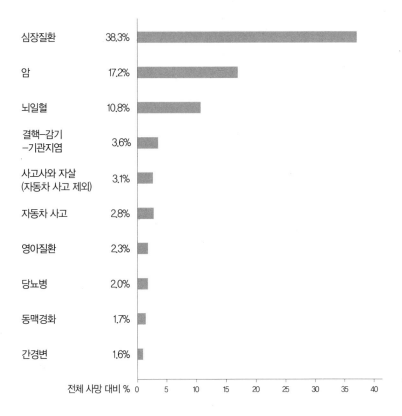

미국 10대 주요사망원인(1970)

심장질환	38.3%	
암	17.2%	
뇌일혈	10.8%	
결핵–감기 –기관지염	3.6%	
사고사와 자살 (자동차 사고 제외)	3.1%	
자동차 사고	2.8%	
영아질환	2.3%	
당뇨병	2.0%	
동맥경화	1.7%	
간경변	1.6%	

전체 사망 대비 % 0 5 10 15 20 25 30 35 40

자료: Maximum Life Span, Roy Walford, M.D.,
W.W. Norton and Co., New York, London, 1983, page 8.

뇌일혈은 문제가 생기는 신체부위가 다르다는 점만 빼고는 심장마비와 흡사하다. 혈관 계통에서 동맥경화를 일으키는 침전물이 심장에 심장마비를 일으키는 단계를 만들어내듯이, 혈관 계통에서 동맥경화를 일으키는 침전물은 뇌에도 뇌일혈을 일으키는 단계를 만들어낸다. 그래서 혈액 공급이 차단되면 문제되는 심장 부위가 폐사하듯이, 문제되는 뇌 부위도 동맥경색으로 혈액 공급이 위태로워지면서 폐사하고 만다. 심장의 경우에 그랬듯이, 뇌일혈도 점착물로 인해 동맥이 좁아지다가 이것이 더 진행돼 막힐 때에만 발생하기 때문이다.

심장마비와 뇌일혈 및 그 외 동맥경화로 인한 사망자 수를 모두 합치면, 미국인의 다른 어떤 사망원인보다 더 높은 수치가 나온다. 다시 말해 통계상으로는, 여러분이나 나나 **혈관경색이 직접 원인이 되는 질병으로 사망할 확률이 50-50 이상**이라는 이야기다.

희망

오랫동안 우리는 심장질환과 뇌일혈을 어느 정도는 운명처럼 받아들여야 하는 불운 정도로 여겨왔다. 그러나 지난 30년 사이에 이런 견해는 완전히 바뀌었다. 의학사상 가장 포괄적인 범위로 진행되었던 한 연구에서 놀랍고도 광범한 여파를 미칠 사실 하나가 발견된 것이다. 즉 우리가 반드시 50% 이상의 확률로 동맥경화의 희생자가 되어야 하는 건 아니며, 우리가 알든 모르든 동맥경화는 우리 스스로가 자초한 상황이어서, 역으로 예방도 가능하다는 것이다.

이솝우화 한 가지가 떠오른다.

〈독수리와 화살〉

독수리가 산토끼 한 마리를 먹잇감으로 점찍고는, 그 움직임을 날카로운 눈매로 예의 주시하면서 절벽 위에 도사리고 있었다. 그런데 그런 독수리의 모습을 예의 주시하는 사람이 있었다. 사냥꾼이었다. 사냥꾼은 몸을 감춘 채 독수리에게 치명상을 입힐 기회를 포착하자 재빨리 화살을 날렸다. 순간 독수리는 자신의 심장을 뚫고 들어오는 화살을 보았다. 한눈에 그 화살의 깃털이 바로 자신의 깃털임을 알 수 있었다.

"내가 내 날개로 만들어진 화살에 스러져야 하다니, 참으로 통탄스럽구나." 독수리는 이렇게 탄식하면서 죽어갔다.

우리 가운데 50%에 달하는 심장마비와 뇌일혈 희생자들은 자기 깃털로 만든 화살에 맞아죽는 독수리처럼, 자기 스스로 초래한 그 질병으로 쓰러지고 있다.

지난 30년간 이루어진 심장마비에 관한 의료지식의 성장은 의학사에 있어 대단한 이야깃거리 중 하나가 될 만큼 획기적이다. 해가 거듭될수록 세계의 명망 있는 의료기관들 중 더 많은 수가, 지방과 콜레스테롤에 절어 있는 식습관은 혈관내 콜레스테롤 수치를 높임으로써 동맥경화를 야기하고, 마침내 심장병을 불러온다는 동일한 결론에 이르렀다. 반면에 그들은 지방과 콜레스테롤을 덜 섭취하는 식습관이 동맥경화를 줄이고 심장병과 뇌일혈의 발생가능성을 낮

춘다는 사실도 확인했다.[1]

의료연구의 통계숫자들은 우리가 동맥경화를 일으키는 음식을 섭취함으로써 사실상 자기 포크로 자기 심장에 비수를 겨눌 수도 있고, 반대로 심장 혈관계를 건강하게 유지하는 식습관을 가짐으로써 심장 질환의 발생가능성을 현저하게 낮출 수도 있음을 분명하게 말해주고 있다.

헌신적인 의료연구자들이 해를 거듭하여 밤낮없이 연구한 덕분에 나타난 이 결과들은 매우 고무적이다. 그렇지만 동시에 단지 고무적인 것으로 그치고 마는 연구들도 많다. 그 이유는 포화지방과 콜레스테롤을 다량 함유한 식품들을 판매함으로써 이윤을 올리는 이익집단, 의학상 이해의 진전이 자신들에게 아무런 실익이 되지 못한다는 것을 잘 인식하고 있는 강력한 이익집단들 때문이다. 이런 이익집단들이 의학 지식의 성장 자체를 저해할 수는 없었지만, 그럼에도 그들은 온갖 책략을 구사하여 지금까지 밝혀진 모든 것을 국민들이 알지 못하도록 방해하고, 사람들이 포화지방과 콜레스테롤에 절어 있는 식품을 계속해서 섭취하도록 만드는 데는 뛰어난 성과를 올릴 수 있었다. 담배회사가 폐암에 대해 그러하듯이, 이들 업계도 심장병의 암묵적인 후원자가 되었던 것이다.

첫 번째 증거

동맥경화가 단순한 "노화현상"의 결과가 아니라 포화지방과 콜레스테롤이 다량 함유된 식습관에 뿌리를 둔 것임을 보여준 초기 증거의 하나는 한국전쟁 중에 우연히 발견되었다. 전사한 미군들을 부검한 의료연구진이 입이 떡 벌어질 만큼 놀라운 사실을 발견했던 것이다. 대부분 20대에 불과한 미군 사망자 중 77% 이상이 혈관내 점착물로 인해 이미 좁아진 혈관을 갖고 있었는데 반해, 비슷한 또래인 한국군의 혈관은 전혀 손상되어 있지 않았다.[2]

처음에 의료진들은 혈관상태의 이런 차이가 그들의 서로 다른 식습관에서가 아니라 인종적인 체질 차이에서 기인한 것으로 여겼다. 그러나 이런 섣부른 판단은 한국군 중 일부가 미군과 유사한 식사를 섭취하게 되자 더 이상 지탱될 수 없었다. 얼마 안 가 그런 한국군들의 혈중 콜레스테롤 수준이 현저하게 증가되고, 동맥경화 조짐이 뚜렷해졌던 것이다.[3]

동물성 단백질을 섭취한 쥐가 더 빨리 성장한다는 것을 보여준 동물실험 이후로, 전통적인 영양학자들은 육류와 유제품, 달걀을 높이 평가해왔다. 또한 비타민이 발견되면서 버터지방에서 추출된 비타민 A는 이들 식품의 우수성에 후광을 더해주었다.

그러나 한국전 참전 군인들의 부검 결과는 유제품과 육류, 난류가 심장질환과 깊은 연관이 있을지도 모른다는 생각을 처음으로 심각하게 고려하지 않을 수 없게 만들었다. 식용성 포화지방의 주요 공급원이 육류와 유제품, 난류였기 때문이다. 이것들은 어류와 함께 식용 콜레스테롤의 유일한 공급원이기도 했다.

한국전에서의 부검 결과에 고무된 의료진들은 연구에 더 많은 노력을 쏟았고, 그리하여 1963년부터 1965년까지 국제 동맥경화 연구사업이라 불리는, 심장질환과 뇌일혈 유형에 관한 연구가 세계적 규모로 진행되었다. 실로 대규모 사업이었던 이 연구에서 혈관 검사가 실시된 사체의 수만도 전세계에서 2만구 이상에 이르렀다.[4] 그리고 이런 대규모 연구를 통해 포화지방과 콜레스테롤을 많이 소비하는 지역에 거주하는 사람들일수록 더 많은 동맥경화와 더 많은 심장마비, 더 많은 뇌일혈을 앓고 있다는 사실이 밝혀졌다.[5] 이것은 그 연구대상의 광범위함 때문에 어떤 오해의 소지도 있을 수 없는 불가피한 결론이었다.

드러난 진실은 연구자들에게 이미 잘 자리잡고 있던 가정(假定)에서 완전히 등을 돌릴 것을 요구하는 것이었기 때문에, 그것이 함축하는 바를 완전히 이해하는 데는 약간의 시간이 걸렸다.

물론 육류업계와 낙농업계, 양계업계는 이 새로운 발견을 지지하지 않았다. 그들은 자신들의 제품을 옹호하고, 연구자들이 동맥경화에 관한 포화지방과 콜레스테롤 "이론"이라고 명명한 그 "이론"의 신빙성을 떨어뜨리기 위해, 그것에 반론을 펴는 많은 연구들을 재정적으로 지원하였다. 그런 연구들 중에는 육류만이 유일한 포화지방 식품은 아니라고 하면서 식물성 포화지방원에 비난을 퍼붓는 경우도 있었다. 그들은 코코넛과 야자유, 초콜렛 역시 포화지방 식품이라고 지적하면서, 우리 식단에서 육류와 유제품, 난류만을 포화지방의 유일한 공급원으로 간주해서는 안 된다고 주장했다. 그러나 업계로부터 지원을 받지 않는, 따라서 그 연구동기에 있어 좀더

일반식품의 콜레스테롤 함양

동물성 식품		식물성 식품	
콜레스테롤 함량 (100그램당 mg)		콜레스테롤 함량 (100그램당 mg)	
달걀	550		
쇠고기 콩팥	375		
쇠고기 간	300	모든 곡류	0
버터	250	모든 야채류	0
굴	200	모든 견과류	0
크림치즈	120	모든 씨앗류	0
라드	95	모든 과일류	0
비프스테이크	70	모든 종류	0
양고기	70	모든 식물성 기름	0
돼지고기	70		
닭고기	60		
아이스크림	45		

자료: Pennington, J.,Food Values of Portions Commonly Used.
Harper and Row. 14th ed., New York 1985

공정하리라고 짐작되는 과학자들은 코코넛과 야자유, 초콜렛이 유일한 식물성 포화지방 식품인 것은 사실이지만, 대부분 사람들의 식단에서 더 높은 비중을 차지하는 것은 코코넛이나 야자유, 초콜렛보다야 육류와 난류와 유제품이 아니겠느냐고 반문했다.

나아가 그들은 콜레스테롤의 경우는 어떤 식물성 식품에서도 발견되지 않는다는 사실을 밝혀냈다. 337쪽의 표가 보여주듯이 우리가 섭취하는 콜레스테롤은 전부 육류와 어류, 유제품과 난류에서 온 것이다.

의견 일치

새로운 연구가 추가되어갈수록 이처럼 명백한 사실을 부정하기는 더욱더 곤란한 일이 되어갔다. 이런 지식의 진보가 자신들의 이윤에 심각한 위협이 될 것임을 직감한 업계는 밝혀진 사실들을 무시하도록 유도하거나, 유전적인 영향이 포화지방과 콜레스테롤의 섭취보다 더 중요하다는 식으로 문제를 호도하는 데 모든 노력을 기울였다. 버클리 대학의 마못 박사와 공동연구자들은 이런 주장에 다소라도 진실이 있는지를 확인하기 위해, 세계 도처에 거주하고 있어 지역별로 다양한 식습관을 갖고 있는 일본인 후예들의 심장질환률에 관한 연구를 수행함으로써, 아직도 육류 및 유제품, 난류에 혐의를 두는 것을 꺼려해온 의료계를 깜짝 놀라게 만든 연구 결과를 발표하게 되었다. 그 연구 결과는 어떤 표본집단을 불문하고, 포화지방 및 콜레스테롤 섭취와 관상동맥 심장질환으로 인한 사망 간에는 거의 수학적인 비례관계가 존재한다는 것이었다.[6]

증거는 해마다 축적되어갔다. 1970년 미네소타 대학 공중보건학과의 안셀 키즈 박사는 7개국을 망라하여, 식습관이 심장질환에 미치는 영향을 분석한 대규모 연구 결과를 출판하였다.[7] 그 연구는 핀란드와 그리스, 이탈리아, 일본, 네덜란드, 미국, 유고슬라비아인 12,000명 이상을 표본대상으로 삼았다. 그들은 그 연구를 통해 심장질환으로 인한 사망률은 유전적 차이가 아니라, 섭취하는 포화지방 및 콜레스테롤의 양과 그들의 혈액내 콜레스테롤 수치, 다시 말해 **민족별 식습관의 차이**에 있음을 발견했다.[8]

업계는 자신들의 제품이 비난받는 상황에 처하자 그것을 부정하기 위해 더 열심히 애를 썼지만, 그럼에도 포화지방과 콜레스테롤이 의미하는 증거들을 부인하기는 점점 더 어려워만 갔다. 축적되는 증거를 반박하는 것이 불가능해진 그들은 이제 가장 주된 원인은 유전 요인이라고 고집스레 주장하기 시작했다.

그런데 키즈 박사의 대규모 연구와 여타 유사 연구들은 그런 주장이 사실이 아님을 말해준다. 일반적으로 사무원, 광부, 기술자, 농부, 의사같이 다양한 직업 집단에게는 저마다 포화지방의 다양한 섭취 수준에 상응하는 독특한 식습관을 갖는 경향이 있다는 것은 익히 알려져 있다. 또한 서구에 사는 일본인들이 일본에 사는 일본인들과는 다른 식습관을 갖는다는 것 역시 누구나 상식선에서 미루어 짐작할 수 있다. 그런데 이들 다양한 집단이 섭취하는 포화지방 수준과 그들의 혈중 콜레스테롤 수치를 비교했을 때, 그 결과는 놀라웠다. 다음 쪽의 표에서 알 수 있듯이, 포화지방의 섭취와 혈중 콜레스테롤 수치 간의 상관관계가 이보다 더 직접적인 정비례관계를 생각하기 어려울 정도로 정확히 일치하고 있었던 것이다.

이제 가장 전통적인 생각에 사로잡혀 있던 연구자들조차 개개인의 식습관에서 포화지방과 콜레스테롤이 차지하는 비중이 높을수록 혈중 콜레스테롤도 그만큼 높아지고, 또 혈관이 깨끗하지 않으면 않을수록 그만큼 심장마비나 뇌일혈을 일으킬 가능성도 높아진다는 결론을 내리지 않을 수 없게 되었다.

하지만 육류와 유제품, 양계업계는 이렇게 전개되는 연구방식에 절대 호의적일 수 없었다.

점차 명료해지다

서구식 식습관을 지지하는 것으로 보여지던 증거들이 하루아침에 기각된 것은 아니었다. 오히려 그 새로운 사실은 확고했던 믿음이 심각한 위기에 놓이게 된 만큼, 의학사에서 가장 엄격하다고 할 검증 과정을 거치고서야 비로소 명백한 과학적 결론으로 자신의 입지를 확보할 수 있었다. 이런 검증 과정에서 중요한 일익을 담당했던 것이 동물실험이었다. 나 자신은 연구실의 동물실험을 윤리적으로 용납하지 않는 쪽이지만, 어쨌든 그 검증 결과는 전통적인 식습관을 옹호하는 견해에 못을 박는 역할을 했다.

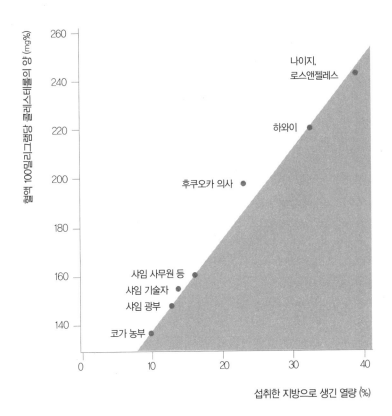

더 많은 포화지방을 섭취할수록
혈중 콜레스테롤은 더 높아진다

y축: 혈액 100밀리그램당 콜레스테롤의 양 (mg%)

- 나이지, 로스앤젤레스
- 하와이
- 후쿠오카 의사
- 샤임 사무원 등
- 샤임 기술자
- 샤임 광부
- 코가 농부

x축: 섭취한 지방으로 생긴 열량 (%)

284명의 일본인 남성이 전체 섭취한 음식 가운데 지방으로부터의 열량 섭취도와 그 결과 나타난 혈중 콜레스테롤 수치. 식습관은 주로 수입정도와 주어진 지역에서의 생활습관에 의해 결정된다.

자료: Ancel Keys, Ph.D., "Diet and the Epidemiology of Heart Disease," Journal of American Medical Association 164(17): 1916, 1957로부터 재구성

시카고 대학의 로버트 위슬러 박사와 그 공동연구자들은 류서스 원숭이의 첫 번째 집단에게는 표준적인 미국식 식단을 제공하였다. 그리고 두 번째 집단의 원숭이들에게는 포화지방과 콜레스테롤과 열량이 낮다는 점에서만 차이가 있는 식단을 제공하였다. 얼마 후 그들은 원숭이를 죽여 혈관을 검사하였다. 그런데 미국식 표준 식단을 제공받은 원숭이들은 다른 집단의 원숭이들보다 여섯 배나 많은 동맥경화를 앓고 있었다.[9] 이로써 과학자들은 동물들에게 포화지방과 콜레스테롤이 함유된 식단을 제공함으로써 동맥경화를 일으킬 수 있다는 사실만이 아니라, 특별한 성분의 섭취를 줄이면 그들의 혈관을 정화할 수 있다는 사실까지 발견한 것이다.

아이오와 대학의 마크 암스트롱 박사와 그 동료들 역시 동물을 대상으로 한 가지 실험을 했다. 그들은 한 집단의 원숭이들에게 미국식 식단의 포화지방과 콜레스테롤의 주요 공급원인 계란 노른자를 먹이로 주었다.

그러자 이들 원숭이들의 관상동맥은 순식간에 동맥경화로 뒤덮이게 되었다. 이들 원숭이의 혈관이 반 이상 막힌 후, 연구진은 이들 원숭이들이 섭취하는 포화지방과 콜레스테롤의 양을 현저하게 낮추어보았다. 1년 반이 지났을 때, 이들 원숭이의 혈관내 동맥경화는 다량의 포화지방과 콜레스테롤을 섭취하던 당시에 비해 1/3 이하로 줄어들었음이 밝혀졌다.[10]

육류업계와 낙농업계, 양계업계의 대변인들은 이 실험의 의미를 평가절하하려고 애썼지만, 연구자들은 이 연구를 비롯하여 다양한 동물들을 대상으로 한 유사연구들의 실험 결과가 대단히 일관되어 있다는 점에서 깊은 인상을 받았다. 그런 연구들을 종합적으로 검토했을 때 나오는 결론은 동맥경화를 일으키지 않으면서 포화지방과 콜레스테롤을 조절할 수 있는 유일한 동물은 원래의 육식동물들 뿐이라는 것이었다. 윌리엄 S. 콜린스 박사는 《의학의 대위법》이란 저서에서 이렇게 말했다.

마이오미나이드 메디컬센터의 내 연구실에서 행해진 최근 연구에 의하면, 채식가와 채식동물은 포화지방과 콜레스테롤을 매우 제한적으로밖에는 조절하지 못하는데 비해, 육식동물은 이들 성분을 거의 무한대로 조절할 수 있는 것으로 보인다. 예를 들면 개에게 통상 섭취하는 육류 외에 버터지방 120그램을 더 준다 해도 동맥경화를 발생시키기는 불가능하다.…… 반면, 토끼의 경우는 두 달 동안 매일 콜레스테롤 2그램씩만을 더 주어도 혈관벽에 놀랄 만큼 많은 지방이 쌓이게 된다.[11]

해가 지나고 새로운 연구 자료들이 집적됨에 따라 생물학적으로 우리와 가장 가까운 영장류가 그러하듯이, 인류도 포화지방과 콜레스테롤을 조절할 수 없는 동물임이 점점 명백해지고 있다. 말하자면 우리는 포화지방과 콜레스테롤을 더 많이 먹을수록, 더 심한 동맥경화를 불러오고, 심장질환으로 인한 사망률 역시 더 높아지는 그런 동물인 것이다.

더 많은 증거

1964년, 아이젠하워 대통령의 심장마비를 치료한 것으로 유명한 심장전문의 폴 더들리 화이트 박사는 카시미르의 훈자 지방 사람들이 어떤 심장질환도 없이 노년까지 살고 있다는 주장을 확인하기 위해 이 지역을 방문하였다. 그는 여기서 혈압, 혈중 콜레스테롤, 심전도 검사를 시행했는데 90세가 넘는 25명의 노인에게서조차 동맥경화성 심장질환의 어떤 흔적도 발견할 수 없었다. 〈미국 심장 저널〉에 게재된 그의 보고서에서 화이트 박사는 거의 완전한 채식을 하는 훈자 지방의 식습관과 그 지방에는 심장질환이 놀라우리만치 없다는 점 사이에 인과관계가 있음을 암시하였다.

육류, 난류 및 유제품이 실제 범인인 것으로 드러나기 시작하면서 과학자들은 육류를 섭취하지 않는 유란 채식가는 육식가들보다 심장마비 이환율(罹患率)이나 심장질환으로 인한 사망률이 낮을 것으로 기대하기 시작하였다. 만약 이 이론이 타당하다면 완전 채식가들, 즉 달걀, 유제품 및 육류를 전혀 섭취하지 않는 사람들은 훨씬 낮은 이환율을 보일 것이다.

많은 연구가 과연 그러할 것인가를 발견하기 위해 수행되었다. 최소한 24,000명이 관련된 대규모 연구가 캘리포니아 로마 린다 대학에서 수행되었다. 〈미국 의료 영양학 저널〉에 보고된 바에 의하면, 이 연구에서 유란 채식가들의 심장질환 관련 사망률은 육식가들의 1/3에 불과하다는 점이 밝혀졌다. 완전 채식가들은 그야말

로 놀랄 만한 수치를 나타냈는데 육식가들의 심장질환으로 인한 사망률의 1/10에 불과했다.[12]

다른 연구들도 이런 발견의 타당성을 입증했다. 유란 채식가들은 육식가들보다 심장질환으로 인한 고통을 덜 받는다. 그리고 완전 채식가들은 유란 채식가들보다 고통을 훨씬 덜 받는다.[13]

육류, 낙농업계 및 양계업계는 공황에 빠져들기 시작했고 지푸라기라도 잡고 싶은 심정으로 다른 생활 습관상의 요인, 예를 들면 흡연이 동맥경화의 요인이라고 암시하였다.

웨일즈 카디프의 의료연구센터의 연구진들이 그 가능성을 진지하게 연구하였으나 결론은 가능성을 배제하는 것이었다. 그들의 주요 연구는 예를 들면 흡연과 같은 여타의 생활 습관상의 요인들을 변수에서 제거하는 방식으로 진행되었다. 그럼에도 심장질환으로 인한 사망률은 여전히 비채식가들보다 채식가들이 훨씬 낮은 것으로 나타났다.

〈타임〉지도 여기에 참여하였다. 식습관과 관련된 논쟁에서 중립을 지키는 것으로 알려져 있었던 타임지는 콜레스테롤과 심장질환에 대한 최근의 의학적 발견을 커버스토리로 다루면서 다음과 같이 언급하였다.

육류가 부족해서 심장질환이 알려져 있지 않은 지역에서는……[14]

육류, 유제품 및 난류가 심장질환과 관련이 있다는 의학적 견해는 이제 만장일치의 합의에 이르게 되었다. 〈노르웨이 의학협회 저

의견 일치

해가 거듭할수록 더 많은 전문가 집단이 공개적으로
포화지방과 콜레스테롤이 심장질환에 미치는 역할을
확신하고 있다.

1980	미국 농무부/보건부
1979	미국 일반외과의
1977	식품 농업협회/세계보건기구: 퀘벡주 사회사업부
1976	뉴질랜드 왕립협회: 런던 왕립의학회/ 브리티시 심장협회
1975	호주 과학 아카데미: 독일연방공화국기자단: 캘리포니아 소아심장학회/ 캘리포니아 심장협회
1974	호주 전국 심장재단: 유나이티드 킹덤 건강 사회보장부
1973	국제심장학회: 네델란드 전국영양학 자문위원회: 1969년 백악관 식품, 영양, 건강 위원회 보고서
1972	72미국 건강재단: 미국 의학협회/ 전국 식품 및 영양과학 아카데미
1971	뉴질랜드 전국 심장재단: 동맥경화 특별연구팀/ 전국 심장, 폐, 혈액기관(미국):
1970	심장질환자원에 관한 협회간 위원회(미국)
1962	스칸디나비아 정부 의학위원회(핀란드, 스웨덴, 노르웨이)
1960	미국 심장학회: 전국 보건교육위원회(미국)

자료: Jack Sprat's Legacy, Patricia Hausman, Richard Marek Publishers, New York, 1981

널〉에 실린 심장전문의 카 노럼 박사의 논문은 보편적으로 이에 대한 합의가 이루어졌음에 대해 한 점 의혹도 남기지 않고 있다. 노럼 박사가 "적극적으로 동맥경화 문제에 참여하고 있는" 전세계 과학자들을 대상으로 대규모 횡단면 조사를 수행했을 때, 심장질환 연구진의 99%가 식습관과 심장질환 간의 관련을 확언했다. 그들이 말하는 식습관이라는 범인은 과도한 열량과 포화지방, 콜레스테롤을 일컫는다.[15]

　의학연구진들이 (심장질환과 식습관 간의) 상관관계에 직면하는 것을 피하기 위해서는 머리를 모래 속에 파묻어야 할 시점이 된 것이다.

연막치기

　포화지방과 콜레스테롤이 심장질환과 뇌일혈을 촉진시킨다는 사실이 확실해져간 것은 육류, 낙농 및 양계업계로서는 불길한 조짐이었다. 그들은 최근 담배업계가 직면하고 있는 상황과 유사한 어려운 상황에 놓이면서 점차 방어적이 되어갔다.

　흡연이 건강에 미치는 악영향과 관련된 의학적 증거는 대단히 압도적이다.[16] 그렇지만 담배업계는 논점을 희석시키기 위해서 할 수 있는 모든 일을 다 하고 있다. 한 작가는 최근의 의학연구에 대한 담배업계의 입장을 다음과 같이 풍자하고 있다.

　담배회사는……

1) ……폐암의 세 가지 주요 원인이 여전히 평발과 (서양) 주사 위, 외발뛰기로 하는 양치질에 있다고 주장한다.

2) ……흡연자 전부가 사망하지 않는 한, 완전한 과학적 검증은 내려질 수 없는 것으로 간주한다.

3) ……사망한 전(前)세대 흡연자들을 보충하기 위해 충분한 수의 아동들이 흡연을 시작하기를 희망한다.

4) ……일반외과의들에게 의사가 아는 것 모두를 환자에게 시시콜콜 얘기하다가 의사의 건강이 나빠질 수 있다고 경고한다.

5) ……들이마신 물이 익사의 원인이 되었다는 것조차도 인정하지 않으려 한다.[17]

맨 마지막 얘기, 흡연과 폐암 사이의 상관관계를 아직도 단언할 수 없다고 주장하기 위해서 담배업계는 논쟁을 혼란에 빠뜨릴 특별 연구에 자금을 지원하고 있다. 담배업계는 흡연이 암을 유발하는가란 문제를 여전히 답을 얻지 못한 "질문"에 불과한 것임을 국민들에게 설득하려고 이들 연구를 이용한다. 최근 '연방 통상위원회'의 연구는 "터무니없이 주장되는 흡연의 위험"에 대해 "공개토론"을 개최하자는 이들 업계의 광고 캠페인이 대중에게 강한 설득력을 발휘하고 있음을 발견했다. 흡연자 중 1/2이 여전히 흡연이 자신의 건강을 실제로 위협하는가에 의구심을 갖고 있었던 것이다. 말하자면 양측 모두 타당한 논거를 가진 것 같은 인상을 주고, 논쟁이 아직 끝나지 않은 것 같은 인상을 줌으로써 담배업계는 연막 피우기에 성공하고 있는 셈이다.

이런 노력의 결과로 담배업계는 최근 들어 (논쟁에서) 갈수록 대등한 위치를 차지하게 되었는데, 포화지방업계의 대응 방식 역시 이와 유사하다. 그들은 포화지방 및 콜레스테롤과 심장질환 간의 관계에 대한 논쟁이 여전히 혼란 속에 있다는 인상을 적극 불러일으키고 있다. 그들은 포화지방과 콜레스테롤에 책임을 돌릴 증거가 이제 (충분히) 축적되었다는 사실을 국민들이 눈치채지 못하도록 하기 위해 할 수 있는 모든 일을 다 해왔다.

'공익과학센터'의 집행이사인 마이클 제이콥슨은 이들 업계의 전략을 잘 알고 있다. 제이콥슨은 말한다.

지방과 심장질환은 깊은 관련이 있다는 과학적인 증거가 축적되어 있는데도 불구하고, 상대적으로 몇 안 되는 연구자들이 많은 사람들에게 그 '이론'은 아직도 대단한 논쟁에 휩싸여 있다는 착각을 하게끔 유도하고 있다. 예를 들면 1980년 6월, '전국 과학아카데미 위원회'에서는 최근에 유행하는 지방식을 옹호하는 보고서를 발간했다. 그 보고서의 주요 저자들은 수년 동안 '전국 낙농위원회', '전국 가축 및 정육연맹', '미국 난류연맹', ……, 그 외 미국인들의 건강을 해치는 식습관에 의존해 이윤을 얻는 업계들로부터 기부금을 받았거나 자문위원으로 급료를 받아왔던 교수들이었다. 한 교수는 양계업계와 그 외 다른 업계의 자문위원 자격으로 그가 받았던 25만 달러가 달걀의 영양학적 가치에 관한 자기 주장의 객관성에 손상을 입혔다고 여겨지는 현실이 놀랍다고 언론에 언급한 적이 있다.

지방과 콜레스테롤 섭취는…… 가장 두려운 질병들 중 하나가 급속히 진전되게끔 하며, 해마다 몇만의 목숨을 죽음으로 몰고가는 데 기여한다. 이러한 질병들로는 관상동맥 심장질환, 동맥경화, 괴저, 청각상실, 유방암, 결장암, 그리고 뇌출혈 등이 있다.……

의사들은 감염성 질환의 예방이나 치료 방법을 개발하기보다는 만성질환을 근절하기가 훨씬 더 어렵다는 것을 깨닫게 되었다. 감염성 질환을 일으키는 박테리아와 다른 미생물들은 그들의 이익을 위해 방어해줄 친구나 동맹군이 전혀 없는 터라, 그들이 행여 (인류의) 건강을 위협하기라도 하면 얼마든지 가차없이 다루어질 수 있다. 그러나 퇴행성 질환을 일으키는 인자들의 경우에는 업계에 강력한 동지를 갖고 있다.……

몇 년 동안 '지방관련 로비'—육류, 낙농업계 및 양계업계와 학구적이고 정치적인 그들의 동맹군이 벌이는—는 우리나라 식품 영양정책에 그냥 영향을 미친 것이 아니라, 이들 정책들을 결정해왔다.[18]

전쟁터

포화지방과 콜레스테롤이 미국 역사상 발생했던 어떤 전쟁에서보다 더 많은 사상자를 냈음을 알려주는 증거가 쌓여가면서 육류, 낙농 및 양계업계가 우리의 식품, 영양정책에 대해 강압적인 통제를 펼치게 되었으리라고 생각할지도 모르겠다. 하지만 카드패는 이미 노련한 도박사들의 손에 있었다. 사실 그들이 특별히 공중보건에 무슨 이해관계를 가진 건 아니지만, 그들에게서 후한 재정 지원을 받고 있는 로비 집단과 정치적 집행위원회는 내전에서 단련된 그야말로 베테랑들이었다. 반면에 그들의 상대는 정치적 재능도 없는 데다가, 업계가 자신의 대변자들을 지원하는 정도에 비하면 새 발의 피만큼도 지원을 못 받는 과학자와 의료연구진들이었다. 싸움은 전혀 공정하지 못했다.

통상적으로 과학자와 의료연구진들은, 자신들은 그렇지 않다고 생각하지만, 특별 이익단체들과 관련된 복잡한 정치 게임에서 매우 빈약한 경기만을 벌인다. 그들은 게임에서 요구되는 정력과 인내와 노련성을 갖추지 못하고 있으며, 오히려 그것들을 학자적 위엄을 해치는 반지성적 행위로 경멸한다. 저명한 교수 집단에 속하는 그들은 싸우고 피 흘리는 일에 소극적이다. 이것은 신념이 약해서라기보다는 기질상 정치적이지 못하거나, 그런 훈련을 받지 못했기 때문이다.[19]

그 전투의 한 편에는 육류와 양계 및 유제품 생산업자들의 경험 많은 동맹군과 그들이 매수한 정치적 과학동맹군이 함께 포진하고 있는 반면, 다른 한 편에는 상대적으로 조직화되지 못한 독립적 의료연구진과 재정적으로 빈약한 공공 소비자집단, 그리고 정치적으로 인기 없는 입장을 취함으로써 상당한 위험부담을 기꺼이 감수하려는 몇 안 되는 정치지도자들이 드문드문 서 있다.

이 싸움에서 포화지방과 콜레스테롤을 다량 함유한 식품을 판매하는 업계는 몇백만 달러의 대중홍보 캠페인을 벌여 "그럴 수 없이 먹음직스러운 달걀"이라고 슬쩍 얘기하고, 육류는 "당신이 먹어도 좋은 식품"이라고 반복해서 들려주며, "우유는 몸에 좋다"고 다시한 번 확신시켜준다. 그들은 이런 식품이 우리 혈관을 막고 심장질환과 뇌일혈을 조장한다는 점에 대해서는 언급하지 않는다.

물론 어느 광고가 광고하는 상품의 단점에 대해서 언급하겠는가? 그러나 시간이 거듭될수록 이 사실을 무시하는 이들 업계의 뻔뻔스러움은 그 도를 더해가 결국 소비자 단체와 법원, 의료연구진은 분통을 터뜨리지 않을 수 없었다.

1985년, '육우위원회'는 다시금 가장 기만적이고 국민을 오도하는 광고로 그 해의 할란 페이지 허버드 기념상 수상자라는 의심스러운 영예를 안았다.[20] 이 상은 쓸모 없는 특허약을 대단한 것으로 광고하여 유명해진 사기꾼의 이름을 딴 것으로, 매디슨 애비뉴(미국 뉴욕시의 광고업 중심가—옮긴이)를 대표하는, 왜곡과 과장에 익숙한 일군의 광고업계 종사자들에 의해 주어지는 상이다.

그런데 역설적인 건, "고기가 힘을 줍니다"라는 이 캠페인은 그 고기가 지방을 그다지 함유하고 있지 않음을 암시했던 덕분에 상을 탈 수 있었다는 사실이다. 광고에 나온 요리는 겨우 85그램에 불과했는데, 미국 농무부 자료에 따르자면 통상적인 비프스테이크는 그것의 갑절이나 된다. 이처럼 그 광고에 나온 요리가 보통 스테이크의 절반 크기라는 것은 설명하지 않은 채, 업계는 육류의 지방 함유 수준이 실제보다 훨씬 낮은 듯한 인상을 주었던 것이다. '공익과학센터'의 보니 립맨은 이 상황에 대해 언급하면서 광고에 나온 열량과 지방 수치를 만들어내기 위해서 실험실의 분석 기술자들이 외과용 메스를 사용해서 그 고기 샘플에서 가능한 한 모든 지방을 제거했다고 지적했다. 따라서 보고된 지방과 열량 수준은 스테이크의 크기 자체가 시청자들이 이해하는 것보다 훨씬 작은 데다, 일반 가정에서는 도저히 그럴 수 없을 만치 꼼꼼하게 지방을 제거한 식품이었다는 점을 염두에 두어야 한다.[21] 광고는 또 콜레스테롤은 지방 부위가 아닌 살코기 부위에 있다는 것과, 그래서 아무리 꼼꼼하게 지방을 제거한다 해도, 콜레스테롤 수치를 낮출 순 없다는 점에 대해서는 언급하지 않았다.

진실은 이처럼 유죄였기 때문에, 그들의 제품이 건전하다는 인상을 주기 위해서는 광고가 그렇게 장황해져야 했던 것이다.

한편, 캘리포니아 우유 생산업자들은 칼럼니스트 아비가일 반 뷰렌("사랑스런 애비")과 수영선수 마크 스피츠, 야구선수 비다 블루, 그리고 무용가 레이 볼거 같은 유명 인사들이 출연해 "모든 사람이 우유를 필요로 합니다"라고 말하는 비싼 텔레비전 광고 시리즈를 내보냈다. 그렇지만 '연방 통상위원회'는 거기에 동의하지 않았다. 그 광고가 "허위이고 소비자를 오도하며 기만적"이라고 판단한 '연방 통상위원회'는 우유 생산업자와 그들의 광고대행사를 기소하는 법적 절차를 진행시켰다.[22] 낙농업자들은 곧 자신들의 논조를 바꾸어 새로운 슬로건을 내세웠다. "우유는 모든 사람들을 위한 뭔가를 갖고 있습니다"라고.

그 문제에 정통한 의료 연구자인 케빈 맥그래디 박사는 그들의 최신 기만 행위를 비웃으면서 이렇게 일침을 놓았다.

우유가 모든 사람들을 위한 뭔가를 갖고 있다는 말은 옳다. 과다한 혈중 콜레스테롤과 심장질환 및 뇌일혈의 가능성을 높이는 뭔가를.

그들만의 달걀

육류와 낙농업계만이 대중을 오도하는 것은 아니다. 양계업계 역시 자신들의 제품을 섭취하는 것이 포화지방과 콜레스테롤 문제를 일으킨다는 사실을 무시하도록 고안된 광고 캠페인에 열심이다. 달걀은 그 어느 식품보다 콜레스테롤이 높다. 그러나 양계업계가 자신들의 이윤을 깎아먹는 그런 현실을 내버려둔 채 보고만 있을 턱이 없었다.

1971년 '미국 심장협회'가 식용 콜레스테롤과 심장질환의 관련성에 대한 입장을 명확히 한 이후, 양계업자들은 '미국 심장협회'의 견해에 맞서려는 특별한 목적을 갖고 '전국 난류 영양위원회'란 단체를 결성했다. 새로 결성된 위원회는 이 목적을 달성하기 위해 〈월스트리트 저널〉을 비롯한 언론들에 값비싼 광고 시리즈를 게재하기 시작했는데, 이들 광고는 포화지방과 콜레스테롤이 심장질환을 일으킨다는 "이론"을 공격하는 것을 핵심으로 하는 광고들이었다. 광고는 다음과 같은 전형적인 문구를 사용한다.

달걀을 먹는 것이 심장질환을 일으킬 위험을 높인다는 이론에는 어떤 밝혀진 과학적 증거도 존재하지 않습니다. 설혹 많은 양을 섭취한다 해도 말입니다.[23]

이 광고를 보자마자 '미국 심장협회'는 즉시 '연방 통상위원회'에 "국민을 기만하고 오도하는 이런 허위 광고"를 금지시켜줄 것을 요구했다.[24] 이 사안의 양 측면을 모두 고려하고 난 '연방 통상위원회'는 '전국 난류 영양위원회'와 그 광고 대행사인 리차드 와이너 사에 공식적으로 이의를 제기하였다.[25] 사태가 이렇게 전개되자 당황함을 감추지 못한 양계업계는 그들이 찾을 수 있었던 가장 유능한 법률가들을 고용하였다. 그런데 그 문제를 깊이 연구하고 난 변호사들은, 입장을 바꾸어 양계업계에 "과학적인 근거에서 볼 때 소송에서 이길 확률은 전무하다"는 의견을 개진했다.[26]

장기간에 걸친 법정 싸움이 이어지자, 소송에서 이길 합법적인 근거를 찾던 난류 생산업자들은 엉뚱하게도 제1차 수정헌법에 있는 언론의 자유보장 조항을 들어 자신들을 방어하였다.[27] 그러나 판사는 설득되지 않았다. 101쪽에 달하는 판결문에서 판사는 '전국 난류 영양위원회'에 의해 작성된 성명서를 다음과 같이 평가했다.

……거짓되고, 혹세무민하며, 기만적이고, 불공정하다.[28]

그리고 주심 판사 어니스트 G. 반즈의 주도하에 다음의 판결이 내려졌다.

달걀을 섭취하는 것은 심장마비를 비롯한 심장질환 가능성을 높인다는, 압도적으로 믿을 만한 과학적이고도 실제적인 증거가 존재한다. …… 이 증거는 체계적이고 일관되며 강력하다.[29]

판결은 또한 양계업계의 조직을 '전국 난류 영양위원회'로 명명한 것에 대해 그들의 의도를 기만적으로 위장하였다고 징계하였다.

'전국 난류 영양위원회'라는 명칭은 사실 양계업과 관련된 자들의 사적 단체임에도 불구하고, 중립적이고 독립적인 정부 보건위원회와 유사하다는 암시를 준다.[30]

이렇게 해서 결국 '전국 난류 영양위원회'는 '연방 통상위원회'와 법원, 심지어 자신들의 변호사에게마저 달걀이 혈중 콜레스테롤 증가와 심장질환 촉진을 유발하지 않는다고 설득하지 못했다. 그러나 이것이 미국 국민들에게 달걀은 위험하지 않다고 믿게 하려는 양계업계의 노력을 멈추지는 못했다.

국민들의 마음을 휘저어 놓으려는 노력의 일환으로, 양계업계도 달걀에 들어 있는 콜레스테롤은 무해하다는 인상을 불러일으키려는 많은 연구들을 계획하고 지원했다.[31] 의학계에서 영양학 연구의 권위자로 인정받는 존 맥두걸 박사는 의학논문들을 연구한 결과, 재미있는 사실 하나를 발견하였다.

달걀을 섭취했을 때 혈중 콜레스테롤의 현저한 증가를 설명하지 못한 의학 논문 여섯 중 셋은 '미국 난류연맹'으로부터, 하나는 '미주리 주(州) 난류판매 위원회'로부터, 그리고 다른 하나는 '캘리포니아 농무부의 양계 프로그램'으로부터 지원받고 있었다. 여섯 번째 논문의 지원자가 누구인지는 밝혀지지 않았다. ……

비법은 실험을 계획하는 방법을 아는 데 있는데, 만약 여러분이 실험 설계방법을 알고 있다면 여러분도 애초에 기대하던 결과를 얻을 수 있다. 콜레스테롤이 거의 혹은 전혀 증가하지 않는 결과를 얻기 위해서는 미리 다른 경로로 실험대상에게 콜레스테롤을 섭취시켜 놓으면 되는 것이다. 왜냐하면 연구들은 사람들이 하루에 400내지 800mg 이상의 콜레스테롤을 미리 섭취하면 그 다음의 추가 섭취는 혈중 콜레스테롤의 수치를 높이는 데 미미한 영향밖에 미치지 않는다는 것을 보여주고 있기 때문이다. …… 반면에 식품업계와 무관한 연구자들이 실시한 실험들은 달걀이 혈중 콜레스테롤 수치에 미치는 악영향을 분명하게 밝혀내고 있다.[32]

양계업계로부터 지원 받은 연구들은 달걀의 무죄를 밝히기 위해 애쓰고 있지만, 독립 연구자들이 얻어내는 실험결과는 이와는 전혀 다르다.[33] 미네소타 대학의 과학자들은 하루에 달걀 노른자에 함유된 380mg의 콜레스테롤을 섭취하는 식단은 50mg만의 콜레스테롤을 섭취하는 식단에 비해 평균 혈중 콜레스테롤의 수치를 16mg씩이나 높인다는 사실을 발견했다.[34]

하버드 대학 공중보건학과의 마크 헥스테드 박사 역시 달걀 노른자에 있는 콜레스테롤 100mg당 성인 남성의 혈중 콜레스테롤 수치가 평균 4 내지 5mg씩 높아진다는 사실을 발견함으로써 이와 유사한 결과를 얻었다.[35]

그러나 여전히 양계업계에서는 달걀의 소비가 혈중 콜레스테롤을 높이지 않으며, 자신들의 연구가 타당하다고 주장하고 있다. 1984년, 이 논쟁을 해결하기 위해 또 하나의 중립적인 연구가 수행되었다. 이 연구는 영국 의학잡지인 〈랜싯〉지에 실렸는데 인간이 취할 수 있는 최대한의 엄밀함과 객관성을 유지하면서 달걀 소비가 혈중 콜레스테롤에 미치는 결과를 검증하는 것이었다.

실험은 가히 환상적이었다. 한 집단의 실험대상자들에게는 후식으로 가장하여 매일 달걀 한 알씩을 먹게 하고, 다른 집단에게는 달걀만 빼고 똑같은 후식을 먹게 했다. 그 외 부분에서 두 집단의 식단은 완전히 똑같고, 달걀이나 콜레스테롤을 다량 함유한 다른 식품은 일절 넣지 않았다. 객관성을 확보하기 위해서 실험과정 전체가, 검사가 완료되기 전까지는 연구진과 피험자 모두 누가 달걀을 섭취하는지 알지 못하는 이중맹검법으로 처리되었다. 결과는 그만큼 설득력이 있었기에 양계업계는 완전히 일격을 얻어맞은 꼴이었다. 3주 후 달걀이 포함되지 않은 후식을 섭취한 피험자들은 혈중 콜레스테롤이 전혀 증가하지 않았음에 비해, 달걀이 포함된 후식을 섭취한 피험자들의 혈중 콜레스테롤 수준은 12%나 증가했다.[36] 이 결과는 과대평가되기 어렵다. 달걀 외에 일체의 콜레스테롤 식품을 섭취하지 않은 상황에서 혈중 콜레스테롤 수치가 12%나 상승했다는 것은 심장마비 위험수준인 24%로도 언제든 상승할 수 있음을 뜻하기 때문이다.

그래도 양계업계는 당황하지 않았다. 어떤 싸움이라도 극복해야 할 장애가 있기 마련임을 잘 알고 있던 그들은 훨씬 더 단호한 태도로 달걀과 심장질환과의 연계를 부인하기 시작했다.

국민들의 식품선택과 관련한 가이드라인을 설정하기 위해 조지 맥거번 상원의원을 의장으로 하는 '영양과 인간의 욕구에 관한 상원특별위원회'가 소집되었을 때, 양계업계는 달걀의 무죄를 주장하는 서로 다른 다섯 가지의 연구보고서를 제출하였다. 그러나 이들 보고서는 워낙 혼란스러웠기에, 맥거번 의원은 '전국 심장·폐·혈액위원회'에 이들 보고서의 타당성에 대해서 전문가적 의견을 요청하지 않을 수 없다.

'심장·폐·혈액위원회'는 이들 5개 논문을 각각 검토한 끝에 이들 보고서는 사실을 조작하기 위해 매우 치밀하게 고안된 것으로 보인다고 의회에 보고하였다. 공정하게도 이 위원회는 이들 보고서가 "심각한 결함이 있고,…… 무의미하므로 폐기되어야 한다"고 평가하였다.[37]

그러나 양계업계는 이에 굴하지 않고 그들이 할 수 있는 유일한 전략을 구사하였다. 광고대행사를 고용하여, 그렇게 철저한 불신을 받았던 바로 그 연구들에 근거한, 대규모 대중 캠페인을 벌이기 시작한 것이다. 그들은 달걀 소비자들에게 "달걀은 콜레스테롤을 증가시키지 않는다"는 점을 믿게 하려고, 달걀이 그려진 몇백만 장의 만화 전단을 뿌렸다.[38]

이 모든 과정에서 양계업계는 그들이 할 수 있는 최고의 헌신성을 발휘했다. 그들이 의도했던 건 두 가지 오류가 하나의 정당함을 메꿔내지는 못하더라도, 셋 혹은 넷이라면 그것이 가능하지 않겠느냐는 것이었다.

더 많은 속임수

그러기에 속임수는 지금도 계속되고 있다. 우리가 포화지방과 콜레스테롤을 섭취하는 것에서 이윤을 얻는 업계는 지금도 여전히 자신들의 제품을 옹호하기 위한 수단을 찾아내는 데 열심이다. 여러분 중에 콜레스테롤이 신체 기능에 반드시 필요하단 말을 듣고 있는 사람이 있을지도 모르겠다. "거짓되고 혹세무민하며 기만적이고 불공정하다"는 판결을 받았던 '전국 난류 영양위원회'에서 펼친 광고 캠페인의 핵심이 바로 이것이었다. 그 광고는 콜레스테롤이 신체의 생화학작용에서 핵심적인 작용을 한다는 사실을 표제로 내세웠다. "콜레스테롤에 관한 사실들"을 대서특필한 그 광고는 많은 신체기능이 그 정상 작동을 콜레스테롤에 의존한다고 주장했던 것이다.

이 허위광고는 법원의 힘으로 금지되었다. 그러나 지금까지도 육류, 낙농 및 양계업계가 전국 학교에 공급하는 "교육 자료들"에서는 콜레스테롤이 인간의 생체과정에 필수불가결하다는 주장이 되풀이되고 있다. 어떤 의미에서는 이 주장이 옳다. 콜레스테롤은 인체의 생화학작용에서 필수적인 기능을 한다. 그러나 이 광고에서 암시하는 것 같이 식단을 통해 섭취하는 콜레스테롤의 중요성이라면, 그것은 전혀 사실무근이다.

양계업계의 식용 콜레스테롤에 관한 이 같은 변론을 검토하던 법원은 최고 수준의 여러 의료 연구자들로부터 증언을 들었다. 양계업계에서도 물론 그들 자신의 전문가들을 동원했다. 하지만 법원은 모든 증거와 논쟁들을 거친 끝에 식용 콜레스테롤 부족으로 고통받은 기록은 단 한 건도 없었다는 걸 발견하였다.

> 우리가 내릴 수 있는 결론은 식품을 통해 콜레스테롤을 섭취하지 않는 경우라 하더라도 얼마든지 건강을 유지할 수 있다는 것이다. 콜레스테롤은 신체 내부에서 모든 세포에 의해 생성될 수 있기 때문에, 우리가 굳이 그것을 음식으로 섭취할 필요는 전혀 없다.
>
> – '전국 심장·폐·혈액위원회' 이사 로버트 레비 박사[39]

> 저콜레스테롤 식단이 해롭다거나 식용콜레스테롤이 특정 상태의 인간에게 필수 영양소임을 밝혀줄 증거는 전혀 없다.
>
> – '미국 의료 영양학협회' 특별연구팀[40]

법원의 명령을 받은 양계업계는 결국 콜레스테롤이 필수 식용영양소임을 주장하는 광고를 중단할 수밖에 없었다. 그리고 법원은 그들에게 다시 한 번 콜레스테롤과 심장질환 사이의 관련성을 부인하는 행위들을 중단하라고 명령했다.

그러나 양계업계는 이에 굴하지 않고 역으로 쟁점을 흐려놓는 캠페인을 벌였다. 즉 음식을 통해 콜레스테롤을 섭취하면 그만큼 신체는 콜레스테롤을 덜 생산하는 경향이 있다는 주장에 육류 및 낙농업계가 동참하여, **식용 콜레스테롤이 인체에 무해하다는 암시를 퍼뜨리기 시작했다.** 그들의 말로는, 우리 신체가 (섭취한 콜레스테롤을) 상쇄해주기 때문에 우리는 섭취하고 싶은 만큼 (콜레스테롤을) 섭취해도 괜찮다는 것이었다.

이를 지지하기 위해 육류업계와 낙농업계와 양계업계는 콜레스테롤과 관련된 초기 실험 가운데 몇 가지를 되풀이해서 언급했다. 그런데 그 실험 결과들은 수행한 당사자들에 의해 이미 철회된 것들임이 드러났지만, 그럼에도 업계는 전혀 당황하지 않았다.[41]

이들 초기 연구들은 콜레스테롤이 지방과 함께 섭취되었을 때만 흡수된다는 사실이 발견되기 전에 수행된 것들이었다. 이를 몰랐던 연구자들은 순수 콜레스테롤만을 사용했었다. 하지만 이제 우리는 초기 실험에서 혈중 콜레스테롤 수치가 상승하지 않았던 것은 콜레스테롤이 알약 형태로 주어졌기 때문이었음을 알고 있다.[42] 그런데도 우리가 콜레스테롤을 섭취하는 데서 이윤을 얻는 업계는, 여전히 우리의 신체가 섭취하는 콜레스테롤양에 비례하여 그만큼 (혈중) 콜레스테롤을 덜 생산하므로 어차피 결과는 마찬가지라는 증거로 이들 초기 연구들을 언급한다. 하지만 그들은 연구자 자신들이 공식적으로 표명한 견해를 전적으로 무시한 위에서 그 연구 결과들을 취사 선택한 것이었다.

이들 초기 연구자들이 정제 콜레스테롤과 달리 식품에 포함된 콜레스테롤은 언제나 풍부한 지방과 함께 신체에 흡수되기 때문에 콜레스테롤 섭취가 건강에 미치는 영향에 대한 자신들의 실험결과는 아무런 의미도 없다고 공언했음에도 불구하고 말이다.

우리가 콜레스테롤을 계속 섭취하기 바라는 업계가 이런 식의 속임수를 자주 쓰는 건, 최근의 의학 연구들이 그들이 설 자리를 도무지 허용하지 않고 있기 때문이다. 우리 몸이 콜레스테롤을 더 많이 섭취함에 따라 그것을 덜 생산하는 것은 사실이다. 그러나 신체 내 생산의 감소 정도는 섭취되는 양에 비하면 비슷하지도 않은 정도다. 음식으로 섭취된 모든 콜레스테롤은 위험 수위의 포화상태에 이를 때까지 우리의 혈중 콜레스테롤 양을 증가시켜 동맥경화를 유발시키고 심장마비와 뇌일혈에 이르는 문을 열어놓는다.[43]

〈미국 의료 영양학 저널〉은 식용 콜레스테롤 양이 혈중 콜레스테롤 수치에 미치는 영향을 측정하기 위해 계획된 한 중립적 연구에 대해 보고한 바 있다.

이 연구는 사람들에게 3주 동안 콜레스테롤이 함유되지 않은 식단을 주고 그들의 혈중 콜레스테롤 수치를 세심하게 모니터링 하면서 진행되었다. 그 후 그들은 4개 집단으로 나뉘어, 다시 6주 동안 각 집단별로 특정 수준의 콜레스테롤이 포함된 식단을 제공받았다. 그리고 나서 연구자들은 그들의 상태를 확인하기 위해 혈액을 검사하였다. 결과는 365쪽의 그림에서 보여지듯이, 양계업계가 가장 두려워했던 수준까지 치솟았다. 또한 콜레스테롤을 더 많이 섭취한 피험자일수록 혈중 콜레스테롤 수치도 더 가파른 상승폭을 나타냈다.[44]

말 그대로 몇십 편에 달하는 개별 연구들도 동일한 결과를 보여주고 있다. 그러나 이들 논문 전부가 논쟁의 여지가 있는 것처럼 보이도록 만들려는 육류와 양계와 낙농업계는 이 모든 논문들을 어떻게든 무시하려고 애쓴다. 그렇다고 진실에 걸려 넘어지는 것을 피할 수는 없었는데, 하지만 그들은 가까스로 다시 일어나 놓고도 마치 아무 일도 없었다는 듯이 억지를 부리곤 하는 것이다.

교실의 장사치

아마도 포화지방 관련업계의 가장 음흉한 무기는 사람들의 마음에 심어놓은 깊은 신뢰와 정당성일 것이다. 지난 몇 년간 "영양학 교육"에 이용된 온갖 교재들을 학교에 공급해온 그들로서는 그 교재들에 대한 우리들의 충성심을 언제나 셈에 넣기 마련이다.

전(前) '뉴욕시 보건위원회' 위원장이자 '뉴욕 다운스테이트 메디컬 센터'의 전(前) 의약국장인 파스칼 임페라토 박사가 지적했다시피,

'전국 낙농위원회'는 정부의 인가를 받아 전국에 영양학 교재를 공급하는 가장 크고 중요한 교재 공급자이다. …… 낙농위원회가 포화지방과 콜레스테롤을 다량 함유한 식단을 아직도 여전히 설득할 수 있는 것은…… 이런 요소들과 동맥경화 간의 관계가 알려지기 전에 형성되었던 신뢰 때문이다.[45]

혈중 콜레스테롤 수준은 식용 콜레스테롤 섭취에 직접적인 영향을 받는다.

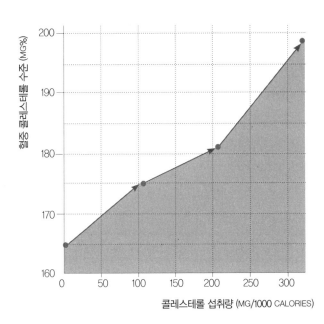

콜레스테롤 섭취량 (MG/1000 CALORIES)

식이 콜레스테롤이 혈중 콜레스테롤에 미치는 영향을 측정하기 위한 연구가 수행되었다. 56명의 남성에게 21일간 콜레스테롤을 함유하지 않은 식단이 주어졌다. 그들은 그 후 4개 집단으로 나뉘어졌다. 그 후 42일간 각 집단에게 고정된 수준의 콜레스테롤을 함유한 식단이 주어졌다. 그 후 혈중 콜레스테롤 수준이 측정되었다. 그 결과는:

명	콜레스테롤 섭취량 (mg/1000ca.)	혈중 콜레스테롤 수준 (mg%)	순변화
18	0	164.7	3.4
11	106	174.7	13.0
13	212	181.4	23.8
14	317	198.4	40.5

자료: Mattson, F. "Effect of Dietary Cholesterol on Serum Cholesterol in Man," Amer. Journ. Clin. Nutr. 25:589, 1972

우리들 대부분은 '전국 낙농위원회'가 건전하고 순수한 목적을 가진 좋은 기관이라고 생각하며 자랐다. '전국 난류 영양위원회'라는 이름처럼 '전국 낙농위원회'란 명칭도 우리의 복지를 염려하는 독립적인 기관인 것처럼 들린다. 사실 '전국 낙농위원회'라는 명칭 자체가 마치 그것이 원로들의 지혜와 자문을 제공해주는 중립적인 집단인 것처럼 여겨지게끔 한다. 그래서 그들이 우리에게 우유는 "가장 완벽한 자연식품"이라고 말하면 우리는 그 말을 그대로 믿었고, 그들이 우리에게 끼니마다 우유 한 잔씩을 마시라고 하면 우리는 시키는 대로 했다. 우리는 이 조직이 미국 국민들에게 가능한 한 많은 우유, 특히 유지방을 팔기 위해 설립된 조직이란 걸 몰랐다. 업계지인 〈낙농인〉은 '낙농위원회'의 업무가 우유판매를 촉진하는 일임을 잘 알고 있다. 어디 한 번 그들의 설명을 들어보자.

우유(소비)를 조장하는 데 있어 '낙농위원회'의 독특한 역할을 이해하는 것이 중요하다. '낙농위원회'는 소비자를 대상으로 어떤 광고도 하지 않는다. 그것은 그 비상업적 위치로서 중요한 것이다. 존경받는 교육기관으로서, 그 단체의 프로그램은 직접적인 제품 판촉방식으로는 낙농산업이 뚫고 들어가기 어려운 영역, 특히 학교와 의학, 치의학 전문영역에 진입하는 것을 가능하게 한다.[46]

이처럼 '낙농위원회'는 자신들이 마치 중립적인 기관인 것처럼 가장하고는 전혀 중립적이지 않은 영양학 메시지를 가지고 학교에 "스며드는" 것이다. '낙농위원회'는 자신들의 입장을 지지하기 위해 이용하는 논문들이 자신들의 후원을 받은 논문이란 걸 절대 언급하지 않은 채, "그래도 우유는 다릅니다"라는 제목의 자기 소개란에서 이들 논문에 대해 언급하고 있다.

'전국 낙농위원회'의 연구비지원 프로그램에 따라 지원을 받는 연구들은 식습관이 심장질환에 미치는 영향에 대해 확실한 기록을 얻고자 한다. 우리는 우리 제품의 정당성을 완전히 인정받고 그에 상응하는 온당한 평가를 받고 나서야, 휴식을 취할 수 있을 것이다.[47]

솔직히 나는 '전국 낙농위원회'가 자신들의 제품을 "정당화"하기 위해 특별히 지원한 연구에서 어떤 종류의 객관성을 담보할 수 있을지 정말 궁금하다.

'공익과학센터'는 '낙농위원회'의 메시지에 지나치게 엄격한 과학성을 요구하지는 않는다. 이 센터의 집행이사인 마이클 제이콥슨은 이렇게 말한다.

사실상 전국의 모든 교육구에서, 두 세대에 걸친 아동들의 정신은 '전국 낙농위원회'가 푸짐하게 제공하는 셀프서비스의 유동식으로 길들여져왔다.[48]

'전국 낙농위원회'는 미국 128개 도시에서 적극적으로 활동하는 분회들과 함께 국민들더러 유제품을 구매하게 하는 데 매년 1천4백만 달러 이상을 쓰고 있다. 또한 제품의 지방함유 정도가 높을수록 더 높은 이윤을 보장하는 연방법률의 유제품 가격구조 때문에

'낙농위원회'는 유제품의 지방 비중을 최대한 높게 책정하려고 애쓴다. 이런 고지방 제품들이 심장질환과 뇌일혈을 유발하는 데 뛰어난 효력을 발휘할 수 있다는 사실 따위는 그다지 중요하지 않다.

'전국 낙농위원회'가 미취학 아동의 식품 구별을 돕기 위해 고안한, "작은 생각들" 같은 음식 그림세트 제품을 처음으로 접하는 아동의 연령은 대체로 서너 살에 불과하다. 버터에서 시작하는 그 그림세트는 거의 대부분 포화지방을 가장 많이 포함하는 16가지 종류의 서로 다른 유제품들로 이어진다.[49]

아이들은 자라면서 자기도 모르는 사이에 '낙농위원회'의 메시지를 받아들이게 된다. '낙농위원회'가 유치원은 물론이고, 초등학교와 중, 고등학교에 이르기까지 제공하는 일련의 교과과정은 역설적이게도 "식품: 여러분의 선택"이란 제목을 달고 있다.[50] 어린이나 청소년들의 유제품 선택을 "돕기" 위해 특별히 고안된 이들 교재는 수많은 미국 아동들에게 영양학 정보의 주요원천이 되어왔다.

"식품: 초기의 선택"이라고 불리는 "3세에서 5세까지의 아동"들을 위해 제작된 교재에는 손인형과 카드놀이, 포스터, 수수께끼와 자료들이 함께 들어 있다—물론 포화지방을 많이 함유한 유제품들을 대단히 매력적인 것으로 받아들이게 하는 메시지와 함께.[51]

"식품: 여러분의 선택, 1단계"로 명명된 1학년 교재 역시 밀크쉐이크와 팬케익 만드는 포스터를 포함한 총천연색 도구들로 채워져 있다. 버터와 아이스크림 만드는 비법도 있다. 여기서 이야기하는 요구르트와 우유는 흔히 말하는 식의 저지방 식품이 결코 아니다.

또한 그 세트에는 교사들이 학생들에게 찍어줄 수 있는 고무도장들도 들어 있다. 그러나 그 많은 고무도장 모양들 가운데 어떤 것도 저지방 유제품은 없다. 대신 유제품 가운데서도 특히나 포화지방을 많이 함유하는 제품들인 크림치즈와 아이스크림, 전유와 버터 따위가 그 고무도장에 새겨져 추천되고 있는 것이다.[52]

아마 아이스크림이 건강식품이라고 생각해본 사람은 거의 없을 테지만, '낙농위원회'는 "너와 나를 위한 아이스크림"이란 교재에서 포로가 된 학생들에게,

> 아이스크림은 다른 권장식품들과 함께 우유와 크림으로 만들어진 건강식품입니다[53]

라고 스스럼없이 충고한다.

'전국 낙농위원회'가 추천하는 "건강유제품 그룹"에는 아이스크림과 함께 여러분들이 한 번도 건강식품이라 생각해보지 않았을, 초콜릿푸딩 같은 다른 식품들도 포함되어 있다.[54]

'전국 낙농위원회'는 아이들에게 유지방과 균형식단이라는 그들의 독특한 식단에 대한 강한 애착을 다음과 같이 설명한다.

> 매끼 우유를 마시고 치즈, 아이스크림, 구운 커스터드, 버터 한 조각을 곁들인 감자크림 수프 같은 음식을 먹으세요.[55]

이처럼 '낙농위원회'는 아이들이 가장 영향받기 쉬운 어린 나이에 그들에게 접근하여 "각 연령대에 필요한 4가지 기초 식품군"이라는

자신들의 생각을 주입하고 강화시키는 데 열심이다. 이 때문에 초등학교에서 중, 고등학교에 이르기까지 어린이와 청소년들은 '낙농위원회'가 퍼부어대는 메시지의 집중사격 대상이다.

10대 역시 '낙농위원회'가 요긴하게 사용하는 소책자 "소년과 체격", "소녀와 몸매"의 주요 대상층이다.[56] 체중과다인 10대는 '낙농위원회'의 다음 제안을 받았을 때 어떤 생각을 하게 될까?

> 만약 여러분이 체중을 줄이고 싶으면 늘 전유를 마시고, 가끔씩은 탈지우유도 마시세요.[57]

또한 초콜렛소스 대신 과일을 얹은 아이스크림으로 만든 선데가 "날씬한 몸매를 지켜주는 식품"으로 그들의 추천 대상에 올라 있다.[58] 그러나 '낙농위원회'가 체중과다의 10대들에게 제안하는, "저칼로리 항목"에 열거된 제품들에 비하면 이 정도는 양반이다. 체중문제를 지닌 청소년들을 위해 추천하는 저칼로리 식품이 과일과 함께 먹는 땅콩 소프트크림 치즈다.[59] 솔직해지자! 이것은 지어낸 게 아니다! 다른 "저칼로리" 도움말 항목에는 엔젤푸드 케익과 아이스크림도 있다.[60]

이토록 뻔뻔스런 추천을 보고서도 '낙농위원회'가 청소년들에게 건전한 영양학 자료를 제공하기보다는 평생을 고지방 유제품을 소비하게끔 코를 꿰어두는 데 더 관심이 있다고 결론짓지 않기는 어려울 것이다.

통계치를 통한 조작

식품에 포함된 지방을 측정하는 방법은 여러 가지가 있기 때문에, 주어진 식품의 지방을 수치화하는 것 자체가 또 다른 민감한 사안이다. 일반적으로 가장 정확하고 신뢰도가 높다고 여겨지는 방법은 지방군으로 분류된 식품에서 열량퍼센트를 측정하는 것이다.[61] 두 번째 방법은 특별한 경우에 유용한 것으로, 주어진 식품에 들어 있는 지방의 무게를 측정하는 것이다. 이 두 방법에 따라 측정하면 육류와 난류, 그리고 대부분의 유제품은 고지방 식품군으로서 자신의 특성을 여지없이 드러낸다.

그러나 우리가 포화지방을 소비하는 데서 이윤을 얻는 업계는 진실이 널리 알려지게 되면 자신들의 이윤이 잠식당하리라는 걸 잘 알고 있다. 때문에 그들은 통계치를 이용한 고전적인 조작기술로, 육류와 유제품, 난류가 함유한 **지방치를 떨어뜨리는** 기만적인 **지방측정법**을 사용한다. 이것은 식품 전체 중량에서 지방이 차지하는 비중을 측정하는 방법이다. '공익과학센터'의 패트리샤 하우스만은 이렇게 지적한다.

이 측정법은…… 전체 중량에서 지방이 차지하는 퍼센트를 측정하는 것인데, 식품에 함유된 지방 함량을 놓고 소비자들을 기만하기 위한 방법으로 남용되고 있다. 지방을 식품 중량에서 차지하는 비율로 표현하게 되면 대부분의 지방함량은 눈속임을 할 수 있을 정도로 낮게 나온다. 예를 들어 다른 식품들이 그렇듯이 우유도 수분을 아주 많이 포함하고 있다는 단순한 이유에서, 전유라 하더라도 중량법에 의

하면 지방은 고작해야 3 내지 3.7%에 불과하다. 하지만 실제로는 전유의 87%가 물이기 때문에, 우유에 든 열량의 반은 지방이 차지하는 것이다.[62]

'전국 가축 및 정육연맹'은 핫도그가 "열량을 제거해" 겨우 "30%의 지방"만을 포함하고 있다는 값비싼 광고를 퍼부어댄다. 하지만 광고 어디에도 이 "30%"라는 낮은 수치가 특별히 선택된 측정법으로 산출된 것이란 말은 없다. 이와 비슷하게 오스카 메이어 사도 학교에 무료로 보급하는 "영양학 교육" 교재에서 어린 청중들에게 "…… 비엔나 소시지 콜드 컷을 포함한 소시지 제품을 '지방성 식품'으로 규정하는 것"[63]을 "신화"라고 매도하면서 "30%"란 수치를 이용한다.

오스카 메이어 사는 지방에 관한 한, 마아가린, 마요네즈, 샐러드 드레싱과 크림치즈같이 지방함유도가 대단히 높은 일상 식품들을 자신들의 제품과 비교함으로써 자기 제품들을 환상적으로 보이게 만드는 데 성공했다.[64] 또 그들은 육류가 콜레스테롤 도표에서 터무니없을 만큼 낮은 위치를 차지할 수 있도록 만드는 방법도 찾아냈다. 그것은 육류를 그냥 모든 식품 가운데 가장 콜레스테롤 함유 정도가 높은 달걀과 비교하는 것으로 충분하다.[65] 또 다른 예로는 비엔나 소시지의 영양상 가치를 가장 비교하기 곤란한 식품, 예를 들면 "코카콜라 1캔 340g"[66]과 비교하는 방식이 있다. 사실 오스카 메이어 사는 자사의 제품들을 다른 경쟁제품에 견주어 대조함으로써 지방함유도에 있어 가장 불량한 제품을 아동들에게는 매력적인 영양식품으로 보이게 하는 술수를 써왔다.

육류와 유제품이 건강에 기여하는 바는 '공익과학센터'가 최근에 웬디스 트리플 치즈버거에 "관상동맥 지름길"이란 새 이름을 달아줌으로써 더 명확해졌다. 빈정거린 표현이겠지만, 그러나 아주 정확한 표현인 것도 사실이다.

안전하고 현명한?

'낙농위원회'의 간행물 중 하나는 "안전하고 현명한 체중조절을 위한 4가지 기본 방법"이라 불린다. 여기서 사용하는 "안전한"과 "현명한" 같은 수식어와 "기본" 같은 단어야말로 우리들 대부분이 성장기에 '낙농위원회'와 그들의 메시지 및 그 제품에 대해 왜 그런 이미지를 갖게 되었는지를 잘 설명해줄 수 있는 용어들이다.

그러나 이 간행물은 '낙농위원회'의 다른 출판물들과 마찬가지로 체중조절의 객관적인 이해를 돕기는커녕 전혀 다른 무엇인가를 대변한다. 그 간행물은 체중조절을 하려는 사람들에게 매끼 전유 한잔과 버터 한 조각씩을 먹도록 처방하고 있으며, "저열량" 군것질거리란 항목에서는 체중과다인 사람들에게는 결코 적합하다고 할수 없는, 아이스크림을 간식거리로 추천한다.

지방 열량 비율

육류

등심스테이크,사골,살코기/지방	83%
돼지고기소시지	83%
T–본 스테이크, 살코기/지방	82%
맛좋은 대형스테이크	82%
살코기베이컨	82%
갈비로스트, 살코기/지방	81%
볼로냐 소시지	81%
시골식소시지	81%
돼지갈비	80%
프랑크푸르트소시지	80%
양갈비, 살코기/지방	79%
오리고기/껍질	76%
살라미	76%
리버소시지	75%
(소)엉덩이 로스트, 살코기/지방	71%
햄,살코기/지방	69%
비프스튜,살코기/지방	66%
거위고기/껍질	65%
갈아놓은 소고기, 완전 살코기	64%
송아지 가슴고기, 살코기/지방	64%
양다리고기, 살코기/지방	61%
닭고기, 진한고기/껍질,구운요리	56%
라운드스테이크(소사태), 살코기/지방	53%
소목갈비구이, 살코기	50%
척스테이크(소목덜미), 살코기	50%
닭고기, 담백한 고기/껍질, 구운요리	44%
칠면조, 진한고기/껍질	47%
양갈비,살코기	45%
등심, 사골, 살코기	47%

어류

기름에 절인 덩어리참치	63%
태평양산 청어	59%
멸치	54%
흑해산 농어	53%
바다농어	53%
철갑상어알	52%
태평양산 고등어	50%
기름에 절인 대서양산 정어리	49%
홍연어	49%

채소류

겨자잎	13%
케일	13%
사탕무잎	12%
양상추	12%
순무잎	11%
버섯	8%
양배추	7%
꽃양배추	7%
가지	7%
아스파라거스	6%
깍지 강낭콩	6%
샐러리	6%
오이	6%
순무	6%
주끼니(Zucchini)	6%
당근	4%
완두콩	4%
돼지감자	3%
양파	3%
사탕무	2%
부추	1%
감자	1%

콩류

두부	49%
콩	37%
콩나물	28%
가반조콩	11%
강낭콩	4%
리마콩	4%
망지콩나물	4%
렌즈콩	3%
누에콩	3%
망지콩(Mung bean)	3%

자료 : "Nutritive Value of American Foods in Common Units," U.S.D.A. Handbook No.456

지방 열량 비율

유제품

버터	100%
가벼운 거품크림	92%
크림치즈	90%
가벼운 커피크림	85%
달걀노른자	80%
크림우유	79%
블루치즈	73%
벽돌형치즈	72%
체다치즈	71%
스위스치즈	66%
리코타치즈, 전유형	66%
달걀전부	65%
아이스크림,16%	64%
모짜렐라치즈,웃물 부분형	55%
염소우유	54%
우유	49%
플레인 요구르트	49%
보통 아이스크림	48%
농가형치즈	35%
저지방우유(2%)	31%
저지방 요구르트(2%)	31%
아이스밀크	29%
지방을 뺀 농가형치즈(1%)	22%

육류와 생선가공제품

호멜스팸런천미트	77%
폴아줌마네 버터발라 저민생선	75%
델몬트 가다랭이	67%
모튼비프안심	64%
폴아줌마네 새우프라이	58%
폴아줌마네 조개크립	55%
호멜 딘티 무어 절인 소고기	53%
스웬슨셀즈베리스테이크	52%
나비스코닭고기비스켓	51%
모튼하우스비프스튜	49%
폴아줌마네 가자미	48%
파메산 치즈를 쓴 스웬슨 송아지 고기	48%
스웬슨 치킨 프라이	46%
호멜 딘티 무어 비프스튜	45%
모튼 비프파이	45%
폴아줌마네 피시오그라탕	43%
모튼 치킨 크로켓	40%

과일류

올리브	91%
아보카도	82%
포도	11%
딸기	11%
사과	8%
블루베리	7%
레몬	7%
배	5%
살구	4%
오렌지	4%
체리	4%
바나나	4%
칸탈루프(메론의 일종)	3%
파인애플	3%
그레이프프루트	2%
파파야	2%
복숭아	2%
말린 자두	1%

곡류

귀리	16%
진한 메밀	7%
진한 호밀	7%
도정 안한 밀	5%
현미	5%
옥수수가루	5%
벌거(Bulgar)	4%
보리	3%
연한 메밀	3%
연한 호밀	2%
야생쌀	2%

견과류와 씨앗류

코코넛	85%
호두	79%
참깨	76%
아몬드	76%
해바라기	71%
호박	71%
캐슈(Cashew)	70%
땅콩	69%
밤	7%

'전국 낙농위원회'가 자신들의 제품을 소비할 때만 영양식을 하는 듯이 느끼게 하려고 얼마나 엄청난 노력을 기울이는가는 우리의 상상을 초월한다. 이 때문에 우리는 이런 식품 없이 지내다가는 심각한 영양결핍을 초래할지도 모른다는 불안감에 떤다. 우리 생각 밑바닥에는 우유가 "자연의 가장 완벽한 식품"이라는, '낙농위원회'가 우리에게 몰래 심어놓은 신념이 살고 있기 때문이다. 사실 우유는 송아지라는 네 개의 위를 가진 동물에게는 47일 안에 체중을 배로 늘려주는 가장 완벽한 자연식품이다.

'낙농위원회'의 그 은근한 세뇌는 채식가들이라고 해서 예외가 되지는 않는다. 아니, 어떤 의미에서는 채식가들이 그 메시지의 매력에 더 취약하다. 육류를 포기함으로써 지금의 문화적 보편규범에 어느 정도 저항해온 그들이지만, "4가지 기초 식품군"이라는 개념 때문에 유제품에 대해서는 다른 사람들보다 더 쉽게 백기를 들고 마는 경우가 많다. 물론 그렇다고 그들이 '낙농위원회'의 "하루 석 잔의 우유를 마시세요"라는 특별한 명령을 곧이곧대로 따르는 건 아니지만, 그럼에도 치즈와 요구르트, 그리고 때로는 아이스크림조차 자신들의 "부족한" 영양소를 대신해줄, 바람직하고 안전하며 건강한 섭생을 위한 필수식품이 아닐까란 생각을 마음에서 떨쳐버리지 못하는 것이다.

이것은 우연이 아니다. '낙농위원회'는 여러분과 나를 비롯한 미국 국민들의 마음속에 이런 느낌을 갖게 하기 위해서 엄청난 자금을 쏟아부어왔다. '낙농위원회' 요원들은 대다수 주요 도시들에서 '낙농위원회'가 추천하는 영양학 훈련 워크숍을 개최하곤 한다. 1977년 의회는 아동과 교사, 학교 매점운영자들을 대상으로 영양교육 프로그램인 "전국 영양학교육 훈련프로그램"을 시작하였다.. 그 결과 대부분의 주(州)들이 영양학 교육교재의 공급자인 '전국 낙농위원회'에 친숙해져, 결국 반 이상의 주들이 '낙농위원회'가 공급하는 제품들을 사기 위해 연방자금을 추가로 지출하게 되었다.[67]

'낙농위원회'가 우리 학교들을 장악하고 있는 현실을 알게 되면서, 나는 그들이 어떻게 그래도 비영리적인 외관을 가진 우리의 교육시스템 안에서 그 같은 위치를 차지하게 되었는지 궁금해지기 시작했다. 대답은, 오랫동안 그 문제에 대해 거의 아무도 의구심을 품지 않게 만드는 데 성공했던 데 있었다. 낙농업자들이 "국민들에게 우유 및 유제품 소비의 중요성을 교육한다"는 목표를 내세우면서 '전국 낙농위원회'를 설립한 것은 1915년으로 거슬러 올라간다.[68] 그 당시에는 영양학자와 교사들도 '낙농위원회'가 아동들에게 "자신들의 우유를 마시게" 하기 위해서 그런 행동을 취한다는 걸 알고 있었으나 개의치 않았다. 영양학의 유아기라 할 수 있었던 당시로서는, 유제품의 섭취를 금기시할 만한 알려진 문젯거리가 없었기에 교사들은 기꺼이 그 교재를 받아들였다. 이렇게 해서 '낙농위원회'는 국가 영양학 교육자로서 자신의 위치를 굳혀갔다.

해를 거듭할수록 다른 사기업의 경우는 교육교재의 공급에 있어 '낙농위원회'와 경쟁하는 것이 점점 더 불가능해져갔고, 덕분에 그들은 공식적인 교육시스템 안에서 자신들의 입지를 계속적으로 강화시켜갈 수 있었던 것이다. 게다가 그들은 우리가 유제품, 특히 고지방 유제품을 지속적으로 소비하는 데서 이윤을 얻는 우유생산업자들로부터 매년 몇백만 달러에 달하는 보조금을 받아왔기 때문에 판매가격도 최저로 낮출 수 있었다.

또 낙농업계는 TV 광고를 내고, 우유와 치즈, 버터의 소비를 권장하는 광고판을 전국에 설치하는, 전국에서 가장 큰 광고주 중의 하나다. "우유, 신선한 원기회복제," 혹은 "누구든지 우유를 필요로 합니다"와 같은 슬로건을 내세우면서 매년 몇백만 달러를 광고예산으로 쏟아붓는 그들의 목적이란 다른 광고주들이 광고예산을 사용할 때의 목적과 전혀 다를 바 없이 우리더러 자신들의 제품을 사게 만드는 것이다. 이런 유제품 광고와 말보로 담배광고와의 차이라면, 말보로 광고의 경우는 우리의 주목을 끌기 위해 그런 광고들에 엄청난 돈을 지불한다는 걸 우리가 알고 있다는 것과 우리의 습관이 약간 흔들렸다는 것뿐이다. 그러나 '전국 낙농위원회'의 교재로 교육을 받은 데다가, 그 프로그램을 마치 기성의 진리처럼 마음속 깊이 받아들인 우리는 **우유 및 유제품의 광고를 볼 때는 마치 공익광고의 메시지를 보는 것처럼** 여기게 된다. 말하자면 낙농업계가 공익기관을 자칭하더라도 우리는 그것 때문에 불편한 느낌을 받지 않는다. 사실 그들의 "메시지"는 진지하고 부드러운 목소리로 "이상은 공익기관인 '전국 낙농위원회' 제공입니다"라는 말로 끝나는 것으로 유명하다.

코를 꿰다

미국인들더러 최대한 많은 포화지방과 콜레스테롤을 소비하게 하는 전투에서 낙농업계는 많은 동지들을 갖고 있다. 맥도날드 사 역시 전국의 교실에 "영양팩"을 공급한다. 각 페이지 아래에 자신 들의 상표인 황금아치를 새겨둔 그들의 교재는 중립적인 영양학 교 재인 듯이 위장되어 있지만, 그 교재의 4가지 기초 식품군에는 햄 버거와 함께 먹는 "빵과 시리얼" 그룹이란 게 들어 있다.

1983년 9월 21일 맥도날드 사는 〈시카고 트리뷴〉지에 "균형잡힌 식단"의 가치를 칭찬하는 16쪽짜리 컬러 광고전단을 삽입했다. 그 광고에서 이야기하는 "적절하게 균형잡힌 식단"이란 주로 빅맥과 감자프라이와 쉐이크로 구성된 식사를 말하는 것이다. 그 삽입 광 고지의 나머지는 '시카고 교육위원회'를 통해 학교에 배포되었는데, 그것은 아론 쿠시맨 국민홍보 대행사의 이름으로 작성된, 소위 "교 재와 광고의 조합판"이란 것이었다.

포화지방과 콜레스테롤에 코를 꿰게 하는 또 다른 조직은 '전국 가축 및 정육연맹'이다. '미국 심장협회'가 포화지방과 콜레스테롤 을 심장 질환의 원인으로 공공연하게 단정하고 나서자, '정육연맹' 은 즉각 '미국 심장협회'의 평판을 손상시키는 대규모 광고캠페인을 시작했다. 그들은 다수의 저명한 과학자들이 포화지방과 콜레스테 롤, 심장질환 간의 "가설적인" 관계에 대해 들어본 적조차 없는 듯 이 보이게 하려고 온갖 노력을 기울였다. '정육연맹'의 이런 공작에 대해 '공익과학센터'의 패트리샤 하우스만은 다음과 같이 논평했다.

> 만일 정보를 '정육연맹'에만 의존하는 사람이라면 '미국 심장협회'에
> 속하는 대부분의 과학자들은 식습관과 심장질환 간의 관계를 전혀
> 근거 없는 것으로 여기는 반면, 몇 명의 미치광이 회원들만이 쇼를
> 벌인다고 여겼을 것이다.[69]

포화지방과 콜레스테롤이 심장질환을 조장한다는 "이론"을 믿지
못하게 만들려는 노력의 일환으로 '정육연맹'은 그럴 듯해 보이는
덕분에 효과적일 수밖에 없는 여러 논쟁을 불러일으켰다. 여러분도
자신의 혈중 콜레스테롤 수치가 정상인 한, 포화지방과 콜레스테롤
의 섭취에 관심을 가질 이유가 없다고 생각할 것이다.

그런데 "정상"의 혈중 콜레스테롤 수치란 건 도대체 어떤 의미인
가? 게다가 그 수치가 이미 충분히 높아져 있는 평균치를 의미한다
면 "정상"이란 게 도대체 무슨 강점이 되겠는가?

알다시피 여러분이 혈중 콜레스테롤 수치를 측정하기 위해 내과
의사를 찾게 되면 그들은 당신의 혈액 샘플을 실험실로 보내게 된
다. 그러면 실험실에서는 측정결과를 다시 의사에게 보내준다. 혈
중 콜레스테롤 수치는 통상 "혈청 콜레스테롤" 혹은 "플라즈마 콜
레스테롤"이라 불리는데, 이는 100밀리리터당 밀리그램 단위로 표
현하게 되어 있어(mg/ml), "밀리그램 퍼센트(mg%)"라고 읽힌다. 일
반적으로 실험실에서는 실제수치와 함께 오른쪽 난에 적어넣은 혈
액의 패러미터가 "정상"인지 혹은 "비정상"인지를 표시해준다. 그

런데 문제는 이 '정상'의 기준이란 게 천차만별이란 데 있다. 어떤 실험실들에서는 290mg%까지 수치를 내려 설정하는 데 반해, 많은 실험실들은 330mg%까지를 "정상"으로 간주한다.[70]

게다가 혈중 콜레스테롤이 290mg%인 사람들은 자신이 "정상"이라고 여기겠지만, 사실 그는 190mg%인 같은 연령의 사람보다 심장질환으로 사망할 확률이 10배나 높다![71] 아니 그보다 더 적은 수치 차이라도 심장질환과 관련해서는 엄청난 차이를 나타낸다. 혈중 콜레스테롤 수준이 260mg%인 사람은 200mg%인 사람보다 심장질환으로 사망할 확률이 적어도 5배 이상 높은 것이다.[72]

"정상적"인 사람이 매일 먹는 끼니로 인해 동맥경화가 악화되어 간다면, 결국 "정상"이 전혀 정상이 아니란 이야기가 아니겠는가? 한 권위자가 말하듯이 말이다.

우리 사회의 평균적인 남성은 심장질환으로 사망할 확률이 50% 이상입니다. 이런 상황이라면 평균치라 해도 전혀 위로가 될 수 없습니다.[73]

심장질환 예방에 있어 최고 권위자인 나단 프리티킨은 혈중 콜레스테롤 수치의 "정상"치란 것에 대해 우리가 지닌 착각을 씻어준다.

혈중 콜레스테롤 수치가 여러분의 나이에 100을 더한 수치보다 높거나, 최고 160을 넘어서 있다면 혈관은 막혀 있는 것이다. (그런데) 혈중 콜레스테롤이 160 이하인 사람은 우리 나라에서는 '비정상' 혹은

'정상 이하'로 간주된다. '정상' 콜레스테롤 수치를 160~330으로 설정하기 때문이다……

우리 나라에서 소위 '정상'치가 보증해주는 건 점차 혈관이 막히게 될 거란 사실뿐이다. 사실 이 나라에서 '정상'은 여러분이 그저 이 방에서 저 방으로 걸어다닐 수 있음을 의미하는 것에 불과하다. 절대적인 기준으로 말하면 우리의 콜레스테롤 수준 자체가 이미 정상이 아닌 것이다. 그것은 증상이 나타나지 않는 사람들의 평균일 뿐으로, 내일이라도 당장 심장마비로 쓰러져 사망할 수도 있는 그런 사람들의 평균이다.[74]

육류와 낙농 및 양계업계는 우리들의 혈중 콜레스테롤 수준이 "비정상"만 아니라면 걱정할 게 없다고 말한다. 그러나 "정상" 수준인 사람도 그들이 섭취한 육류와 유제품에 다량 함유된 포화지방과 콜레스테롤 때문에 말 그대로 날마다 몇백만 명씩이 죽어가고 있는 것이 지금의 현실이다.[75]

전투는 계속된다

"정상" 콜레스테롤 수치라면 아무 걱정할 것 없다고 우리를 설득하기 위해서 업계는 어떤 종류의 책략도 마다하지 않는다. 〈영국 영양학 저널〉이 포화지방을 다량 섭취하는 것으로 알려진 남성들의 혈중 콜레스테롤 수치를 측정한 연구를 게재했을 때, '정육연맹'에서 의기양양하게 보도한 내용은 이들 남성들이,

…… 혈청 콜레스테롤의 적당한 한계치 내에 있었다.[76]

는 것이었다. 하지만 이것은 어느 정도를 적당하다고 보느냐에 달려 있다. 조사 집단의 혈중 콜레스테롤 수치는 그렇지 않은 경우와 비교해보면 치명적인 심장마비로 고생할 가능성이 10배나 될 만큼 충분히 높은 수치다.[77]

최근 사람들을 좀더 혼란스럽게 만들려는 노력의 일환으로 포화지방 판매자들이 많이 얘기하는 것이, 고밀도 리포단백질과 저밀도 리포단백질에 관한 것이다. 그들은 혈중 콜레스테롤이 고밀도 리포단백질에 의해 전달될 때, 저밀도 리포단백질에 의해 전달될 때보다 심장질환에 걸릴 위험을 훨씬 낮춰준다는 점을 열심히 지적한다. 그들이 의도하는 바는, 중요한 것은 혈중 콜레스테롤 수치가 아니라는 것이다. 하지만 그들은 혈중 콜레스테롤 수치가 높은 사람들 가운데 10% 미만만이 다행히도 고밀도 리포단백질 범주에 들 수 있다는 사실은[78] 지적하지 않는다. 또한 그들은 저섬유소 식단이 고밀도 리포단백질의 수준을 낮추어서 심장마비에 걸릴 위험을 높인다는 사실을 알리는 데도 그다지 열정적이지 않다. 아마도 그들의 이런 열정 부족은 육류와 유제품 및 난류가 섬유소를 공급하지 않기 때문에, 우리가 이들 제품을 섭취하면 할수록 고밀도 리포단백질에 의해 보호되는 행운을 가진 몇 안 되는 사람들 속에 포함될 가능성은 더 낮아진다는 사실과 관련되어 있는 듯하다. ·

자신들의 제품이 건전한 것으로 비칠 수만 있다면 자신들에게 무기가 될 만한 어떤 요소도 놓치지 않는 육류 및 낙농, 양계업계는 사람들이 혈중 콜레스테롤 수치를 낮춘 다음에도 심장마비로 사망한다는 사실을 지적하는 데 주저하지 않는다. 사실 평생 콜레스테롤 수치가 높았던 사람이 잠시 혈중 콜레스테롤 수준을 낮춘다고 해서 그것이 심장마비로부터의 해방을 보장하지는 못한다. 그러나 연구는 혈중 콜레스테롤 수치를 상당기간 낮은 상태로 유지할 수 있다면, 동맥경화를 결정적으로 역전시킬 수 있고, 또한 그 많은 심장마비와 뇌일혈도 예방할 수 있음을 보여주고 있다.[79]

캘리포니아 대학의 연구진들은 29세에서 65세에 이르는 피험자들을 대상으로 수행한 연구 결과, 혈중 콜레스테롤을 평균 65mg% 수준으로 낮추고, 포화지방과 콜레스테롤 섭취를 줄임으로써 낮아진 수치를 계속 유지했던 사람들은 동맥경화성 점착물을 현저하게 줄일 수 있었음을 보여주었다.[80]

동맥경화가 상당히 진행된 경우에도 식습관을 바꿈으로써 얻는 효험은 대단히 크다. 뉴저지 몽클레어에서 있었던 주요 연구에서는 심장마비로 고생하던 만성 동맥경화환자 100명을 대상으로 포화지방과 콜레스테롤의 비중을 낮춘 식단을 제공하고 10년 이상이 경과한 후에 그 결과를 보았다. 그들 중 16명만이 일시적인 심장마비를 경험했을 뿐이었다. 반면에 유사한 조건에 있었지만 식단에서 포화지방과 콜레스테롤을 줄이지는 않았던 또 다른 100명의 조사집단에서는 같은 기간 동안 28명이 심장마비로 사망했다.[81]

다른 연구들도 이와 유사한 결과를 얻었다. 패트리샤 하우스만은 그런 실험 결과들에 대해 다음과 같이 말한다.

> 토마스 리온 박사와 그의 동료들은 의사가 처방한 저지방 식단을 따르지 않았음을 인정하는 환자들에게서 통상적인 경우보다 4배나 높은 심장마비의 재발과 사망을 보고하고 있다. ……
>
> 코라니 박사는 저지방 식단을 처방한 125명의 환자에 대한 연구를 보고하였는데, 지방의 섭취를 제한하도록 요구받지 않은 환자들의 사망률은 19%인데 비해 저지방 집단의 사망률은 9%에 불과했다.[82]

이런 연구들은 현재의 지식수준에서 의사들이 심장질환 환자들에게 지방 섭취를 제한하라고 요구하지 않는 것이 과연 윤리적인가라는 흥미로운 도덕적 문제를 불러일으킨다. 식생활을 변화시키면 동맥경화가 이미 상당 정도 진행된 경우라도 큰 효과를 볼 수 있기 때문이다. 〈랜싯〉지와 〈미국 심장학 저널〉은 두 명의 영국 의사들이 완전 채식식단으로 심각한 협심증을 치료한 사례를 보고하고 있다. 이 환자들은 심장으로의 혈액공급이 제한됨으로써 가슴에 심한 통증을 받고 있던 터라 운동을 할 수 없는 건 물론이고, 치명적인 심장마비의 최우선 후보자로 여겨지던 사람들이었다. 하지만 완전 채식을 한 지 6개월이 지나자 그들은 협심증의 고통에서 자유로워졌고, "힘든 활동도 할 수 있게 되었다." 5년이 지난 지금까지도 생존해 있는 이들은 여전히 완전 채식을 함으로써 이제는 협심증 증상에서 완전히 해방되었다.[83]

어려워져가는 싸움

비록 이들 업계가 식생활과 심장질환에 관한 의학적 이해가 깊어지는 것을 방해하려는 시도에서는 성공하지 못했지만, 국가의 식품정책 통제에는 여전히 상당한 성공을 거두고 있는 게 현실이다. 1982년, 농무부는 간행지 〈식품〉 2월호에 포화지방과 콜레스테롤이 높은 식단에 대해 비교적 온건한 비평 논문을 실을 예정이었다. 그런데 육류 및 낙농, 양계업계의 로비스트들이 이 움직임을 눈치채고, 그 문제에 대해 리차드 링 농무부 장관보의 관심을 끌어냈다. '미국 정육협회' 회장이기도 했던 링은 그 논문에 대해 "내가 죽기 전에는 출판할 수 없을 것"[84]이라고 선언했다.

결국 그 논문은 삭제되었고[85] 링은 아직 살아 있을 뿐 아니라, 지금은 정부가 국민들에게 무엇을 공표하고 무엇을 공표하지 않을지를 감독하기에 훨씬 좋은 위치인 농무부 장관직에 올라 있다.

사실 포화지방업계의 정치력을 알면 알수록 아마 누구라도 혀를 내두르지 않을 수 없을 것이다. 1961년, '미국 심장협회'가 미국인들에게 식단에서 몇 가지 포화지방 식품을 불포화지방 식품으로 대신할 것을 처음으로 공개적으로 촉구했을 때, 낙농업계는 국면이 전환되었다는 것을 깨닫지 못한 채, 재빨리 미국 식품의약국에 손을 써 마아가린 회사와 식물성 식용유 회사들이 자사 제품이 불포화지방 제품임을 대중들에게 환기시키지 못하도록 만들었다. 낙농업계가 쏟은 압력은 대단히 성공적이었기에 그때 이후로 "불포화지방"은 사실상 하나의 터부가 되고 말았다. 그 제품이 100% 불포화지방이라 하더라도 법적으로는 어떤 제품에도 불포화지방이라고 표기할 수 없도록 만든 것이다.[86]

몇 년 동안 '미국 심장협회'와 많은 공중보건 단체들은 그 식품이 포화지방을 함유하고 있다면 제품에 그것을 표기하도록 요구해왔다. 그러나 포화지방 로비단은 그런 방향에서의 모든 노력을 저지해왔고, 이 때문에 많은 미국인들은 자신들이 선택하는 식품을 통해 자신들이 위험에 노출된다는 사실을 의식하지 못하고 있다.

포화지방 업계가 자신들의 이윤을 적극적으로 옹호하기 위해서 기울이는 그 끈질긴 노력은 역설적이게도 그들의 입지가 얼마나 취약한가를 그들 자신이 잘 알고 있음을 말해준다. '미국 심장협회'가 여러 연구 결과들을 토대로 포화지방과 콜레스테롤이 심장질환을 야기하는 주원인임을 공식적으로 선포했을 때, 낙농업계는 국민을 "오도하는" 충고를 멈추지 않는다면 몇백만 달러에 달하는 소송을 제기하겠다는 위협으로 반격을 가했다. 엄청난 비용이 들 법정싸움이 벌어질지도 모른다는 현실이 그리 달갑지는 않았지만, 그럼에도 '미국 심장협회'는 자신의 입장을 용기 있게 고수하여 물러서지 않았다.

그러자 낙농업계는 심장협회의 기반을 약화시킬 의도로 협회의 주(州) 지부에 공작을 벌이기 시작했다. "미국의 낙농지대"로 알려진 위스콘신 주의 경우, 낙농사육가들은 심장협회의 위스콘신 주지부가 '전국 심장협회'가 추천하는 식단을 계속 지지한다면 한푼도 지원하지 않겠다는 식으로 지부에 압력을 가했다. 주 지부가 전국 지침과 다르게 주 지부만의 지침을 따로 설정하는 것은 자신들의 법적 권한에 속하는 것이 아니라고 항의했을 때에도 낙농업 이해관계자들은 한 발짝도 물러서지 않았다. 오히려 그들은 주 지부가 전국 정책을 거부하지 않는다면 몇백만 달러에 달하는 법정소송을 제기하겠노라고 위협했다.

자신들을 재정적으로 파산시킬 수도 있는 엄청난 비용의 법정다툼이 제기될지도 모르는 데다, 기부금이 줄어들리라는 데 겁을 먹었고, 낙농업자들이라면 그 위협을 실행에 옮기기 위해 거리낌없이 거금을 사용하리란 걸 알고 있던 '미국 심장협회 위스콘신 주 지부'는 결국 항복하고 말았다.[87] 그들은 이 문제를 재검토하고 새로운 식단을 추천하기 위해 "영양과 심장혈관 질환에 관한 특별연구팀"을 조직했다. 그리고 '위스콘신 낙농위원회'의 집행이사를 비롯하여 공익과학에 관한 한 전설적인 인물들이 연구팀의 성원으로 대거 포함되었다.[88]

연구팀은, 그 팀이 어떤 식으로 구성되었는지를 아는 사람이라면 누구도 놀라지 않을 그런 정책을 내놓았다. '미국 심장협회 위스콘신 주 지부'는 전국조직의 공식 입장을 거부하는 정책을 추천했다.

낙농업계는 축제분위기에 빠졌고, '낙농위원회 전국 사무소'에서는 축하편지를 보냈다. '위스콘신 낙농위원회'는 '미국 심장협회 위스콘신 지부'가 다음 내용을 승인하는 "지혜"를 가졌다는 점에서 공식적인 찬사 성명서를 내리도록 결정했다.

…… 혈중 콜레스테롤을 낮추는 식생활을…… 일반 국민들의 견해대로 단정짓기에는 근거가 빈약하다.[89]

'미국 심장협회'는 경악했다. 그러나 위스콘신 지부가 낙농업 이해관련자들에 의해 사실상 장악되어 있는 마당에 그들이 취할 수 있는 조치는 별로 없었다. '위스콘신 심장협회'에서 발표한 공중보건 메시지는 심장질환을 야기하는 포화지방과 콜레스테롤의 역할에 주의를 기울이게 하기보다는 그들 사이에는 아무 관련도 없는 것처럼 보이게 하는 것이었다. 사실 사람들이 이에 관한 해명을 요구했을 때 그들이 받은 것은 '낙농위원회' 집행이사의 감시 어린 눈초리 아래 쓰여진 특별연구팀의 성명서 사본뿐이었다. 또한 포화지방과 콜레스테롤 "이론"의 신빙성을 떨어뜨리는 것만으로는 충분치 않았던 경우에는, 조사자들이 유제품을 전적으로 신뢰할 수 있도록 안심시키면서 '낙농위원회'에서 내놓은 성명서를 별도로 제공하기까지 했다.[90]

여러분들은 '미국 심장협회'의 위스콘신 주 지부가 도대체 어떻게 국민들에게 포화지방과 콜레스테롤의 과다 섭취가 심장질환을 유발한다는 사실을 알리지 않은 것을 정당화할 수 있었을까 하고 놀랄지도 모르겠다. 주 지부의 한 고위담당자는 이렇게 변명한다.

우리는 담배회사가 담배(와 폐암과의 관련성을 부인하는) 메시지를 내보내 담배소비를 촉진시킨 것보다 더 공격적으로 그것(포화지방과 콜레스테롤의 소비가 심장질환을 조장한다는 메시지)을 촉진시키진 않았다.[91]

그러나 좀더 자세히 들여다보면 이 말은 육류 및 낙농, 양계업계가 담배산업만큼이나 의학적으로 점점 더 지지받지 못하는 위치에 자신들이 놓여져 있음을 고백하는 것과 다름이 없다. 이런 식품들이 유죄라고 주장하는 연구가 해가 거듭할수록 반박의 여지가 없는 것으로 나타나기 때문이다.

결정타

1984년, 미국 연방정부는 의학사상 가장 광범위하고 많은 비용을 들인 연구 프로젝트의 결과를 발표했다.[92] 이 연구의 체계적인 진척을 위해 10년이 소요되었고 1억5천만 달러 이상의 비용이 들었다. 연구 책임자인 베이실 립카인드는 이 대규모 프로젝트를 다음과 같이 결론지었다.

…… 연구 결과는 여러분의 식단에서 콜레스테롤과 지방을 줄이면 줄일수록 심장질환의 위험도 줄일 수 있음을 강력하게 시사하고 있다.[93]

이 대규모 연구의 결과를 최초로 실었던 〈미국 의학협회 저널〉지의 편집자 죠지 런드버그는 앞으로 4반세기 동안 이 연구는 "…… 심장질환에서 콜레스테롤 이론의 지위를 보장하는 것"[94]으로 간주되리라고 말했다.

10년 간에 걸친 이 연구는 우리의 혈중 콜레스테롤 수준이 심장질환의 위험도와 직결될 뿐 아니라, 우리들의 혈중 콜레스테롤 수준에서의 미미한 변화조차도 심장질환 이환율을 상당히 변화시킨다는 사실을 입증한 것이었다.[95]

이 프로젝트에 참여했던 12개 주요 센터 가운데 하나인 신시내티 대학 리피드 연구센터의 책임자 찰즈 글루크 박사는 다음과 같이 단언했다.

전체 콜레스테롤 수준을 1% 줄일 때마다 심장질환의 위험은 2%씩 줄어든다.[96]

전체 프로젝트를 지도 감독했던 콜롬비아 대학 심장전문가 로버트 레비도 이에 동의한다.

사람들이 식생활에서 콜레스테롤 섭취를 줄여 혈중 콜레스테롤 수준을 10~15% 정도만 낮출 수 있어도, 이 나라의 심장마비 사망자수는 20~30% 낮아질 것이다.[97]

이렇게 미미한 정도만 줄여도 1년에 10년간 자동차 사고로 잃게 되는 인명보다 더 많은 인명을 구할 수 있게 되는 것이다!

최종적으로

육류 및 낙농, 양계업계는 아직까지도 "모든 것이 사실로 뒷받침된 것은 아니기 때문에, 성급하게 어떤 결론을 내려서는 안 된다"

는 주장을 견지하고 있다. 그렇다면 이들이 적절하다고 간주하는 연구 수위는 대체 어느 정도일까? 그들이 요구하는 연구 수위는 한 사례에 대해 적어도 5만 명을 대상으로 최소 30년간 계속되는 연구이다. 의학연구 사상 유례가 없는 그 광대한 범위와 기간도 문제지만 이 정도의 연구를 진척시키자면 한 사례당 10억 달러 이상의 어마어마한 비용이 든다.[98]

하지만 업계의 이런 항변에도 불구하고 시간이 지남에 따라 거듭된 연구들은 포화지방과 콜레스테롤을 범인으로 지목할 뿐이기에, 결국 몇몇 업계 대변인은 자신들의 제품이 동맥경화를 촉진시킨다는 사실을 인정하기에 이르렀다. 그러나 이러한 경우에도 그들은,

스스로 원한다면 소비자들은 자신의 혈관을 막을, 양도할 수 없는 권리를 갖고 있다.[99]

는 사실도 덧붙이길 잊지 않는다. 그러나 지난 30년간 과학자들은 처음으로 우리의 혈관이 폐쇄되는 것을 방지할 수 있는 방법을 밝혀냈다. 그리고 이제 우리 또한 심장질환과 관련된 모든 요인들, 즉 비만, 운동부족, 설탕 소비량, 전체 지방 소비량, 카페인 소비량, 흡연, 고혈압, 섬유소가 부족한 식사, 염화 처리된 음료들[100] 가운데 가장 강력한 용의자가 있다는 것을 확신하게 되었다. 지금 우리는 그 용의자가 포화지방과 콜레스테롤임을 알고 있는 것이다.

지금

이제 우리는 심장마비와 뇌일혈을 방지할 방안을 알고 있다. 우리는 매년 미국의 사망자 절반 이상을 죽음에 이르게 하는 살인마를 예방할 방법을 알게 되었다. 그러나 우리 대부분은 육류 및 낙농, 양계업계가 워낙 헌신적인 노력을 기울인 탓에 이 반가운 소식을 듣지 못하고 있다. 우리는 여전히 건강을 유지하기 위해서는 육류를 섭취해야만 하는 것으로 알고 있고, 애통한 일이긴 하지만 여전히 심장마비와 뇌일혈을 풍요와 노화가 가져오는 피할 수 없는 부산물 정도로만 생각하고 있다. 말하자면 심장마비는 미국인들의 삶에서 이미 제도화된 뭔가가 되고 만 것이다. 그만큼 우리는 이것들을 당연한 것으로 간주하고 있다.

이런 우리의 소극적인 태도가 심장질환을 일으킬 식품을 우리가 계속 섭취하는 데서 이익을 챙기는 사람들의 의도적인 노력으로 유지되고 있다는 걸 아는 사람은 별로 없다.

수동적으로 남아 있는 한, 우리는 절대 자신을 힘 있게 해줄 진정한 선택을 할 수 없다. 하지만 우리가 진정한 선택을 하는 것을 바라지 않는 사람들이 있고, 우리를 혼란스럽게 만들 일이라면 무엇이든지 기꺼이 다 할 사람들이 있다 해도, 지금의 우리는 역사상 처음으로 우리 신체와 삶을 조절할 수 있는 충분한 지식을 갖고 있는 것 또한 사실이다. 이제 우리는 심장 혈관계의 건강을 극적으로 개선시키고 심장질환과 뇌일혈을 예방하는 동시에 세상의 고통을 감소시킬 식품을 선택할 수 있다.

잘 알려진 출판물에서도 공언했듯이.

채식은 우리 혈관이 폐쇄되는 것을 97% 예방할 수 있다.[101]

이 출판물은 〈채식 시대〉도 아니고, 〈신세대 저널〉도 아닌, 〈미국 의학협회 저널〉이었다.

우리가 미연에 방지할 수 있는
전쟁에서 패한다면

건강을 잃고 나면,
지혜는 가려지고,
예술은 묻히며,
힘은 사라지고,
부는 쓸모없으며,
이성은 무력해진다,
– 헤로필레스, AD. 300

1971년 닉슨 대통령이 암 정복을 위한 법안에 서명하고 "암과의 전쟁"을 공식 선포한 이래로 20여 년이 지난 지금까지도 암과의 전쟁은 여전히 계속되고 있다.

'미국 암협회'와 연합하여 암과의 전쟁에 동참하고 있는 '전국 암 기관'은 이 전쟁에 날마다 3백만 달러 이상씩을 쏟아붓고 있다. 그리고 암협회 역시 하루에만도 몇백만 달러씩을 뿌려대고 있다.[1]

그렇게 많은 돈을 투자했으니 아무래도 암 치료에 뭔가 진전이 있지 않았겠는가라고 생각할 사람도 있을 것이다. 그러나 성과면에서 보아 암과의 전쟁은 그리 효과적으로 진행되지 못하고 있는 것 같다. 어쩌면 우리는 적을 정복하는 것이 아니라 적에게 정복당하고 있는지도 모른다.

암과의 전쟁이 새빨간 거짓이라는 것은 누구나 다 아는 사실이다.[2]

– 리누스 폴링 박사, 노벨상 2회 수상자

암으로 인한 사망 원인의 대부분을 차지하는 것이 흔히 접할 수 있는 폐암, 대장암, 유방암, 전립선암, 췌장암 및 난소암 등이다. 그런데 이런 종류의 암으로 인한 사망률은 지난 50년간, 종류에 따라 잘해봤자 50년 전과 비슷한 수준이고 대개는 증가 추세에 있는 것이 현실이다.[3] 주변에서 찾아보기 힘든 희귀한 암과 관련된 통계 수치 역시 삭막하기는 마찬가지다.

오늘날 가장 널리 사용되는 암치료법으로는 수술과 방사선치료, 화학요법, 이렇게 세 가지가 있다. 하지만 이들 요법 모두가 신체를 훼손시키는 등 심한 부작용을 일으키는 데다, 그나마도 표면적인 증상만을 치료할 뿐이어서 기실 치유율은 미미하기 짝이 없다.

도중 어디에?

"지금 우리를 포기하지 마십시오, 우리는 목적지로 가는 도중에 있습니다." '전국 암기관'과 '미국 암협회' 같은 조직은 이렇게 호소하며 기금을 모으고 있지만, 자신들의 노력이 "결실"을 맺고 있다는 것을 입증하지는 못하고 있다.

〈전국 암기관 저널〉의 전(前)편집자 존 베일러는 이들 조직이 국민들에게 자신들의 노력이 허사로 끝나지 않을 것임을 입증하기 위해 얼마나 긴 세월 고군분투해왔는지 잘 알고 있는 사람 중 하나다. 이 기관에서 25년간 근무했던 베일러는 1985년 '미국 과학진보협회' 연례회의에서 '전국 암기관'이 오늘날 더 많은 암환자를 치료해낸 것처럼 보이기 위해 통계수치에 양성환자를 포함시켜 보고하고 있다고 고백했다.[4]

이 조직의 또다른 술책은, 암 진단을 받은 이후로 5년 이상 살아있고 증상이 명백하게 나타나지 않는 사람을 완치로 분류하는 것인데, 이렇게 되면 국민들에게는 상황이 실제보다 훨씬 더 양호한 것처럼 보이게 된다. 사실 조기에 암을 발견하면 얼마든지 진짜로 "완치"시킬 수 있다. 하지만 많은 경우의 조기 발견은 사망날짜를 바꿔주는 게 아니라 환자가 자신이 암환자임을 인식하는 기간을 늘리는 데 불과하다.[5] 현대의 암치료에 대해 충분한 정도 이상을 알고 있는 한 저명한 내과의사는 기존의 암치료법에 나날이 냉소적인 태도를 취한다.

조기 발견의 진정한 수혜자는 환자가 사망하기 전에 더 오랜 치료 기간을 확보할 수 있는 의료서비스 제공자이다. 이는 환자들이 더 자주 의사를 방문해서 더 많은 절차를 거쳐 더 많은 검사를 받고 더 오래 병원에

입원하게끔 할 수 있다는 말이다. '미국 암협회'는…… 희망을 팔고 있지만 안타깝게도 이들이 파는 건 거의 항상 거짓 희망이다.[6]

오늘날 암치료는 엄청난 이윤을 남기는 일종의 사업이다. 30초마다 한 명의 미국인이 암환자라는 진단을 받는데, 이들이 암을 치료하기 위해 쓰는 비용이 평균 2만5천 달러 이상이다. 중산층이나 서민의 경우에는 평생 모아놓은 저축을 다 써버리는 셈이다. 그럼에도 불구하고 그들은 자신들이 치르는 비용에 비해 그다지 많은 대가를 얻지는 못한다. 55초마다 한 명씩의 미국인이 암으로 사망하는 지금의 현실에서 보듯이.

두 가지 조사

몇 억 달러에 다시 몇 억 달러를 더한 거금이 암치료법이라는 "마법의 탄환"을 발견하는 데 투자되고 있으면서도, 여태 이렇다 할 성공을 거두지 못하고 있는 건 비극이라 할 만하다. 그런데 대단한 결실을 맺고 있는 연구가 다른 한편에서 진행 중에 있다. 그 연구는 일반 대중들에게 잘 알려져 있지는 않지만, 이 질환을 처음부터 예방할 수 있는 방법과 관련해서 더 많은 사실들을 발견해가고 있다.

따라서 이 상황에서 진짜 비극은 미국인들이 자신들의 신뢰와 돈을 아직껏 헛수고만 되풀이하는 치료법 연구에 쏟아붓도록 설득당하기만 하고, 정작 밝혀진 암 예방법에 대해서는 들을 기회조차 거의 없다는 점일 것이다. 이 때문에 미국인들은 암 예방에 대한 정보가 거의 없는 상태에서 암에 걸릴 가능성을 높이는 식품들을 멋모르고 선택해 섭취하고 있다.

1976년, '미국의 영양과 욕구에 관한 상원 특별위원회'에서는 조지 맥거번 상원의원의 주도하에 지금의 미국 식생활이 건강에 미치는 영향과 관련해 공청회를 개최하였다. 이 공청회에서 전국의 주요 암 전문가들의 증언을 청취한 맥거번 의원은 암과의 전쟁을 "몇억 달러가 소요된 의료계의 실패작"이라고 평가하기를 주저하지 않았다.[7]

또 맥거번의원은 '전국 암기관' 이사인 아더 업튼에게 얼마나 많은 암들이 식습관에서 비롯된 것이냐고 특별히 지목해서 물었다. 그러자 세계에서 제일 큰 규모의 암관련 조직 대표는 "50%에 이릅니다"[8]라고 대답했다.

맥거번은 말문이 막혔다. 그는 "당신은 식습관과 암 사이에 어떻게 그렇게 밀접한 상관관계가 있다고 단언할 수 있습니까? 그리고 사실이 그렇다면 어떻게 기금의 겨우 1%를 약간 넘기는 정도의 예산만을 이 주제에 할당할 수가 있습니까?" 하고 다그쳤다.

업튼 박사는 쑥스러워하며 "그것이 바로 제가 우려하는 바"라고 답변했다.

원인은, 식습관은 "마법의 탄환"이 아니라는 데 있다. 식습관은 암을 예방하는 방법이긴 해도 암을 치료하는 데는 거의 사용되지 않는다. 치료법 개발에 사용할 돈은 얼마든지 있는 데다, 치료법 개발이 아무리 요원한 과제라 하더라도 예방보다는 훨씬 매력적이기 때문에 '전국 암기관' 같은 조직에서 굳이 암 예방에 초점을 맞추려 들지는 않는 것이다. 또 자사 제품이 암을 유발하는 것으로 알려진 식품업계의 로비 때문에라도 예방에 대한 관심은 논외로 제쳐지게 된다. 그들은 정부와 공공보건 조직이 식생활 개선을 통해 암을 예방할 수 있다는 정보를 국민들에게 제공하지 못하도록 엄청난 압력을 가하고 있다. 그 결과, 여러분과 내게 결국에는 암을 치료해낼 수 있으리란 희망을 갖게 하면서 우리의 신념과 돈을 끊임없이 암치료에 쏟아붓게 만들면서도, 애당초 암이 발생하지 않도록 예방하는 방법에 대해서는 들을 기회조차 없게 된 것이다.

그리고 이것이 가져오는 결과는 미연에 방지할 수도 있었던 전쟁에 우리더러 한 수 지고 들어가게 만든다는 것이다.

예방

한편, 날마다 1,400명씩의 미국인들이 암으로 죽어가는 현실을 앞에 두고, 암 연구자들은 생활방식면에서는 어떤 요인들이 암 발생률을 높이는가를 조사했다.[9]《암연구에서의 진보》라는 저명한 책자에서 연구자들은 다음과 같은 결론을 내렸다.

지금 우리는 암 유발 위험요인 가운데 식생활과 영양보다 더 중요한 요인은 없다는 증거를 확실하게 갖고 있다.[10]

현대 미국의 식생활이 건강에 미치는 영향에 관한 청문회를 개최했던 상원특별위원회는 식생활과 암의 관계에 대한 전문가의 의견을 구하기 위해 '전국 암기관'의 암 유발 및 예방 부서 부책임자이자 의학분야의 권위자인 지오. B. 고리 박사를 소환했다. 인상적일 정도로 신뢰성이 돋보이는 사람인 고리 박사는 '전국 암기관'의 식생활과 영양 및 암 프로그램의 책임자이기도 했다. 그는 이렇게 증언했다.

영양학은 이제 막 등장하고 있는 분야이다. …… 영양학 이외의 다른 어떤 분야도 암을 비롯한 여러 질병의 예방과 통제, 나아가 인간의 건강과 그 유지를 약속하지는 못하는 것 같다.[11]

물론, 상원은 그저 식습관 가운데 어떤 요인이 암 발생을 촉진시키는가에 대해서 알고 싶었을 뿐이다. 대다수 사람들은 식품에 첨가되는 방부제와 인공색소, 인공향료 같은 화학첨가물이 그 요인일 것이라고 생각한다. 그러나 이런 것들은 유해하기는 하지만 핵심적인 용의자는 아님이 밝혀졌다. 고리 박사는 이어서 증언했다.

최근까지도 일상 식단의 영양소 불균형이 암과 심장혈관 질환을 야기하는 것 같다고 말하면 눈썹을 치켜올리는 사람이 많았습니다. …… 그러나 오늘날 이런 생각은 단지 가능성에 그치지 않고 거의 확실하다는 증거가 엄청나게 쌓여 있습니다. …… 식생활 요인 가운데서도 특히 **육류와 지방의 섭취가 가장 중요한** 요인입니다.[12]

여러분도 육류 및 낙농, 양계업계가 포화지방과 콜레스테롤이 심장질환을 야기한다는 소식에 두 팔 벌려 환영하지는 않았던 걸 기억할 것이다. 그들은 육류와 지방이 암 유발 요인이라고 밝혀지게 된 것에 대해서도 별반 기뻐하지 않는다.[13]

‘연방 통상위원회’가 심장질환을 야기하는 식습관이 암도 유발하는지 판단하는 데는 중립적인 전문가의 도움을 필요로 했기에 위원회는 영양학자인 하버드 대학의 마크 헥스테드 박사를 소환했다. 다음은 그의 증언 내용이다.

제 생각으로는 미국인들의 식생활이 심장질환을 유발하는 요인인 건 명백한 듯 합니다. 그리고 그런 식생활이 유방암과 대장암 같은 다양한 종류의 암을 유발한다는 지적 역시 타당하다고 사료됩니다······[14]

사태가 여기에 이르게 되자 육류 및 낙농, 양계업계는 자신들이 할 수 있는 단 한 가지, 즉 쟁점을 혼란에 빠뜨려 사람들이 “무엇이든 다 암을 유발할 수 있다”고 생각하도록 유도하는 일에 골몰했다. 그들은 이를 위해 담배회사와 손을 잡았다. 사람들이 무엇이든 다 암을 유발할 수 있다고 생각하게 되면, 암을 유발하는 것으로 알려진 특정 요인들에 대한 관심은 오히려 상대적으로 낮아질 것이기 때문이었다. 또 사람들이 혼란에 빠져 무력감을 느끼게 되면, 암 발생을 실제로 낮출 식품을 적극 선택하려는 의지도 그만큼 더 낮아질 수밖에 없기 때문이다. 그렇다고 이들 업계가 사람들이 암에 걸리기를 바라는 것은 아니다. 단지 그들은 우리가 계속해서 자신들의 제품을 사주기를 바랄 뿐이다. 이 때문에 그들에게는 자사제품이 암을 유발한다는 사실은 그것의 진실성 여부에 상관없이, 자신들의 이해관계가 얽힌 매우 껄끄러운 이슈로만 비칠 뿐이다.

대장암

암을 유발하는 식습관상의 요인을 연구했던 연구진들도 대개가 우리와 마찬가지로 멋모르고 '전국 낙농위원회'의 영양학 "교육"을 받았던 사람들이다. 따라서 그들도 위대한 미국 스테이크교의 충실한 신봉자들이었던 것이다. 그런 이들의 연구논문들이 1970년대 당시로서는 매우 놀라운 뉴스거리를 게재하곤 했던 〈전국 암기관 저널〉에 실리게 되었는데, 연구원들은 자신들의 기존 관념과는 반대로 육류소비가 많은 지역에서는 대장암 발병률이 높은 반면, 육류소비가 낮은 지역에서는 그만큼 발병률도 낮다는 정확한 비례관계를 발견하였다.[15]

사실 육류를 많이 섭취하면서도 대장암 발병율이 낮은 인구집단은 전세계에서 단 한 군데도 없음이 밝혀진 것이다.

육류업계는 드러나는 진실을 부정하기 위해 자신들이 할 수 있는 모든 일을 다해보았지만, 연구가 거듭될수록 양자의 상관관계는 명백해져만 갔다. 결국 해가 갈수록 육류업계에서 보수를 받는 과학자문위원들조차도 육류 섭취가 미국의 20% 이상의 가정에 영향을 미치는 살인마를 생산하는 주범이란 결론을 피하기 어렵게 되었고,

보수적인 〈과학진보협회〉지조차 다음과 같은 결론을 내리는 것을 더 이상 멈추지 않았다.

육류, 지방을 많이 섭취하는 사람은, 채식가나 육류를 별로 섭취하지 않는 사람들보다 대장암에 걸릴 확률이 높다.[16]

육류업계는 유전 인자가 핵심원인이라고 반격을 가했으나, 그 반대되는 증거가 너무나도 강력했기 때문에, 결국 육류를 가장 많이 섭취하는 인구군이 암 발병률도 가장 높다는 사실까지 부인할 수는 없었다. 그런데도 그들은 이것이 단지 우연의 일치에 불과할 뿐이고, 진짜 이유는 그 인구군이 유전적으로 그 질환에 걸릴 가능성이 높은 것일 뿐이라고 주장했다.

이에 '전국 암기관'의 존 버그 박사와 조수들은 진실을 밝혀내기로 작정했다. 그래서 일본인들이 미국인들보다 대장암 발병률이 낮고, 또 미국인보다 육류를 덜 섭취한다는, 잘 알려져 있는 사실을 실험대상으로 삼았다. 버그 박사와 동료들은 미국으로 이민 와서 표준적인 미국식 식사를 하는 일본인들의 건강에 어떤 일이 발생했는지 확인해보았다. 만약 업계의 관점이 옳다면 이들 인구가 이민 후 육류를 더 많이 섭취했다 하더라도 대장암 발병률은 낮은 채로 유지되어야 할 것이었다.

하지만 엄격하게 진행된 그 연구는 또 한 마리의 성스러운 암소를(인도의 암소숭배 전통에서 비롯된 표현—옮긴이) 무릎 꿇게 만들었다. 이민 일본인들의 대장암 발병률이 이웃 미국인들의 대장암 발병률

에 상응할 만큼 높아져 있었던 것이다.[17]

육류업계는 이제 결정적으로 수세에 몰리게 되었다는 것을 깨달 았지만, 미국식 식습관에 녹아 있는 어떤 요인이라도 다 원인이 될 수 있다고 반박하는 것으로 이에 대응했다. 육류만을 용의자로 지 목하는 것은 단언컨대 비과학적이라는 것이었다.

이 때문에 버그 박사와 동료들은 원인이 될 수 있는 식생활상의 요인을 정밀하게 분리시켜 분석하기 위해 다시 119가지의 특별히 선별한 식품의 섭취패턴과 대장암 발병률 간의 상관관계를 조사하 였다. 이렇게 해서 버그 박사가 〈전국 암기관 저널〉에 보고한 연구 결과는 육류업계로서는 일이 제대로 풀려가지 않는 쪽이었다. 조사 된 모든 식품들 가운데 대장암과 가장 긴밀한 관련을 가진 것이 육 류였던 것이다. 버그 박사는 다음과 같이 쓰고 있다.

소고기와 돼지고기, 닭고기의 위험도는 모두 그 섭취 빈도에 따라 높 아지고 있다. 이들을 모두 합해서 그림으로 나타내면 육류 섭취량과 대장암 발병률이 서로 정비례 관계임을 볼 수 있다.[18]

이 자료가 시사하는 바는 대장암이 예방 가능하다는 것이다. 이 처럼 엄밀하게 조사 분석된 자료가 제시되자 육류업계 대변인은 한 발자국 물러서서 이에 대한 더 많은 연구가 필요하다는 지당한 말 로 논점을 흐리게 한 후, 그럼에도 육류는 무죄임을 확신한다고 말 했다.

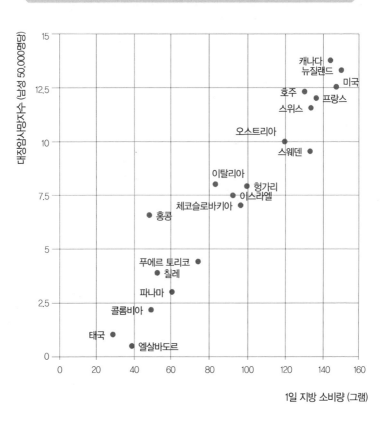

지방을 더 많이 소비할수록
대장암에 걸릴 위험도 더 커진다

자료: Carroll, K., "Experimental Evidence of Dietary Factors and
Hormone—Dependent Cancers," Cancer Research, 35:3374, 1975에서 재구성

하지만 그 후에 이루어진 많은 연구들에서도 육류업계가 바라는 상황을 만들어주지는 않았다. 한층 심화된 다른 연구들에서는 지방 소비가 대장암과 관련된 식생활상의 또다른 요인임이 밝혀졌다. 사람들이 지방을 많이 섭취하면 섭취할수록 대장암에 걸릴 확률도 더 높아진다는 사실이 명백해진 것이다.[19]

그 다음으로 분리되어 나온 요인은 섬유소 섭취량이었다. 다시 말해 식단에서 섬유소 섭취가 적으면 적을수록 대장암에 걸릴 확률도 더 높아진다는 것이었다.[20] 이 역시 육류업계가 기대했던 결과는 아니었다. 왜냐하면 육류는 달걀 및 다른 대다수 유제품들과 마찬가지로 지방은 많이 지니고 있어도 섬유소는 전혀 지니고 있지 않기 때문이다.

최근까지도 우리는 섬유소 부족이 문제가 되리라고는 생각지 못하고 있었다. 사실 우리 일반인들로서는 섬유소가 무엇인지조차 몰랐고 '전국 낙농위원회'의 영양학 "교육"용 교재에서도 섬유소는 전적으로 무시되었다. 그러나 최신의 의학연구들은 섬유소가 식생활에서 가장 중요한 요소임을 밝혀내었다.

섬유소는 대장을 따라 내려가면서 노폐물을 깨끗이 쓸어주는 빗자루 같은 역할을 한다. 섬유소가 없다면 섭취한 음식이 대장을 통과하는 데 걸리는 시간이 훨씬 길어져 노폐물이 장을 꽉 막아버리고 만다. 섭취된 동물성 지방은 36.5도의 체온상태에서는 굳어진다. 그렇다면 여러분의 식사에 동물성 지방이 포함될 경우에 장 안에서 어떤 상황이 벌어질지 한번 상상해보라. 마치 자동차 윤활유가 가스배출구를 막는 것처럼 동물성 지방이 여러분의 장을 막아버리지 않겠는가?

대장 내벽(內壁)은 소화된 음식물이 장을 따라 내려가는 동안 수분을 흡수하는 역할을 한다. 그래서 만약 대장이 박테리아나 아메바에 감염되거나 하여 수분을 흡수할 시간을 갖지 못한 채 급하게 내용물을 배설하게 되면 묽은 설사를 하게 된다. 이 때문에 이질 환자 같은 경우는 극심한 탈수상태에 빠져, 심한 경우에는 설사로 인한 탈수로 사망하는 수도 있다.

그런데 섬유소가 부족하면 이와는 정반대의 문제가 발생한다. 노폐물이 대장에 너무 오랫동안 머물게 되어 그만큼 많은 수분을 대장 벽이 흡수하게 되는 것이다. 따라서 소화된 음식물이 대장을 통과하는 데 더 많은 시간이 걸릴수록 배설되는 변도 더 마르고 단단해진다.

연구원들은 섬유소를 적게 섭취하는 사람의 변은 섬유소를 많이 섭취하는 사람의 변에 비해 더 단단하고 마르고 적다는 것을 발견했다. 섬유소를 적게 섭취하는 사람들은 배변시 배에 힘을 주고 용을 써야 하지만, 자연섬유소를 많이 섭취하는 사람들은 크고 부드럽고 수분이 풍부하며 많은 양의 대변을 보게 되는데, 이런 시원한 배변이야말로 대장암 발병률을 현저하게 낮춰주는 요인이다.

이처럼 고섬유소 식단이 대장암을 방지하는 데 비해 섬유소가 부족한 식단이 대장암을 촉진시키는 데는 여러 가지 이유가 있다. 우선 섬유소가 적어 노폐물이 장에 머무는 시간이 길어진다는 것은 장벽이 원래 배출하려 했던 독소를 다시 흡수할 가능성이 높아진다는 것을 뜻한다. 다시 말해 노폐물이 대장에 오래 머물면 머물수록 대장내 독성은 높아지고 대장 내벽은 그만큼 많은 독소를 흡수하게 되는 것이다. 한편 섬유소는 발암물질을 희석시키고 굳혀서 비활성 상태로 만드는 작용도 한다고 한다.[21]

식이 섬유의 중요성에 대해 점점 더 많은 것이 알려지자, 육식가들도 자신들의 식단에 밀기울이나 그 밖의 섬유소를 첨가하기 시작했다. 그런데 이것은 사실 '전국 낙농위원회'가 유제품을 팔기 위해 끼워넣은 메뉴이기도 하다.

섬유소 섭취에 관심이 있으신 분은 우유나 크림과 함께 먹는 밀기울 후레이크를 드십시오……

섬유소를 첨가한 식사를 하게 되면 노폐물이 대장을 빨리 통과하게 되고, 또한 여분의 섬유소는 대장 내 독소를 흡수하는 데도 도움이 되므로 식단에 섬유소를 첨가하는 것은 매우 바람직한 일이다. 하지만 기본적으로 육류 위주의 식단에 섬유소를 조금 첨가하는 방식의 식생활이 대장암 발병위험을 낮추는 데 과연 얼마나 큰 도움이 될까?

여러분도 알다시피 육류를 소화시킬 때에는 강력한 발암물질이 대장 내에 발생할 뿐만 아니라, 장 내에 강산성의 담즙, 특히 디옥시콜릭산이 생성되고 분비돼야만 한다. 디옥시콜릭산은 장에서 클로스트리디아 박테리아에 의해 강산성 물질로 전환되는데 문제는 이

일반식품의 섬유소함량

식품항목	섬유소 (g/kg)
블루베리	15.2
양배추	13.5
오트플레이크	13.5
호박	12.0
조리한 당근	9.6
현미	8.1
근대	6.8
양상추	6.3
오이	5.7
사과소스	5.3

식품항목	섬유소 (g/kg)
갈아놓은 소고기	0
등심스테이크	0
다진 양고기	0
다진 돼지고기	0
닭고기	0
바다 농어	0
연어	0
체다치즈	0
전유	0
달걀	0

자료: Nutritional Almanac(Revised), Nutritional Research, Inc., John D. Kirshman, McGraw Hill book Co., New York, 1979

것이 대장암 발병에 중요한 작용을 한다는 것이다. 장 내 디옥시콜릭산의 농도는 예외 없이 채식가보다 육식가들이 높다. 육식가들의 대장암 발병률이 높은 이유 중 하나가 여기에 있다.[22]

인간의 대변을 분석, 검사하는 연구원들은 냄새만으로도 채식가의 변과 육식가의 변을 구별할 수 있다고 한다.[23] 그들에 따르면 육식가들의 변은 비육식가들의 변보다 훨씬 냄새가 강하고 독하다고 한다. 우리는 상한 고기가 상한 채소보다 냄새도 훨씬 독하고 독성도 더 강하다는 걸 알고 있다. 그런데 육식가의 대장은 이런 독성에 지속적으로 노출되고 있는 것이다.

이처럼 인간의 장은 부패한 박테리아와 대량의 지방, 그리고 섬유소가 부족한 육류와 유제품 및 달걀을 처리하려면 상당히 고생해야 하지만, 특정 동물들의 장은 그런 과제를 수행하기에 적합하게 설계되어 있다.

인간의 장과 개, 고양이 같은 타고난 육식동물의 장은 해부학적으로 완전히 다르다. 그들의 장은 생긴 모양부터가 인간의 장과 달라서 소화된 음식물이 장을 금방 통과해버리도록 만들어져 있다.

인간의 장벽은 주름이 깊고 많이 잡혀 있는데 비해 육식동물들의 장벽은 매끈하다. 또 우리의 장벽이 주머니 모양의 작은 방들로 이루어져 있는데 비해 육식동물의 장에는 그런 것이 없다. 인간의 대장은 마치 깊게 굽어 있는 산길만큼이나 길고 복잡하게 생겼지만, 육식동물의 장은 넓게 트인 고속도로나 활주로처럼 짧고 곧게 뻗어 있다. 모든 것이 더 빨리, 더 쉽게 통과해버리기 때문에 부패하는 살코기에서 발생하는 독성 따위는 그들에게 아무 문젯거리도 되지 않는다. 때문에 우리는 육식 중심의 식사에서 대장암을 얻게 되지만, 개와 고양이, 그외 타고난 육식동물들은 고지방, 저섬유소, 육식 중심의 식사를 하고서도 대장암에 걸리지 않는 것이다.

통계에 의하면, 우리가 대장암으로 사망할 가능성은 지방을 더 섭취할수록, 육류를 더 섭취할수록, 그리고 섬유소를 덜 섭취할수록 높아진다.[24] 얘기는 이토록 간단하다.

자신들의 제품이 대장암 발생의 매개요인이라는 것이 점점 더 뚜렷해지자, 육류 및 낙농, 양계업계는 자신들의 제품을 옹호하기가 어려워졌음을 깨달았다. 하지만 그럼에도 불구하고, 그들은 다시 한 번 의학상의 발견들에 열정적으로 도전하면서 자신들의 제품을 헌신적으로 옹호하는 데서 물러서지 않았다.

막다른 골목에 몰리긴 했지만 똑똑하기 이를 데 없는 이들 업계는 다시 한 번 수를 생각해냈다. 그것은 대장암이 낮은 혈중 콜레스테롤 수준과 관련이 있는 것처럼 보이는 몇몇 연구를 극구 칭찬하고 나서는 방법이었다.[25] 그들은 이들 연구로 낮은 혈중 콜레스테롤 수치가 대장암 발병을 촉진시킨다는 것이 입증되었다고 주장하였다. 만약 그것이 사실이라면 육류와 유제품과 달걀은 익히 알려져 있듯이 혈중 콜레스테롤 수준을 높이는 식품이므로, 대장암과 관련해서는 이들 제품이 상당히 유리한 자리로 올라서게 될 것이다.

인간의 창자와 육식동물의 창자는 현저하게 차이가 난다

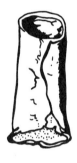

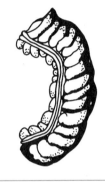

전형적인 육식동물의 창자 일부
(매끄럽고 연통형이라는 점을 주목하라)

전형적인 인간의 창자 일부
(주름과 주머니 모양을 주목하라)

인간의 창자는 나선형 모양의 통로를 따라 휘어지고
머리핀 모양의 굽이를 이루며 앞뒤로 구불거린다. 반면에
육식동물의 창자는 상대적으로 곧고 반듯하다. 결과적으로
육식동물의 장내 지체시간은 인간의 그것보다 훨씬 짧다.
육식동물은 콜레스테롤과 지방을 조절할 수 있고 연동운동을
통해 노폐물을 이동시키는 데 섬유소를 훨씬 덜 필요로 한다.

포화지방 로비단(團)의 대변인은 국민과 정부기관, 심지어는 암 연구진에게조차 혈중 콜레스테롤 수준이 높으면 심장질환에 걸릴지는 몰라도, 혈중 콜레스테롤 수준이 낮으면 반대로 대장암에 걸릴 수 있음을 설득하려 하였다. 그들의 논리에 따르면 포화지방 섭취가 어떤 한 질환의 발병가능성을 높일 수도 있지만, 그럼에도 다른 한 질환의 발병가능성은 낮춘다는 것이다. 그렇게 되면 결국 균형이 잡히게 되므로 어차피 속수무책인 이상 우리도 걱정할 바가 없어지게 된다.

그러나 415쪽의 그림에서 볼 수 있듯이, 이들 두 질환으로 인한 사망유형은 전혀 상반되지 않는다. 사실 양자는 상당히 자주 병행하여 나타내며, 둘 다 명백하게 육류 소비와 관련이 있음을 보여준다.

혈중 콜레스테롤 수준이 낮은 어떤 사람들이 대장암에 걸릴 확률이 높아지는 진짜 이유는 사실 무척 간단한 데 있다. 보통 대부분의 사람들은 식사를 통해 섭취한 콜레스테롤을 혈액 내에 보유함으로써 콜레스테롤이 혈관에 점착하여 발생하는 심장질환에 걸리는 반면, 일부 사람들은 과도하게 섭취한 콜레스테롤을 자신의 장으로 보낸다. 따라서 이들은 포화지방과 콜레스테롤을 많이 섭취하더라도 혈중 콜레스테롤 수치는 그다지 높지 않다. 그러나 그들은 대신 변과 장에 매우 많은 콜레스테롤을 갖게 되고, 따라서 대장암 발병률이 그만큼 높아지게 되는 것이다.[26]

놀라우리만치 비례적인 유형

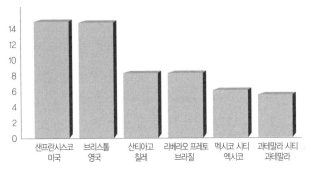

장암 사망자수 (100,000명당)

심장질환 사망자수 (100,000명당)

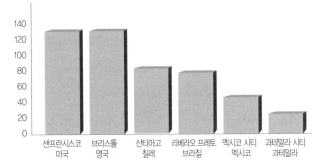

1인당 육류소비 (연간 소비 킬로그램)

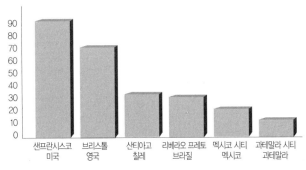

자료: Journal of the National Cancer Institute, Vol. 51, No. 6, Dec. 1973; and Foreign Agricultural Circular–Livestock and Meat, U.S.D.A., Washington, D.C., 1976

이것은 애초에 포화지방과 콜레스테롤의 섭취가 적어서 혈중 콜레스테롤 수준이 낮았던 사람들의 경우, 변과 장에서도 콜레스테롤 수치가 높지 않았고, 따라서 대장암 발병률 역시 아주 낮게 나타나는 데서도 증명된다.

그런데 포화지방 로비단이 이런 결과를 반드시 고의로 얻으려 했던 건 아니라 하더라도, 한 가지 목적을 갖고 있었던 것만은 확실하다. 높은 혈중 콜레스테롤 수치가 심장질환을 야기한다는 게 처음 밝혀졌을 때도 그들은 그 수치를 낮추기 위한 방법을 서둘러 찾아내려 한 바 있다. 그리하여 불포화지방의 섭취가 이런 목적을 달성하는 데 어느 정도 도움이 된다는 게 밝혀졌을 때 많은 사람들은 식단에서 포화지방을 불포화지방으로 대신하면 해결책이 되리라 생각했다. 그때까지만 해도 불포화지방이 혈액에서 제거한 콜레스테롤을 대장으로 보내서 혈중 콜레스테롤 수치를 낮춘다는 사실은 아직 알려지지 않았던 것이다.[27]

하지만 해결책은 생각만큼 단순하지가 않았다. 식단에서 포화지방을 불포화지방으로 대신하는 것만으로는 문제가 해결되지 않았던 것이다. 이 문제로부터 안전해지려면 지방 자체의 섭취를 전반적으로 줄여야 한다. 포화지방이 심장질환과 뇌일혈과 암을 비롯하여 인간에게 알려진 모든 퇴행성 질환을 야기하는 최악의 골칫거리인 만큼, 포화지방을 불포화지방으로 대신하는 것이 어느 정도는 도움이 되지만, 그래도 그 종류를 불문하고 어쨌든 지방의 과잉섭취는 좋지 않다.

따라서 채식가들 역시 육류와 달걀, 유지방만 건강에 해로운 게 아니란 걸 알아둘 필요가 있다. 샐러드유와 마아가린 같은 식물성 지방도 적당한 정도로만 섭취해야 하며, 견과류, 각종 씨앗류, 올리브, 아보카도 역시 그러하다.

이제 우리는 식생활이 대장암을 촉발할 수 있다는 사실을 꽤 명확하게 알게 되었다. 그렇다면 여러분은 육류와 낙농, 양계업계가 지금은 어떤 주장을 펴고 있는지 아는가? 1976년 5월 7일 리버사이드 포장육 회사의 대표인 존 모건은 다음과 같이 발표하였다.

상식에 어긋나는 주장을 하는 몇몇 연구 결과를 접하고 성급하게 결론을 내리거나, 그 주장에 따라 섣부르게 행동해서는 안됩니다. 육류는 미국인 식생활의 중추이고 항상 그래 왔습니다. 모든 종류의 육류가 암을 유발한다는 생각은 터무니없는 소리입니다.[28]

그런데 존 모건은 1982년 3월 13일 대장암으로 사망했다.[29]

유방암

통계상으로 보면 여러분이 이 장을 읽는 그 짧은 시간 동안에도 100명의 미국 여성이 의사로부터 유방암이라는 진단을 받고 있다. 하지만 여성들 가운데 식단에서 지방 비중이 높아지면 높아질수록 유방암을 얻을 위험도 그만큼 높아진다는 말을 들어본 사람은 거의 없을 것이다. 또 유방암 환자인 여성들의 예후(豫後)도 지방 섭

패턴을 보면?

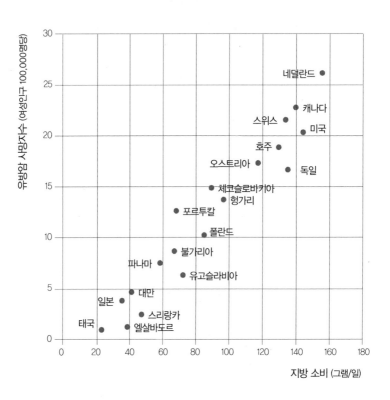

자료: Carroll, K., "Experimental Evidence of Dietary Factors and Hormone—Dependent Cancers," Cancer Research, 35:3374, 1975에서 재구성

취 정도에 따라 달라진다는 말을 들어본 적이 있는 사람 역시 거의 없겠지만, 통계상으로 볼 때 그녀의 생애에 지방 섭취가 적었으면 적었을수록 유방암을 이겨내고 생존할 가능성 역시 더 커진다.[30]

안타깝게도, 수 억 달러의 돈이 외과술의 향상과 방사선 치료법의 개선 및 화학요법의 보급에 끊임없이 투자되는 동안에도 미국여성 열 명 중 한 명은 결국 유방암에 걸리고야 만다. 유방암으로 인한 사망률은 자동차가 발명되기 전에 비해서 지금도 달라진 게 없다. 우리가 미연에 방지할 수도 있었던 전쟁에서 패하고 있다는 것은 참으로 비극적인 일이라 하지 않을 수 없다.

의학사상 가장 대규모였던 암 연구가 도쿄 '전국 암 연구기관'에서 실시된 적이 있었다. 타케시 히라야마 박사의 지도 아래 이루어진 이 연구는 12만2천 명이나 되는 사람들을 몇 년간 모니터링 하면서 진행되었다.

히라야마 박사와 그의 동료들은 육류와 달걀, 버터와 치즈의 섭취에 따른 여성들의 유방암 발병위험도를 조사하였다.[31] 여기서 발견된 내용들은 육류 및 낙농, 양계업계가 수용하기에는 결코 수월치 않은 것들이었다. 매일 육류를 섭취한 사람들은 육류를 거의, 혹은 아예 섭취하지 않은 사람들에 비해 유방암에 걸릴 위험이 4배 가까이 높았던 것이다. 또 달걀을 많이 섭취해도 유방암 발병위험이 높아졌고, 버터와 치즈를 많이 섭취해도 역시 유방암 발병위험이 높아졌다.(420쪽의 도표를 보라) 히라야마 박사의 보고서 내용을 꼼꼼히 살펴보면 유방암이 처음 어떤 지

여성의 유방암 위험도는 육류, 난류, 치즈 및 버터의 섭취 수준에 따라 극적으로 상승한다

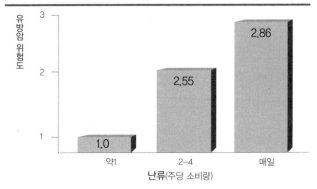

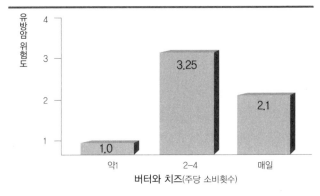

자료: Paper presented by Takeshi Hirayama at the Conference on Breast Cancer and Diet, U.S, Japan cooperative Cancer Research Program, Frd Hutchison Cancer Center, Seattle, Wa., March 14–15, 1977에서 인용

점까지는 버터와 치즈의 섭취량 증가에 따라 증가하다가 그 이후 뚝 떨어지는 것처럼 보인다. 하지만 이런 외관상의 유형 변화는 버터와 치즈는 매일 섭취하지만 육류는 섭취하지 않는 유란 채식가들의 유방암 발생률이 버터와 치즈는 덜 먹지만 육류를 섭취하는 여성들보다는 더 낮다는 것으로 설명될 수 있다.

이 연구와 여타 연구들은 심장질환과 뇌일혈, 대장암에서 밝혀진 것과 같은 유형이 유방암에서도 나타남을 밝혀냈다.

유방암 치사율 (발병률이 높은 순서대로)
1. 육식 여성
2. 유란 채식 여성
3. 완전 채식 여성

채식을 하는 소녀들이 육식을 하는 소녀들보다 초경이 늦다는 사실은 허다한 연구들에서 이미 밝혀졌다. 오늘날 일본인들의 식생활은 동물성 지방의 섭취가 늘어나는 등, 전통적이라기보다는 서구에 가까운데, 소녀들의 초경 시기가 점점 빨라지는 것도 그런 결과 중 하나이다. 그런데 '전국 암 연구기관'의 히라야마 박사와 동료들은 초경 시기가 이른 여성이(13세 미만) 초경 시기가 늦은(17세 이상) 여성보다 유방암에 걸릴 비율이 4배나 높다는 것을 밝혀냈다.[32]

세계의 나머지 지역을 연구한 다른 연구들도 일본에서 발견된 사실들을 확증해준다. 어린 소녀들이 지방을 많이 섭취하면 할수록

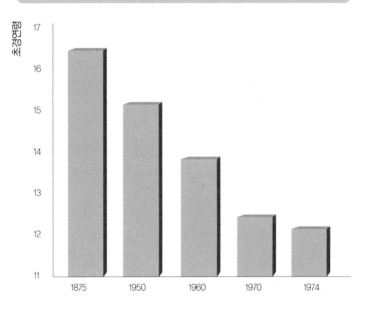

**동물성 지방을 많이 섭취할수록 초경은 빨라진다
(그리고 암도 많아진다)**

초경연령

일본인 소녀들은 식생활의 변화 때문에 윗대 여성들보다
4년 일찍 초경을 한다. 2차대전 이후 일본의 전통적인
쌀과 채소류 중심의 식단이 동물성 지방을 훨씬 더 많이
함유하고 있는 식단으로 대치되었기 때문이다.

자료: Kagawa, Y., "Impact of Westernization on the Nutrition of Japan :
Changes in Physique, Cancer…" Preventative Medicine, 7 : 205, 1978에서 재구성

월경은 더 일찍 시작되고 그만큼 유방암에 걸릴 위험도 더 높아지게 되는 것이다.[33]

또 많은 연구들은 동물성 지방의 소비가 늘어날수록 생리통이 심하고 월경기가 더 부담스러우며, 더 고통스럽고, 더 길어진다는 사실도 밝혀냈다.

육류와 유제품, 달걀을 많이 섭취하는 것은 초경을 앞당길 뿐 아니라 폐경도 늦춘다.[34] 영국 의학지에 실린 한 보고서에 따르면, 지방과 단백질을 많이 섭취하는 여성은 평균 50세가 되어야 폐경기에 도달한다고 한다. 이는, 동물성 지방이 거의 혹은 아예 포함되지 않은 음식을 섭취하는 여성들의 평균 폐경기가 46세인데 비하면 현격히 대비되는 현상이다. 그리고 육식 여성에게는 슬픈 일이지만, 폐경의 지체와 유방암 사이에는 뚜렷한 상관관계가 있다.[35]

경부암

경부암은 종종 출산시 자궁경부에 입은 상처와 관련된다. 그러나 유방암과 마찬가지로, 이 역시 지방 섭취, 특히 동물성 지방을 많이 섭취한 여성들에게서 더 많이 발병한다.[36]

선진국의 경우, 17세 이전에 성교를 시작한 여성들의 자궁경부암은 그 이후에 성교를 시작한 사람보다 두 배 내지 세 배 정도 높게 발생한다. 안타깝게도 이들 나라에서 성적 접촉을 일찍 갖는 소녀들은 초경이 빠른 소녀들과 대체로 같은 범주의 집단이다. 따라서 그들은 유방암과 자궁경부암 양자 모두에 취약한데, 이 두 질환 모두 주로 동물성 단백질과 동물성 지방을 포함한 고단백, 고지방의 식단과 상관관계를 갖고 있다.[37]

자궁암

오늘날 많은 여성들은 골다공증을 예방하기 위해 에스트로겐 제재를 복용한다. 이는 그들이 그냥 농축된 동물성 단백질을 섭취하지 않는 것만으로도 같은 목적을 달성할 수 있다는 사실을 모르고 있기 때문이다.[38] 또한 그들은 그 호르몬 제재를 복용하는 것이 자궁암에 걸릴 위험을 현저하게 높인다는 사실도 모르고 있다.[39]

지방 섭취가 자궁암에 미치는 영향은 다른 여성암에 미치는 영향과 마찬가지여서, 지방을 많이 섭취하면 할수록 자궁암에 노출될 위험도 더 높아진다. 사실, 자궁암의 위험 지표로 알려진 일반적인 요인들—비만, 이른 초경, 늦은 폐경, 에스트로겐 복용, 고혈압 및 당뇨— 대부분은 반드시라고는 할 수 없지만 지방 섭취가 많은 여성들에게서 주로 나타난다.

일본이나 나이지리아 같이 지방을 별로 섭취하지 않는 나라들에서는 자궁암 비율이 낮은 반면, 지방을 많이 소비하는 미국을 비롯한 여타의 대량 육류소비 국가들에서는 자궁암 발생률이 높은 것도 그런 증거 중 하나다.[40]

무엇이 진짜 고지방 식품인가?
(지방열량비율)

사실상의 순지방 식품(80-100%)

버터	100%	코코넛	85%	아보카도	82%
샐러드유	100%	돼지고기 소시지	83%	볼로냐 소시지	81%
맑은 크림	92%	등심스테이크	83%	프랑크 소시지	80%

상위 고지방 식품(60-79%)

크림우유	79%	해바라기씨	71%	달걀	65%
벽돌형치즈	72%	땅콩	69%	간 소고기(살코기)	64%
체다치즈	71%	스위스치즈	66%	참치(기름에 절인)	63%

하위 고지방 식품(40-59%)

닭고기(진한/껍질을 구운)	56%	홍연어	49%	아이스크림	48%
모짜렐라	55%	요구르트	49%	등심스테이크	47%
흑해산 농어	53%	우유	49%	닭고기(연한/껍질을 구운)	44%

지방 식품(20-39%)

콩	37%	저지방우유	31%	탈지농가식치즈	22%
농가식치즈	35%	저지방요구르트	31%		

저지방 식품(0-19%)

오트밀	16%	마카로니	5%	살구	4%
가반조콩	11%	도정안한 밀	5%	돼지감자	3%
양배추	7%	스파게티	5%	복숭아	2%
꼬투리강낭콩	6%	현미	5%	감자	1%

자료: "Nutritive Value of American Foods in Common Units," U.S.D.A. Handbook No.456

난소암

1985년 7월 19일, 〈미국 의학협회 저널〉은 미네소타 대학내 공중보건대학 역학의(疫學醫) 존 스노우든 박사의 식생활과 난소암에 관한 20년간의 연구를 요약한 보고서를 실었다. 그 연구 결과는 이미 휘청거리고 있는 양계업계에 엄청난 타격을 주는 것이었다.

매주 3일 이상 달걀을 먹는 여성은 1주일에 한 번 이하로 달걀을 먹는 사람보다 치명적인 난소암에 걸릴 위험이 3배 이상 높다.

다른 모든 여성 암과 마찬가지로 난소암 발생은 달걀 섭취뿐만 아니라 모든 종류의 동물성 지방 섭취와 관련되어 있다. 로날드 필립스 박사는 〈암 연구지〉에 실린 보고서의 결론을 다음과 같이 끝맺고 있다.

이제 증거는 압도적이다. 채식 위주의 식생활은 유방암과 자궁암, 난소암, 대장암 및 기타 다른 암들의 발생률을 현저하게 줄인다.[41]

전립선암

전립선암은 암이라는 무시무시한 질환 가운데서도 가장 치명적인 악성 질환이다. 게다가 전립선암은 보통 이미 전신에 퍼져 있는 상태로 발견되기 때문에 더 치명적일 수밖에 없다.

이 전립선암 역시 지방 섭취와 매우 밀접한 관련이 있다.[42] 428쪽의 도표는 육류 및 낙농, 양계업계가 전립선암이 세계적으로 어떤 패턴으로 발생하는지 보여주는 출판물의 발간을 적극 저지한 이유를 잘 보여준다. 그들은 캘리포니아 로마 린다 대학에서 시행된 연구에 별로 고무되지 않았던 것이다. 20년 동안 6,500명 이상의 남성을 대상으로 진행된 이 연구는, 육류와 치즈와 닭과 우유를 섭취한 사람들은 이런 식품을 거의 혹은 전혀 섭취하지 않은 사람들에 비해 3.6배나 많이 전립선암에 걸렸다는 것을 발견해냈다.

전립선암에 걸리지 않은 남성들이라도 식생활이 끼친 영향은 막대해서 60세의 미국 남성 중 40%가 전립선이 비대해져 있었다. 이들 대부분이 악성은 아니지만 이런 전립선 비대증세는 장차 암으로 진행될 전조일 수도 있고, 당장의 일상생활에서도 상당한 불편을 주는 요소다.

세계적으로 식생활 유형이 미국과 비슷한 곳에서는—동물성 지방 섭취가 상당한 곳— 어디서나 그러한데, 검사 결과에 따르면 25% 정도의 미국 남성들이 노년기에 이르면 전립선암으로 발전할 소지를 잠재적으로 갖고 있다고 한다.[43]

남자들의 경우는 초경이나 폐경 같이 성적인 성숙단계를 명백히 보여주는 이정표가 없기 때문에, 여성의 경우보다는 고지방 식단이 그들에게 일으키는 호르몬 분비상의 변화를 관측하기가 어렵다. 그러나 지방(특히 동물성 지방)을 많이 섭취하는 식생활은 소녀들만큼이나 소년들에게서도 성적인 조기 발달을 초래한다. 초경이 이른 소녀들이 후에 유방암 같은 문제를 일으키듯이 사춘기가 일찍 시작

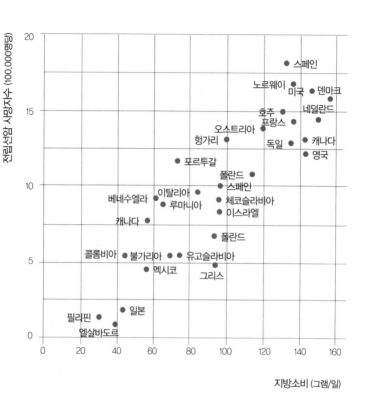

자료: Reddy, B.S., dt al, "Nutrition and Its Relationship To Cancer,"
Advances in Cancer Research, 32: 237, 1980에서 인용

된 소년들은 후에 전립선 비대증이나 전립선암에 걸리기 쉽다— 특히 지금까지 그랬던 것처럼 앞으로도 계속 그런 식의 식생활을 유지한다면 더 더욱이나.

포화지방과 콜레스테롤을 많이 함유하고 있는 식생활은 우리의 혈관을 막아 심장과 뇌로 흐르는 혈액 흐름을 감소시키며, 안타까운 일이지만 때로는 혈관을 완전히 막아버리기까지 한다. 이런 동맥경화는 생식기관을 포함해 모든 기관으로 흐르는 혈액의 흐름을 감소시켜 남성들에게 발기부전을 일으킨다.[44] 그런데 이런 발기부전을 불러오는 식생활이 다른 한편에서는 안드로겐이라는 남성호르몬의 분비량을 늘려 성적배출 욕구를 높인다.[45] 다시 말해 몸이 마음을 따라가지 못하는 상황이 벌어지는 것이다. 이 때문에 몇몇 권위자들은 노년기 남성들이 이런 식생활을 계속 유지하면 심장질환과 뇌일혈을 일으킬 뿐 아니라, 적절한 방식으로 표현할 수 없는 만성적인 성적 욕구불만에 사로잡히게 된다고 말한다. 게다가 성욕의 표출이 결국 좌절되고 나면, 이는 다시 전립선을 비대하게 만들거나, 혹은 자주 전립선암을 유발하는 요인이 되기도 한다.

폐암

말보로(미국 담배이름—옮긴이)맨도 채식가들이 일반인들보다 폐암 발병률이 훨씬 낮다는 사실은 알고 있을 것이다.[46] 아마도 육류업계는 채식가들의 이런 낮은 폐암 발병률이 육식가들보다 담배를 덜 피우기 때문이라고 사람들이 믿어주기를 바라겠지만, 그러나 많은 연구를 통해 일관되게 밝혀지는 바에 의하면, 흡연자들 중에서도 혈중 콜레스테롤 수치가 높은 사람일수록 폐암에도 잘 걸린다.[47] 이 것은 채식 흡연가들은 육식 흡연가들보다 폐암 발병률이 현저하게 낮다는 뜻이다.[48]

담배업계는 특히 남자들을 대상으로 한 광고에서 말보로맨이 카우보이로서 위대한 미국 스테이크교를 온몸으로 체화하고 있음을 상징적으로 보여준다. 나는 가끔 말보로맨이 심장마비를 먼저 앓을지, 폐암을 먼저 앓을지 궁금할 때가 있다.

암과의 전쟁에서 도대체 무슨 일이 일어났을까?

암과의 전쟁은 정말 비극이다. 몇 억 달러에 몇 억 달러를 더한 돈이, 몸은 심하게 해치고, 비용은 많이 들며, 치료과정도 고통스럽기 짝이 없고, 온갖 치료법을 다 사용해보지만 효과는 거의 없다고 할 수 있을 치료법을 개발하고 적용하는 데만 사용되고 있는 것이다. 이는 우리 대부분이 일상의 끼니가 암의 발생 가능성을 높인다는 사실을 모르기 때문에 빚어진 결과이다.

나는 식생활과 암의 관계에 대해 더 많은 것을 알게 될수록, 깊이 생각해보면 빤히 알 수 있었을 그 상관관계를 전혀 몰랐던 내 무지에 놀라움을 금할 수 없었다. 이제 우리는 암에 걸렸을 때 암의 마수에서 빠져나오겠다는 "희망"만을 갖고 대책 없이 떨고 있을 필요가 없다. 이제 우리는 사랑하는 사람들이 이 질병에 스러져가는 것을 망연자실 바라보면서 손놓고 앉아 있지 않아도 된다. 또 우리는 별로 효과도 없고 달갑지도 않은, 고통스럽고도 소모적인 치료를 감수하면서 우리가 평생 모아놓았던 저축을 축낼 필요도 없다. 이제 우리에게는 새로운 삶을 선택할 수 있는 지식이 있다. 그리고 더 늦기 전에 그것을 실행하기만 하면 된다.

28g(그램)의 **예방**

고정관념에 대한 신봉이 아직 그 고리를 끊지 못하는 한,
인간의 영혼도 해방될 수 없다.
– 마크 트웨인

지난 25년 동안, 우리는 식품 선택이 건강에 미치는 영향에 대해서 사상 유례없이 많은 것을 알게 되었다. 그런데 앞에서도 보았다시피 의학에서 밝혀진 내용과 국민들이 실제로 알고 있는 것 사이에는 엄청난 차이가 있다. 그 결과, 수천만의 미국인 남녀와 어린이들이 불필요한 고통을 겪고 있다.

지금 우리에게는 특별한 기회가 주어져 있다. 우리는 이제 값을 매길 수 없을 만큼 비싼 선물을 손에 쥐고 있는 것이다. 우리의 건

강, 우리 자녀들의 건강, 참으로 건강한 세계를 건설할 가능성이라는 선물을, 더 이상 꿈에 그치는 것이 아니라 바로 우리의 운명이 될 수도 있는 선물을.

심장질환과 동맥경화, 뇌일혈 및 암을 이제는 과거지사로 돌릴 수도 있는 시점이 눈앞에 다가온 것이다. 지금 내 눈에는, 사람들의 지식이 빈약하던 옛날에는 지옥에 사는 동물의 시체를 먹으면 자신도 병에 걸리게 된다고 믿었다는 이야기를 많은 사람들이 믿을 수 없다는 듯 고개를 절래절래 흔드는 미래가 보인다.

(생명에 대해) 동정적이면서도 (우리 스스로에게는) 건강한 식생활을 한다면, 우리는 지금까지 살아오던 것보다 훨씬 더 건강하고 멋지게 살아갈 수 있다. 이런 비유가 가능한지 모르겠지만, 지금 우리 신체는 불이 켜지기를 기다리는, 전류가 흐르지 않는 전구와 같다고 할 수 있다.

나는 식생활과 건강의 관계에 대해 더 많은 것을 알아갈수록, 얼마나 많은 것들이 이미 밝혀져 있었는지를 알고 놀라곤 했다. 심장질환과 암뿐만 아니라 그 외 다른 질환들도 지금의 식생활이 갖는 문제점에 대해서 알지 못하기 때문에 생긴 것이다. 사실 이러한 질환과 이 질환들이 일으키는 엄청난 고통은 현명한 식품 선택을 통해 얼마든지 예방이 가능하며, 또 이들 질환의 대다수가 지금 당장 유익한 식품을 선택하고, 그러한 식생활을 일관되게 유지해나가는 것으로 충분히 치료될 수 있음이 여러 과학 연구들에서 밝혀지고 있다.

당뇨병

당뇨병이 제일 좋은 예다. 이 질환으로 엄청나게 고생하고 있는 몇백만의 미국인들은 식습관을 바꾸는 것만으로도 그 고생을 훨씬 줄일 수 있다는 사실을 모르고 있다.

당뇨병이 미국의 8대 사망요인 가운데 하나로 꼽히게 된 이유 중 하나는 이 질병이 동맥경화에 극도로 취약하기 때문이다.[1] 어떤 사람이 심장마비와 뇌일혈을 일으킬 가능성이 매우 높다면 그들의 기대수명은 정상인보다 훨씬 짧다.[2] 그러나 이것은 그들의 생명을 단축시키는 문제만이 아니다. 동맥경화로 인한 심장 혈관계의 손상은 삶의 질에도 심각한 문제를 일으킨다. 당뇨환자의 80%가 눈에 피를 공급하는 혈관 손상으로 눈이 상해 고통을 받을 만큼, 당뇨병은 후천적 실명의 가장 중요한 원인이 된다.

또한 신장에 대한 혈액 공급도 자주 위태로워져 당뇨환자의 신장 손상 정도는 평균치보다 18배나 높다. 때문에 많은 당뇨환자들이 말년에는 신장투석기를 달고 살아야 한다. 모세혈관에서도 혈액 순환 장애가 생겨 보통 사람들에게는 지극히 사소한 발가락의 상처만으로도 당뇨환자의 경우에는 심하게 썩어 들어가 결국 발이나 다리를 절단해야 하기도 하고, 심지어는 생명의 위협까지도 받게 된다. 이 정도로도 충분치 않은지 동맥경화는 생식기관에 대한 혈액 순환도 저하시켜 당뇨병을 가진 남성은 일반인보다 발기 불능율도 훨씬 높다.[3]

그러나 동맥경화가 당뇨환자들에게 미치는 이 모든 끔찍한 손상에도 불구하고 그들 대부분은 어떤 식생활이 동맥경화를 촉진하고, 어떤 식생활이 그것을 완화시키는지 모르고 있다. 대부분의 당뇨환자들은 여전히 표준적인 미국식 식생활을 유지하고 있다. 그 결과 발병 후 17년이 지나면, 대부분의 당뇨환자들은 심장마비나 신부전증, 뇌일혈이나 실명 같은 건강상의 주요 재앙들로 고통받게 된다.[4] 이런 고통은 피할 수 있었던 것이기에, 그만큼 더 비극적이라 할 수 있다. 그 정도로 상이한 식생활은 전혀 다른 결과를 낳는다.

인더 싱 박사는 80명의 당뇨환자에게 극도의 저지방 식단—하루 20~30g 정도로—을 제공하고 당분 섭취도 완전히 제한했던 한 연구가 얻어낸, 놀랄 만한 결과를 〈랜싯〉지에 실었다.[5] 이 보고서에 따르면 치료가 시작된 지 6주만에 60% 이상의 환자가 더 이상 인슐린을 필요로 하지 않게 되었다. 그 이후 몇 주가 더 지나자 그 수치는 70%까지 증가했고 여전히 인슐린 치료가 필요했던 환자들도 식생활 변화가 있기 전에 비하면 훨씬 적은 분량만을 필요로 했다. 80개 사례 모두가 6개월 내지 5년에 걸쳐 계속 모니터링 되었는데, 그 기간 동안 식생활을 바꾸는 방식의 치료는 확실히 성공적이었다.

저지방식이 그렇게 효험이 있었던 데는 다 이유가 있다. 췌장은 일종의 자동조절장치 방식으로 작동한다. 자동 온도조절장치로 작동되는 난방장치가 실내 온도에 따라 켜졌다 꺼졌다 하듯이, 췌장도 혈당치를 일정한 수준으로 유지하기 위해 혈액내 혈당치에 맞추어 인슐린을 분비하는 것이다. 많은 당뇨환자들이 인슐린 주사를 필요로 하는 건 통상 생각하듯이 췌장이 인슐린을 충분히 분비하지 않아서가 아니다. 사실 대부분의 당뇨환자들은 정상인보다 더 많은 인슐린을 생산하는데도 오히려 인슐린 주사를 필요로 한다.[6] 이것은 당뇨환자의 인슐린이 제 기능을 하지 못해 약이 투약되지 않으면 혈당치가 한없이 치솟기 때문이다. 그런데 **당뇨환자들의 인슐린이 이렇게 제 기능을 하지 못하는 건 대체로 혈중 지방농도가 높기 때문인 것으로 밝혀졌다.**[7] 따라서 지방, 특히 포화지방의 섭취를 줄이는 것은 혈중 지방농도를 낮추어서 체내에서 분비되는 인슐린이 제 역할을 할 수 있도록 해주기 때문에, 당뇨환자들에게는 대단히 중요한 의미를 갖는다.

〈미국 의료 영양학 저널〉에서도 20명의 당뇨환자에 대한 연구를 보고했다. 이 환자들 역시 모두 인슐린을 필요로 했던 사람들이었는데, 이들에게 극도의 저지방, 고섬유소 식단을 처방하고 그 추이를 살펴본 결과, 불과 16일밖에 지나지 않았는데도 이들 환자 가운데 45%가 인슐린 주사를 끊을 수 있었다.[8]

다른 연구도 이와 비슷한 결과를 얻고 있다.[9] 인슐린 주사를 필요로 하던 당뇨환자 약 75%와 당뇨약(설폰닐루레아스)을 필요로 하던 당뇨환자 90%가 저지방, 고섬유소 식단으로 바꾸고 난 바로 몇 주 뒤부터는 더 이상 투약할 필요가 없어졌다.

당뇨환자들에게 투약할 필요가 없어졌다는 건 대단한 축복이다. 췌장과 비교해볼 때, 약은 혈당 수준을 통제하는 도구치고는 대단히 열등한 도구이기 때문이다. 여기에 심각한 부작용까지 따른다. 약제는 심장마비의 위험을 두 배 이상 높이고, 때로는 황달과 피부 발진, 빈혈을 일으키기도 한다.[10] 신체가 요구하는 바는 항상 바뀌기 마련인데, 신체 내 췌장과는 전혀 다른 외부의 것을 가지고 췌장만큼 정확하게 조절한다는 것은 불가능한 일이어서, 십중팔구 투약이 과다해지고 만다. 이렇게 투약을 하는 상황에서 음식까지 충분히 섭취하지 못하면 저혈당증으로 정신을 잃게 되기도 한다.

최근의 인슐린 펌프는 세련되게 개량된 것이지만, 일단 비싸고 항상 남김없이 모두 써야만 하며, 한 부위에 세 번 주사하게 되면 그 부위에 감염을 일으킨다. 또 보통 당뇨환자들에게 있기 마련인 안과질환도 현저하게 악화시킨다.[11] 게다가 펌프는 기계이기 때문에 제대로 작동하지 않을 수도 있는데, 그럴 경우 치명적인 결과를 초래할 수도 있는 것이다.

어떤 포화지방도 포함하지 않은 저지방식은 당뇨환자들이 약과 주사와 펌프 없이도 충분히 지낼 수 있음을 보여주었다.[12] 또 운 좋게도, 이 식단은 동맥경화로 인한 손상을 막아주는 역할까지 해줄 수 있다.

여러 가지 면에서 일반 당뇨와는 매우 다른, 소위 어린이 당뇨라 불리는 드물고 심각한 유형의 당뇨가 있다. 이는 신체의 인슐린이 비효율적으로 이용되어서가 아니라, 췌장이 심하게 손상되어 인슐린을 전혀 또는 충분히 분비하지 못해서 발생한다. 그런데 이와 같이 매우 파괴적인 유형의 당뇨병을 앓는 환자조차도 식품 선택을 현명하게 하면 대단한 효과를 볼 수 있다. 이들이 육류와 그외 고지방, 저섬유소 식품을 섭취하지 않을 경우, 인슐린 필요량은 30%나 줄어들고 훨씬 안정적인 혈당치를 갖게 되어 덜 "취약한"(의학용어로) 상태를 유지하게 되므로, 환자들에게 엄청난 고통을 주는 동맥경화로 인한 합병증도 예방할 수 있다.[13]

게다가 지난 25년간 과학의 발전을 통해 발견된, 당뇨환자들에게 대단히 유익한 식생활은 애당초 그 질병을 예방해줄 수 있는 바로 그 식생활임이 밝혀졌다. 주로 곡물과 채소, 과일을 섭취하는 민족들에게서는 이 질환이 매우 드물거나 아예 존재하지 않는다. 그런데 이런 민족들도 육류를 기초로 한 기름진 식생활로 식습관을 바꾸게 되면 급속히 당뇨환자가 늘어나고 만다.[14]

적도 부근 길버트 제도 서쪽의 미크로네시아에는 나우루라 불리는 작은 섬이 있다. 제 2차 세계대전 전에는 폴리네시아 원주민들이 여기에 고립된 채로 살고 있었다고 한다. 기쁨의 섬이라고 알려졌을 만큼 이 섬의 주민들은 건강하고 행복했다. 이 섬에는 몇 세기에 걸쳐 새들이 분비해놓은 분비물이 엄청나게 퇴적되어 있었는데, 전쟁이 끝난 후 산업화된 국가들은 이 새의 분비물에서 나온 인산염을 탐냈다. 결과적으로 나우루 사람들은 매우 부유해져서 서구 사람들을 모방하기 시작했다. 기름진 음식, 통조림과 냉동육, 생선, 지방, 도정된 쌀, 탄산 음료를 잔뜩 먹어댄 것이다. 그들의 섬유소 섭취는 곤두박질쳤고 지방 섭취는 수직 상승했다. 이제 이 섬은 그렇게 즐거운 곳이 아니다. 안타깝게도 이곳 사람들 1/3이 당

뇨를 앓게 되었기 때문이다.[15]

21년간 25,000명 이상을 대상으로 연구한 한 대규모 과학 프로젝트에서도 채식가들이 육식가들보다 당뇨에 걸릴 위험이 훨씬 낮다는 것을 발견하였다. 이 연구의 필진 가운데 한 사람이었던 미네소타 대학 전염병학 전문의인 데이빗 스노우든 박사는 연구 결과를 다음과 같이 요약하였다.

우리는 육류를 섭취하지 않는 것이 우리가 발견한 사실들을 설명해 줄지도 모른다는 생각을 하게 되었다. 이 연구에서 우리는 다양한 육류소비 수준을 볼 수 있었는데, 육류의 소비수준이 낮으면 낮을수록 당뇨의 발병위험도 낮았던 것이다.[16]

좀더 사적인 자리에서 스노우든 박사는 털어놓기를,

저는 당뇨 연구를 한 이후로 고기 먹는 걸 많이 줄였습니다……[17]

저혈당증

가벼운 저혈당으로 인한 어지러움은 오늘날 미국에서는 아주 보편적이어서 대부분의 사람들은 그것을 "정상"이라고 생각한다. 그들은 자신들이 경험하는 무력감, 현기증, 혹은 어지럼증이 혈당치가 낮아서라는 것을 모른다. 그래서 이런 증상이 자신들이 섭취한 음식들이 만들어낸 결과라는 것도 알지 못한다. 저혈당증은 사람

들이 육류와 설탕, 지방을 많이 소비하는 곳이라면 어디서든 발견된다.[18]

가장 경미한 양태의 저혈당증은 어지럼증과 멍한 느낌, 자신감 결여 같은 느낌을 유발한다. 그리고 이것이 좀더 심해지면 환자는 자신이 누구인지, 어디에 있는지 순간적으로 깨닫지 못할 수 있고, 가장 극단적인 경우에는 혼수상태에 빠져 사망하기도 한다.

여러분은 당분을 조절하는 것이 저혈당증을 방지하는 주요 해결책이라고 생각할 것이다. 하지만 지방 역시 매우 깊은 관련이 있다.

S. 스위니 박사는 젊고 건강한 의대생들에게 이틀간 매우 기름진 고지방 음식을 주었다. 그리고 나서 포도당에 대한 내성 검사를 했더니 모든 피험자의 혈당 대사가 과도한 지방으로 인해 심하게 타격을 받은 상태였다. 그런 다음, 스위니 박사는 같은 학생들에게 설탕, 사탕, 패스트리, 흰 빵, 구운 감자, 시럽, 바나나, 밥과 오트밀로 이루어진 식단을 제공하였다. 이 고설탕, 고녹말 음식을 먹이고 난 이틀 후, 그는 다시 포도당 내성 검사를 실시하였다. 그러나 피험자들의 혈당대사는 고지방 식단에서 야기됐던 만큼의 균형 상실이 일어나지 않았다.[19]

여러분이 저혈당증을 얻기 원하거나, 이미 저혈당증을 체험하고 있는데 그것을 악화시키고 싶다면, 지방과 설탕, 동물성 단백질, 유제품과 정제된 음식을 많이 섭취하고, 신선한 채소와 도정하지 않은 곡류를 멀리하면 된다. 또 흡연과 육류가 건강에 나쁘다고 말하는 자료들을 믿지 말고, 비타민과 무기질을 굳이 음식에서 얻으려고 애쓰지 마라. 언제라도 탄산음료와 비타민제를 먹으면 될 테니 말이다. 또 아무 때나 먹을 수 있으니 규칙적인 식사를 할 필요도 없고, 커피는 각성제이고, 술은 휴식으로 가는 길이며 공포에서 자유로워지는 길이라는 점만 생각하라. 그리고 신이 금한 것이니 운동도 하지 마라. 단언컨대, 이 정도 처방이면 충분히 여러분의 췌장이 이전에 건강이라고 알고 있던 모든 것을 잊고 여러분의 의식을 불쾌한 쪽으로 이끌어가도록 보장해줄 것이다.[20]

다발성 경화증

오늘날의 의사들은 학교에서 다발성 경화증 예방을 위해 할 수 있는 일은 아무것도 없으며 그것을 치료할 수단도 없다고 배웠다. 따라서 그들은 이 끔찍한 질환에 걸린 환자들에게 치료불가능을 통보한다. 하지만 다발성 경화증이야말로 음식과 건강에 대해 밝혀진 사실들을 모름으로써 겪게 되는 불필요한 고생들 가운데 가장 심각한 사례라 할 수 있다. 여러분 주위에 다발성 경화증으로 고생하는 사람이 있다면 부디 그들에게 이 책의 정보를 전해주기 바란다.

다발성 경화증은 보통 30대 중반에 시작된다. 대체로 여자들이 남자들보다 약간 더 나이든 상태에서 발생하지만, 이것이 20∼50세 사이의 미국인들 중추신경에 가장 일반적으로 발생하는 질환인 건 분명하다. 현재도 25만 명 이상의 미국인들이 이 파괴적인 질병으로 고생하고 있고 그 숫자는 계속해서 늘어나는 실정이다.

다발성 경화증은 몇 년에 걸쳐 뇌와 척수 및 신경계를 공격한다. 전통적인 의학적 신조대로라면 이 질환은 어떡하든 계속 진행될 뿐이어서 환자들은 하루하루 악화되어가는 것을 그냥 두고볼 수밖에 없다. 다음 발작이 언제 있을지, 어떤 발작이 있을지 짐작조차 할 수 없다. 오늘날의 의사들은 다발성 경화증 환자들에게 신경계를 심하게 손상시키거나, 무력감과 현기증, 멍함, 때로는 실명까지 일으키는 이 발작에서 벗어날 수 있는 뾰족한 방법이 없다고 털어놓는다. 이 때문에 대부분의 다발성 경화증 환자들은 첫 발작이 있고 난 후 10년 이내에 영구적이면서 심각한 장애를 입게 된다고 현대 의학은 예측한다.

전통 의학의 이런 염세주의는 표준적인 미국식 식생활을 하는 다발성 경화증 환자들에게는 그 이후의 진행 경과를 통해 대단히 정확한 진단이었다는 식으로 정당화된다. 그러나 다른 방식의 식생활을 하는 사람들에게는 애초의 예측과 다른 결과가 일어날 수 있다.

연구진들은 제 2차 세계대전 당시 점령지였던 서유럽국가 국민들의 식단에서 동물성 지방이 극적으로 감소했을 때, 갑자기 이 지역의 다발성 경화증 환자들이 발작을 거의 일으키지 않았고, 입원 빈도도 줄어들었으며, 사망자도 거의 없었다는 것을 나중에 알아차렸다.

이러한 관찰 결과는 이 질환의 발병이 지역마다 유형을 달리할 수 있음을 입증하려는 연구를 촉진시켰다. 그 결과 이 질환은 대개가 동물성 지방을 많이 섭취하는 지역에서 발생하고, 동물성 식품을 별로 혹은 아예 섭취하지 않는 지역에서는 거의 나타나지 않음이 밝혀졌다. 다발성 경화증이 가장 만연하고 있는 9개국의 1인당 평균 지방 섭취량은 하루 105g~151g이었지만, 9개국 중 다발성 경화증 발병률이 가장 낮은 국가에서의 1인당 지방 섭취량은 하루 24g 내지 60g이었다.

또한 조사자들은 다발성 경화증을 앓고 있는 환자들의 뇌조직도 분석했는데 이 질환을 앓지 않는 사람들에 비해 훨씬 두터운 포화지방이 함유되어 있음을 찾아냈다.[21]

퍼즐의 두 번째 조각은 우유를 먹으며 자란 아이가 모유를 먹고 자란 아이보다 성인이 되었을 때 다발성 경화증에 훨씬 취약하다는 것이 드러나면서 찾아졌다.[22] 우유는 모유에 비해 리노레익산을 1/5밖에 포함하고 있지 않고, 탈지유의 경우는 이 중요한 영양소가 아예 빠져 있다.[23] 리노레익산은 인간의 신경계에 필수적인 영양소인데, 다발성 경화증이 발생하는 부위가 바로 이 신경계이다. 연구진들은 우유 같은 동물성 식품에서 지방을 섭취하는 아동들의 신경계는, 신경계의 발달단계에서 가장 중요한 시기에 리노레익산이 결핍됨으로써 후에 다발성 경화증에 훨씬 더 취약해지는 게 아닌가란 추측을 내놓았다.

아이러니하게도, 육류 및 낙농, 양계업자들이 포화지방의 섭취를 정당화하기 위해 내놓은 논쟁거리 가운데 하나가 "지방은 필수 영양소를 함유하고 있습니다"라는 것인데, 사실 우리가 지방에서 섭취해야 할 유일한 영양소가 바로 이 리노레익산이다. 한데 동물성 지방은 이 영양소의 매우 빈약한 공급원에 불과하다. 예를 들어 식물성 지방인 새플라워(잇꽃) 기름 1테이블스푼은 버터 1컵 반만큼의 리노레익산을 공급하고, 소고기 지방 두 컵보다 많은 리노레익산을 공급한다.

이처럼 모유 대신 우유를 먹이는 데서 시작하여 이어서 동물성 지방을 많이 섭취하는 표준적인 미국식 식생활은, 다발성 경화증의 토양이 되고 있다고 해도 과언이 아니다. 그러나 이와 다른 식생활은 이 질병을 예방하는 데 기여할 뿐 아니라, 그것을 치료하는 데도 상당한 도움이 된다. 아마도 대부분의 사람들이 "불치병"으로 분류된 이 질환의 영양학적인 연구를 접하게 되면 놀라지 않을 수 없을 것이다.

오리건 대학 신경학부의 책임자인 로이 스웽크 박사는 "불치"인 다발성 경화증 환자를 극도의 저지방식으로 치료해보았다.[24] 한 연구에서 그는 146명의 다발성 경화증 환자에게 적당량의 비타민 A, C, D와 B복합제를 보충하여 극도의 저지방(하루 30~40그램), 저단백식을 제공하였다. 그리고 나서 그는 20년 이상 그 경과를 세심하게 모니터링하였다.

스웽크 박사가 이 연구와 다른 많은 연구에서 얻은 결과는 기적에 가까운 것이었다. 다발성 경화증의 초기단계에서 저지방식을 섭취한 환자의 약 90% 가량이 병의 진행을 더 이상 경험하지 않았을 뿐 아니라, 그 이후 20년 이상에 걸쳐 실질적으로 병이 조금씩 나아지기까지 했던 것이다. 병이 이미 중간 이상으로 진행되고 나서

이 식이요법을 했던 환자들의 경우는 65% 이상이 더 이상 악화되는 것을 방지할 수 있었고, 이 식이요법을 실시한 이후 7년 이상이 지나고서도 병이 더 이상 진행되지 않았다. 아마도 가장 놀라운 사례는 환자들의 병이 이미 상당히 진행되어 심각한 장애를 얻은 다음에 스웽크 박사의 치료를 받고 저지방식을 섭취한 사람들에게서 얻어진 결과일 것이다. 그들 중 30% 이상이 완전마비 상태에 이르는 것을 방지할 수 있었고, 더 이상 악화되지 않았던 것이다.

이 연구와 그 외 많은 연구들은 다발성 경화증에 극도의 저지방식을 적용한 경우, 발작의 빈도와 정도, 발작으로 인한 손상 및 그로 인한 사망률을 현저하게 낮출 수 있음을 보여주었다.[25]

스웽크 박사는 현재 35년 넘게 몇천 명의 다발성 경화증 환자를 저지방식으로 치료해오고 있다. 그가 얻은 결과는 의료계에서 제기되는 각종 도전에 직면해왔지만, 다리를 절게 되는 등 치명적인 질환으로 간주되는 이 질환에 대해 다른 어떤 치료방법보다 훨씬 우월한 성과를 얻어낸 것만은 분명하다.[26]

스웽크 박사는 다발성 경화증도 조기에 발견하기만 하면 더 이상의 악화를 방지할 기회가 95%나 된다는 사실을 알아냈다. 말하자면 많은 경우, 실질적인 치료가 가능한 것이다.[27] 스웽크 박사의 작업을 따랐던 다른 내과의들도 그의 결과에 필적할 만한 결과를 얻었다. 한 의료기관은 완전 채식식단과 극도의 저지방식이 다발성 경화증이 최악으로 진행된 경우에조차도 상당히 의미 있는 효과를 가져왔다고 한다.[28]

궤양

(소화성) 궤양은 위의 분비물로 인해 위나 십이지장의 점액질 막(幕)이 문자 그대로 헐어서 발생한다. 위액이 강산성일 때 이렇게 되는 것이다.

오늘날 고통스러운 위궤양이 보편화되어감에 따라 상이한 식습관이 궤양에 미치는 영향을 파악하기 위한 많은 연구들이 행해졌다.[29] 그러나 대다수의 국민들이 이러한 연구 결과에 대해 잘 모르고 있는 것이 사실이다. 궤양이란 질환에는 그것이 산을 많이 만들어내는 음식물 섭취로 인한 것이어서 저섬유소, 고지방의 식생활을 하는 사람들에게 가장 빈번하게, 또 가장 고통스럽게 발생한다는 사실을 우리가 모르길 바라는 사람들의 강력한 이해관계가 걸려 있기 때문이다. 육류와 생선과 달걀은 모든 식품들 가운데 가장 산성이 강한 식품이며, 섬유소 또한 전혀 갖고 있지 않다. 이들 식품은 거의 예외 없이 고지방 식품이다.

정통 서구 의학에서는 예로부터 소화성 궤양을 치료하는 데 유제품과 제산제를 처방해왔다. 소위 "한 모금 식단"으로 일컬어지는 이 치료방법은 우유와 제산제를 먹으면 궤양환자들의 고통이 곧바로 완화되는 것을 의사들이 알게 되면서 유래된 것이다. 그러나 이러한 치료가 일시적인 통증완화 외에 실질적으로도 유익한가를 알아보던 연구자들은 유제품이 궤양을 전혀 개선시키지 못할 뿐더러, 오히려 악화시키는 경우가 많다는 것을 발견하였다. 우유는 칼슘을 포함하고 있어서 이것이 위산을 중화시키는 작용을 하므로 일시적으로는 고통을 완화시켜준다. 그러나 연구진들은 우유가 자연 산을 오히려 증가시켜 십이지장과 위장 내벽을 더욱 헐게 만든다는 사실을 발견했다.[30]

연구진들은 우유를 멀리해야 할 또다른 중요한 이유를 발견했다. 유제품으로 치료받는 궤양환자는 유제품으로 치료받지 않는 궤양환자보다 2배 내지 6배나 자주 심장마비를 일으킨다는 것이 밝혀진 것이다.[31]

다행스럽게도 궤양환자들에게는 산을 더 생산하기 위해 신체를 자극하지도 않고, 심장마비의 위험을 증가시키지도 않으면서 과도한 위산을 중화시킬 식품들이 있다. 특히나 양배추 계열은—양배추, 브로콜리, 꽃양배추, 그리고 좀더 강력한 것으로 겨자잎, 순무잎, 케일과 콜라드— 궤양 치료에 매우 효과적인 성분을 포함하고 있어서 종종 "비타민 U"라고 불리운다.[32] 이 때문에 궤양환자들은 인체 내에 저장되지 않는 이들 식품을 규칙적으로 섭취하라는 충고를 받는다.

또 인간의 침은 강알칼리성이기 때문에 음식을 꼭꼭 씹어 먹는 것도 궤양을 치료하고 예방하는 데 상당히 중요하다. 침은 소화기관의 내벽이 강산성이 되는 것을 방지하여 십이지장과 위장을 보호하는 일종의 중화제 역할을 한다. 음식을 잘 씹지 않는 사람을 일컬어 "(늑대처럼) 꿀꺽" 삼키는 사람이라고 하는데, 음식을 꿀꺽 삼키는 사람들은 자신도 모르는 새 궤양을 초래하고 있는 것이다.

반면에 늑대를 비롯한 여타 육식동물들의 소화기관은 우리 소화기관과 달라서, 해부학적으로 강산성에 맞게 설계되어 있기 때문에 음식을 "꿀꺽" 삼켜도 궤양을 일으키지 않는다. 또 우리 침 성분이 강알칼리성인데 비해 그들의 침은 강산성이고, 소화액도 우리의 소화액보다 훨씬 더 강산성이다. 사실 그렇게 강산성이기 때문에 먹이의 뼈까지 녹여버릴 수 있는 것이다. 이처럼 육식동물은 먹이를 "꿀꺽" 삼킬 수 있을 뿐 아니라, 이빨도 길고 뾰죽해서 먹이를 물거나 살점을 뜯어먹기 좋게 설계되어 있다. 이와는 대조적으로 우리 이빨은 곡류, 채소, 과일을 씹기 좋게 설계되어 있다. 아마 우리가 스테이크용 칼을 쓰지 않고 생살코기를 먹으려면 실로 엄청난 노력을 들여야 할 것이다.

우리가 음식을 "꿀꺽" 삼키면 궤양을 얻게 된다는 것은, 해부학적으로 우리 종에게 자연스럽지 않은 식생활은 질병을 일으킬 수 있음을 입증해준다. 우리가 앞에서 이미 살펴보았던 심장마비와 뇌일혈도 그런 예라고 할 수 있다. 타고난 육식동물은 혈관이 고생하지 않고도 얼마든지 많은 양의 콜레스테롤을 감당해낼 수 있다. 하지만 다행히도 동맥경화로 인한 고통이 그러하듯이 궤양으로 인한 고통도 완전히 예방될 수 있으며, 많은 경우 채식 중심의 저지방식으로 치료할 수 있다.

변비와 기타 장 질환

인간에게 있어 믿음직한 장기관은 훌륭한 두뇌보다 더 가치 있다.

– 헨리 월러 쇼

우리는 우리가 먹는 것과 같지 않다. 우리는 우리가 배설하지 않는 것과 같다.

– 휴 롬니

섬유소가 적은 식사를 하게 되면 박테리아를 제외하고는 장 내부에서 변의 형성을 도와주는 것이 거의 없다. 적은 섬유소와 육식에 기초한 식생활로부터 배설된 변에서 박테리아가 차지하는 비율이 75%나 된다는 건 전혀 이상한 일이 아니다.[33] 표준적인 미국식 식생활을 영위할 경우, "평균적인 미국인의 변"에는 실제로 박테리아가 반 이상을 차지한다!

이것이 문제를 일으킨다. 연동운동을 자극하는 섬유질 식품을 별로 섭취하지 않으면 소화된 음식물이 대장을 통과하는 데 많은 시간이 걸린다. 시간이 걸리면 걸릴수록 변은 더욱 건조해지고, 오래되어 말라버린 변은 몸에서 부드럽게 배출되지 않아 힘을 주어 밀어내야만 한다.

변이 막히게 되면 장을 움직이려고 하제(설사약)를 사용하게 되는데 하제는 장벽을 자극하기 때문에 결국 문제를 더 악화시킬 뿐이다. 진정한 해답은 저지방, 고섬유소 식단뿐이다. 양배추 새순, 도정하지 않은 곡류, 채소, 과일 같은 식품을 선택하는 사람들은 장 속을 쉽게 미끄러져 내려오는 크고 부드럽고 물렁물렁하면서 모양 좋은 변을 눌 수 있다.[34]

치질로 알려져 있는 치핵 역시 저섬유소, 고지방식이 그 원인이다. 남아프리카 공화국의 백인들은 세계적으로 고지방, 저섬유소를 섭취하는 사람들로 유명하다. 그렇기 때문에 이들 가운데는 치질에 걸린 사람들이 많다. 반대로 남아프리카 공화국의 흑인들은 저지방, 고섬유소 식품을 많이 섭취하므로 이들에게는 치질이 거의 발견되지 않는다.[35]

한때 연구자들은 이 뚜렷한 대비가 유전적인 것일지도 모른다고 생각했다. 그러나 육류를 섭취하는 남아공의 흑인들은 다른 흑인들보다 치질 비율이 높았고, 미국의 흑인들도 코카서스계 백인들과 유사한 치질 발병률을 보여주었다.

미국에서는 몇백만의 사람들이 가게에서 판매하는 치질약을 산다. 안타깝게도 이런 사람들은 자신들의 고생이 실제로 어디에서 비롯되는지, 그리고 그 고생을 안 해도 되는 방법에 대해서 거의 듣지 못하고 있는 것이다. 단단하고 말라버린 변을 배출하기 위해서 (복부를) 긴장시키는 것은 직장과 다리의 정맥 혈압을 높이게 된다. 시간이 상당히 지나고 나면, 이것은 치질로 진행되는데, 치질이란 사실 직장 정맥에 나타나는 정맥류(정맥 이상 확장증)인 것이다.[36] 다리에 나타난 정맥류 역시 일반적으로 같은 메커니즘의 결과다.

반면에 고섬유소, 저지방식은 부드럽고 물렁물렁하며 많은 변을 만들어냄으로써 복부를 긴장시킬 필요를 없애주며, 변비와 치질뿐 아니라 정맥류의 예방과 치료에도 큰 도움이 된다.[37]

단단하고 농축된 변을 대장에서 배설하기 위해 복부를 긴장시키게 되면, 위를 억지로 횡격막 쪽으로 끌어올리게 되는 또다른 부가적인 문제가 발생한다. 이렇게 압력이 거듭해서 가해지면 결국 횡격막 입구가 확장되고 위의 일부가 그 입구를 통해 흉강 쪽으로 밀려나가게 된다. 이를 식도열공(食道裂孔) 탈장이라 부르는데 이는 흉부통증, 소화불량, 트림 따위를 일으켜 심한 불쾌감을 자아낸다. 하지만 이 역시 저지방, 고섬유소 식단으로 완전히 예방할 수 있다.[38]

미국에서는 장년인구 가운데 상당 비율이 심한 변비와 하혈, 복부 통증을 경험하고 있다. 장에 오랫동안 남아 건조해진 물질이 결장의 모양을 짓눌러 디버쿨리라 불리는 작은 주머니를 만들기 때문이다.

디버티큘로시스라 불리는 이 증상은 고섬유소, 저지방식을 하는 나라에서는 극히 드물지만, 육류와 유제품, 그외 다른 고지방식이 흔한 나라에서는 거의 필연이라 할 만큼 많이 나타난다.[39] 미국에서는 75세 이상인 사람들 가운데 75% 이상이 이 디버티큘로시스로 고생하고 있다.

이들은 거듭 발작을 경험하는데, 그러는 사이 장에 염증이 생기고 출혈이 일어난다. 이렇게 되면 장 내부에서 실제로 무슨 일이 일어나고 있는지 전혀 알지 못하는 많은 사람들은 하제에 의지해서 문제를 해결하려 하지만, 안타깝게도 그것은 장의 내벽을 더 자극하는 결과를 불러온다. 결국 이들은 대장의 일부를 제거하는 수술을 받는 단계에까지 이르고 만다.

이에 대한 희소식은 이런 고생이 불필요하다는 것이다. 디버티큘로시스는 섬유소를 많이 섭취하고 지방을 적게 섭취하는 식생활로 예방할 수 있을 뿐 아니라, 또한 성공적으로 치료할 수도 있다.[40] 〈미국 소화불량학 저널〉의 보고서는 고섬유소 식단을 채택했던 62명의 디버티큘로시스 환자에 대한 보고서에서 환자의 85%가 이 증상에서 완전히 벗어났다고 적고 있다.[41] 70명의 디버티큘로시스 환자에게 고섬유소 식단을 적용한 다른 연구에서도 이들의 88%가 증상 완화를 경험하거나 아예 치유됐으며, 하제를 요구한 환자의 수 역시 49명에서 7명으로 줄어들었다.[42]

여러분의 식단에 보완적인 형태로 섬유소를 첨가하고 싶다면 겨보다는 옥수수 껍질이 낫다. 옥수수 껍질 쪽이 장내에서 더 부드럽고 매끄럽고 덜 자극적으로 활동하기 때문이다. 식전 최소 1시간 전에 옥수수 껍질을 많은 물과 함께 섭취하라. 그러나 저섬유소 식단에 그냥 섬유소를 조금 첨가한다고 해서 건강에 도움이 되는 고섬유소 식단이 되는 건 아니다. 그런 식의 임시방편은 저섬유소, 고지방 음식, 특히 포화지방이 많은 음식을 아예 먹지 않을 때만큼 성공적이지는 않다.

오늘날 미국의 일반 개업 내과의에 의해 관찰된 가장 일반적인 위장질환은 "과민성 대장증상" 혹은 "장 경련"이라고 일컬어지는 것이다. 주요 증상은 대개 아랫배에 통증이 있고 변비와 설사가 번갈아 나타나며, 가는 변을 점액상태로 배설하는 것이다. 지금의 의사들은 이러한 상태가 정서적인 불안정 때문에 야기되는 것이라고 배워왔지만, 환자들에게 고섬유소와 저지방식을 처방했던 의사들 대부분이 이러한 "심인성" 문제까지도 치료가 가능하다는 것을 발견하고 있다.[43]

맹장염 수술은 오늘날 미국에서 가장 흔한 응급수술이다. 맹장염은 맹장의 입구가 막혀서 생기는 염증에서 기인하는데, 이럴 때의 맹장은 내용물을 제대로 배출시키지 못함으로써 내부에 박테리아가 증식하고 맹장 전체가 부어오른다. 맹장염 환자들이 보통 오른쪽 아랫배에 찌르는 듯한 통증을 경험하게 되는 것이 이 때문이다.

그런데 맹장을 막아 이런 문제를 일으킨 진범은 단단하고 마른 작은 변일 때가 많다. 따라서 **맹장염의 배경 원인은 잘 내려가지 않는, 섬유소가 부족한 변을 만들어내는 식습관이다.** 이러한 식습관이 페컬리쓰라 불리는, 작고 마른 변찌꺼기를 만들어내어 맹장 입구를 차지하고 막아버리기 때문인 것이다.[44]

이처럼 변비, 치질, 식도열공 탈장, 디버티큘로시스, 과민성 대장증상 및 맹장염은 사람들이 섭취하는 섬유소 및 지방의 양과 매우 밀접한 관계가 있다. 불행하게도, 우리가 선택하는 식품이 장의 건강에 엄청난 영향을 미친다는 것을 모르는 많은 사람들은 결국 수술과 끊임없는 고통을 감수하는 것으로 끝을 본다. 이는 그것이 불필요하다는 점에서 더욱 안타까운 일이다. 이들 질환이 고섬유소, 저지방식으로 예방할 수 있었다는 사실을 생각하면, 그로 인한 고통의 정도는 아무리 과장해도 지나치지 않을 것이다.

비만

양키 운동장은 원래 베이브 루스(메이저리그 야구의 전설적인 홈런 왕—옮긴이)의 경기를 보고 싶어하던 많은 군중들을 수용하기 위해 1920년대에 세워진 것이다. 그런데 1970년대 이 건물을 증축할 때는 좌석을 9,000석이나 줄여야만 했다. 베이브가 방망이를 휘두르던 시대 이래로 50년이 지나고 나자, 평균적인 미국인의 엉덩이둘레가 10센티미터 가량 늘어났기 때문에, 어쩔 수 없이 좌석수를 줄여야 했던 것이다. 그리고 또한 그 때문에 좌석넓이도 40센티미터에서 50센티미터로 넓혀야 했다.[45]

텔레비전 광고는 우리에게 "여러분의 체중을 확인했을 때 소고기가 왜 훌륭한지"를 말해준다. 또 제왕의 화려한 연회석에나 어울릴 만한 소고기 향연을 보여주는 광고들도 있다. 사치스러운 장식에 우아한 음악, 멋진 가구들 속에서 부를 상징하는 의상을 입은 사람들이 엄청나게 먹어대는 모습을 눈으로 보면서, 우리의 귀는 "이 모두가 고작 300칼로리에 불과합니다"란 멘트를 듣는다. 하지만 우리는 "고작 300칼로리"에 불과한 그 고기가 지방을 철저히 제거한 얇은 소고기 조각이어서, 실제 우리가 먹는 양에 비할 바가 못 된다는 이야기 같은 건 절대 듣지 못한다.

육류 및 유제품업계는 감자와 빵, 파스타 같은 탄수화물 식품이 체중과다를 야기하는 진범이라고 사람들이 믿도록 하는 데 몇백만 달러를 뿌려대고 있다. 그러나 공정하게 연구된, 그야말로 몇천 가지의 논문들에 따르면 이는 전혀 사실이 아니다. 육류에 포함된 고지방 성분 탓에, 실제로는 육류쪽이 훨씬 더 심한 고열량 식품인 것이다.

저명한 하버드의 영양학자 진 메이어 박사는 이 문제를 이렇게 설명하였다.

채식가가 되면 여러분들은 더 많은 비중의 열량을 곡류와 말린 콩, 완두콩, 감자, 파스타에서 섭취하게 된다. 이는 체중조절을 하는 사람들 대부분이 열심히 피하는 식품들이다. 그런데 채식을 하게 되면 여러분의 체중은 줄어든다.[46]

표준적인 미국식 식생활을 영위하는 사람들 대부분은 지방처럼 열량 비중이 높은 식품을 섭취하면서 "비만과의 끝없는 전쟁"을 치르는 모순된 상황에 빠져 있다. 사실 비만은 단순히 미학적인 문제만이 아니다. 비만은 현대인에게 장애를 일으키고 사망에 이르게 하는 모든 종류의 퇴행성 질환에 있어 중요한 공유인자로 밝혀져 있다. 말하자면 체중과다인 사람들 일부를 포함하여 비만인 사람들은, 심장질환과 당뇨, 간질환, 담낭질환, 암, 관절염을 비롯한 모든 종류의 퇴행성 질환에 더 많이 노출되어 있는 것이다.[47] 영아사망률 역시 비만한 산모에게서 태어난 아기들의 경우가 훨씬 높게 나

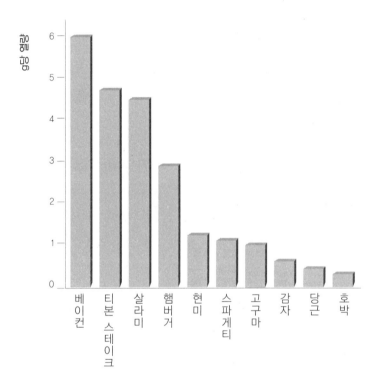

어느것이 진짜 살찌우는 식품인가?
열량농도(g당 열량)

g당 열량

6
5
4
3
2
1
0

베이컨 · 티본스테이크 · 살라미 · 햄버거 · 현미 · 스파게티 · 고구마 · 감자 · 당근 · 호박

자료: "Nutritive Value of American Foods in Common Units,"
U.S.D.A. Handbook No. 456

타나며, 비만한 10대들도 정상체중의 10대보다 기대수명이 15년이나 짧다.

의학적으로 "비만"이라는 용어는 체지방이 과도한 수준에 이른 상태를 말한다. 말 그대로 몸에 "지방질이 쌓인 것"을 뜻한다.

그런데 한 권위자가 지적했다시피 의학적인 측면에서 보면, 우리 대부분이 "정상"이라고 간주하는 체중은 결코 건강을 보장하는 수준이 아니다.

> 정상 체중보다 20% 덜 나가는 10대는 정상 기대수명보다 15년 이상을 더 살 수 있다. 정상체중 이하인 사람들에게서는 암과 심장 혈관계 질환, 당뇨 및 기타 퇴행성 질환이 현저하게 줄어든다. 이 면에서 볼 때, 미국과 유럽에서 규정하는 표준체중이란 기실 과도하게 책정된 것으로, 엄청나게 많은 미국인과 유럽인들이 건강에 해로울 정도로 체중과다인 상태다.⋯⋯ '미국 공중위생국'은 6천만 명의 미국인이 체중과다라고 추정했다. 그러나 사실 적정 체중 이상인 미국인 수는 정부 추정치의 3배는 될 것이다.[48]

소위 "정상" 체중이라는 것이 이처럼 최적체중에 비해서 지나치게 높은데도, 실제로 그 많은 미국인들이 이 정상체중보다도 높다는 사실은 우리가 처한 상황이 얼마나 심각한지를 잘 드러내준다. 우리 문화에서 "정상"이라고 간주되는 것이 실제로는 온건한 비만 상태란 이야기다.

〈의료 영양학 저널〉과 〈뉴잉글랜드 의학저널〉 및 기타 학회지에 실린 주요 연구들은 채식가들이 육식가들에 비해 체중과다로 인한 고생을 거의 하지 않는다는 점을 발견했다.[49] 그리고 완전 채식가들일수록 더 적정체중에 가까운 것으로 밝혀졌다.

체지방이 많은 사람일수록 운동을 하지 않는다는 건 널리 알려진 사실이다. 우리는 그들이 하는 운동이란 건 음식을 접시에서 자기 입 속으로 옮기는 것밖에 없을 듯한 사람들을 알고 있다. 이 때문에 우리는 그들의 체중 문제를 운동부족에서 기인한 것으로 생각하는 경향이 있다. 그러나 연구들은 거기에 다른 측면도 있다는 걸 보여준다.

그것은 체지방 비중이 높은 사람일수록 운동을 하고 싶어하지 않는다는 것이다. 비만한 사람들은 더 많은 시간을 침대에서 보내는 경향이 있고, 그렇지 않다 하더라도 게으르다. 테니스 동호인들을 대상으로 한 연구를 보면, 체지방이 많은 사람들일수록 1분당 소모하는 열량이 낮다는 걸 알 수 있다. 사실 체중이 더 나가는 그들로서는 당연히 움직임당 소모 열량이 더 많아야 하지만,[50] 문제는 그들이 활발히 움직이지 않는다는 데 있다. 그들은 되도록 작은 동작으로 천천히 움직인다.

따라서 체중과다인 사람은 운동부족이 체중문제를 악화시키고, 그것이 다시 운동할 마음이 나지 않게 하는, 매우 안타까운 악순환, 곧 우리 신체 체계를 악화시키는 데 기여할 수밖에 없는 악순환에 빠지게 된다.

관절염

미국의 많은 중년들이―그리고 아직 중년이 안 된 사람들 상당수도― 자신들의 관절에서 심한 통증을 느끼고 있다. 얼마 안 가 그들의 손가락은 뒤틀리고 부어올라 아스피린 같은 소염제를 복용하지 않고는 코트 단추도 못 채울지 모른다. 이들 중 많은 사람들이 사지가 마비되거나 결국은 쓸 수 없게 되기도 한다.

35세에 이른 미국인 중 35%는 무릎 관절염이라는 진단을 받고 있다. 70세 이상인 사람들 가운데에는 적어도 85%가 관절염을 앓고 있으며, 많은 경우 상태도 심각하다. 이 질환 때문에 침대에 누워 있거나 휠체어 신세를 지고 있는 사람들이 현재 미국에만도 18만 명이나 된다.[51]

'관절염 재단'의 공식 입장은 식생활과 관절염은 아무 상관이 없다는 것이다. 그러나 놀랍게도 이러한 단언을 입증해줄 연구는 거의 찾아볼 수 없다.[52] 현재까지도 모든 관절염 연구기금은 오로지 시약개발에만 쓰이고 있는 실정이다.

그런데 웨인 주립대학 의학부의 몇몇 의학연구자들은 관절염이 식생활과 어떤 관계가 있을지도 모른다는 이단적인 가설을 세우고 연구를 시작했다. 그들은 6명의 류마티스성 관절염 환자에게 지방을 완전히 제거한 식단을 제공했다. 결과는 놀라웠다. 7주가 지나자 모든 피험자에게서 증상이 말끔히 사라졌던 것이다. 그러나 지방이 그들의 식단에 다시 도입되었을 때, 증상이 재발하기까지는

단 3일밖에 걸리지 않았다.[53]

1981년 〈브리티시 의학저널〉은 '관절염 재단'의 결론이 너무 성급한 것일지도 모른다는 점을 암시하는 또 다른 사례를 보고했다.[54] 그것은 38세의 한 여성을 다루고 있었는데, 이 여성은 11년 동안 점점 악화되어가는 류마티스성 관절염으로 고생해온 사람이었다. 의사들은 먼저 그녀의 식단에서 유제품을 완전히 제거하였다. 그리고 나서 3주가 지나자 그녀의 증세는 호전되었고, 4개월 후에는 완전히 사라졌다. 그녀가 과학적인 호기심으로 다시 한 번 약간의 치즈와 우유를 섭취하기 전까지는. 그러나 그 약간의 치즈와 우유를 섭취한 바로 다음날, 그녀의 관절은 다시 부어올랐고 뻣뻣해졌으며 통증을 일으켰다. 다행히도 이 증상은 그녀가 유제품 섭취를 중단하자 다시 사라졌다.

전세계적으로 지방과 콜레스테롤이 차지하는 비중이 낮고 단백질 비중 역시 높지 않은 식생활을 하는 지역에서는 가공된 인스턴트 식품을 별로 먹지 않는데, 이들 지역에서는 일생동안 중노동을 하고 살아온 노인들조차도 관절염을 전혀 앓지 않는다.[55] 이는 미국과 상당히 대비되는 사례로, 미국에서는 워낙 많은 노인들이 관절염으로 인한 장애를 입는 터라 관절염 증상을 갖지 않는 노인을 발견하기가 오히려 어려울 정도다.

어떤 연구는 남아프리카 농촌의 흑인거주 지역에서 육류와 유제품을 전혀 섭취하지 않고 사는 800명 이상의 사람들에게서 단한 건의 류마티스성 관절염도 발생하지 않았음을 밝혀냈다.[56] 또다른 연구에서는 육류 및 여타 고지방 식품을 꽤 많이 섭취하는 남아프리카 공화국 흑인들은 육류와 지방을 매우 적게 섭취하는 다른 사람들보다 관절염 발생건수가 거의 4배나 된다는 사실도 밝혀냈다.[57]

관절염환자들은 동맥경화로 심하게 고통받고 있고, 혈중 콜레스테롤 수준도 정상치보다 훨씬 높다는 특징을 갖고 있다. 동맥경화가 있는 경우, 혈관벽에 축적된 지방과 콜레스테롤이 관절 세포조직에 산소가 정상적으로 운반되는 것을 방해한다. 그래서 산소가 결핍된 관절 조직이 곪게 되고 관절염으로 발전하는 것이다. 또한 주로 콜레스테롤로 이루어진 다른 관절마디들도 자주 관절염을 앓고 있는 관절과 비슷한 상태로 발견된다. 게다가 관절염 환자들은 대동맥과 경동맥에 심한 동맥경화를 앓고 있는 경우가 많다.[58]

'관절염 재단'조차도 식생활과의 관련성을 인정하는 것이 통풍성 관절염의 경우다. 사실 통풍성 관절염은 정해진 식이요법 지침만 잘 따르면 가장 잘 조절할 수 있는 질환 가운데 하나다.[59] 통풍성 관절염은 체내의 요산이 막대모양의 결정체를 형성하여 관절에 쌓이기 시작하면서 발생한다. 이 질환이 발생하면 관절, 특히 엄지발가락 관절이 부어오르고 심한 통증이 따른다.

통풍성 관절염환자들은 요산이나 단백질이 많은 음식은 피하는 것이 좋다.[60] 갑각류와 생선, 가금류, 소고기, 돼지고기와 콩은 모두 요산을 많이 함유하고 있다. 어떤 민족들, 특히 필리핀 사람들은 통풍성 관절염에 매우 취약하다.[61] 그러나 저요산, 저단백 식이요법을 하게 되면 유전적으로 통풍성 관절염에 잘 걸리는 민족이라 할지라도 이 질환을 예방할 수 있다. 제 2차 세계대전 당시 점령지였던 유럽에서는 육류와 유제품을 덜 섭취하게 되자 통풍성 관절염환자의 수가 대폭 감소했다.

관절염에는 골관절염, 류마티스성 관절염, 통풍성 관절염, 홍반성 낭창 관절염, 교착성 관절염 등을 포함, 다양한 종류의 관절염이 있다. 식생활과 통풍성 관절염의 관계는 수정처럼 분명하나, 다른 종류 관절염들의 경우는 더 많은 연구가 필요하다. 하지만 관절염을 예방하는 데는 저포화지방, 저단백, 고섬유소, 그리고 콜레스테롤 없는 식생활이 최상의 방책이 될 수 있으며, 그것의 치료에도 중요 요소가 된다는 증거들은 무척 많이 있다.

결석

결석은 말로 다 표현할 수 없을 만큼 고통스러워 의학계에 알려진 질병 가운데에서도 가장 고통스런 질환 중 하나로 여겨지고 있다. 그러나 결석으로 인한 격렬한 통증은 전혀 불필요한 것이며 예방도 가능하다. 결석의 99% 이상이 콜레스테롤과 포화지방, 부실 칼로리 식품 등이 포함되지 않은 저단백, 고섬유소, 저지방 식단으로 예방될 수 있다.[62]

결석의 종류는 화학적 구성요소에 따라 다양하다. 어떤 것은 수산 칼슘, 어떤 것은 인산 칼슘, 또 어떤 것은 요산 칼슘으로 이루어져 있다. 하지만 어떤 종류의 결석이건 간에 결국에는 동물성 단백질을 많이 섭취해서 생긴다. 동물성 단백질을 많이 섭취할수록 신장이 더 많은 칼슘을 배설해야 하기 때문이다. 소변에 칼슘 성분이 많아지면 배설기관 내에 자그마한 칼슘 결정이 침전되는데, 결석은 이 결정을 에워싸면서 커진다. 역으로 이런 소변 내 칼슘농도는 단백질 섭취수준에 따라 매우 민감하게 반응하기 때문에 단백질 섭취수준을 낮춤으로써 몇 시간 안에 낮출 수 있다.

미국 채식가들의 결석 발병율은 일반인의 절반도 안 된다.[63] 나아가 완전 채식가들은 결석이 거의 없다.

담석

담석의 주요 성분은 콜레스테롤이다. 식단 내에 콜레스테롤이 많이 포함되어 있을수록 쓸개즙에도 콜레스테롤이 많이 포함되고, 그러면 담석도 더 많이 생겨나게 된다.[64]

반대로 섬유소는 콜레스테롤 수준을 떨어뜨리고 이들을 변으로 내보내는 역할을 하기 때문에, 섬유소가 많이 포함된 식단은 콜레스테롤로 이루어진 담석의 수치를 낮춰준다. 이 때문에 세계적으로 담낭과 담석, 담즙암은 평균적인 미국인같이 고콜레스테롤, 고지방, 저섬유소로 이루어진 식품을 선택하는 사람들에게서 높은 발병 비율을 보인다.[65]

담석환자들은 일반적으로 그 지독한 고통을 덜기 위해 외과 수술에 의존한다. 그러나 저지방, 고섬유소 식품은 담석을 예방해줄 뿐만 아니라, 종종 그런 외과적 처방이 불필요할 정도로 담석으로 인한 통증도 충분히 덜어준다.[66]

고혈압

매년 2억7천5백만 명의 미국인들이 의사를 찾는다. 그들 중 많은 수가 의사를 찾는 이유, 다시 말해 11회 방문 중 1회가 고혈압 때문이다. 십중팔구 그들은 약 처방전을 받아서 돌아온다. 이 나라의 고혈압 처방전에는 다른 질환의 처방전보다 유달리 많은 처방들이 쓰여 있다.[67] 오늘날 미국에서는 고혈압이 심장마비처럼 워낙 일반적이어서 노화에 따르는 어쩔 수 없는 대가 정도로만 생각하는 경향이 있다.

어쨌든 이 질환이 얼마나 위험한지 잘 알고 있는 의사들로서는 고혈압에 대해 아주 많은 갖가지 약을 처방한다. 만일 여러분의 동년배 가운데 정상혈압인 사람에 비해 여러분의 혈압이 더 높다면, 여러분은 아래와 같은 위험을 갖고 있는 것이다.

★★★ 내년에 사망할 위험이 두 배

★★★ 심장마비로 사망할 위험은 세 배

★★★ 심장질환에 걸릴 위험은 네 배

★★★ 뇌일혈 위험은 일곱 배[68]

그런데 자기 나이에 비해 여전히 낮은 혈압을 유지하는 사람들에 대한 연구는 이들이 어떤 특징을 갖고 있음을 보여준다.[69] 그들의 식사에는 지방과 콜레스테롤, 염분은 소량이고, 섬유소는 많이 들어 있다. 그들은 도정하지 않은 곡물과 신선한 채소, 과일을 먹고, 정제된 음식은 최소한으로 섭취하며, 체지방 수치는 낮고 운동량은 많다.

염분과 지방, 콜레스테롤 섭취가 적은 나라에서는 고혈압이란 질환이 알려져 있지도 않다.[70] 많은 경우에 80대에도 10대의 혈압을 유지한다. 이 나라들은 뇌일혈과 심장마비가 거의 없거나 아주 드물게만 나타나는 나라와 같은 나라들이다. 이는 이들 국민이 유전적으로 이러한 질환에 강하기 때문이 아니다. 이 나라 사람들이 다른 나라로 이주하여 포화지방과 콜레스테롤과 염분을 많이 섭취하게 되면 그들의 혈압수준도 우리의 혈압만큼이나 수직 상승한다.

염분은 수분을 혈액 속으로 유입시킴으로써, 혈관벽에 대한 압력을 높여 혈압을 상승시킨다. 그러나 염분만이 고혈압의 원인인 것은 아니다. 호스 끝을 엄지손가락으로 막게 되면 물의 흐름을 방해하는 데 대한 저항력이 커지게 되고, 압력이 세지면서 물이 밖으로 분출할 것이다. 동맥경화에서 일어나는 현상이 이와 같다. 혈관을 막는 노폐물이 혈관 통로를 좁혀놓으면 혈액 흐름에 대한 저항이 커지게 되고, 혈압이 올라가는 것이다.[71] 고혈압은 순환계가 건강하지 않다는 것을 말해준다. 말하자면 혈압이 많이 높다는 것은 심장 혈관계의 상황에 주의를 집중하라는 불조심 경고로 해석되어야 하는 것이다.

하지만 안타깝게도 의학계의 전통적인 반응은 그 경고가 우리에게 환기시키려는 문제에 대해서는 전혀 대응책을 세우지 않은 채, 단순히 경고를 잠재우는 약을 처방하는 데 그치는 것이 보통이다.[72] 이런 식으로 정작 심장 혈관계의 건강을 개선하기 위한 일은 전혀 하지 않으면서 혈압만 낮추는 건, 정작 해야 할 일은 내버려둔 채 불조심 경고등만을 끄고 다시 잠자리로 돌아가는 격이다.

게다가 이런 약들은 부작용을 일으킨다. 베타군의 약제들(프로파놀롤, 메토프롤롤, 나돌롤, 아테놀롤 등)은 환자들에게 자주 피로감과 노곤함을 느끼게 만들고,[73] 이뇨제들(염화수소티아자이드, 여타의 티아자이드류, 클로탈리돈, 퓨로세마이드, 스피로놀락톤 등)은 혈중 콜레스테롤 수치를 높여서 심장마비를 일으킬 위험을 두 배로 높인다.[74] 그리고 혈관 확장제들(아프레솔린, 하이드럴라이자인 등)은 여러 가지 불쾌한 부작용을 일으키지만, 그중에서도 가장 흔한 건 남성의 발기부전을 들 수 있다.[75] 이것은 혈관이 성기를 발기시킬 수 있을 만큼 충분히 충혈되지 못하는 정도로만 확장되기 때문에 생긴다. 여성이 혈관 확장제를 복용하면 성욕이 줄어들거나 아예 성욕을 잃고 만다.

이들 약제들은 혈압만큼은 분명히 낮추어주므로 생명을 구할 수 있다는 점에서는 고혈압 치료에 일정한 역할을 한다. 하지만 그보다는, 이 모든 부작용 없이 같은 결과를 얻을 수 있는 식단으로 식습관을 바꾸면 훨씬 더 효율적이라는 걸 환자들에게 알려주어야 하는 게 아닐까? 그럴 경우 이들 약제들은 더 건강한 삶을 일구는 데 필요한 일시적인 비상약으로, 과도기에만 신중하게 사용될 수 있을 것이다.

혈중 콜레스테롤 수준을 높이는 식단이 혈압도 높이기 때문에 적절한 식단이 어떤 것인가를 판단하는 것은 어렵지 않은 일이다. 사실 고혈압은 거의가 높은 혈중 콜레스테롤 수치와 함께 나타난다.[76]

여러분은 낙농업자들이 포화지방과 콜레스테롤이 심장질환을 조장한다는 소식을 어떤 태도로 대했는지 기억할 것이다. 그들은 같은 이유에서 고혈압에 대해서도 비슷한 반응을 보이고 있다. 이번에는 두 가지 측면에서 자신들의 제품이 관련되어 있기 때문이다. 치즈는 소금 함량이 가장 높은 식품에 속한다. 게다가 낙농업계는 육류업계가 모자를 들어 인사를 하고 나면 곧바로 무대 위에 등장할 두 번째 포화지방 판매업자다.

이제 여러분도 알다시피, 낙농업계는 자신들의 제품을 옹호하기 위해서라면 진실을 팔아치우면서도 조금도 부끄러워하지 않을 집단이다. 우선 '전국 낙농위원회'는 우유를 마시고 치즈를 먹는 것이 혈압을 낮춰주고, 염분을 섭취하는 것이 혈압을 높이지 않는다는 내용의 보고서를 제출하는 것으로 대응했다. 유제품 같이 포화지방과 콜레스테롤을 많이 함유한 식품의 제조업자들이 이처럼 협회를 설립하여 그야말로 몇백 편의 '열정적인' 연구들을 보고하자,[77] 공정한 과학자들은 이들의 뻔뻔스러움에 혀를 내두르지 않을 수 없었다.

'낙농위원회'는 유제품을 통해 섭취한 칼슘이 혈압을 낮추어준다고 주장하지만 사실 그것은 아주 미미한 정도에 불과해서, 유제품을 통해 약간의 도움을 얻는다 해도 그런 일시적인 도움으로는 동맥경화의 강력한 진전을 전혀 막을 수 없다. 게다가 그들은 염분 섭취도 혈압을 높이지 않는다고 주장하는데, 이것은 진실과 미국 국민들의 건강을 전혀 존중하지 않는, 참으로 부도덕한 처사이다.

오히려 진실은 고혈압환자들이 포화지방과 콜레스테롤 섭취를 중단하면 고혈압으로 인한 몇 가지 문제가 대부분 곧바로 완화된다는 데서 찾을 수 있다. 혈액의 흐름을 저해하는 덩어리를 만들어내면서 혈소판들을 서로 들러붙게 하여 응혈시키는 작용을 하는 것이 포화지방이기 때문이다. 이 응혈물들은 포화지방을 많이 포함한 식사를 하고 나면 1시간 이내에 혈압을 급격히 상승시킨다. 기름진 식사를 한 후 몇 시간 안에 심장마비가 자주 일어나는 이유가 이것이다.[78]

많은 연구들이 상이한 식생활을 하는 사람들의 혈압수치를 비교하곤 했는데,[79] 이 연구 가운데 염분을 변수에서 제거하도록 조정된 자료에서조차 아래 유형은 일관되게 나타났다.

혈압수준 (높은 순서대로)
1. 육식가
2. 유란 채식가
3. 완전 채식가

〈미국 전염병학 저널〉에 실린 한 연구는, 일반적으로 육식가들에 비해 염분과 알콜과 담배와 차와 커피를 적게 섭취하는 채식가들이 이로 인해 파생되는 혜택을 제외하는 방식으로 자료를 조정하고 난 다음에도, 채식가들의 혈압은 육식가들보다 "현저하게 낮은" 것을 발견하였다.[80] 이 논문의 저자는 혈압수치에 차이가 나타나는 이유가 "동물성 단백질과 동물성 지방의 섭취" 때문이라고 설명했다.

그런데 과학자들이 이런 정보를 대중에게 알리는 방법을 찾기란 쉬운 일이 아니었다. 밝혀진 이 사실들을 좋아하지 않았던 육류 및 유제품업계가 사람들이 이것을 알지 못하게 하려고 온갖 기만적인 수법들을 동원했기 때문이다.

그러나 이런 상황의 책임이 오로지 육류 및 유제품업계에만 있는 건 아니다. 문제는 뭔가를 팔아서는 이득 볼 사람들이 있지만 국민들을 교육하는 데서 이득 볼 사람은 별로 없다는 데 있다. 만약 여러분이 혈압 강하제를 공급한다면 여러분은 몇백만 달러의 돈을 벌 수 있다. 그러나 사람들에게 애시당초 혈압이 높아지지 않게 무엇을 먹어야 할지를 가르쳐주는 일이라면, 여러분의 열정은 쉽게 사그러들고 말 것이다. 게다가 최소한의 노력으로 즉각적인 효과를 얻는 것을 더 선호하는, 약제에 경도된 문화에서는 이런 충고가 쉽게 받아들여지지 않는다는 애로점도 있다.

지금 이 순간에도 몇백만의 미국인들이 고혈압으로 인한 심한 고통에 시달리고 있다. 이 역시 일절 불필요한 것이기에 그만큼 더 비극적이다.

빈혈

채식을 하면 빈혈에 잘 걸린다는 생각은 자기도 모르는 새 "4가지 기초 식품군"이 영양학의 무슨 바이블이라도 되는 양 믿어온 사람들이 흔히 갖고 있는 선입견이다. 하지만 이는 무지가 어떻게 불필요한 고생을 안겨주는지 보여주는 고전적인 사례라고 할 수 있다. 사람들은 고기를 덜 먹는 게 좋다 하더라도, 그러면 철분이 부족해질지도 모른다는 생각에 워낙 깊이 길들여져 있어서, 감히 육식을 줄이지 못하고 주저하게 된다. 그러나 이는 진실과는 엄청나게 거리가 먼 것으로 밝혀졌다. 중립적인 연구자들이 열정적으로 수행한 연구를 통해 채식가들은 육식가들보다 빈혈로 인한 고생을 덜 한다는 것이 일관되게 드러나고 있는 것이다.

472쪽의 수치는 미국 정부가 공식 통계자료로 제공하는 여러 가지 식품의 철 함량이다. 보다시피 뽀빠이는 얼토당토않은 얘기가 아니었다. 1칼로리당 필요한 식품의 양을 살펴보면, 시금치는 소고기 등심보다 철 함량이 14배나 높다. 육류가 철의 괜찮은 공급원이긴 해도 훨씬 더 나은 공급원은 채소쪽이다. **철이 부족한 유일한 식품은 유제품과 설탕, 지방과 가공 식품들이다.** 여러분들이 한 공기 분량의 브로콜리에서 얻을 수 있는 철을 섭취하기 위해서는 냉장고만 한 크기의 버터를 먹어야 할 만큼 유제품은 철분 함량이 지독히 낮은 식품이다.

오랜 세월 동안 우리 학교에서는 '낙농위원회'와 육류업계로부터 제공받은 자료로 "영양학 교육"을 실시해왔다. 그런데 그들은 여기에서 식품의 철 함량을 중량에 따라 비교하고 있다. 의도적인지 아닌지는 모르겠지만, 이 교재에서 육류는 야채와 과일류에 비해 부당하게 이득을 보고 있다. 그것은 후자가 수분 함량이 더 많기 때문이다. 식물성 식품에 포함된 수분의 중량이 많을수록 열량으로 환산했을 때 영양소의 수치가 희석되는 건 당연하다.

철을 체내에 흡수하는 데는 비타민 C의 도움을 많이 받는다.[81] 사실 이 비타민이 부족하면 철을 섭취해도 그것을 효과적으로 흡수, 활용할 수 없다. 신선한 야채와 푸성귀, 과일은 최고의 비타민 C 공급원이다. 반면 육류와 유제품, 달걀, 지방과 설탕에는 비타민 C가 전혀 들어 있지 않다.

미국내 가임기 여성의 최소 20%가 철 부족이다. 이는 여성들이 매달 월경으로 철을 잃기 때문이고, 빠져나가는 철을 보충해줄 수 있는 식품보다는 철을 함유하지 않은 설탕, 유제품 및 지방을 섭취하기 때문이다. 게다가 육식가들은 자궁 내벽에 더 두터운 조직을 갖고 있는데, 이 두터운 조직에서 나오는 출혈은 양도 많고 기간도 길기 때문에 채식 여성들에 비해서 생리로 인한 철의 손실이 더 많다. 반면에 대체로 체내 에스트로겐이 더 적게 분비되는 채식 여성들은 가볍고 짧고 수월하게 생리기간을 지내게 되며, 그만큼 철의 손실도 적다.

채식 여성은 "단백질을 충분히" 섭취하지 않으면 뭔가 두려운 일이 발생할지도 모른다고 겁을 주는 '전국 낙농위원회'의 선전에 위

식품의 철 함량(100칼로리당 밀리그램)

채소류

시금치	11.3
사탕무잎	11.2
겨자잎	8.3
순무잎	6.5
오이	6.0
꽃양배추	4.2
케일	4.0
배추	4.0
아이스버그양상추	3.8
콜라드	3.4
피망	3.3
브로콜리	3.1
버섯	3.0
주끼니(Zucchini)	2.7
콩	2.7
꼬투리콩	2.7
토마토	2.4
붉은 양배추	2.4
샐러리	2.4
푸른 양배추	2.4
당근	1.8
사탕무	1.6
양파	1.4
고구마	0.6

육류와 생선

등심스테이크, 살코기	1.9
소고기 찜, 살코기	1.2
갈아놓은 소고기, 살코기	1.1
참치, 통조림	0.9
햄구이	0.9
다진 돼지고기	0.9
살라미	0.9
등심스테이크	0.8
닭가슴살	0.8
칠면조, 연한고기	0.7
바다 농어(Ocean perch)	0.6
연어	0.6
베이컨	0.6
갈비구이	0.6
양다리고기	0.6
볼로냐 소시지	0.6
프랑크푸르트소시지	0.5
다진양고기	0.3

유제품

체다치즈	0.1
블루치즈	0.1
농가식치즈	0.1
모짜렐라치즈	0.1
저지방(2%)우유	0.1
아이스밀크	0.1
저지방요구르트	0.1
전유	0.1
아이스크림	0.1
거품크림	0.0
버터	0.0

과일류

딸기	2.7
말린 살구	2.3
레몬	2.0
블루베리	1.7
라즈베리	1.6
블랙베리	1.5
복숭아	1.3
칸탈루프(메론의 일종)	1.3
그레이프프루트	1.1
자두	1.0
파인애플	1.0
바나나	0.8
오렌지	0.8

곡류, 씨앗류, 콩류

리마콩	2.3
네이비콩	2.3
렌즈콩	2.0
호박씨	2.0
해바라기씨	1.4
말린 완두콩	1.4
귀리	1.1
호밀	1.1
밀	1.0
호두	0.9
아몬드	0.8

자료: "Nutritive Value of Foods," Consumer and Food Economics Insitute, United States Department of Agriculure, U.S. Government Printing Office, 1977

협을 느낀다. 그래서 그들은 굳이 먹고 싶어서가 아니라 "그냥 안심하기 위해" 유제품을 과소비하게 된다. 하지만 유제품은 철이 심각할 정도로 부족하기 때문에 이들 선의의 여성들은 자기도 모르는 사이, 빈혈의 길로 들어서는 식품을 선택하고 있는 셈이다.

어린 아동들이 빈혈에 걸리는 주된 이유는 장내 출혈로 인한 철분 손실이다. 이 문제는 과학자들 사이에서 매우 철저히 연구된 주제인데, 대단히 공을 들인 많은 연구들이 **아동의 장내 출혈은 절반 이상이 유제품에 대한 반작용에서 기인한 것임을 보여주고 있다.**[82]

채식가들이 빈혈에 잘 걸린다는 선입견은 상이한 식생활별로 사람들의 헤모글로빈 수치(혈액 내 철의 양을 반영하는)를 측정한 많은 연구자들의 관점에서 본다면 대단히 안타까운 편견이다. 왜냐하면 모든 검사들에서 채식가들은 육식가들보다 훨씬 잘 지내고 있는 것으로 밝혀졌기 때문이다. 장기간에 걸친 연구들은 유란 채식가나 완전 채식가들에게서 철 부족 현상이 전혀 발견되지 않았음을 보여준다. 오히려 문제가 발생한 사람들은 유제품과 지방 식품, 설탕 및 패스트푸드를 많이 섭취한 사람들이었다.

그런데 비타민 B-12가 부족하면 악성빈혈이라는 심각한 질환에 걸릴 수 있다. 이 비타민을 상당량 함유하고 있는 것은 동물성 식품뿐이기 때문에, 육류뿐 아니라 모든 종류의 난류와 유제품을 먹지 않게 되면 심각한 상태에 이를 수도 있다. 그래서 나는 엄격한 채식가들에게는 꼭 따로 B-12 보완제를 먹으라고 충고한다. 그러한 보완제는 곡류 성분으로 쉽게 구할 수 있고 값도 아주 싸다. 정제알약을 삼키는 것보다는 녹여먹는 형이 체내 흡수가 잘 된다.

완전 채식을 하는 산모에게 비타민 B-12를 따로 보충시켜주는 것은 특히 중요하다. 산모가 B-12를 따로 보충하지 않으면, 산모의 체내에 저장되어 있는 비타민 B-12가 모유에 녹아 들어가지 않아 영아가 위험해질 우려가 있기 때문이다.

천식

스웨덴 링코핑 대학병원의 연구진은 상태가 매우 심각해서 코티존이나 다른 약이 필요했던 기관지 천식환자들에게 달걀이나 유제품이 전혀 포함되어 있지 않은 완전 채식식단을 제공했다. 그 결과 환자들은 크게 호전되었다.

채식을 제공한 지 1년이 지난 후, 그 프로젝트에 끝까지 참여했던 환자들의 90% 이상이 천식발작의 정도나 빈도에 있어서 현저한 개선이 이루어졌음이 보고되었다. 또한 약제의 투약 수준도 평균 50%에서 90%까지 떨어졌다. 많은 환자들이 완전 채식을 하면서 증상이 현저히 개선된 덕분에 투약을 그칠 수 있었던 것이다.[83]

식중독

식중독은 감염된 동물성 식품으로부터 박테리아가 옮아와서 발생한다. 이 질환은 기껏해야 불쾌감과 메슥거림, 설사, 복통, 열, 그리고 때로는 구토와 한기를 일으킨다. 그러나 면역체계가 위태로운 노약자나 병자, 영아라면 얘기가 달라진다. 이 질환이 치명적일 수도 있는 것이다.

미국에서는 이 식중독이 매년 4백만 건 이상 발생한다고 알려져 있다. 독감에 걸리는 것보다 훨씬 더 많은 횟수다. 하지만 식중독은 독감보다 훨씬 무서운 질병이다. '전국 과학아카데미 연구협회'는 "식중독 문제"를 평가한 후 다음과 같이 말했다.

식중독은 오늘날 미국에서 가장 중요한 전염성 질환 중의 하나다.[84]

여러분은 아마도 여러분이 산 고기가 살모넬라균에 대한 감염 정도는 검사를 받았으리라고 생각할 것이다. 하지만 이 균은 미국 농무부의 육류 검역법규에 정해진 필수 검역균이 아니기 때문에, 포장육 공장들은 살모넬라균 감염 여부를 검사하는 가외의 서비스를 기꺼이 하려 들지 않는다. 사실 오늘날 살모넬라균에 대한 검역을 실시하는 육류가공 공장은 전국에서 단 한 군데도 없는 실정이다.

연방과 주 및 지역 공중위생관리들로 구성된 '미국 공중위생협회'는 이런 사실을 잘 알고 있기 때문에, 제품의 안전성과 신선함을 보장하는 것처럼 보이는 육류검역 도장이 국민들을 완전히 오도하고 있다고 생각하고 있다. '미국 공중위생협회'는 이 새빨간 사기에 화가 나 육류 포장에 다음의 특정 문구를 부착하도록 요구하는 소송을 법원에 제기하였다.

주의—이 제품의 부적절한 관리와 요리는 여러분의 건강에 해를 끼칠 수도 있습니다.[85]

당연히 육류업계는 눈살을 찌푸리며 고기 먹는 것을 놓고 소비자들에게 경고하는 것은 육류에 "낙인"을 찍는 행위이므로 "불공정"하다고 반대하였다. 한 육류업계 대변인은 국민들을 무지한 상태로 남겨두는 것을 정당화하기라도 하듯이, 인생이란 어차피 위험으로 가득찬 것이라고 말하였다.

물론, 여러분은 감염된 육류 때문에 식중독에 걸릴 수도 있지만 깨끗이 씻지 않은 야채 때문에도 식중독에 걸릴 수 있습니다.[86]

그런데 역설적이게도, 그 대변인이 지적하려던 것이 이것이었는지 완전히 확신할 수는 없지만 어쨌든 그는 분명한 사실 한 가지를 지적했다. 살모넬라에 감염된 고기와 접촉한 주방기구와 도마, 사람의 손 등도 이 질병을 퍼뜨릴 수 있다는 것이다. 야채 자체만으로는 살모넬라균이 생기지 않는다. 하지만 그것은 고기가 조리되는 주방에서 쉽게 샐러드용 야채로 옮아갈 수 있는데, 이들 야채는 특별한 조리과정을 거치는 일이 별로 없기 때문에 샐러드를 먹은 사람도 식중독에 걸릴 수 있는 것이다. 또 조리된 식품이라 하더라도 감염된 고기를 만진 손으로 그것을 공기나 접시에 담거나 썰게 되면, 마찬가지로 식중독을 일으킬 수 있다. 따라서 이 질환은 살모넬라균이 나타난 모든 주방, 즉 가정이나 식당, 공공서비스 기관을 불문하고 모든 주방에서 번질 수 있는 것이다.

의회는 오늘날 미국에서 살모넬라에 감염된 육류가 얼마나 되는지를 알고 싶어했다. 그들은 공중보건 연구기관의 리차드 노빅 박사를 소환하여 전문가로서의 증언을 요청했다. 그 권위자는 전혀 돌려 말하지 않았다.

우리가 구입하는 고기들은 대장균과 살모넬라균에 엄청나게 감염되어 있습니다.[87]

우리가 구매하는 육류가 이 질환의 숙주에 그렇게 감염되는 이유 중 하나는 무엇보다 현재 동물들이 다루어지는 방식에 있다. 이런 방식 아래에서는 그곳에서 사용되는 꼬챙이 끝까지 균에 감염되어 있기 십상이다. 가축들의 먹이 자체가 이미 감염된 도살장의 부산물인 데다가 과밀한 닭장과 구유, 트럭, 펜 등 모든 것이 균이 번져가기에 완벽한 환경을 갖추고 있다. 게다가 그것만으로도 충분치 않다고 생각하는지 도살장 자체가 질병이 퍼지기에 그보다 더 좋을수 없도록 설계되어 있다.

이것을 우려하는 사람들은 식생활 개선주의자나 채식가만이 아니다. 〈미국 수의학회 저널〉에서 도살장을 조사한 결과, 상당한 비율의 동물사체가 살모넬라균에 감염되어 있음이 발견되었다.[88] 또 〈60분 쇼〉에서 미국 농무부 검역기관 책임자인 도날드 허스튼 박사에게 살모넬라균의 감염 정도에 대해 묻자, 그는 여러분이 미국의 한 슈퍼마켓에 가서 닭을 샀을 때 세 마리 중에 한 마리만 감염되었다면 괜찮은 정도 이상이라고 대답하였다(1987년 3월). 경악한 〈60분 쇼〉 팀은 자체 검사를 해보았는데, 그 결과는 상당히 찜찜한 것이었다. 그들이 산 닭의 반 이상이 살모넬라균에 감염되어 있음이 발견되었던 것이다.

놀란 그들은 육류검역 담당자 여러 명을 인터뷰했는데, 검역 담당자들은 전국에 방영되는 텔레비전에서 공개적으로 지금의 검역시스템은 소비자에게 어떤 보호책도 되지 못한다는 사실을 인정했다.

업계조차도 이 사실을 인정했다. 양계업에 관한 잡지인 〈양계학〉은 닭처리 공장에서 처리된 제품의 90%가 살모넬라균에 감염되어 있다고 보고하고 있다.[89] 또 사태가 이처럼 악화되어 있으리란 걸 믿지 못했던 리서치 협회도 자체 조사에 나섰다. 하지만 결과는 더욱 나빴다. 그들이 검사한, 연방 검역을 받은 공장에서 생산된 가금의 90%가 살모넬라균에 감염되어 있었던 것이다.[90]

항생제여, 안녕

문제는 육류가 살모넬라에 감염되어 있다는 사실만이 아니라 살모넬라의 독성이 점점 더 강해진다는 데도 있다. 가축들에게 항생제를 계속 먹이는 것은 살모넬라균을 포함하여 항생제에 내성을 갖는 변성박테리아를 키우는 데 최적의 조건을 제공한다. 항생제에 약한 유기체가 죽어 없어지는 대신, 항생제에 내성을 갖게 된 박테리아는 동물의 체내에서 더욱 번성할 수 있기 때문이다. 결과적으

478

로 항생제로 치료해오던 (살모넬라균을 포함하여) 질병들이 갈수록 더 위험해지고 더 치명적으로 되어가고 있다.

비극적인 건 살모넬라 박테리아 또한 가축에게 항생제를 계속 먹여온 결과, 오히려 항생제에 내성을 갖게 된 많은 질병유발 유기체 중 하나라는 사실이다. 예를 들면, 몇 년 전만 해도 포도상구균 박테리아(결핵과 식중독을 일으키는 외에 피부와 뼈, 상처에 감염을 일으키는 것으로 악명 높은)의 경우 10% 이하만이 페니실린에 내성을 갖고 있었다. 그러나 오늘날에는 포도상구균의 90% 이상이 페니실린에 내성을 갖고 있다.

찜찜한 일이지만, 1987년 '연방 질병통제센터'에서 시행하여 〈뉴잉글랜드 의학저널〉에 발표된 어느 주요 연구에 따르면, 오늘날 공장식 사육장에서 번성하고 있는 내성이 강한 살모넬라 박테리아는 항생제에 대해서만 내성이 강해진 것이 아니라, 모든 종류의 조리과정에서 거의 죽지 않는다고 보고되어 있다.[91] 이 때문에 과학자들은 살모넬라 식중독의 사례가 더 늘어날 것이고, 또한 더욱 다루기 힘들어질 것으로 예측하고 있다. 이렇게 본다면 동물에게 항생제를 만성적으로 사용하는 것은 통제 불가능한 살모넬라 식중독의 발생 가능성을 자초하는 것이다(어떤 사람들은 필연적으로 그렇게 되리라고 한다).

공장식 사육장에서 무분별하게 항생제를 마구 사용하는 것이 현대의 놀라운 약제들로도 어찌할 수 없는 질병유발 숙주를 체계적으로 생산해내는 일이라고 말하는 것은 결코 과장이 아니다. 그런 끔찍한 환경에서 동물들을 키우자면 공장은 선택의 여지없이 항생제를 사료 속에 섞을 수밖에 없다. 과거 의학상의 기적을 일구어내었던 물질들이 이렇게 해서 이제 "반(反)기적"을 창출해내고 있는 것이다. 이것들은 과거에 전염병이라는 천형으로부터 수많은 생명을 구해내었던 바로 그 약들이지만, 이제는 공장식 사육장에서 자신에게 내성을 갖는 박테리아를 길러내는 역할을 할 뿐이다. 따라서 가축에 대한 상습적인 항생제 사용을 금하지 않는 한, 이들 생명구제 약들은 효력을 완전히 상실할 것이고, 의사들은 항생제가 없던 중세에 그러했듯이 수많은 전염병을 다루는 데 아무 대책도 없는 지경에 이르고 말 것이다.

공장식 사육장 제품을 먹고 있는 우리 가운데 많은 사람들도 이미 장에 이 같은 내성 유기체를 갖고 있다. 그래도 그것들은 장에 서식하는 다른 많은 정상 박테리아에 의해 증식이 억제되기 때문에 그나마 우리는 꽤 건강한 상태로 있을 수 있다. 그러나 '미국 과학 및 공공정책 협회'의 부회장이자 공중보건문제 책임자인 케네쓰 스톨러 박사가 설명하듯이, 어떤 이유에서건 우리가 항생제 치료를 필요로 하게 된다면 "아수라장이 일어날 수도 있다." 약에 대한 면역성을 발달시키지 못한 정상적인 유기체는 죽게 되고, 내성을 가진 균만 통제불가능한 상태로 증식될 수 있기 때문이다.[92]

결과는 심각해질 수 있다. 과학지에 실린 최근 논문에 의하면, 항생제에 내성을 갖게 된 변성 살모넬라균에 감염될 경우, 지금으로서는 4% 이상이 치명적이라고 한다. 다른 감염성 질환의 경우도 마찬가지여서, 그 놀랍던 약제들이 급속히 효능을 잃어가고 있음을 경고하고 있다.

이것이 1970년대에 영국과 유럽경제공동체(EEC)가 가축들에게 상시적인 항생제 사용을 금지한 이유다. 미국에서도 영국의 이런 선례를 따르려는 움직임들이 개별적으로 있었지만, 약학계와 가축 업계에 의해 저지당하고 말았다. 결국 그 두 업계는 그런 움직임들을 성공적으로 막아냄으로써 공공복리에 가장 역행하는 집단임을 스스로 입증했던 것이다.

그리고 이제

우리는 질병을 유발하고 짐승들의 무지막지한 고통을 대가로 하는 식습관을 가진 사람은 정상으로 간주하는 반면, 동물들에게 동정적이고 건강한 식품을 선택하는 사람들은 이상한 사람으로 간주하는 희한한 세상에 살고 있다.

하지만 우리는 또한 위대한 발견의 시대를 살고 있기도 하다. 우리는 선택하는 식품이 어떤 결과를 가져오는지 날마다 조금씩 더 많이 알아가고 있고, 그래서 어떻게 하면 현명하게 식품을 선택할 수 있을지도 더 많이 깨달아가는 시대에 살고 있다. 지난 몇 년 동안 의학 연구에서 발견해낸 내용들을 공부해갈수록, 나는 이 모든 게 우리 손에 달려 있다는 것을 더욱더 절감하게 되었다. 예전에는 완전히 불가능했던 무엇인가가 이제 가능해진 것이다. 우리는 지금 참으로 건강한 세계를 창조할 수 있는 확실한 방법을 알아가고 있다.

나는 우리 모두가 진심으로, 이 행성에서 육신으로 살아가는 이 짧은 시간 동안, 가치 있는 뭔가에 기여하고 싶어하리라 믿는다. 또 나는 우리 모두가 진심으로 좀더 낫고 좀더 안전하고 좀더 사랑스럽고 아름다운 세상을 만들고 싶어하리라 믿는다. 우리가 좀더 건강하다면, 우리가 세상에 기여하고자 할 때 해야 할 그 뭔가도 더 잘 할 수 있게 될 것이다. 우리 모두는 우리가 살고 있는 이 세계가 치료를 필요로 하고 있다는 것을 안다. 우리는 이 지구가 지금 시대에 겪는 고통을 저마다의 체험으로 느끼고 있다. 그와 함께 우리 모두는 우리 자신의 삶만이 아니라, 이 지구상 생명체의 존재 자체가 위기에 처해 있다는 것도 알고 있다.

나는 우리의 식생활이, 내가 예전에 상상하던 이상으로 우리가 공유하고 있는 이 세계에 깊은 영향을 미친다는 사실을 발견했다. 사실 그것은 우리 자신의 건강이라는 문제를 훨씬 넘어서는 영향, 인류의 건강이라는 심각한 문제가 상대적으로 사소하게 여겨질 만큼 크고 넓은 범위에 걸치는 영향이었다.

이후의 두 장에서는 우리가 선택하는 식품이 우리 자신의 건강뿐 아니라 우리 아이들과 유전자 풀(pool), 지구상에 생명체가 지속될 가능성 등에 미치는 영향과 지금까지 인류 역사상 한 번도 있어본 적이 없었던 식생활에서의 새로운 방향을 탐색해볼 것이다. 그리고 그것이 고통스러운 긴급처치만큼이나 절박하다고 이구동성으로 얘기하는 최근 견해들을 살펴보게 될 것이다.

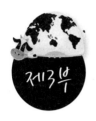

인류 – 이렇게 부르기로 하자―란, 네 살배기 아이가 라이트도
켜지 않은 채 최고 속력으로 언덕길을 운전해 내려가는
바로 그 자동차에 갇힌 사람들이다.
그 길의 이정표에는 항상 "진보"라고 써 있다.

– 던서니 경

중독된 미국

우리가 살고 있는 이 세계에 불을 지르고
싶어하는 사람들이 있다. 위험 상황이다.
있는 건 신중하게 호흡을 고르고,
사랑할 시간밖에는 남아 있지 않다.
– 데너 메츠거

지금까지 우리가 논의해온 의학 연구들에는 한 가지 중요한 문제가 있다. 그것은 퇴행성 질환이 진행되는 데는 시간이 걸리기에, 암과 심장질환을 비롯하여 기타 식생활로 인해 발생하는 이 시대의 퇴행성 질환들과 관련된 연구는 언제나 현실보다 뒤늦게 밝혀진다는 문제다. 지금 현대 의학이 탐구하는 이들 질환 대부분이 20세기 초엽과 중엽에 섭취했던 육류와 유제품, 달걀에서 비롯된 것이다. 그러나 오늘날의 육류와 유제품,

달걀은 30년 전에 먹던 그 제품들과는 질이 다르다.[1]

우선, 그것들은 전통적인 축산방법에 따라 생산된 제품이 아니다. 그것들은 공장식 사육장의 작업대에서 대량 생산된 제품이다. 공장식 사육장의 짐승들은 운동이라곤 거의, 혹은 아예 하지 않은 채, 최저 비용으로 가장 빠르게 살찌울 수 있도록 고안된 먹이를 먹으며 자라기 때문에 방목해서 키우는 동물보다 훨씬 더 많은 지방을 함유하고 있다. 게다가 이들 동물의 체지방은 목장에서 자유롭게 자란 가축의 그것보다 훨씬 더 포화된 상태다.

1975년, '세계 동물생산회의'는 "동물성 식품의 영양학적 역할에 대한 재평가"라는 제목의 보고서를 출판했는데, 거기에는 공장식 사육장의 동물들이 방목되던 예전의 자기 조상들보다 무려 30배나 더 많은 포화지방을 함유하고 있다는 놀라운 사실이 밝혀져 있었다![2] 말하자면 미국 국민의 단백질 공급원이라는 찬사를 받고 있는 오늘날 공장식 사육장이 실상은 포화지방 공급원에 불과했던 것이다.

하지만 포화지방의 증가가 아무리 놀라운 일이라 해도, 오늘날의 육류와 유제품, 달걀에 나타나고 있는 훨씬 더 끔찍한 변화에 비하면 그건 정말 조족지혈에 불과하다고 해야 할 것이다. 끔찍한 변화란 오늘날 공장식 사육장에서 사육되는 가축들이 엄청난 양의 유독성 화학물질과 인공 호르몬을 주입받는 탓에 그들 체내에 남아 있던 이런 화학물질이 그 고기와 우유를 먹는 사람들에게도 고스란히 옮겨진다는 것이다. 이러한 화학물질들 중 거의 대부분은 제 2차 세계대전 이전에는 존재하지도 않던 것들이다. 따라서 공장식 사육장의 제품 섭취가 건강에 어떤 영향을 미칠지는 상당기간 더 지켜보아야 하겠지만, 공장식 사육장 제품들에는 예외 없이 살충제와 호르몬제, 성장촉진제, 진정제, 방사성 동위체, 제초제, 항생제, 식욕촉진제 및 구충제가 잔류해 있는 건 분명한 사실이다.

사실 우리는 이런 물질들이 장기간에 걸쳐 미칠 영향에 대해 지금도 몇 가지 중요한 사항은 이미 알고 있다. 내가 정말 끔찍한 일이라고 말하는 건 이 때문이다.

성적 악몽

《현대의 고기》의 저자인 오빌 셀이 카멘 샌즈와 인터뷰를 했다.

"초경을 일찍 시작하는 사례는 예전에도 있었고, 나 자신도 가끔씩은 보아왔습니다." 그날 오전 진료의 마지막 환자인 어린 환자를 검진하고 난 샌즈 박사가 나에게 말했다. "그러나 1980년이 되자 이런 증상으로 병원을 찾아오는 아이들이 날마다 한두 명씩은 꼬박꼬박 생겨나기 시작했습니다. 뭔가가 상당히 심각하게 잘못되어가고 있다는 느낌이 들더군요. 그들이 보이는 증상으로 볼 때, 저는 그들이 어떤 종류의 에스트로겐에 오염되어 있다고 확신하게 되었습니다."

나는 샌즈 박사에게 그 증상을 설명해달라고 부탁했다. 그녀는 말없이 자신의 책상 위에서 한 다발의 폴라로이드 사진을 집어들어 나에게 넘겨주었다. 그 사진들에는 어린 여아들의 벌거벗은 작은 몸들이 담겨 있었다. 내가 그것을 천천히 한 장 한 장 넘겨보는 동안, 샌즈 박사는 그녀의 얼굴에 나타난 분노와 비애, 그리고 결의에 찬 표정에 걸맞는 어조로 사진 하나하나를 설명해주었다.

첫 번째 사진에는 부드러운 커피빛 피부에 갈색 사슴눈을 한 네 살 반짜리 아이가 거의 완전히 성숙한 가슴을 하고 진찰대 위에 누워 있었다. 이 아이는 자기 몸에 일어난 이 극적인 신체변화가 무슨 의미인지도 모르는 채 예쁘고 순진한 미소를 지으며 카메라를 바라보고 있었다.

"이 아이는 벌써 난소를 갖고 있었습니다." 샌즈 박사가 간단하게 말했다.

12살 짜리 소년이 카메라 앞에서 어쩔 줄 몰라 하면서 흰 벽을 보고 서 있는 사진도 있었다. 그 아이는 자기 목에 은 십자가를 걸고 있었는데, 그것은 엄청나게 부풀어오른 그의 양 가슴 사이에 드리워져 있었다.

"이 아이의 경우 빠른 시기에 수술날짜를 잡아야 했죠." 샌즈 박사는 담담한 어조로 말했다. "아이의 정서적 스트레스는 믿을 수 없을 정도였습니다." 1세 여아, 이빨도 거의 나지 않은 아기였다. 커진 가슴둘레를 재기 위해 자를 가슴에 대고 진찰대에 누워 있는 이 아이는 손에 고무젖꼭지를 들고 있었다. 샌즈 박사는 아무 말도 하지 않았다. 다만 고개를 가로저을 뿐이었다.

그 다음 사진에는 카메라를 총으로 오인하고 두 눈이 동그래져서 카메라를 바라보는 5세 여아가 찍혀 있었다. 이 아이의 가슴은 14세 소녀의 가슴만큼이나 크고 잘 발달되어 있었고, 또 아이의 음부 주위는 음모로 덮여 있었다.

"이 아이는 자궁이 너무 일찍 발달해서 벌써 생리를 하기 시작했습니다." 샌즈 박사가 말했다. "이건 아무리 이르다 해도 8세 내지 9세 이전의 아이에게서는 절대 있을 수 없는 발달상태입니다.…… 제가 본 경우만 해도 이런 아이들이 몇백 명에 달합니다. 이 문제는 너무 나 광범위하게 퍼져 있어서 많은 의사들이 더 이상 여기에 대해 놀라 지 않을 정도이기 때문에, 아마도 진단받지 않은 아이들이 몇천 명은 더 있을 거라고 생각됩니다."[3]

샌즈 박사는 1982년 2월 〈푸에르토리코 의학협회 저널〉에 성적으 로 조기 성숙하는 현상이 만연하는 이유를 다음과 같이 설명했다.

환자들의 개인사를 면밀하게 분석해봐도, 그들이 에스트로겐 제제의 약이나 크림을 사용했던 사례는 찾을 수 없었다. 신경학적이거나 기 타 신장기능상의 문제를 갖고 있는 아동도 없었다. 유아들의 경우는 비정상적인 가슴조직이 나타난 사례의 97%가 그들에게 제공된 이 지역 전유와 관련이 있었다. 그 이후 연령대에서의 범인은…… 이 지 역에서 생산한 우유와 닭, 소고기의 섭취였다.[4]

샌즈 박사가 아동들이 다른 오염원이 아닌 육류와 우유의 잔류 호르몬에 오염되었다고 어떻게 그렇게 확신할 수 있느냐는 질문을 받았을 때, 그녀의 대답은 간단했다

환자들에게 고기와 신선한 우유를 끊게 하면 증상이 가라앉곤 했으 니까요.[5]

특히 푸에르토리코 아동들에게서 성적으로 조기 성숙하는 현상

이 만연하는 이유는, 푸에르토리코에서는 가축에 대한 호르몬제 사용 관련 규제가 미국에서만큼 그렇게 잘 시행되지 않는다는 데서 찾을 수 있다. 하지만 호르몬제 관련 규제가 조롱을 받기는, 거칠고 혼란스런 미국식 "카우보이" 세계라고 크게 다르지 않다.

이들 카우보이들은 호르몬제를 약간 사용하는 것이 괜찮다면 더 많이 사용하는 것은 훨씬 더 좋으리라고 생각하는 경향이 있다. 그 결과, 미국 의사들도 푸에르토리코 의사들처럼 청소년들에게서 사춘기가 일찍 나타나고, 어린 아동들에게서 2차 성징이 나타나는 사례가 점점 더 빈번해지며, 성적 이상현상으로 분류할 수 있는 현상이 점점 더 증가하는 상황을 목격하고 있다. 다른 나라들 역시 사정은 비슷하다. 한 영국 의학잡지는 화학성분으로 살찌워진 가축의 살코기에 남은 잔류 호르몬이 영국 취학아동들의 성적인 성숙을 과거보다 적어도 3년은 앞당기고 있다고 보고했다.[6]

의사들은, 현재 호르몬 주사나 약제를 복용하고 있지 않은 아동들이 내분비 계통의 불균형 증상을 보일 경우, 거의 대부분 내분비 계통의 기능장애로 진단한다. 때문에 위와 같은 사례가 얼마나 많은지 통계로서는 도저히 파악할 수 없고, 또 그런 만큼 그런 기능장애가 가축사육에 사용된 호르몬제에서 비롯된 것일지 모른다는 생각을 해보는 의사도 거의 없다.

그러는 사이, 우리 사회는 어른 아이 할 것 없이 모두가 불확실하고 혼란스러운 성(性) 정체성으로 인한 온갖 일탈행위들을 경험하고 있다. 우리는 아동에 대한 성적 학대가 놀랄 만큼 늘어나는 상황을 목격하고 있으며, 그 외에도 인간의 호르몬 체계가 혼란에 빠져 있다는 비극적 징후를 여러 곳에서 발견하고 있다. 그리고 이러한 일탈행위들이 적어도 부분적으로는 호르몬 불균형에서 비롯된 것이라는 증거도 점점 늘어나고 있다.

제 2차 세계대전 이후 호르몬제가 처음 가축생산에 도입되었을 때 육류업계는 그야말로 열광의 도가니였다. DES로 알려져 있는 디에틸스틸베스트롤의 제조업자들은 겸손한 태도로 이 사건을 식품생산 역사에 있어 가장 중요한 순간이라며 환호했다. 그 약제는 동물들에게 더 많은 지방을 생산하게 함으로써 더 무거운 근수를 보장해주고, 따라서 육류업계에 더 많은 이윤을 가져다주리라고 예견되었기에, 사람들은 그것을 "기적"이라고까지 일컬으면서 90% 이상의 미국 소들에게 DES를 사용하였다.

그러나 무심코 이 "기적"의 극미량을 호흡 중에 들이마시거나 피부접촉을 통해 흡수하게 되었던 목자들은 이 "기적"을 전적으로 높게 평가하지만은 않았다.

> 그것은 발기부전과 불임, 지네코마스티아(가슴이 커지고 통증이 오는 증상), 혹은 음성변화 같은 증상을 유발시켰다.[7]

어른 아이 할 것 없이 모두가 영향을 받았다. 무심코 공기를 통해 들이마신 DES가 어린 아동들의 가슴을 발달시킨 직접 원인으로 추적되기도 했다.[8] 그럼에도 불구하고 육류업계는 이런 호르몬을 말 그대로 몇 톤씩, 그 살과 우유가 결국 사람들이 먹는 음식이 되는 동물들에게 주입하기를 주저하지 않았다.

그 후 DES가 극소량만으로도 암을 유발한다는 사실이 밝혀졌다. 매일 1온스의(28.53g) 1/40,000만큼을 섭취했던 실험실 동물들에게서 암이 발생했던 것이다.[9] 미국 식품의약국 생화학자 재클린 베릿은 다음과 같이 보고했다.

> '전국 암기관' 연구진은 의회에 소고기 간 약 110g에 들어 있는 3천4백억 DES분자 가운데 한 분자만으로도 사람에게 암을 촉발시킬 수 있음을 확인해주었다.[10]

격렬한 정치 논쟁이 있은 다음에야 DES를 가축에 주사하는 것이 불법화되었다. 하지만 육류업계는 개의치 않았다. 자신들의 어깨를 한 번 으쓱하고는 언제나처럼 그것을 주사해버리곤 했다. 몇 년의 유예기간이 경과한 후 법이 발효되었을 때, 미국 식품의약국은 업계가 국법을 얼마나 존중하는지 확인할 수 있었다. 적어도 50만 마리의 소가 불법적으로 DES를 주사받은 것으로 드러났던 것이다.[11]

오늘날 이 나라의 수많은 공장식 사육장들은 지금도 여전히 DES를 불법으로 사용하고 있다. 사실 합법적인 농장이라고 해도 DES 구성성분과 동일한 성분을 많이 포함하고 있어 같은 효과를 내는 다른 성호르몬제로 바꾼 것 말고는 차이가 없다. 스테로이드, 랄그로, 컴퓨더스 및 시노벡스 등의 호르몬제제는 사실상 이 나라의 모든 사육장에서 다 사용되고 있다고 해도 과언이 아니다.[12]

《침묵의 봄》

오늘날의 공장식 사육장들이 호르몬제를 멋대로 사용하고 있다는 것은 대단히 우려할 만한 일이다. 그런데도 사람들은 육류와 유제품과 달걀을 여전히 멋모르고 소비함으로써 사실상 훨씬 더 불길한 종류의 오염을 준비해가고 있다.

1962년 레이첼 카슨은 예언적인 책, 《침묵의 봄》에서 인류에게 경종을 울리는 서사시를 발표했다.[13] 그녀는 살충제가 조류와 어류 및 기타 다른 야생생물들을 얼마나 놀랄 만한 비율로 살상하고 있는지를 보여주었는데, 어떤 종의 경우는 단 몇 년간의 살충제 사용으로도 멸종에 이르고 말았다. 이 책의 제목은 DDT를 비롯한 살충제들이 많은 조류를 순식간에 격감시키는 상황을 비유한 것이다. 카슨은 봄이 와도 새들이 지저귀는 소리를 들을 수 없는 날이 얼마 안 가 곧 오리라고 경고한다.

이제 미국에는 철새들이 돌아와 지저귀며 봄을 알리지 않는다. 한때 재재거리는 새소리로 가득 찼던 이른 아침은 괴기스러울 만큼 고요해져버렸다. 우리의 아침이 갑자기 고요해진 것이다. 그리하여 새들이 세상에 던져주던 눈부신 색채와 아름다움과 즐거움도 갑자기 슬며시 사라지고 말았다. 우리가 아직 아무것도 눈치 채지 못하고 있는 사이에.[14]

이는 우리가 이 행성에 대해 바라는 바가 아니다. 그러나 우리는 치명적인 독극물의 위험성을 알리고자 울렸던 그녀의 경종을 귀담

아듣지 않았다.

카슨의 책이 나오고 나서 35년이 지났다. 하지만 우리는 불과 35년 전보다 13,000배나 더 빠른 비율로 살충제를 생산하고 있다.[15] 그 결과 우리들의 환경과 먹이사슬에는 사실상 살충제가 넘쳐나고 있다. 30년 전만 해도 6년에 걸쳐 생산하던 분량을 이제는 2시간이면 생산해낸다.

이런 물질들이 얼마나 파괴적인지는 우리의 상상을 넘어선다. 살충제는 강력하게 농축된 화학약품으로 그 목적은 살아 있는 생물을 억지로 죽이는 것이다. 솔직히 말해 그것들 중에는 애당초 인간을 살상하기 위해 개발된 것도 있다. 현재 화학제초제와 살충제를 생산하는 데 사용되는 포스진(phosgene)은 원래는 화학전에 사용하기 위해 개발된 것이었고, 그래서 제 1차 세계대전에서 독가스로 사망한 사람들 대부분에게 죽음의 사자가 되었던 물질이다.[16] 또다른 살충제 지콘-B는 나치가 그 치명적인 시안화수소가스를 생산하는 데 사용했던 것으로 아우슈비츠와 다카우를 비롯한 집단수용소들에서 몇백만 명의 유태인들을 살상할 때 사용했던 물질이다.[17]

오늘날 가장 널리 사용되는 살충제는—말라티온과 파라티온을 포함해서— 신경가스 계통에 속하는 것들이다. 파라티온은 너무나 강력해서 극미량인 0.1g을 삼킨 화학자가 그 자리에서 마비를 일으켜, 즉시 사용할 수 있도록 항상 준비해 가지고 다니던 해독제도 마시지 못한 채 사망해버렸을 정도다.[18]

아마 이런 살충제가 우리 주변에 널려 있기를 원하는 사람은 없을 것이다. 그러나 그것들 중 대다수가 우리 주변에 깔려 있는 것이 현실이다. 게다가 염화탄화수소 살충제인 DDT나 알드린, 케폰, 딜드린, 클로데인, 헵타클로르, 엔드린, 미렉스, PCB's, 톡사펜, 린데인 등은 대단히 안정된 화합물이어서 앞으로도 수 년 동안 사라지지 않을 것이고, 어떤 경우는 수 세기가 지나도 여전히 남아 있을 것이다.

먹이사슬

레이첼 카슨은 새들의 지저귐이 세상에서 사라지기 시작하는 상황을 떠올리면서 자신의 책에 《침묵의 봄》이라는 제목을 붙였다. 모든 동물들 가운데서 새들이 가장 먼저 사라지게 되는 이유는 그들 중 많은 종이 긴 먹이사슬의 정점에 있는 포식자여서 완전히 농축된 화학약품 성분을 섭취하게 되기 때문이다.

여러분도 알다시피 살충제는 그것을 처음 섭취한 생물에게만 해를 끼치는 것이 아니다. 그것은 그 생물의 조직에 잔류해 있다가 나중에 그 생물이 다른 유기체에게 먹히게 되면, 그 다른 유기체 체내에서는 더 농축된 상태로 남게 된다. 이런 과정을 거치면서 살충제는 연쇄적으로 먹이사슬의 사다리를 따라 위로 올라가게 되는 것이다.

그렇다면 흙 속에 사는 벌레는 자신이 직접 먹었거나 피부를 통해 스며든 살충제 모두를 자신의 체조직 내에 저장하게 될 것이고,

그 벌레를 먹은 새는 자신이 먹은 몇만 마리의 벌레가 먹고 접촉하여 축적한 모든 살충제를 흡수하게 될 것이다. 이 때문에 먹이사슬의 연쇄적인 단계를 따라 올라갈수록 체내에 축적되는 유독성 화학물질의 양은 엄청나게 증가한다. 물고기 역시 자신이 먹은 몇천 마리의 물고기들이 섭취한 독성 전부를 체내에 축적하게 된다. 그리고 이들의 먹이가 되었던 물고기들도 자신이 먹은 몇천 마리의 더 작은 물고기가 이미 흡수한 유독성 화학물질 전량을 자신의 체내에 축적해놓았을 것이다. 이것은 기하급수로 증가한다. 그래서 이 먹이사슬의 마지막 단계에 있는 맹수나 인간은 이들 치명적인 물질의 최고 농축액을 마시는 셈이 되는 것이다.

마찬가지 방식으로 소나 닭, 혹은 돼지 역시 자신들이 여태껏 소비하거나 흡수한 모든 살충제를 체내에 보유하고 있을 터인데, 그중에서도 공장식 사육장의 동물들은 다음의 몇 가지 이유로 특히 더 유독한 화학물질의 고농축액을 체내에 축적해가게 된다. 1) 그들은 엄청난 양의 어류로 만들어진 어마어마한 양의 사료를 먹고 자란다. 2) 다른 먹이 또한 가장 위험스런 살충제가 무지막지하게 뿌려진 땅에서 자란 것이다. 3) 이런 가축들이 좀더 자연스럽게 사육되었다면 절대로 먹었을 리가 없는 많은 유독성 화합물만이 아니라, 한 걸음 더 나가 사람들이 고의로 동물들에게 그러한 물질을 의도적으로 먹이고 뿌려댄다.

독극물은 가축들의 체내 지방에 그대로 잔류하기에, 먹이 사슬을 따라 올라갈수록 상층부에 위치한 동물들은 더 농축된 화학약품을 체내에 보유하게 된다. 이 먹이사슬의 제일 꼭대기에 자리잡고 앉은 건 물론 인간이다. 인간은 이 위치에서 생선과 육류, 달걀 혹은 유제품을 거의 가리지 않고 먹는다.

미국 환경보호청(EPA)에서 발행하는 〈살충제 모니터링 저널〉은 이들 독극물과 관련된 과학적 연구와 발견 사실들을 연대순으로 실으면서, 여러 연구에서 발견한 내용들을 다시 한번 확인해주었다.

동물성 식품은 …… 식품에 남아 있는 살충제의 주요 공급원이다.[19]

최근의 한 연구는 미국인 식단에 잔류하는 모든 유독성 화학물질의 95%에서 99%에 달하는 거의 전부가, 육류와 생선, 유제품 및 달걀에서 오는 것임을 보여주고 있다.[20] 여러분이 식사를 통해 살충제를 먹고 싶다면 바로 이것들이 여러분이 먹을 음식들인 것이다. 하지만 다행스럽게도 우리는 먹이사슬의 단계를 낮춤으로써, 즉 동물성 식품을 멀리함으로써 이러한 독극물의 섭취 정도를 현저하게 낮출 수 있다.

다우 케미컬 사에 유리한 것

환경을 걱정하는 사람들이 모든 화학약품 회사들을 불법화하라고 촉구하고 탄원하고 요구하고 간청하는 것은, 염화탄화수소계 살충제들의 독성이 워낙 강하고 오래 잔류하는 성질을 갖고 있기 때문이다. 그러나 이들 유독성 화학약품의 바로 그 독성과 잔류성이 이를 공격적으로 판매하는 회사들에게 엄청난 돈을 벌어다주기 때문에, 이들 대기업들은 자신들의 제품을 계속 사용하도록 만들기 위해 어떤 정치적, 경제적 압력도 마다하지 않는다. 이 때문에 지금도 해마다 몇백만 파운드의 치명적인 독극물들이 계속해서 사용되는 안타까운 일이 벌어지고 있는 것이다.

그런데 유독물질을 규제하는 법률이 전혀 없는 건 아니다. '유독물질 통제에 관한 법'은 독성 화학물질에 대한 국민들의 관심이 화학약품 회사로부터 가해지던 압력을 능가하게 된 1970년에 억지로나마 의회를 통과했다. 그런데 이 법률은 실행되지 않았다. 다시 말해 법이 원래 의도하던 바대로 환경을 건강하게 유지하는 역할을 해내지 않은 것이다. 이 법률안이 법률로 확정되고 난 뒤 3년이란 시간이 경과했음에도 불구하고, 그 집행 책임기관은 시중에 유통되는 5만종 이상의 독성 화학물질 중 단 한가지에 대해서도 검사할 것을 명령하지 않았다.[21]

특히나 레이건 행정부는 유독물질 통제에 관한 법 집행을 저지하는 앞잡이 역할을 했다. 레이건 행정부는 "다우 케미컬 사에 유익한 것은 미국에도 유익하다"고 믿으며 보건법과 환경법을 철폐하거나 무력하게 만들었는데, 이 법률들에는 살충제의 오남용으로부터 국민을 보호하기 위해 고안된 규제법규들도 포함되어 있었다.[22]

유독성 화학물질 관리에 관한 최근의 정부방침은 회사의 자율 규제에 맡기자는 것이다. 화학약품 회사는 이것을 아주 좋은 아이디어라고 생각하고 있다. 물론 그들도 국민들이 지나치게 유독성 화학물질의 영향을 우려한 나머지, 유독성 살충제가 환경에 미치는 영향을 법적으로 평가하라고 요구하지 않게 만들려면, 자신들이 항상 경계해야 한다는 것을 알고 있다. 그래서 그들은 그런 곤란한 상황이 벌어지는 것을 방지하기 위해 기발하고 효과적인 계략을 생각해냈다. 즉, 국민을 보호한다는 점에서는 신임을 받고 있는 정부 차원에서 위험한 화학약품은 이미 모두 금지했기 때문에 이제 우리는 하등 걱정할 게 없다는 사고방식을 조장해온 것이다.

대체로 국민들은 그들이 짜낸 이 얘기를 받아들였다. 이것은 레이건 대통령도 마찬가지였다. 사실 그는 공개적으로 이렇게 불평하기까지 했다.

해충들이 전염시키는 치명적인 질병들이 세상에 다시 등장하게 된 것은 우리가 DDT 같은 살충제를 너무 일찍 불법화시켰기 때문이다.[23]

하지만 레이건의 판단은 전혀 맞지 않았다.

진실

화학약품과 환경의 관계에 대한 충격적인 진실을 발견한 사람은 저명한 환경운동가 루이스 리겐스타인이다. 그는 치명적인 화학약품의 사용이 환경에 어떤 영향을 미치는가를 다룬 탁월한 저서,

《중독된 미국에서 어떻게 살아남을 것인가》에서 화학약품업계로서는 국민들이 진짜 위험한 살충제는 이미 금지되었다고 믿기를 바라겠지만 실제로는 전혀 그렇지 않다고 쓰고 있다.

살충제가 암을 유발하고 인간과 환경에 극히 위험하다는 압도적인 증거에도 불구하고 정부는 이 화학약품들 가운데 어느 것도 진정한 의미에서 금지하지는 않았다. 살충제는 미결이나 소취하, 혹은 실제 소송이 진행되었던 극히 몇 안 되는 사례에서만 부분적으로 사용금지 제제를 받거나 금지되어왔을 뿐, 다른 화학물들은 여전히 아무런 제제 없이 사용되고 있다.[24]

사용 금지된 몇 안 되는 살충제라고 해서 그 독성이 지금 우리 주변에 존재하지 않는다는 이야기는 아니다. DDT 같은 유독화학물이 완전히 없어지려면 몇 년 혹은 몇 세기가 걸린다. 지금 당장 모든 살충제 사용을 금지시키는 기적이 일어난다 해도, 이들 화학약품들은 우리가 예상할 수 있는 가까운 장래까지는 여전히 우리의 환경과 먹이사슬을 오염시키면서 우리 주변에 남아 있을 것이다.

가장 초창기 살충제 중의 하나인 DDT는 사용 금지된, 한줌도 안 되는 독극물 가운데 하나다. 이 DDT의 일시 사용금지가 선언된 4년 후, 정부는 한때 DDT를 사용했던 아리조나 지역의 토양을 검사했는데, 이 기간 동안 DDT는 거의 감소되지 않았음이 드러났다.[25] 또 미국에서 이 화학약품의 사용을 금지하고 20년이 지난 다음, 연구진들은 캘리포니아 해안에 주먹코돌고래 27마리가 죽어 있는 것

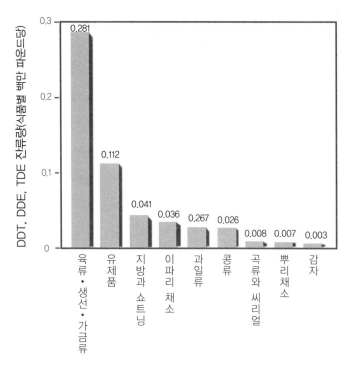

미국 식단의 살충제 잔류량

세로축: DDT, DDE, TDE 잔류량(식품별 백만 파운드당)

- 0.281 육류·생선·가금류
- 0.112 유제품
- 0.041 지방과 쇼트닝
- 0.036 이파리 채소
- 0.267 과일류
- 0.026 콩류
- 0.008 곡류와 씨리얼
- 0.007 뿌리채소
- 0.003 감자

1964−68 DDT, DDE, TDE

자료: Cornellussen, P. E., "Pesticide Residues in Total Diet," Pesticides Monitoring Journal, 2: 140−152, 1969 에서 인용

을 발견하였다. 죽은 돌고래들은 모두 체내에 DDT가 "매우 높게" 농축되어 있는 상태였다.[26] 이처럼 DDT는 주변에 오래 잔류하는 특성 탓에, 심지어 지금까지도 남극의 펭귄이나 바다표범은 물론이고, 시에라네바다 산맥의 외진 고지에 서식하는 개구리의 몸에서까지도 발견되고 있다.[27]

빙산의 일각

DDT는 가장 잘 알려진 화학약품이지만, 안타깝게도 우리 주변에는 실제로 DDT보다 더 독성이 강한, 다른 많은 유독성 화학물질들이 널려 있는 실정이다. 예를 들면 살충제 딜드린은 그것을 삼켰을 때는 DDT보다 독성이 5배나 더 강하고 피부에 접촉했을 때는 독성이 40배나 더 강한 물질이다.[28] 그런데 1974년, 딜드린이 최종적으로 사용 금지되었을 때, 미국 식품의약국은 이 나라의 모든 육류와 생선 및 가금류의 96%에서, 모든 유제품의 85%에서, 또 미국 국민 99.5%의 체내에서 그것을 발견했다![29] 서글픈 일이지만, 딜드린은 앞으로도 오랫동안 우리와 함께 남아 있을 것이다. 딜드린 역시 없어지는 데 몇 년이 걸리는, 모든 살충제 가운데서 생물학적으로 가장 지속성 있는 약품 중 하나이기 때문이다.

딜드린은 또한 지금까지 알려진 가장 강력한 발암물질 중 하나다.[30] 그것은 최고도의 정밀 장비에 의해서나 측정이 가능한 극미량만으로도 실험실 동물에게 암을 일으키는 물질로, 사람 역시 그것에 조금만 노출되어도 경련이 일고, 간이 심하게 손상되며, 중추신경계가 급속히 파괴되기 시작한다.[31] '세계보건기구'의 말라리아 대책 프로그램에서 딜드린을 복용했던 근로자들은 입에 거품을 물며 발작 상태에 빠졌다가 사망했으며, 극미량에 노출되었을 뿐인 다른 사람들도 그 후 몇 개월 동안 이런 발작으로 고생해야만 했다.[32]

아마 누구라도 자신의 식사에서 특별히 이런 물질을 섭취하고 싶어하는 사람은 없을 것이다. 그런데 사실 딜드린은 수년 동안 옥수수와 귀리, 보리, 콩, 가축사료로 쓰이는 자주개자리(알팔파)를 기르는 전 지역에 뿌려졌다.[33]

1974년 미국 농무부는 미시시피에서 생산된 거의 천만 마리에 가까운 닭이 딜드린을 뿌린 땅에서 키운 사료 때문에 딜드린에 심하게 오염되어 있음을 발견했다.[34] 닭들은 모두 폐기처분되었으나, 농무부는 이런 류의 일이 얼마나 자주 발생하는지 알 도리가 없고, 그런 일이 발생했을 때 아주 부분적이라도 알게 된다면 그나마 다행임을 시인했다. 또 1980년 6월 26일, 미국 농무부는 뱅킷 식품회사에서 공급한 칠면조 제품이 딜드린에 심하게 오염되어 있음을 밝혀냈다. 결국 2백만 점의 냉동 칠면조 정식과 칠면조 파이, 기타 다른 칠면조 제품들이 모두 수거되었다.[35]

딜드린은 더 이상 땅에 뿌려지지 않게 되었지만 한번 뿌려졌던 이 약품은 아직도 땅에 남아 있다. 그리고 그 땅은 미국인들이 소비하는 고기와 우유와 달걀을 공급하는 동물들에게 먹일 곡물이 길러지는 땅이다. 따라서 우리가 예상할 수 있는 가까운 장래까지는 이 딜드린이 여전히 동물들의 지방조직에 남아, 먹이사슬의 끝까지 자신의 유독성을 유지하며 계속해서 올라가게 될 것이다. 이 문제에 있어 남은 유일한 희망은 먹이사슬의 아래 단계를 먹으면 딜드린 섭취를 그래도 좀 피할 수 있다는 것이다.

다이옥신

에이전트 오렌지는 미 공군이 베트남전 중에 베트남의 정글과 농장에 살포한 화학물질이다. 이 임무를 수행했던 조종사들은 이 물질의 안전성을 확신하고 있었으며, 자신들의 임무에 대해 "우리만이 숲을 방어할 수 있다"를 좌우명으로 내세울 만큼 신중하지 못한 태도를 갖고 있었다. 하지만 그들의 경박하고 오만했던 태도는 그들만의 잘못이 아니라, 유독성 화학물질에 대한 이 나라의 관점을 대변하는 것이었다. 그들은 어떤 땐 에이전트 오렌지를 뿌리며 장난을 치기도 했다.[36]

하지만 많은 베트남 참전용사들은 이제 더 이상 이 독극물에 대해 자신감 넘치는 태도를 보일 수 없게 되었다. 에이전트 오렌지에 노출된 덕분에 심한 고통을 치러야 했던 것이다. 이들은 자신들의 2세가 선천적 기형아로 태어나는 비율이 대단히 높다는 걸 알고는 무척 당황했다.[37]

롱아일랜드 출신의 마이클 라이언이라는 참전병사는 에이전트 오렌지 청문회장에 자신의 딸 케리를 데리고 와서 증언했는데, 이는 케리의 부모 어느 쪽도 선천적 기형을 가진 가족병력이 없음에도 불구하고 케리가 심한 기형을 안고 태어났기 때문이었다. 워싱턴 포스트 기자인 마곳 호른블로우어는 그 장면을 이렇게 묘사했다.

침울하게 가라앉은 청문회 내내, 짧은 갈색 머리의 케리는 눈을 동그랗게 뜨고 텔레비전 카메라와 높은 목조단상 위에 앉아 있는 의원들, 그리고 방을 가득 메운 로비스트와 기자들을 빤히 쳐다보면서 휠체어에 앉아 있었다.

케리의 엄마가 "이 아이는 그야말로 폭탄을 안고 사는 아이입니다"라고 위원들에게 말했다.

"케리는 8년 전 18가지 선천적 기형을 갖고 태어났습니다. 사지는 뼈 없이 뒤틀려 있고, 심장에는 구멍이 나 있으며, 장은 꼬여 있고, 척추는 일부만 있으며, 손가락은 오그라든 채이고, 거기에 직장은 아예 없었어요. 게다가 수술하는 동안 피가 엉겨붙어 뇌손상까지 얻게 되었죠. 의사 말로는 아이가 걸을 수 없을 거라고 하더군요.……"[38]

여러분도 그렇겠지만 나 역시 예전에는 에이전트 오렌지를 그저 겁나는 전쟁무기 정도로만 여겼을 뿐, 먹거리를 키우는 땅에 뿌려질 리야 있겠냐고 생각했다. 그러나 두 가지 활성 성분 2,4-D와 2,4,5-T는 지금 이 순간에도 가축사료를 경작하는 땅에 뿌려지고 있다.[39] 이 중 2,4,5-T는 워낙 독성이 강해 DDT조차도 한 잔의 샴페인 정도로 여겨지게 만들 정도의 특수 물질을 함유하고 있음에도, 여전히 수백만 파운드씩 사용되고 있는 실정이다. 2,4,5-T는 다이옥신을 함유하고 있는 것이다.

'미국 환경보호청 전국 환경연구센터' 독극물영향 부서의 책임자인 다이안 코트니는 다이옥신을 일컬어, "…… 지금까지 인류에게 알려진 화학물 가운데 가장 유독한 것"[40]이라 했다.

그녀는 또 2,4,5-T가 뿌려졌던 땅에 방목되었던 소에서 생산된 고기와 유제품에서 다이옥신이 검출되었음을 증언하였다.

그 후 미국 환경보호청은 2,4,5-T가 뿌려졌던 지역에서 방목된 소의 지방층에 다이옥신이 축적되어 있음을 공식적으로 인정하였다.[41] 그러나 2,4,5-T의 판매로 엄청난 이윤을 얻고 있던 다우 케미컬 사는 국민들이 우려하지 않기만을 바랄 뿐이었다. 그들에 따르면,

…… 2,4,5-T는 아스피린 정도의 독성을 가졌을 뿐이다.[42]

이 치명적인 화학물질이 이미 몇백만 파운드나 미국땅에 뿌려진 마당에, 우리 국민들 입장에서도 이 말이 사실이라면 얼마나 좋겠는가? 하지만 누구나 경험으로 알겠지만, 이해관계가 걸린 당사자의 이야기는 쉽게 믿을 게 못된다. 게다가 다이옥신은 먹이사슬을 따라 올라가면서 축적되고 농축되기 때문에 식물에서 비롯된 다이옥신은 그것을 먹은 소와 돼지, 닭들의 체내에 잔류하게 된다. 이 때문에 살충제 전문가인 루이스 리겐스타인은 다음과 같이 경고했다.

소고기를 먹는 것은 몇 년 동안 축적된 다이옥신 농축액을 먹는 것일

수 있다.[43]

다이옥신은 동물 실험에서 측정 가능한 최저치의 분량—어떤 경우에는 1조분의 1만큼의 분량—만을 주사한 경우에도 암과 선천성 기형, 유산과 사망을 초래하였다. 사실 다이옥신의 독성은 암연구에 사용하기도 어려울 정도이다. 그것은 수조분의 1에 불과한 극미량을 주었을 때조차도, 종양이 생기기도 전에 피검 동물을 죽여버리곤 하기 때문이다.[44]

다이옥신 한 방울이면 1,000명의 사람을 죽일 수 있다. 1백만 명의 사람을 죽이기 위해서는 1온스(약 28g)만 사용하면 된다.[45] 그런데 이 끔찍한 물질이 육류와 유제품 및 달걀에 함유된 채 슈퍼마켓에서 팔리고 있는 상황을 상상해보라.

헵타클로르

레이첼 카슨이 처음으로 유독성 화학물질의 위험성을 전국에 경고하면서 우리는 환경문제와 이들 독극물이 먹이사슬에 축적, 농축되는 경향이 있다는 사실에 관심을 갖기 시작했다. 사람들의 반응에 당황한 화학회사의 대응은 전혀 국민의 복지를 우선하는 것이 아니었다.

《침묵의 봄》은 책으로 출판되기 전에 부분부분 〈뉴요커〉에 시리즈로 게재되었다. 벨시콜 화학회사의 대표이사였던 루이스 A.맥린은 카슨의 책을 출판하기로 되어 있는 휴튼 미플린 출판사에 그 책을 출판하지 말라는 협박 편지를 보내는 것으로 대응했다. 그 편지에는 카슨이 벨시콜 사의 가장 큰 수입원인 헵타클로르라는 살충제에 대해 "부정확하고 명예를 실추시키는" 언급을 하고 있다는 맹렬한 비난이 담겨 있었다.[46]

하지만 헵타클로르가 먹이사슬 내에 축적되어, 살아 있는 생명체에 파괴적인 영향을 미친다는 레이첼 카슨의 무시무시한 경고가 진실임을 믿었던 휴튼 미플린 사는 그런 협박에 굴하지 않고 책의 출판을 강행했다. 그러는 사이에도 벨시콜 화학은 사람들로 하여금 그 물질을 널리 사용하게 하려는 노력을 멈추지 않았고, 몇백만 에이커의 옥수수 재배지역에 헵타클로르를 계속 살포했다. 그 옥수수는 동물의 사료로 사용될 것이었다.[47] 결국 1974년 10월, '환경보호기금(EDF)'은 "인간 건강에 긴급한 위해"를 가한다는 이유를 들어 헵타클로르에(그리고 클로르데인과 연합된 화합물에) 사용금지 처분을 내려줄 것을 미국 환경보호청에 청원하였다.[48] '환경보호기금'은 그 청원에서 이렇게 지적했다.

인간이 먹는 음식, 특히 육류와 가금류, 생선 및 유제품에 헵타클로르가 잔존하는 것은 요즘 미국에서 매우 흔히 있는 일이다.…… 이 헵타클로르는 실험실에서 검사 가능한 최소 분량(2백만분의 1)만으로도 암을 유발한다.……[49]

1974년 11월 미국 환경보호청은 청문회를 개최해 이 화학물질의 금지 여부를 결정하자고 호소했다. 그러나 벨시콜 화학사로서는 이 헵타클로르가 엄청난 돈벌이 수단이었던 관계로 싸움의 단계마다에서 있을 수 있는 모든 금지처분을 막기 위해 그야말로 몇천만 달러를 썼다.[50] 그런 회사 전략 가운데에는 헵타클로르에 노출된 동물한테서 악성 종양이 나타났음을 보여주는 미국 환경보호청 실험보고서를 보류시키는 것도 포함되어 있었다. 이 "우연한 실수"는 결국 들통이 나, 회사의 몇몇 직원들이 연방 대배심에 기소되기도 했다.[51]

그러는 동안에도 벨시콜 사는 헵타클로르를 계속 제조하여 몇백만 파운드를 판매했고, 이 독극물은 오늘날에도 여전히 외용약품으로 널리 사용되고 있다. 결과적으로 앞으로도 몇 년 동안 헵타클로르는 먹이사슬 안에서 계속 축적될 것이고, 멋모르고 먹이사슬의 최정상에서 육류와 유제품, 달걀을 소비하는 인간들을 서서히 중독시켜갈 것이다.[52]

중독된 돼지고기

마침내 헵타클로르가 금지되고 몇 년이 지난 다음, 농무부는 루이지애나와 아칸소 지역의 학교들에 점심급식으로 헵타클로르에 오염된 땅에서 사육된 돼지고기 1.5톤이 보내졌다는 것을 알게 되었다. 무슨 일이 벌어졌는지를 깨달았을 때쯤에는 이미 아동들이 중독된 돼지고기를 500kg 이상 먹고 난 뒤였다.[53]

"중독된 돼지고기" 같은 문구를 들을 때면 아마도 우리 대부분은 뭔가를 먹은 직후 복통이나 설사, 열 등의 증상을 보이는 상황을 머리 속에 그리게 될 것이다. 이건 박테리아 중독의 일반적인 증상이 그러하기 때문이다. 그러나 살충제의 경우에는 박테리아 중독과 달라서 이들 화학물질의 섭취로 암의 최종적인 출현과 기형아 출산을 비롯한 파국적인 결과가 나타나기까지 상당한 "지연시간(lag time)"이 있게 된다. 물론 사망하거나 할 정도로 충분한 양을 흡입하게 되면 당장 그 자리에서 결과가 나타나겠지만 말이다. 그러나 우리 대부분은 기형아 출산이나 유산, 사산이 있기 전까지는 이런 물질이 체내에 자꾸 쌓이고 있어도 문제가 발생했다는 사실을 전혀 깨닫지 못한다. 이 때문에 문제가 드러날 때쯤에는 우리가 겪고 있는 정신적, 육체적 장애가 우리가 예전에 섭취한 독성 화학물질에서 기인한 것임을 추적해갈 방도가 전혀 없는 것이다.

남부 아동들에게 보내졌던, 오염된 토양에서 사육된 돼지고기 같은 경우에는 다행히도 이들 식품에 헵타클로르가 고농도로 농축되어 있다는 것을 발견할 수 있었다. 그러나 그런 경우에도 극소량 이상은 발견할 방법이 없다. 식품에 남아 있는 이들 화학물질의 잔존을 검사하는 데는 많은 비용과 시간이 들며, 동시에 고도로 정밀한 장비를 필요로 하기 때문이다. 결과적으로, 검사는 거의 이루어지지 않는다.

헵타클로르가 가져올 재앙은 앞으로 얼마 지나지 않아 우리에게 닥칠 것이다. 1986년 12월 뱅킷 식품은 아칸소에서 사육된 20만 마리의 닭을 폐기한 이유가 헵타클로르의 일종인 클로데인 오염에 있음을 시인했다. 1986년 4월에는 위험수준까지 헵타클로르에 오염된 우유가 아칸소와 텍사스, 루이지애나, 캔자스, 미주리와 오클라호마에서 수거되어야 했다.[54] 동시에 미국 농무부가 캘리포니아 주의 초등학교와 고등학교들의 급식프로그램에 기부했던 소고기도 헵타클로르 오염 때문에 수거되어야 했다.[55]

이 모든 일들 가운데 가장 경악할 일은, 아칸소 당국이 수유 중인 산모의 모유 70%가 헵타클로르에 오염되어 있음을 발견했던 사건이다.[56] 120명의 영아를 대상으로 하와이에서 행해졌던 또다른 연구는 모유가 헵타클로르에 오염되어 영아의 뇌에 심각할 정도의 지체를 초래한다는 사실을 밝혀냈다. 그런데도 우리가 듣는 이야기는 놀라지 말라는 말뿐이다.[57]

그렇다면 우리가 유독성 화학물질이라는 빙산과 관련해서 보고 듣고 알고 있는 것은, 그 빙산의 수면 위 얼음덩이도 아닌, 그야말로 빙산 꼭대기에서 반사되는 한 조각 빛에 불과한 게 아닐까?

미시간 주에 가면

살충제 이야기 가운데 가장 서글픈 얘기 중 하나는 위험을 억지로 덮어두는 데 성공하는 사람들이 있기 마련이라는 점이다. 그 결과 국민들 대부분은 여전히 일어나고 있는 일의 심각성을 모른 채 산다.

우리가 살충제의 위험에 대해 모르기를 바라는 사람들은 화학회
사뿐만이 아니다. 몇몇 정부관리들 역시 우리가 모르는 편이 훨씬
낫다고 생각한다. 그와 같이 국민을 오도하려는 태도가 일으킨 극
적인 사건이 1973년과 1974년에 미시간에서 발생했다. 그 사건은
지금까지 밝혀진 최악의 살충제 중독사건 중 하나였다.[58] 여기에 관
련되었던 독극물은 PBB's(폴리브로미네이티드 바이페닐)로, 6년 후 미
국 의회가 이 대형사건을 조사하게 되었을 때, 의원들이 PBB's에
대해 요청한 전문가의 증언은 이러했다.

PBB's는 장기간 잔류하며 다음 세대로까지 내려가기도 합니다. 체지
방에 축적되는 PBB's는 체지방 내에서 영원히 잔류하게 됩니다. 임
신 중에는 태반을 통해 태아에게 이전되는…… PBB's는…… 자궁 안
의 태아에게 신체기형을 일으킬 수도 있습니다.[59]

답변은 전혀 안심할 만한 내용이 아니었다.

여러분은 여러분이 먹는 햄버거에 이런 물질이 들어 있기를 기대
하지는 않을 것이다. 그러나 PBB's 오염이 발생한 지 몇 년 후인
1976년 한 해에만도 미시간 주민들은 PBB's에 오염된 햄버거를 약
1,875톤 이상 먹어댔다.[60]

사건은 이 유독성 화학물질이 주 전체에 배포되었던 가축 사료에
약간 섞여들어감으로써 발생했다. 처음 PBB's가 미시간의 모든 육
류와 유제품에서 검출되었을 때 주 공무원들은 이 사건을 덮어두려
고 갖은 수단을 다 동원했다. 그들은 이 극단적인 응급상황에도 필

요한 조치를 취하지 않았고, 이 때문에 이 사건이 국민들에게 알려지게 되었을 때는 이미 비극을 돌이킬 수 없는 것으로 만들고 난 뒤였다. 1977년 5월에 열린 미시간 상원 소위원회에서 있었던 증언에 따르면, 사실상 거의 모든 미시간 주민들이 자신들의 체내에 수용하기 어려울 정도로 많은 PBB's를 먹었다.[61] 그리고 1976년에서 1977년 사이, 육류와 유제품 및 달걀을 소비했던 미시간 주의 모든 사람들은 그들의 체내에 상당량의 발암물질을 갖게 되었다. 그리고 1976년에 실시된 검사에서만도 미시간 주 수유부 96%의 모유에 PBB's가 잔류하고 있음이 밝혀졌다.[62]

오늘날 유독성 화학물질의 오염 정도가 어느 만큼 심각한지, 우리가 선택한 식품이 우리를 얼마나 위험에 노출시키고 있는지를 파악하기는 매우 어려운 일이다. 게다가 한층 더 비극적인 건 국민들이 이를 알게 되기를 바라지 않는 사람들, 국민들이 계속 무지한 채로 남아있는 게 자신들에게 이익이 된다고 생각하는 사람들이 있다는 사실이다. 말하자면 우리가 먹이사슬의 정상에서 선택하는 식품에 이들 화학물질을 사용하고 이윤을 얻는 업계가 있는 것이다. 그들은 우리에게 모든 유독성 살충제는 이미 금지되었고, 정부가 이 모든 일을 꼭대기에서 관장하고 있으니 전혀 걱정할 게 없다고 말한다. 하지만 그것은 거짓말이다!

예를 들면 DDT처럼 몇 안 되는 금지된 화학약품의 경우에도 우리는 여전히 코를 꿰인 채이다. 의회도서관의 추정에 따르면, 세계적으로 DDT는 세계인구 1인당 1파운드(375g) 이상에 해당하는 2백

2십만 톤 이상이 사용되었다고 한다.[63] 또 '환경보호기금'은 오늘날 미국 국민들이 그들의 체내에 총 20톤의 DDT를 갖고 있다고 추정하는데, 이는 1인당 1.5g에 해당되는 양이다.[64]

이런 통계들을 대하노라면 정신이 아찔해지는 것을 넘어서 무력감을 느끼는 멍한 상태가 되어 할 말을 잃기 마련이다. 너무나 큰 충격에 차라리 이를 부정하는 방어기제를 사용해 아무것도 몰랐던 예전 상태로 돌아가고 싶을 수도 있다. 그렇지만 한 가지만은 분명하다. 무지는 더 이상 축복이 아니다. 우리가 무지한 채로 남아 있는 데서 이익을 얻는 기업들은 여전히 무지가 축복이기를 바라겠지만 말이다. 그들로서는 우리가 이 독극물을 계속 사용하여 위험에 처하든 말든, 또 여러분이나 내가 아무것도 모른 채 식품을 선택하여 지금까지 인류에게 알려진 것 중 가장 독성 강한 물질들의 잔류물에 매일같이 노출되든 말든 전혀 문제가 되지 않는다. 문제가 되는 쪽, 직접적인 피해자가 되는 쪽은 바로 우리다.

우리의 면역체계에 더 이상 면역성은 없다

현재 우리는 몇 년 전까지만 해도 아무 문제가 없었던 면역체계 질환이 발생하고 있는 것을 목격하고 있다. 암이나 AIDS, 포진(헤르페스) 같은 것들 말이다. 클라미디아 트라코마티스 같은 몇몇 면역체계 질환은 너무나 새로운 것이어서 대부분의 사람들은 들어본 적도 없는 병명일 것이다. 하지만 클라미디아 트라코마티스는

1985년에 4백만 명의 미국인들이 걸린 질병으로, 현재에도 그 수는 급격히 늘어나고 있다.[65] 여성들의 경우, 초기에는 자신이 클라미디아에 걸렸는지도 모르는 게 보통이다. 그러나 치료를 받지 않으면 그것은 자궁과 나팔관에 침투하여 골반 염증과 만성 통증, 발열을 일으키고 많은 경우 불임의 원인이 된다.

암은 1900년에는 미국인 사망원인 가운데 10번째로, 모든 사망원인 가운데 단 3%를 차지할 뿐이었다. 하지만 오늘날 암은 2위에 올라 있고 사망원인의 20% 가량을 차지한다. 이 때문에 올 한해에만도 제 2차 세계대전과 한국전, 베트남전에서 사망한 미국인들을 합한 것보다 더 많은 수의 사람들이 암으로 사망할 예정이다.[66]

이제는 많은 과학자들이 우리 체내에 쌓여 있는 유독성 화학물질이라는 존재가 이런 질환들의 발생에 책임이 있을 거란 데 생각이 미치고 있다. 문제가 되는 것은, 한때 가장 안전한 살균제로 간주되었던 헥사클로로핀이다. 종합병원과 의료기관, 각종 의원에서 늘 살균제로 사용되어왔던 헥사클로로핀은 전혀 겁나는 물질로 여겨지지 않았다. 신생아는 이 살균제로 목욕을 했고, 병원에서 근무하는 사람들은 지금까지도 때때로 이 살균제로 손을 씻는다. 또 이 물질은 유아용 크림과 기름, 파우더에 널리 사용되었다. 그것은 구강세척제와 방취제, 면도용 크림, 응급치료제, 여드름과 건선 치료제 같이, 가게에서 쉽게 살 수 있는 각종 약제들을 포함하여 다양한 일상용품들에 함유되어 있다. 사실 헥사클로로핀은 다이알 비누가 광고에서 자사제품에 이 놀랍고도 효과적인 살균제가 함유되어 있다는 희소식을 가볍게 알려주면서 일반인들에게도 매우 익숙한 용어가 되어 버렸다.

그런데 이 헥사클로로핀은 제조업자들이 바랬던 것처럼, 국민들이 그것을 대단한 선물로 여길 만한 그런 물질이 아닌 것으로 판명되었다.

1972년 프랑스 파리에서 건강하게 태어났던 35명의 신생아들이 이 헥사클로로핀이 고농도로 함유된 탤컴 파우더를 바른 후 사망한 것이다.[67] 또 1978년, 스웨덴에서 발표된 한 논문은 늘 헥사클로로핀 용액에 손을 씻던 병원 간호사들이 이상할 정도로 많은 기형아들을 출산하고 있음을 밝혀냈다.[68]

밝혀진 바에 의하면, 헥사클로로핀은 추적이 가능할 만큼의 다이옥신을 함유하고 있었다.

헥사클로로핀 제조업자들은 지금도 이 물질이 안전하다고 주장하고 있다. 그러나 이 살균제에 함유된 다이옥신이 인간의 면역체계에 심각한 손상을 초래한다는 증거는 날이 갈수록 늘어나고 있다.

1986년 4월 18일, 〈미국 의학협회 저널〉에는 '애틀랜타 질병통제센터'와 미주리 주 보건부 및 세인트루이스 의대의 연합 연구진이 작성한 보고서가 실렸다.[69] 미주리 주에서는 이동식 트레일러 주택지의 먼지를 가라앉히기 위해 기름 섞인 진흙으로 길을 덮었다. 이것은 흔히 있는 일이었으나 이번 진흙은 헥사클로로핀을 생산한 공장에서 나온 것이었다. 연구진들은 갖은 고생을 다 하면서 몇 년에 걸쳐 그 지역의 이동식 주택에 사는 사람들과 통제집단인 그 진흙을 사용하지 않은 다른 이동식 주택 거주지에 사는 남녀 및 아동들을 비교, 조사했다. 연구는 대단히 꼼꼼하게 이루어졌다. 두 집단은 인종과 직업, 병력, 살충제 사용 및 흡연과 음주 면에서 사실상 동일한 조건을 갖고 있었다.

결과는 과학자들이 왜 요즘 들어 유행하는 면역체계 질환을 유독성 화학물질과 연관시켜 생각하게 되었는지를 암시해주는 것이었다. 연구진들이 "……(진흙에) 노출되었던 사람들의 면역체계는 중대한 손상을 입고 있음"[70]을 발견했던 것이다.

AIDS와 기타

다이옥신과 그외 유독성 화학물질들이 체내 면역체계에서 중추적인 역할을 하는 흉선을 손상시킨다는 증거는 많다. 그래서 유독성 화학물질의 독성으로 고생하는 사람들일수록 온갖 종류의 박테리아와 바이러스에 감염되기 쉬운 것이다. 하지만 그들이 나타내는 증상은 일반질환과 다를 바가 없기 때문에 몸이 손상된 원인을 자신들이 체내에 조금씩 축적해온 살충제로까지 추적해볼 엄두는 내지 못하는 경우가 대부분이다. 게다가 가장 나쁜 것은, 손상된 면역체계를 갖고 있으면 AIDS나 암 같은 질환에 걸릴 우려도 더 많다는 것이다.

최근의 추정에 의하면, AIDS바이러스(HTVL-III으로 알려져 있는, 인간의 T세포 림프선굴절바이러스-III)에 노출된 사람의 25%에서 75%

가 결국은 이 무서운 면역체계 질환에 걸리고 만다고 한다. 아직 AIDS에 대해서는 우리가 모르는 것이 아는 것보다 훨씬 더 많다. 동성연애자와 정맥에 마약을 주사하는 마약복용자들이 특히 위험하긴 하지만, 이 질환은 불행히도 그밖의 인구집단에게도 급속도로 번져가고 있는 실정이다. 역사상 가장 파괴적인 유행병이 될 수도 있을 이 질환의 존재야말로 여러분 면역체계의 강화와 건강이 얼마나 중요한지를 일깨워주는 계기가 될 것이다.

우리도 체내에 유독성 화학물질이 축적되면 면역체계가 손상된다는 것쯤은 알고 있다. 그리고 AIDS바이러스에 노출되었던 사람들 중에서도 면역체계가 약화된 사람들이 주로 이 질환에 걸리게 된다는 것도 알고 있다. 그래서 많은 과학자들은 AIDS의 확산을 우리의 환경과 우리의 먹이사슬, 우리 몸이 유독성 화학물질에 오염된 결과로 간주한다.

오늘날의 세상에서는 면역체계를 강화하기 위해 우리가 할 수 있는 모든 일이 대단히 중요한 의미를 갖는다. 이런 관점에서 본다면 사람들이 자신들의 식품선택이 행하는 역할에 대해 그토록 무지하다는 사실 자체가 안타까운 일이다. 사람들은 먹이사슬의 맨 윗단계에서 식품을 섭취하는 것이 어떤 결과를 낳는지 전혀 알지 못한 채, 지금까지 알려진 것 중에서 가장 악질적인 적에게 자신의 면역체계를 노출시키고 있는 것이다.

사실 우리가 자연환경에 풀어놓는 이 엄청난 양의 독극물을 전제로 한다면, 외관상 뚜렷이 드러나는 기형아 출산이나 암이 지금보다 더 많지 않은 것이 오히려 놀라운 일이라고 해야 할 것이다. 이에 대한 해답의 일부는 문제가 현저하게 드러나기 전까지 필요한 "지연시간"에 있다.[71] 생애의 주기가 몇 개월에 불과한 실험실 동물은 이런 물질들에 노출된 지 몇 개월 안에 암이 발생하게 되는 데 비해, 인간은 훨씬 느리게 진행되기 때문에 그러한 손상이 밖으로 드러나기까지 몇 년이 걸리는 경우가 많은 것이다. 이미 통탄할 만한 결과가 지금의 우리 아이들에게서 나타나기 시작했다고는 하지만, 살충제가 쏟아져나오게 된 것은 상대적으로 최근의 일이다. 40년 전만 해도 소아암 환자는 의학상 매우 희귀한 사례였다. 그러나 오늘날에는 훨씬 더 많은 아이들이 다른 어떤 이유보다도 더 많이 암으로 사망하고 있다.

실험실의 동물실험에서는 살충제에 노출된 동물들의 새끼가 선천적인 기형을 갖고 있는지 알아보기 위해 동물을 죽여서 해부해볼 수도 있다. 그리고 이런 검사를 해본 결과, 우리는 이 물질들이 최소량의 농축만으로도 선천적 기형을 유발할 수 있음을 알게 되었다. 그러나 사람의 경우, 대부분의 선천성 기형은 탈리도마이드(진정, 수면제의 일종—옮긴이)가 유발하는 종류의 기형처럼 외관상 확 드러나는 기형이 아니기 때문에, 이로 인한 선천성 기형의 수를 판단하기는 그렇게 쉬운 일이 아니다. 대부분의 경우가 잠복해 있는 요소들이어서 태어날 때부터 곧바로 눈에 띄지는 않는 것이다. 이 때문에 학습지체와 과잉행동, 낮은 I.Q., 저항력 약화, 면역체계 약화, 신장 손상, 원인을 알 수 없는 만성질환, 그리고 정서장애아들이 자궁 내에서 유독성 화학물질에 오염되어 손상을 입었는지에 대한 연구는 거의 없는 실정이다.

마찬가지 이유에서 우리들 가운데 얼마나 많은 사람들이 유독성 화학물질에 오염되었기 때문에 정신적 무감각과 히스테리, 정신착란, 짜증이나 그 외 다른 형태의 정서불안으로 고생하고 있는지를 판단하기는 불가능하다. 이로 인한 손상의 대부분은 측정할 수도, 추적할 수도 없다. 그 결과, 대부분의 사람들은 이들 독극물이 가져다주는 불길하기 짝이 없는 위험을 모르고 있고, 그래서 식품의 올바른 선택이 얼마나 중요한지도 모르고 있다.

이런 상황은 피할 수 있는 불필요한 일이란 점에서 특히나 안타깝다. 이제, 미국 농업과 식생활에서 새로운 방향 선택의 문제는 오염으로부터 더 안전해진 세상에서 우리의 면역체계를 강화할 수 있고, 우리 아이들이 건강하게 자라나 건강한 아이를 낳을 수 있게 됨을 의미하는 문제가 되고 있다.

PCB's

얼마나 많은 유독성 화학약품이 우리 주변에 널려 있고, 먹이사슬 안에 집약되고 있는지를 알게 될 때마다 나는 재삼재사 놀라지 않을 수 없었다. 그런데 이 모든 화학물질들 가운데 가장 널리 퍼져 있는 것이 악명 높은 PCB's일 것이다. 미국에서만도 거의 1백만 톤 가까이 생산되고 있는 PCB's. 이는 성인남녀 및 아동 1인당 약 2kg

에 달하는 양이다.

이 독극물의 대부분은 그 생물학적 수명 때문에 여전히 우리 주변에 잔류해 있다. PCB's는 야생 북극곰과 세계에서 가장 외지고 깊은 바다에 사는 물고기에게도 상당 정도 농축되어 있음이 밝혀졌다. 그러니 지금 이 행성에서 PCB's를 체내에 갖고 있지 않은 사람은 단 한 명도 없다고 단언할 수 있을 것이다.[72]

세상의 유독물질들이 경쟁을 벌인다면 PCB's도 DDT나 딜드린, 다이옥신 등과 같은 순위에 오를 물질이기에, 이런 얘기는 인류라는 종의 건강이나 우리 세상에 특별히 좋은 전조가 되는 것은 아니다. PCB's는 십억분의 몇 정도만으로도 실험실 동물들에게 선천성 기형과 암을 유발할 수 있다.[73] 영장류의 경우에도 백만분의 1정도의 극미량 섭취로도 치명적인 암이 발생했고 기형아를 출산했다.[74]

불행하게도, 최근 정부연구에 의하면 검사를 받았던 사람들 100% 전부가 정자에 PCB's를 갖고 있었으며,[75] PCB's 수치가 높을수록 정자수도 적다는 사실이 발견되었다.[76] PCB's는 오늘날 미국 남성의 평균 정자수가 불과 30년 전의 정자수에 비해 70%에 불과하다는 깜짝 놀랄 만한 사실의 주요 원인 중 하나로 보인다.[77]

몇몇 주요 대학에서 행해진 검사에서 오늘날 25%에 가까운 대학생들이 생식불능이라는 사실이 밝혀졌다.[78] 불과 30년 전만 해도 불임률이 0.5%에 불과했던 것에 비하면, 이는 무시무시한 추세라고 할 수 있다.[79]

플로리다 주립대학 랄프 더거티 박사는 우리 나라에서 이 분야의 주요 연구자 가운데 한 사람이다. 그는 생식불능이 이렇게 급격히 증가한 것이 먹이사슬에 축적된 PCB's와 같은 염화탄화수소 때문이라고 본다.[80]

PCB's는 몬산토 사에 의해 처음 도입되었는데, 이 회사의 "화학약품 없이는 생활 자체가 불가능하다"는 모토는 PCB's가 인간의 생식불능에 미친 영향을 생각하면 우스꽝스러운 얘기가 아닐 수 없다. 몬산토 사가 PCB's를 생산하기 시작한 지 얼마 지나지 않아 이 화학약품이 인간에게 중대한 문제를 일으킨다는 사실이 명백해졌다. 생산이 시작된 지 3년이 지나자 몬산토 공장에서 일하던 근로자 24명 중 23명의 얼굴과 몸이 심하게 일그러졌던 것이다.[81] 그래도 이런 사실도 몬산토 사를 멈추게 하지는 못했는지, 그 이후에도 75만 톤 이상의 치명적인 독극물이 계속 생산되었다. 이 때문에 이 독극물들은 오늘날 미국의 모든 강과 남극과 북극의 눈, 그리고 이 행성의 물 속에 사는 모든 물고기의 체내 조직에서 발견되고 있다.

뭔가 구린내가 난다

유독성 화학약품에 관한 권위자들은 사람들이 PCB's에 오염된 것은 PCB's 수치가 높은 물에 사는 어류를 먹은 것이 주요 원인이라는 데 동의한다.[82] 어류는 물에 녹아 있는 유독성 화학물질을 흡수하고 농축시키는 데 놀랄 만한 능력을 갖고 있다. 우선 동물성 플랑크톤은 식물성 플랑크톤을 먹고, 작은 어류가 다시 이 동물성 플랑크톤을 먹으며, 그 작은 어류는 더 큰 어류에게 먹히는 등, 그들의 먹이사슬은 대단히 길다. 그런데 이보다 더 의미심장한 것은 어류는 자신들이 헤엄치는 물 속에서 말 그대로 호흡을 하기 때문에, 다시 말해 물을 들이마셨다가 다시 내보내기 때문에, 먹이를 먹어서 축적하는 것보다 훨씬 더 많은 오염물질을 체내에 축적해나간다는 것이다. 그들은 거의 유독성 화학물질에 대한 수중 자석이라 할 수 있다. 미국 환경보호청은 어류가 자신들이 사는 물 속의 PCB's 농도보다 9백만 배나 높은 PCB's를 체내에 축적할 수 있다고 추정하였다![83]

이처럼 어류는 먹이사슬과 호흡의 영향으로 이들 유독성 화학물질을 어마어마하게 축적한다고 말할 수 있다. 특히나 굴, 조개, 담치, 가리비처럼 물을 여과시키는 갑각류는 살충제의 침투에 취약하다. 굴 같은 경우는 시간당 약 40리터까지 물을 여과시킬 수 있기 때문에, 단 한 달만에 물에 녹아 있는 독극물 농도의 7만 배를 축적할 수도 있다.[84]

호수와 강, 그리고 기타 내륙의 물길이 유독성 화학물질에 가장 많이 오염되어 있긴 하지만 안타깝게도 해양이라고 예외일 수는 없다. DDT 하나만 해도 약 5천만kg 이상이 북아메리카 해안으로 흘러 들어가는 것이다.[85] 비극적인 일이지만 해양의 DDT수준이 워낙 높아서 전세계 산소공급의 주요 원천인 식물성 플랑크톤이 손상되고 있다는 실질적인 증거도 있다.[86]

오늘날의 공장식 사육장에서 사육되는 가축들은 실로 엄청난 양의 어류 사료를 먹는다. 세계 어획량의 절반이 가축용 사료로 쓰이는 것이다.[87] 이는 서유럽 전인구가 소비하는 것보다 더 많은 어류를 미국의 가축들이 소비한다는 뜻이다.[88] 그러나 육류나 유제품업계가 가축용 어류 사료 속에 든 유독성 화학약품의 검사 비용을 자발적으로 대리라고 속단해서는 안 된다.

검사 결과가 그들의 구미에 맞기도 어렵다. 아이다호 라이트우드 농장은 세계에서 가장 큰 양계공장이다. 1979년 그들이 사육한 닭의 PCB's 농도는 샘플 한 마리에서 측정했다고 할 수 없을 만큼 높은 것으로 밝혀졌다.[89] 이 때문에 거의 3백만 달러어치의 달걀과 닭이 폐기되어야 했다. 하지만 어쩌다 한 번 있는 이런 경우를 제외하고, 통상적으로는 폐기되지 않는 달걀과 닭을 먹고 얼마나 많은 미국인들이 불임이 되거나 기형아를 낳게 될지, 혹은 암에 걸릴지는 사람들의 추측에 맡겨져 있을 뿐이다. 우리는 아직도 발생한 일의 결과를 기다리고 있을 뿐이고. 이제 그 미래는 빠른 속도로 다가오고 있다.

이런 경우가 발견될 때마다 화학약품 업계와 육류 및 유제품 업계는 종종 국민들의 반응을 몹시 우려한다. 한 가금회사 이사는 다음과 같이 말함으로써 자기 회사가 그 문제를 묻어두려 했던 것을 정당화했다.

국민들을 놀라게 할 수는 없습니다. 우리는 국민들의 정신적 안녕을 보호해야 할 의무가 있습니다.[90]

이들 업계는 그들 스스로 자처한 "의무"를 수행하느라 고생했는데, 1970년에만 해도 캠벨 수프회사에 의해 PCB's의 수치가 너무 높다는 것이 밝혀져 뉴욕의 14만6천 마리의 닭이 폐기되어야 했던 것이다.[91] 그리고 다시 1971년에는 북캘리포니아에서 생산된 8만8천 마리의 닭과 약 55.7톤의 달걀제품이 같은 운명에 처해지게 되었다.[92] 그 닭들은 겁날 만큼 높은 농도의 PCB's가 든 어류 사료를 먹었던 것이다. 1978년 랠슨 퓨리너 사는 자신들이 판매했던 동물 사료 약 1,132.5톤을 회수해야 했는데, 엄청난 양의 PCB's에 오염되어 있음이 뒤늦게 밝혀졌기 때문이다.[93] 이와 함께 수백만 개의 달걀과 거의 50만 마리에 가까운 닭이 폐기되었는데, 그것은 닭들이 이미 그 사료를 먹은 다음이었기 때문이었다. 미국 식품의약국은 오염된 닭과 달걀이 얼마나 많이 소비되었는지는 알 수 없다고 시인했지만, 관련 회사들은 국민들의 마음의 평화를 유지시켜주느라 상당히 고생했을 게 틀림없다.

살충제 분야의 권위자 루이스 리겐스타인은 이러한 사건들에 대해 다음과 같이 쓰고 있다.

그러한 예는 실제로 일어나는 사건의 아주 작은 단편일 뿐이어서, 대부분의 PCB's 오염 사례는 조사되지 않거나 혹은 보고되지도 않은 채로 넘어간다고 볼 수 있다. 따라서 식품에 오염된 대부분의 PCB's는 국민들에 의해 소비되고 있을 것이다.[94]

소리를 낮춰······ 누군가 듣고 있을지도 몰라

이런 물질들로부터 이윤을 얻는 회사들이 국민보건 뿐 아니라 자사 종업원의 복지에는 또 얼마나 무관심한지에 대해서도 관심을 가질 만하다. 1974년, 버지니아 공장이 케폰 살충제를 제조하기 시작하고 채 3주도 지나지 않았을 때, 근로자들이 경련과 현기증, 신경쇠약으로 앓기 시작했다. 근로자들이 의료 도움을 청했을 때 그들이 받았던 것은, 물론 어느 정도 예상했던 바이긴 하지만, 겨우 진정제 몇 알씩뿐이었다. 그 중 한 사람은 정신과 의사에게 보내졌다.[95]

한 해가 지난 후 버지니아 주 공무원들은 70명이 넘는 근로자와 10명의 배우자들과 아이들이 심각하게 케폰에 중독되어 있음을 발견했다. 그리고 많은 사람들이 불임상태였다.[96]

그렇다고 해서 이런 검사 결과가 1970년에 연합화학사의 자회사인 라이프 사이언스 사가 버지니아 주의 제임스 강에 어마어마한 양의 케폰을 투기하는 것을 막지는 못했다.[97] 그들은 이 치명적인 화학약품이 암과 선천성 기형과 신경계 질환을 야기한다는 사실과 제임스 강이 이 나라 굴 생산의 1/4을 담당하는 못자리라는 것을 알고 있었음에도 불구하고 그렇게 했다.[98] 당연한 일이지만 케폰은 체사피크 만으로 흘러들어갔는데, 이 만은 등껍질이 연한 게의 90%, 시장에서 유통되는 굴의 40%, 그리고 껍질 연한 대합조개 15%를 생산하는 지역으로 전국 해산물 유통에서 상당 비중을 차지하고 있었다.

결국은 오염사실이 드러나 연합화학이 오염의 최종 책임자로 추적되었다. 범법사실이 드러났는데도 연합화학은 사과문을 발표할 것을 완강하게 거절했다.

이 문제에 대한 상원 조사위원회 의장이었던 패트릭 리이 상원의원에 따르면,

연합화학사는 빌라도를 캘커타의 테레사 수녀처럼 보이게 하는 입장을 견지했습니다. 그것이 그들에게 쏟아졌던 의혹을 선의로 해석하게 만들었지요.[99]

그 결과 그 지역의 어장 전체가 문을 닫아야 했다. 하지만 몇 년이 지나자 케폰 오염 수준이 여전히 위험수준임에도 불구하고 어업계의 압력을 받아 이 지역은 다시 문을 열었다.[100] 전문가들에 의하면 이 지역의 수질은 케폰으로 인해 앞으로 2세기 가량 여전히 심각하게 오염되어 있으리라고 한다. 그런데도 현재 우리들 대부분은 제임스 강과 체사피크 만에서 난 어류를 먹고 있는 것이다![101]

전세계 모든 지역 가운데 미국은 오염되지 않은 어류를 발견할 가능성이 가장 낮은 지역이다. 우리는 달갑잖게도 세계에서 제일 큰 살충제 제조국이라는 명성을 얻고 있다. 우리는 연간 49만5천 톤의 살충제를 사용한다. 이는 1인당 약 1.875kg에 해당하는 양이며, 전세계 사용량의 30%에 달하는 양이다.[102] 여러분들은 아마도 우리가 먹는 어류가 안전한지 궁금할 것이다. 실제로도 미국의 수질상태에서 체내에 유독성 화학물질을 지니지 않은 어류를 발견해내기란 거의 불가능하다. 루이스 리겐스타인은 말했다.

건강면에서 볼 때, 먹기에 가장 덜 위험한 어류는 대구, 넙치, 폴락 대구 같이 원양에서 서식하거나 알을 낳지 않는 어류와 깊은 바다에 사는 자그마한 어류, 아니면 공업용이나 농업용 폐수, 폐기물 투기로 오염되지 않은 산의 계곡에 사는 어류다. 하지만 이 어류들조차 특정 종류의 오염물질을 함유하고 있다. 안타까운 일이지만 오염되지 않은 어류와 동물성 제품은 더 이상 존재하지 않는 것 같다.[103]

터프트 대학 〈식품영양학 저널〉에 실린 한 논문은 미시간 호수의 어류를 많이 섭취한 여성들 242명의 자녀들을 비교하고 있다. 이 연구에서 산모가 어류를 많이 섭취했을수록 그들의 아기는 비정상적인 반사, 허약 체질, 자극에 대한 느린 반응, 다양한 양태의 우울증 증상을 보여주고 있음이 발견되었다. 단지 한 달에 두세 번 정도만 어류를 먹은 산모의 경우에도 일반 신생아보다 머리가 작고 체중은 250g 정도가 덜 나가는 아이들을 낳았다.[104]

1986년의 후속연구는 미시간 호수의 어류에 훨씬 불리한 빛을 던져주었다. 비록 산모가 한 달에 한 번밖에 생선을 먹지 않은 경우라고 해도, 엄마가 섭취했던 생선의 양과 아동의 두뇌발달 간에 정확한 상관관계가 있음이 발견된 것이다. 아이들에게 장래의 언어능력 I.Q.의 정확한 지표가 되는 "신기한 것 따라다니기" 검사를 실시했을 때, 그 아이들이 얻은 점수는 엄마가 섭취한 생선의 양과 반비례했다. 즉, 엄마가 더 많은 생선을 섭취했을수록 아이들이 검사에서 보여주는 수행능력의 정도는 빈약했다.[105]

우리는 거듭거듭 놀라지 말라는 소리를 듣는다. 하지만 이 같은 손상을 뒤집는 데 너무 늦었다는 말을 차마 하지 못하는 상황에서 나온 그런 이야기는 모두 헛소리다. 우리 손자들은 건강한 세상에서 살게 될지도 모른다. 그 세계에서는 밤이면 사람들이 불꽃을 튀기며 빠지직거리는 모닥불 주위에 둘러앉아 인류가 자신이 몸담고 있는 환경에 독극물을 뿌려댔던 그 어리석은 아득한 옛날에 대해 웃으며 얘기하게 될 것이다. "그래도 다행이지," 그들은 행복한 어조로 말할 것이다, "우리가 더 늦기 전에 깨달을 수 있었던 게."

농약투성이 축사

하지만 오늘날의 공장식 사육장에서 생산되는 제품을 먹는 한, 우리는 그런 행복한 미래에 이를 수 없을 것이다. 공장식 사육장의 동물들은 오염된 어류를 엄청나게 많이, 또 자주 먹고 있을 뿐 아니라 유독성 화학물질 그 자체에도 시달린다. 초만원에다 지저분하기 그지없는 공장식 사육장에서는 그곳에 서식하는 기생충들을 박멸하기 위해, 소와 돼지, 양 및 기타 가축들에게 일상적으로 톡사핀이라는 화학약품을 투약한다.[106] 이 물질은 DDT와 케폰, 딜드린, 헵타클로르 및 PCB's를 포함하는 치명적인 염화탄화수소 중의 하나다. 이 화학약품군에 속하는 다른 약품들과 마찬가지로, 톡사핀도 생물학적으로 안정되고 지용성(脂溶性)이며 치명적인 독극물이다. 또 극미량만으로도 실험실 동물들에게 암과 선천성 기형을 유발했으며, 심지어 뼈까지 녹여버린 사례도 있다.[107] 나아가 일조분의 몇 정도만으로도 어류의 재생산을 방해했고, 수 억분의 몇 정도만으로도 어류의 등뼈를 분필가루로 만들어버렸다.[108] 그러나 미국에서는 훈련받지 않은 공장식 사육장의 인부들이 그 살과 우유를 사람이 먹게 될 가축들에게 날마다 이 화학약품을 투약하고 있는 것이다.

세상에서 제일 치명적인 독극물들이 경쟁을 한다면, 톡사핀 역시 미국 환경보호청 위험평가국 수석연구원인 아드리안 고스 박사를 포함하여 수많은 자신의 후원자를 확보할 수 있을 것이다. 유독성 화학물질 분야에서 세계적으로 유명한 전문가인 아드리안 박사는 전직 미국 식품의약국의 과학조사부 부책임자였다. 톡사핀에 대한 그의 견해는 명백하다.

> 톡사핀이 맹독성 발암물질이라는 건 너무나 명백하다.…… 나는 그 물질을 일부러 환경 속에 풀어놓거나 했던 사람은 한 번도 만나본 적이 없다.…… 톡사핀이 가지고 있는 암 유발 경향은 현재 암이 만연하고 있는 것만큼이나 명백하다.[109]

하지만 해마다 미국에서는 공장식 사육장의 호조건에서 기승을 부리는 기생충 박멸을 위해 몇백만 갤런의 톡사핀 용액을 1백만 마리 이상의 소에게 뿌려대고 있다.[110] 다른 염화탄화수소와 마찬가지로 톡사핀도 동물의 피부를 통해 스며들어 체내에 잔류하게 됨에도 불구하고, 이런 일이 벌어지고 있는 것이다.

1978년 12월 캘리포니아 식품농업국의 수의사들은 캘리포니아 차이코의 농부, 조지 니어리의 소 850마리에 생긴 옴에 대해 걱정하고 있었다. 니어리는 독사핀을 사용하지 말아달라고 애원했지만, 수의사들은 자신들이 하는 일이 어떤 일인지 잘 알고 있다며 그를 설득하고는 이를 강행해버렸다. 몇 주만에 거의 100마리 가까운 소가 죽었다. 다른 500마리의 소는 태내에서 유산되거나 태어난 직후 곧 죽어버렸다. 죽은 소의 살을 뜯어먹은 개는 자신이 무엇을 먹었는지 몰랐겠지만 몇 초 후에 죽었다.[111] 독사핀 프로그램을 맡았던 행정담당자들은 자신들이 지나치게 농축된 용액을 사용했다는 결론을 내렸다. 안됐네 조지!

현대 공장식 사육장에는 파리가 워낙 많이 들끓어서 사육장 인부들이 일을 마치고 집에 돌아가려면 자동차 와이퍼를 켜고 가야 할 정도다. 파리는 인부들을 미칠 지경으로 만들어, 그들은 파리를 잡느라고 엄청나게 많은 시간을 들인다. 가축 주변에 날아다니는 파리를 죽이는 데 자주 사용되는 분무제(플라이-다이, 듀오-킬, 배포너 기타 등등을 포함해서)에도 세계 최악의 독극물 경연대회에 나가도 후원자를 찾을 만한 물질—디클로버스라 불리우는 화학약품—이 주요 성분으로 포함된다.[112]

디클로버스는 너무나 맹독성이어서, '세계보건기구'는 0.004mg/kg만을 1일 섭취 가능한 분량으로 정해놓았는데, 이 양은 이 화학물질을 함유하고 있는 노우-페스트(상품이름) 조각을 놓아둔 방에 9시간 동안 머무른 사람이 섭취하게 되는 양보다 적은 양이다.[113] 그러나 이것만으로는 육류업계의 의사결정자들이 오늘날의 동물공장에서 사육하는 소와 닭, 돼지에게 디클로버스 제품을 계속 사용하는 것을 막을 수 없었다.

파리와의 끝없는 싸움에 지친 공장식 사육장의 인부들은 자주 동물사료에 유독성 유충박멸제를 섞는다. 그 독극물이 동물의 입으로 들어가 위와 장을 거쳐 배설됨으로써 이 배설물에 알을 낳는 파리들에게 일종의 독약을 먹게 한다는 발상이다.

한 농부가 나에게 이 유충박멸제는 "멋진" 아이디어라고 말했다. 내가 그에게 흔히 사용되는 유충박멸제 라본은 조금만 섭취해도 인간의 신경계를 극도로 손상시켜 경련상태에 빠지게 할 수도 있는 물질이 주성분이라고 말하자, 그는 즉시 다이아몬드 샴록 사의 광고를 인용하면서 나를 비웃었다. 그 광고는 라본을 섭취한 동물의 고기와 우유에 잔류물이 남을까 봐 걱정할 필요가 없다는 내용을 담고 있었다. 사실 그 회사는 젖을 짜고 있는 소와 이제 막 도살될 육우에게 그 독극물을 주어도 전혀 상관없다고 광고문에 적고 있었다.

그런 회사가 보증하는 것을 어떻게 신뢰할 수 있단 말인가? 다이아몬드 샴록 사의 기술서비스 및 개발담당부장은 라본에 대한 질문을 받자 문제점이라고는 "미국 환경보호청에서 성분 승인을 아직 못 받은 것뿐입니다"라고 대답했다고 한다.[114]

보호자로서의 정부

20년 전에 동물사육에 사용되던 독극물의 양은 홍수같이 쏟아지는 오늘날의 독극물 양에 비하면 새발의 피다. 하지만 그 당시조차 미국 농무부가 전국에 걸쳐 공장식 사육장의 가금류 샘플을 검사했을 때, 조사 대상이던 공장 가운데 어떤 한 공장에서도, 그리고 검사했던 가금류 2,600마리 가운데 어떤 한 마리도 유독성 살충제에 오염되지 않은 경우를 발견할 수 없었다.[115] 1966년 의회 청문회에서는 다음과 같은 내용이 인정되었다.

오늘날 시장에 나와 있는 모든 유제품과 미국의 전 지역이 살충제 잔류물로부터 자유롭지 않다.[116]

서글픈 일이지만 그 이후 상황은 나날이 더 악화되어가기만 했다.

우리들 대부분은 정부의 육류 검역시스템이 우리를 잘 보호해주리라고 믿도록 세뇌되어 있기에, 건강하지 못한 동물들이 국민들 앞에 놓여지도록 방치되지는 않으리라고 믿고 있다. 그런데 실상은 그렇지 못하다. 검역관들은 가장 눈에 띄는 문제가 무엇인지 간단하게 한번 휙 살펴볼 뿐이기 때문에, 동물들을 살펴보는 데 1초도 걸리지 않는 경우가 허다하다. 유독성 화학물질을 검사하는 데는 복잡한 실험장비가 필요하고 시간과 비용이 많이 드는데도 말이다.

사실 미국 농무부는 도살되는 동물 25만 마리당 한 마리꼴로만 유독성 화학약품의 잔류량을 검사할 뿐이다.[117] 그리고 그 검사도 이 나라 육류공급계에 현재 알려져 있는 유독성 화학물 중 10% 이하에 대해서만 이루어진다.[118] 1976년 미국에서 농약 잔류 판정을 받은 동물의 수는 150마리였고, 살충제 잔류는 57마리, 기타 성분이 29마리였다. 이는 가금류를 포함하지 않은 1억1천9백만 마리 동물들 중 통틀어 300마리 미만만을 유독물질에 오염된 것으로 판정했다는 이야기다.[119]

이처럼 우리 나라는 육류검역 기준이 너무 낮아서, 1984년 '유럽경제공동체(EEC)'의 검역관들은 미국의 11개 대규모 포장육 회사들이 일반 시장을 통해 수출한 제품들 전체에 부적합 판정을 내리기도 했다.[120]

화학회사는 우리가 유해한 잔류 화학물질로부터 보호받고 있어 문제점들이 통제되고 있다고 믿기를 바란다. 그러나 공정한 과학자들은 문제를 그렇게 보지 않는다. 루이스 리겐스타인은 다음과 같이 썼다.

유독성 살충제의 허용기준을 설정하고 강화하는 정부정책을 재검토해보면, 그 프로그램은 주로 국민들이 잔류 화학물질에서 보호받고 있음을 믿도록 만드는 데 두어져 있다는 결론을 피할 수 없다. 사실 현재 집행되고 있는 이 프로그램은 식품 속의 독극물 양을 최소화하거나 모니터링하는 데 거의 아무런 역할도 못하고 있어 국민의 이해에 봉사한다기보다는 살충제 사용자와 생산자의 이해에 봉사하고 있다고 보아야 할 것이다. ……

대다수 미국인들이 유독성 살충제와 기타 화학물질을 섭취하게 되는 주요 원천은 육류 및 유제품과 같은 고지방 성분으로 되어 있는 식품의 소비에 있다. 따라서 대부분이 발암성인 이들 화학물질에 노출될 기회를 줄이려면 채식생활, 또는 동물성 제품을 최소화하는 식생활이 최선이다.[121]

1973년 4월 5일, 유독성 화학물질과 육류의 관계가 대단히 역설적인 방식으로 드러났다. 이날 미국 식품의약국은 최종적으로 인공색소 바이올렛 넘버원을 발암성 물질로 금지시켰다. 그때까지도 농무부에서는 "중급", "상급", "미국 농무부 인정 1등육" 같은 육류등급 표시에 이 색소를 사용해왔다. 말하자면 미국 농무부는 20년 이상에 걸쳐 발암성 색소로 육류 제품의 양호성을 보증해왔던 것이다.[122]

희소식

다행히도 살충제에 대한 대안은 있다. 유기농 기술이나 통합해충관리법(IPM. Integrated Pest Management)이란 농업기술이 오늘날 각광을 받기 시작하고 있는 것이다. 이것들은 육식 곤충과 기후, 작물순환, 해충에 저항성이 있는 변종종자의 개발, 토지 경작, 곤충잡이 망 등 환경친화적인 방법을 해충 통제수단으로 이용하는 기술이다. IPM(통합해충관리)방식은 정히 필요하면 화학약품도 사용하지만, 해충은 익충의 먹이가 되기 때문에 해충도 어느 정도는 필요하다는 전제 위에서 시행된다.

유기농법과 IPM(통합해충관리)방식에서는 곤충들에게 독약을 써서 "통제"하는 것이 최상의 전술이 아님을 알고 있다. 솔직히 말해서 단기 산출량이나 수확량이 해충으로 인해 감소하는 경우에도, 살충제는 우리가 건전하다고 믿어주기를 바라면서 그 제품을 파는 회사들을 축복해주지 않는다. 1970년, 가장 심했던 25가지의 농작물 질병 가운데 24가지가 살충제 사용으로 인해 악화되었거나 유발된 질병이었다.[123] 덕분에 살충제 사용의 증가 추세는 주춤하고 있지만, 미국농산물의 곤충으로 인한 피해는 1950년에서 1974년 사이 두 배로 증가했다. 이는 화학약품으로 인해 생태 균형이 심하게 손상되었기 때문이었다.

화학약품 회사는 우리가 화학약품을 쓰면 식량생산량이 늘어난다고 믿어주길 바란다. 그러나 〈푸드퍼스트〉지는 전세계에 걸친 기근의 원인을 놓고 프란시스 무르 라페와 조세프 콜린스의 한 통찰력 있는 논문을 실었다.

모든 나라가 앞서거니 뒤서거니 진보해가고 있다. (살충제가 도입된) 초기 몇 년 동안은 적정 가격으로 곤충들을 통제할 수 있었고 그 전보다 수확도 늘어난 게 사실이다. 경작자들은 농작물에서 곤충들이 눈에 띄게 격감하는 것을 보면서 살충제 덕분에 인력으로 불가능한 일이라고 여겼던 해충 퇴치가 가능해졌다고 생각하게 되었다. 그런데 문제는 곤충 중에서도 특히 해충이 적자생존의 법칙에 따라 살충제에 대한 내성을 키우게 되었다는 것이다.

죽은 벌레만이 좋은 벌레라는 이야기는 전혀 사실이 아니다. 벌레들 중에는 식물을 손상하는 해충에 기생하는 기생충과 그 해충의 살을 먹는 식육충도 있다. 또 어떤 벌레들은 곡물의 아주 특정부분만을 먹기도 한다. 연구에 따르면 곤충들 대부분은 처리비용을 정당화할 수 있을 만큼 식물에 많은 손상을 입히지는 않는다. 이들 기생충과 식육충의 활동으로 곤충의 수 자체가 일정수준 이하로 제한되기 때문이다. 그러나 살충제가 이들 기생충과 식육충들을 죽여버리면, 자연상태에서는 그리 위력이 강하지 않았던 많은 해충이 훨씬 빨리 번식될 수 있게 된다.[124]

한 예로 거미진드기를 들 수 있다.

25년 전만 해도 거미진드기는 그다지 중요하지 않은 해충이었다. 다른 해충들을 표적으로 살충제를 거듭 사용한 것이 이들의 천적과 이들의 경쟁자들을 박멸하였다. 덕분에 오늘날 거미진드기는 전세계적으로 농업에 가장 위협적인 해충이 되었다.……
  아이러니는…… 살충제가 그에 약한 곤충군을 죽이는 데 효과적일수록 내성을 가진 개체의 진화는 그만큼 더 빨라진다는 것이다."[125]

다행히도 지금은 살충제가 반드시 필요하지는 않다는 사실이 밝혀졌다. 유기농법과 IPM(통합해충관리) 기술은 그 자체로도 효과적일 뿐 아니라, 가장 강력한 살충제로도 효험을 볼 수 없는 분야에서까지도 효과를 보이고 있다. 옥수수재배 농가가 직면하고 있는 최악의 해충은 뿌리에 서식하는 해충인데 화학약품도 이들과의 전투에서는 그다지 도움이 되지 않는다. 이들 해충이 주요 살충제에 대해 거의 완벽한 내성을 길러왔기 때문이다. 그런데 IPM(통합해충관리) 시스템은 작물을 순환시키는 것으로 이 문제를 해결했다. 옥수수뿌리충은 콩과식물은 먹지 못한다. 그래서 콩과식물과 옥수수를 번갈아 심게 되면 옥수수뿌리충은 먹을 것이 없어 생존할 수가 없게 된다. 게다가 콩과식물은 토양에 질소를 공급하는 부차적인 이

익도 주기 때문에, 옥수수를 재배하는 데 필요한 비료도 그만큼 줄일 수 있다.[126]

그러나 안타깝게도 살충제에 중독된 농업 때문에 살충제를 사용한 지 얼마 지나지 않은 땅에서는 재배작물을 순환시키기가 어렵다. 오늘날 옥수수과 식물재배에 사용되는 몇몇 제초제는 토양에 그대로 잔류한 채 옥수수과 식물이 아닌 식물은 모두 죽여버린다. 따라서 이런 화학물질을 뿌렸던 땅에는 콩과식물을 심으면 죽고 만다. 살충제에 의존해왔던 농민들은 자신들이 악순환의 고리에 놓여 있다는 것을 깨달았다. 그들은 옥수수 외에는 **아무것도 자라지 않는 토양**을 창출해냈던 것이다. 그래서 그들은 매년 옥수수를 심고, 해충과 질병과 잡초 등 스스로 자초한 문제에 허덕이고 있는 것이다.

닉슨 정부의 농무부 장관이었던 얼 버츠는 미국이 유기농업을 고려하려면, 그 전에 5천만 내지 6천만 명 정도의 미국인들이 기아에 빠지는 상황에 놓여도 좋다는 결정을 먼저 내려야 할 것이라고 협박하곤 했다. 그가 취했던 태도는 과거 우리 정부와 농산물 회사가 취해왔던 입장의 전형이다. 유기농법은 별 여유가 없는 우리로서는 사치일 뿐이고, 농산물의 자급자족을 위해서라도 이들 화학약품이 필요하다는 것이다. 여러분도 상상이 가겠지만 화학약품 회사는 이런 사고방식을 강화시키는 데 몇백만 달러를 쓰고 있다.

그러나 이것은 진실이 아니다. 제 2차 세계대전까지 미국 농민들은 살충제 없이도 엄청난 양의 곡물을 생산해왔다. 그리고 다행스럽게도 IPM(통합해충관리)기술이 점점 더 발전하면서 이제 우리는 훨씬 더 나은 방식으로 그렇게 할 수 있게 되었다. 예를 들어, 생식 불능인 많은 수컷 곤충을 키워 해충문제가 발생한 지역에 이 수컷들을 대량으로 풀어놓는 것이 가능해진 것이다. 그들은 자연에서 암컷과 교미할 것이고 곧 이 문제 해충의 수는 급속히 줄어들게 될 것이다. 또한 많은 익충을 키워 이들을 감염된 지역에 풀어놓아 해충을 먹이로 삼게 하는 것도 가능해졌다.[127]

이처럼 제 2차 세계대전 전보다 환경시스템에 대한 이해가 훨씬 더 진전된 데다가, 우리가 저지른 실수로부터 배운 바가 있기 때문에, 우리는 이제 살충제 없이도 과거 어느 때보다 더 잘 해나갈 수 있다. 우리는 이제, 곤충들이 살충제에 대해서는 내성을 갖게 되지만, 어떤 곤충도 새에는 내성을 가질 수 없다는 것에 대해서도 잘 알고 있다. 새들을 곤충들 옆에 풀어놓으면 그들은 제 역할을 알아서 잘 수행한다. 갈색 앵무새는 하루에 6,180마리의 곤충을 먹을 수 있고, 제비는 반나절 동안 1,000마리의 메뚜기를 먹어치운다. 집굴뚝새는 여름 오후 한나절 동안 500마리의 거미와 그 유충을 먹으며, 북미산 딱따구리 한 쌍에게는 5,000마리의 개미도 군것질거리에 불과하다. 볼티모어 꾀꼬리는 1시간에 나비유충 17마리를 먹는다.[128]

사실 유기농법의 활용가능성에 대한 정부 연구는 대단히 고무적이다. 1979년 이 문제를 연구하기 위해 과학자와 경제학자로 구성되었던 농무부 특별연구팀은 다음과 같은 결론에 도달하게 되었다.

유기농법은 농업과 사회에 중요하며, 그 잠재적인 기여도 역시 그러하다.……[129]

미국 농무부 특별연구팀은 화학약품을 사용하지 않았던 몇몇 농민들의 수확량이 전혀 감소되지 않았음을 발견했다. 그리고 생산감소를 경험한 농민들조차도 그 비싼 화학약품비를 지불할 필요가 없었기 때문에 수입은 오히려 더 많아졌음을 알았다.

세인트루이스 주 워싱턴 대학 생물학연구센터는 유기농법의 실행가능성을 평가하는 가장 완벽한 연구프로젝트를 실시했다. 이 연구는 토양조건과 곡물 종류, 면적이라는 면에서 유사한 농장들끼리 매칭 실험(실험집단과 통제집단을 구성할 때 평가 변수를 중심으로 유사한 것끼리 둘씩 짝을 지어, 실험집단에는 실험을 실시하고 통제집단에는 실험을 실시하지 않아 실험 후 결과의 차이를 측정하는 실험법—옮긴이)을 시행하였다. 그들은 한 쪽 농장에는 화학약품을 뿌린 반면, 다른 한 쪽에는 화학약품을 뿌리지 않았다. 연구가 끝났을 때, 센터책임자가 내린 결론은 이러했다.

5년간의 평균 수확을 에이커당 달러로 환산해보면 둘 다 거의 같은 정도의 수입을 올렸다. 수확면에서 본다면 유기농법은 10% 정도 감소했다. 하지만, 그래도 이 방법이 경제적 효율성이 있는 이유는 수확의 차이를 변상할 수 있을 만큼 화학약품에 드는 비용이 절감되기 때문인 것으로 나타났다.[130]

수확에서의 10% 감소가 식량부족을 낳을 수 있다고 생각할 사람이 있을지 모르겠다. 그러나 여기서 중요한 것은 대부분의 미국 농업은 사람들이 먹을 식량을 생산하는 것이 아님을 깨닫는 것이다. 미국 농업은 우리가 그 고기와 우유와 알을 먹는 동물의 먹이를 주로 경작한다. 그것들 대부분은 사실 거름이 되고 마는데, 이들 사료는 그나마도 땅속에 묻히는 것이 아니라, 믿을 수 없을 만큼의 엄청난 분량이 폐기장에 모아졌다가 결국에는 이미 오염되어 있는 물속으로 흘러 들어가기 때문에 재생될 수도 없다.

사람들이 먹는 식량생산만 한다고 하면 현재 농지면적에서 필요로 하는 수확의 30% 정도만으로 충분하다. 사실 생산을 반으로 줄인다고 해도 우리가 먹을 식량으로는 충분하고도 남는다. 그리고 IPM(통합해충관리) 및 유기농법으로 전환해도 생산량이 현저하게 감소하지는 않기 때문에, 포화지방 공장에 공급하는 곡물생산—사실상 거름더미에 불과한— 대신에 사람들이 먹을 식량만 직접 생산하게 되면 전세계를 먹여살릴 수도 있다.

그렇게 함으로써 우리는 환경이 치명적인 독극물로 뒤덮이는 것도 방지할 수 있을 것이며, 우리 아이들을 좀더 안전하고 깨끗한 세상에서 살게 할 수도 있을 것이다.

살충제 섭취의 감소

여러분이 유독한 화학약품의 섭취를 줄일 수 있는 가장 효과적인 방법은 육류와 어류, 유제품 및 달걀의 섭취를 최소화하거나 아예 먹지 않는 것이다. 유기농법과 농약을 살포하지 않는 농법을 택하는 것은 다음 단계의 일이다. 에콰도르와 멕시코, 과테말라, 코스타리카 같은 국가들에서는 농민들이 미국농업에서 사용 허가된 것보다 훨씬 농축된 살충제를 사용하고 있기 때문에, 여러분이 먹는 커피와 설탕, 차, 바나나 같은 수입 농산물의 섭취를 줄이는 것도 도움이 된다. 결국엔 미국 화학회사로부터 팔려나간 살충제가 다시 우리 나라에서 제품으로 판매되고 있는 것이다.[131] 때문에 어떤 것이 수입과일이고 수입야채인지를 알아두는 것도 도움이 된다. 사실 가장 안전한 건 자기 고장에서 생산되는 제철 과일과 야채만을 먹는 것이다. 살충제에 대한 미국의 규제는 하와이산에 대해서만 많은 예외 규정을 만들어놓았는데, 이는 하와이산 과일이 라틴 아메리카에서 생산된 제품과 마찬가지로 심하게 오염되어 있기 때문이다. 이 모든 식품들 가운데 가장 나쁜 것은 **패스트푸드 햄버거이다.** 왜냐하면 그것은 자주 **중앙아메리카에서 수입된 소고기로 만들어지기 때문이다.**

어떤 사람들은 "유기농으로 키운" 소고기와 가금류를 먹는 것이 살충제 섭취를 줄이는 좋은 방법일 거라고 생각한다. 이런 사람들은 "자연산" 혹은 "유기농"이라고 이름 붙은 육류제품은 전형적인 공장식 사육장의 상업화된 제품보다는 훨씬 나을 거라고 생각하겠지만, 그것들 역시 가축들이 먹은 이런저런 사료들에서 얻어진 농축된 독극물이 포함되어 있을 가능성이 높다. 이들 치명적인 화학물질은 과일이나 야채에서 발견되는 농도보다 훨씬 진한 농도로 동

물들의 지방층에 축적되어 있다. 살충제 분야의 권위자 루이스 리겐스타인은 말하기를,

육류는 식물성 식품보다 살충제를 약 14배 더 포함하고 있고, 유제품은 5.5배만큼 더 많이 갖고 있다. 따라서 동물성 식품을 섭취하는 것은 엄청나게 농축된 유독성 화학약품을 섭취하는 것과 같다. 여러 가지 식품에 대한 미국 식품의약국의 분석은 육류와 가금류, 어류, 치즈 및 기타 유제품에는 다른 식품에 비해 훨씬 더 자주, 그리고 훨씬 더 많은 살충제가 함유되어 있음을 보여준다.[132]

1975년, '환경의 질(質) 위원회'는 식품에 잔류하고 있는 살충제 문제에 대해 장황하게 분석하면서 사람들이 섭취하는 DDT 양의 95% 이상이 유제품 및 육류제품에서 기인한다고 결론내렸다.[133] 이는 여타의 살충제에 대해서도 유사한 비율이라고 설명할 수 있을 것이다. 인류에게 알려진 가장 유독한 독극물에 노출되어 있는 줄도 모르고, 이러한 얘기를 들어본 적도 없는 사람들이 먹이사슬의 윗 단계를 매일같이 아무 생각 없이 먹어대는 건 실로 안타까운 일이라 하지 않을 수 없다. 하지만 이 사안에서의 긍정적인 측면은 이 사실을 알게 되면 이에 대해 무엇인가를 할 수 있게 되리라는 것이다. 그리고 잊지 말아야 할 것은 미국의 농업과 식생활 습관에 대한 새로운 방향 설정은 우리 아이들과 그 아이들의 아이들이 좀더 건강한 신체와 좀더 건강한 환경에 몸담고 살 수 있게 된다는 것을 의미한다는 것이다.

오염된 모유

여러분들은 어떤 방법으로든 인간의 체내에서 유독성 화학물질을 제거할 수 있다면, 그것은 좋은 일이라고 생각할지도 모르겠다. 그런데 한 가지 걱정스러운 것은 이 축적된 독극물이 배출되는 가장 일반적인 방법이 수유부의 모유를 통해서라는 점이다.

젖소가 자신들이 섭취하여 체내에 축적하고 있던 치명적인 독극물을 우유를 통해 배출하듯이, 모유도 산모의 체내 지방에 축적되어 있던 이들 유독 성분으로 오염된다. 나체의 임산부를 그린 '생태행동센터'의 포스터를 보면 그 비극적인 결과가 잘 표현돼 있다. 그녀의 풍만한 가슴에는 이런 경고문이 붙어 있다.

주의―아동의 손에 닿지 않도록 보관하시오. [134]

안타깝게도 이 포스터는 농담을 하고 있는 게 아니다. 수유부의 몸은 모유를 만들기 위해 자신이 축적하고 있던 체내지방을 이용한다. 그리고 수유부의 체지방창고에는 그녀가 지금까지 먹었던, 그리고 호흡과 피부를 통해서 흡수했던 모든 종류의 유독성 화학물질이 축적되어 있다. 따라서 이들 유독 성분이 모유에 녹아 들어가는 것은 어찌 보면 당연한 일이다. **모유를 먹는 아이는 그래서 인간에게 알려진 가장 유독한 물질을 엄청나게 섭취하는 것일지도 모른다.** [135]

대부분의 모유는 DDT, PCB's, 딜드린, 헵타클로르, 다이옥신

등등의 유독성 화학물질 농도가 워낙 높기 때문에 만약 모유가 주 경계선을 넘어 판매된다면 미국 식품의약국에 의해 몰수, 폐기되어야 할 정도다.[136] 1976년 미국 환경보호청은 전국의 모든 지역에서 수검된 모유의 99% 이상에서 상당한 농도의 DDT와 PCB's를 발견하였다.[137] 모유를 검사한 또다른 연구들 역시 같은 결과를 확인했다.[138] 1975년 대통령 직속 '환경의 질 위원회'는 수검된 모유 100%에서 DDT를 발견하였다.[139] 그리고 먹이 사슬을 따라 올라가는 다른 독극물도 비슷한 정도로 발견되었다.

미국 환경보호청은 모유를 수유하는 모든 미국 아동은, 현대과학이 온갖 발암물질 가운데 가장 강력한 발암물질로 간주하는 딜드린을 평균적으로 허용치의 9배나 섭취한다고 결론짓고 있다.[140] 그것만으로 충분치 않았던지, 미국 환경보호청은 모유를 수유하는 미국 아동은 PCB's의 1일 섭취량이 미국 식품의약국 최고 기준치의 10배나 된다고 결론지었다.[141] 또한 1981년 미시간 주에서 1천 명 이상의 수유부를 대상으로 한 PCB's 검사에서는, 십억분의 얼마 정도의 극미량만으로도 실험용 동물들에게 선천성 기형과 암을 유발할 정도로 독성 강한 이 물질이 모든 모유에서 검출되었다.[142]

몇몇 여성들이 이 가공할 사실에 경악해서 아이에게 모유를 먹이지 말아야겠다고 결정했다. 그러나 이것은 다음의 몇 가지 중요한 이유에서 최상의 결정이라고 할 수 없다. 1) 모유는 젖소에서 만들어진 어떤 유동식보다 아이에게는 영양학적으로 훨씬 우수하다. 2) 유동식 역시 유독성 화학물질로 오염되어 있을 가능성이 높다.

3) 모유는 신생아에게 필수적인 항체를 함유하고 있다. 4) 모유를 먹이는 것은 수유부와 아기 모두에게 대단히 중요한 연대감과 정서적 교감을 형성시켜준다.

다행히도 가임기 여성들이 자신의 아이에 대한 위험을 최소화할 수 있는 방법이 있다. 여성의 식생활에 대한 많은 연구를 살펴보면, 동물성 지방이 차지하는 비중과 모유에 포함된 유독물질의 잔류량 사이에는 직접적인 상관관계가 있음이 밝혀져 있다. 따라서 수유부가 육류와 버터, 달걀, 치즈, 우유, 가금류, 생선 따위를 덜 섭취하면 할수록 엄마의 가슴을 통해 아이에게 전달되는 모유에서도 유독성 화학물질이 덜 발견될 것이다.[143]

1976년 미국 환경보호청은 채식 여성의 모유를 분석했는데 모유에 함유된 살충제가 평균치에 훨씬 못 미치는 것으로 밝혀졌다.[144] 〈뉴잉글랜드 의학협회 저널〉에 실린 한 연구에서도 이와 유사한 비교를 하여 다음 사항을 발견하였다.

채식가의 모유에서 발견된 오염의 최고치는 비채식 여성의 모유에서 발견된 오염의 최소치보다 훨씬 낮았다.…… 채식가의 평균 오염치 자체가 미국 평균 오염치의 1%내지 2%에 불과했던 것이다.[145]

미국의 채식 수유부의 모유가 평균적으로 전국 평균 살충제 오염 수준의 1% 내지 2%에 불과하다는 건 실로 중요한 통계가 아닐 수 없다. 만약 전국의 평균 모유오염 수준을 소형자동차 중량(730kg)으로 표현할 수 있다면, 그에 대비되는 채식가의 평균치는 작은 서류가방 중량(7.3~14.6kg)에 불과하다고 할 수 있는 것이다. 내가 알기로, 완전 채식가의 모유에 대해서는 연구된 바가 없지만, 그들의 모유가 일반 채식가보다 몇 배나 더 안전하리라는 건 얼마든지 추론할 수 있다.

여성들은—심지어 나이 어린 소녀들까지도— 장래 아이를 갖고 모유를 먹이고 싶어하는 사람이라면 누구나 자신이 지금 섭취하는 식사가 자기 아이의 건강에 엄청난 영향을 미치리란 것을 알아두는 것이 좋다. 그들이 지금 섭취하는 모든 화학약품이 자신의 모유를 통해서 배출되기 전까지는 자신의 체조직에 축적될 것이기 때문이다. 특히 영아에게는 모유가 유일한 영양공급원이기에, 모유에 함유된 살충제 농도는 아이에게 치명적일 수 있다. '환경보호기금'은 수유기 아동이 어른에 비해 평균적으로 PCB's를 체중대비 100배나 더 많이 섭취함을 보여주고 있다.[146] 게다가 영아의 미성숙한 간은 이 화학물질들을 거의 해독해낼 수 없기 때문에 더 독성이 강하게 작용한다. 따라서 젊은 여성들이, 오늘 현명한 식생활을 하는 것이 내일 자신의 아이들에게 더 좋은 양질의 모유를 제공하는 지름길임을 아는 것은 지극히 중요한 일이다.

이제 우리는 올바른 길을 선택하기에 충분할 만큼 알고 있다. 그렇다면 우리는 이제 미래의 엄마들은 자신들의 모유가 안전하고 청정하다는 것에 감사하면서 자신의 아기들을 키우는 모습, 모유가 위험했던 적이 있었다는 아득한 기억만을 간직한 채 아이들을 키우는 모습을 그려볼 수도 있지 않을까?

언젠가 아이의 아버지가 되고 싶다고 생각하는 남자들 역시 지금 자신들이 섭취하는 유독성 화학물질에 대해 잘 알고 있는 편이 좋다. 선천성 기형 중 상당 비율이 남성의 생식계통에 집적되거나 농축되는 경향이 있는 물질이나, 정자세포를 손상시키는 유독성 화학물질들을 남자들이 섭취한 데서 비롯되기 때문이다.[147] 이것이 바로 에이전트 오렌지에 관련된 베트남 참전 용사의 후손들에게 선천성 기형의 비율이 높았던 이유이기도 하다. 그리고 남부 캘리포니아 의대에서 행해진 연구에서 어린이의 뇌종양과 그 아버지의 유독성 화학물질에의 노출 정도 사이에 현저한 상관관계가 있음이 발견된 것 역시 이런 메커니즘 때문이다.[148]

아이의 아버지가 되지 않을 남성이라 하더라도 그의 정자에는 여전히 이 유독성 화학물질들이 쌓여 있게 될 테고, 성적 접촉시 그것은 여성에게 전달될 것이란 사실을 신중하게 고려해야 한다.[149] 여성은 질점액을 통해 그 같은 유독물질을 흡수한 다음 이를 자궁에 쌓아두게 된다. 선천성 기형과 암을 유발할 기회를 기다리는 최악의 생물학적 시한폭탄처럼.

다행스러운 건 그나마 지금부터라도 음식을 현명하게 선택해서 섭취한다면, 아직 태어나지 않은 아이의 건강을 보호하는 데 도움이 되리라는 것이다.

유전자 풀Pool(유전자 공급원)

지금의 유독성 화학약품의 존재가 인류에게 심각한 위협이 되리란 점에 대해서는 아무리 강조해도 지나치지 않다. 유독성 화학물질은 생명 자체의 청사진인 DNA분자에 손상을 입힐 수 있다.[150] 그 결과, 암 같이 우리가 알고 있는 정상적인 세포성장 과정에서 벗어난 이상현상이 유행하고, 불임이 만연하며, 선천성 기형이 늘어나게 되는 것이다.

지금 우리는 우리의 유전자 풀 자체가 회복될 수 없을 만큼 손상될 위기에 처해 있다. 이 유전자 풀은 적어도 30억 년 가량 진화해온 진화의 극치이며, 인간이라는 종의 주요 자원이다. 이런 DNA 청사진에 기형이 나타난다면 그것은 이후 세대에게 유전 질환을 일으키는 주범으로 작용할 것이며, 그 비극은 아득한 미래세대까지 지속될 것이다. 과학자들은 우리에게 말한다.

정자를 비롯한 조상 세포에 나타난 염색체 변이는 이후의 모든 미래 세대의 인간종에게까지 이전될 것이다. 말하자면 인간에게 최상의 보물인 유전자가 위기에 놓이게 된 것이다. 한 번 손상된 염색체는 인간에게 알려진 그 어떤 방법으로도 다시 회복될 수 없다.[151]

화학물질로 인한 유전자 변이는 자신의 실상을 완전히 드러내기까지 적어도 한 세대가 걸린다. 그런데 살아 있는 생물체를 죽이는 데 최고의 기술전문가인 유독성 화학물질을 가지고 생태계와 먹이사슬을 마비시키고 있는 것은 그 전 세대가 아닌 바로 지금 우리 세대인 것이다.

그러니 우리는 아직도 과거의 행위가 가져올 결과를 다 목격한 게 아니다. 그러나 '붉은 해골단'이 말하고 있듯이, "지금이라도 방향을 바꾸지 않는다면, 우리는 우리가 가고 있는 바로 그 자리에서 종말을 맞게 될 것이다."

이제 어떻게?

나는 이런 불길한 미래를 바라보면서 온갖 느낌들을 다 받곤 했다. 나는 생산된 이 유독성 물질의 그 엄청난 양에 완전히 압도되어버렸고, 그토록 적은 양의 독극물에 그렇게 많은 대가를 치러야 한다는 데 다시 한 번 압도되었으며, 거짓말까지 해가면서 이 끔찍한 것으로부터 이윤을 얻고 있는 사람들을 바라보면서 느끼는 분노에 압도되어버렸다. 다우 케미컬 회장 폴 오피스 같은 사람이 NBC의 '오늘의 뉴스'에 출연하여 우리에게 "다이옥신이 인류에게 어떤 손상을 가한다는 절대적인 증거는 어디에도 없다"고 말하는 것을 참고 보는 건 절대 쉬운 일이 아니다. 사람 주먹보다 작은 주머니에 든 다이옥신의 양만으로도 1천만 명의 사람을 죽일 수 있다는 걸 알면서도, 그는 이렇게 얘기하는 것이다.

나는 이 문제가 얼마나 엄청난 일인지 이해하지 못할 사람은 없으며, 우리 세계와 인류의 총체적인 미래에 고통을 느끼지 않을 사람 역시 없다고 생각한다. 이런 고통은 개인적인 차원, 우리 개개인의 삶을 넘어선다. 지금 위기에 처한 것은 인류 전체의 행로인 것이다.

이따금 나는 내가 그냥 눈을 감아버릴 수 있어서 일이 벌어지는 대로 그냥 내버려둘 수 있기를 바랄 때가 있다. "그들도" 어차피 최악의 사태가 오면 이 세상 전부를 중독시키도록 내버려두지는 않을 것이라고 믿고 싶어하면서 말이다. 하지만 나 자신을 이런 심리적인 무감각 상태로 내버려두려던 시도마저 실패하고, 우리가 놓여 있는 상황을 다시 한 번 되돌아보지 않을 수 없게 되면, 나는 또 한 번 비애를 느끼지 않을 수 없다. 또 나는 우리가 충분히 피할 수도 있었을 비극 때문에 암울해진 우리 자신의 삶과 우리 자손들의 삶을 생각할 때마다 분노를 느끼고, 나 자신도 거대한 불행에 휩쓸려 들어갈 수밖에 없는 이 사회의 한 부분으로서 죄의식을 느끼며, 아직도 가게 한 구석에 놓여져 있는 것들을 보면서 경악한다. 하지만 이런 감정들 중 대부분은 비애다. 지금 일어나고 있는 일들을 직면한다는 것은 말로 표현할 수 없는 슬픔인 것이다.

하지만 나는 이런 비애가 우리 모두에게 귀속되는 것인 만큼 이것을 두려워하고만 있어서는 안 된다는 걸 알게 되었다. 왜냐하면 우리가 고통을 서로 공유하고 있다는 사실 자체가 서로를 걱정해주고, 서로를 위해 기도해주며, 결연히 나서서 행동할 수도 있다는 걸 말해주는 것이기 때문이다. 다시 말해 우리가 고통을 느낀다는 건 이 모든 문제에 대응할 수 있는 힘을 갖게 해주는, 일종의 껍질 벗기와 같은 것이다. 이렇게 해가는 사이에 우리는 소중한 뭔가를 탄생시킬 수 있다. 우리가 함께 나누는 그 고통을 통해 우리는 그것을 일구어내기 위해 함께 애쓰고 있는 것이다.

우리가 느끼고 있는 고통은 우리들만의 것이 아니다. 또 그것은 우리 자신, 우리 자손들에 대한 배려에만 뿌리를 두고 있는 것도 아니다. 그것은 인류 전체와 생명 전체에 대한 배려에 뿌리를 두고 있다. 우리의 고뇌는 우리가 모든 존재와 갖는 연관성을 증언해주고 있다. 여기에는 우리 개개인의 자아와 운명보다 더 위대한 무엇인가가 작동하고 있는 것이다. 우리의 고뇌는 우리 존재의 가장 깊은 곳에서부터 요청하는 명제, 이런 끔찍한 오염이 더 이상 계속되게 내버려두어서는 안 된다는 긴급명제인 것이다. 그것은 우리들 개개인과 집단 양심의 내부에서 일어나는, 인간의 관계방식을 근본적으로 바꿔야 한다는 자각이고, 우리의 삶을 새롭게 방향짓는 용기의 근원이다.

분명한 건 우리 세상과 우리 자신을 치유하는 작업이 별개이거나, 우리 삶에서 이미 넘어가버린 장이 아니란 사실이다. 우리가 필요로 하는 변화는 그냥 우리가 육식을 하지 않는 것만으로 저절로 이루어질 것도, 가끔 가다 한 번씩 행진을 하고 기부를 하고 로비를 한다고 해서 이루어질 것도 아니다. 그것은 우리 존재 전부를 필요로 하고, 우리가 지금까지는 상상조차 할 수 없었던 형태로 우리의 헌신을 요구할 것이다.

우리가 그렇게 많은 것을 요구하는 이런 도전에 감히 나설 수 있는 것은, 우리 내면에 이것이 우리가 해야 할 바라고 말해주는 양심이라는 신성한 뭔가가 존재하기 때문이다.

세상을 내다볼 때, 내 눈에 보이는 건 상상조차 할 수 없는 잔혹함과 무지의 심연이다. 그렇지만 내가 그에 굴하지 않고 인간의 가슴속을 들여다볼 때, 나는 거기서 반짝이는 등대처럼 어두운 세상을 걱정하고 비춰주는 뭔가를, 사랑의 뭔가를 발견한다. 그리고 그 반짝이는 불빛 안에서 나는 모든 존재가 갖는 꿈과 기도를 느낀다. 그 작은 불빛 속에서 더 나은 미래를 꿈꾸는 우리의 소망을 느낀다. 인간의 가슴속에 빛나는 불빛 속에는 해야 할 일을 할 수 있게 해주는 힘이 있다.

모든 것은 **연결되어 있다**

운명, 즉 업보는 그 영혼이 깨달은 바를 놓고
무엇을 해내는가에 달려 있다.
– 에드가 케이시

우리는 모두 최후의 개척자들이다.
– 멀 셰인

오랫동안 가치 있는 삶을 살았던
한 남자에 대한 옛날 얘기가 있다. 그가 죽자, 하느님이 그에게 말
씀하셨다. "이리 오너라, 내가 너에게 지옥을 보여주마." 그는 거대
한 스튜단지를 둘러싸고 많은 사람들이 앉아 있는 한 방으로 안내
되었다. 그들 모두는 각자 단지에 닿을 수 있는 숟가락을 갖고 있었
지만 그 길이가 워낙 긴 탓에 자기 입에 숟갈을 집어넣을 수가 없었
다. 모두가 굶주려 절망적이었다. 그 고통은 끔찍할 지경이었다.

잠시 후 하느님이 말씀하셨다. "이리 오너라. 이제 내가 너에게 천국을 보여주마." 그들은 다른 방으로 갔다. 그런데 놀랍게도 그 방 역시 첫 번째 방과 똑같았다. 한 무리의 사람들이 거대한 스튜단지 주변에 앉아 있었고 그들도 예의 그 긴 손잡이의 숟가락을 갖고 있었다. 그런데 여기서는 모두가 잘 먹어서 행복했고 방안은 기쁨과 웃음으로 가득 차 있었다.

"이해할 수가 없군요," 그 남자가 말했다. "모든 것이 다 똑같은데, 여기 이 사람들은 이렇게 행복하고 저기 저 사람들은 저토록 비참하다니요. 어찌된 일이죠?"

하느님이 웃으며 말씀하셨다. "이해가 안 되느냐. 여기 이 사람들은 서로에게 먹여줄 줄 안다."

우리는 식품을 허비하고 있다

오늘날 미국의 가축은 미국 인구 전체를 넉넉히 먹여 살릴 수 있는 양의 5배나 되는 곡물과 콩을 소비하고 있다.[1] 우리는 우리가 경작하는 옥수수의 80% 이상과 귀리의 95% 이상을 동물 사육에 쏟아붓는다.[2]

육류 중심의 식생활이 얼마나 낭비인지를 파악하기는 어렵지 않다. 가축을 통해 우회하여 곡물을 순환시킴으로써, 우리는 곡물을 직접 섭취했을 때 얻을 수 있는 열량의 겨우 10%만을 섭취하고 만다.[3]

지금 미국은 경작지의 반 이하만을 사람들이 먹는 양식을 경작하는 데 사용하고 있다. 상당수의 경작지가 가축사료를 생산하는 데 사용되고 있는 것이다. 이것은 땅을 대단히 비효율적으로 사용하는 방식이다. 곡물과 콩, 약 14.5kg이 육우용 소 사료로 쓰이는 데 비해 우리가 돌려받는 것은 겨우 900g의 고기뿐이다. 나머지 13.6kg은 만져보지도 못한다. 대부분의 곡물과 콩이 거름이 되어버리는 것이다.

개발도상국들도 우리를 모방하고 있다. 육식이 선진국의 경제적 위상을 보여주는 상징의 하나라고 생각하는 그들은 선진국을 모방하기 위해 갖은 노력을 다 한다. 이런 나라들에서는 고기를 살 수 있는 사람은 극소수에 불과한 반면, 대부분의 국민이 허기진 배를 움켜쥐고 잠자리에 들어야 하고, 엄마는 자기 아이가 굶어 죽어가는 것을 손놓고 볼 수밖에 없는데도 말이다.

사랑은 모든 사람을 먹여살린다.

- 존 덴버

우리가 소사육을 통해 얻는 투자 수익이 얼마나 되는지 알기 위해서, 여러분이 1천 달러를 가지고 있는데 그것을 은행에 넣어두었다고 상상해보라. 1년이 지났을 때 여러분은 지난 12개월간 원금에 붙은 이자도 함께 찾을 수 있으리라 기대하면서 돈을 찾으러 간다. 그런데 은행 창구의 직원은 이것이 계좌에 남은 돈 전부라고 하면서 여러분에게 고작 1백 달러밖에 내주지 않는다. 나머지는 모두 사라져버린 것이다. 여러분은 투자에 대한 이자만 얻지 못한 것이 아니라, 가진 돈의 90%를 날린 것이다.

그래도 이 경우는 육류중심의 식생활이 지닌 단백질의 낭비벽보다는 나은 편이다. 우리는 가축에게 먹이를 제공하면서 우리가 투자한 단백질의 90% 이상을 날려버린다. 소고기는 그 가운데서도 가장 비효율적이다. 우리는 우리가 육우에게 애초에 제공했던 단백질의 94%를 잃고 만다. 그나마 효율성이 높은 건 젖소다. 그런데 여기서도 우리는 여전히 투자한 단백질의 78%를 잃고 만다. 돼지와 닭에게서 잃는 정도는 그 중간 어디쯤이다. 우리는 사육하는 돼지에게서 투자한 단백질의 88%를 잃고, 가금류에게서는 83%를 잃는다.[4]

이 행성에서는 매일 5만 명의 어린이들이 굶어 죽는다.

　　　　　　　　　　　　　　　　　　　　　　- '식량개발정책기구'

육식가 한 사람에게 1년간 육류식품을 공급하기 위해서는 약 4000평의 땅이 필요하고, 유란 채식가에게 식량을 공급하기 위해서는 약 620평이 필요하다. 그러나 완전 채식가라면 겨우 200평만이 필요할 뿐이다. 바꿔 말하면, 표준적인 미국식 식생활을 하는 사람 한 명을 먹여살릴 수 있는 땅이면 완전 채식을 하는 사람 20명을 먹여살릴 수 있다는 말이다.[5]

'해외개발위원회'의 레스터 브라운은 미국인들이 육류소비를 10%만 줄여도 1천2백만 톤의 곡물을 해마다 인류를 위해 자유롭게 사용할 수 있을 것으로 추정하였다. 이 정도 양이면 해마다 이 행성에서 굶어 죽어가는 6천만 명을 먹이기에 충분한 양이다.[6]

나도 배고프다는 게 어떤 건지 잘 알지만, 그래도 난 언제나 곧바로 레스토랑으로 달려가곤 했다⋯⋯.

– 링 라드너

가축을 통해 곡물을 순환시키는 건 단백질의 90%를 낭비하는 것일 뿐 아니라, 서글프게도 96%의 열량과, 100%의 섬유소, 100%의 탄수화물을 낭비하는 것이다.

이러는 동안에도 개발도상국에서는 여전히 영양실조가 영아 및 아동 사망의 주요 원인으로 남아 있다. 사망한 어린이들의 25% 이상이 4세 이전에 사망한다. 그런데 과테말라는 해마다 미국으로 1만8천 톤의 고기를 수출한다.[7] 이것은 범죄행위나 마찬가지다!

아마도 우리들 가운데 많은 사람들이 기아가 존재하는 건 식량이 충분치 않아서라고 생각할 것이다. 그러나 프란시스 무르 라페와 반(反)기아조직인 '푸드퍼스트'가 밝혀냈듯이, 기아의 진짜 원인은 정의가 부족해서이지, 식량이 부족해서가 아니다. 충분히 기아를 해결할 만큼 많은 곡물이, 사람들에게 두 조각의 빵과 함께 제공될 고기로 미국 가축을 사육하는 데 매일같이 낭비되고 있는 것이다.

기아는 식량을 불공정하고 비효율적이고 낭비적인 방식으로 다루기 때문에 발생한다. 코스타리카에서는 1960년에서 1980년 사이에 소고기 생산이 4배로 증가하였다. 그러나 증산된 소고기 대부분은 미국으로 수출되었고, 코스타리카에 남겨진 고기는 극소수의 사람들에게만 공급되었다. 코스타리카의 토지는 점점 더 육류 생산용으로 전환되고 있지만, 그렇다고 해서 코스타리카 사람들이 고기를 더 먹을 수 있는 것은 아니다. 코스타리카의 평균적인 가정에서 소비하는 육류량은 미국의 표준적인 집고양이가 먹는 양보다도 적다.

평등이란 위대한 것이다. 만인에게 평등한 법은, 가난뱅이와 마찬가지로 부자도 다리 밑에서 자지 못하게 하고, 거리에서 구걸하지 못하게 하며, 빵을 훔치지도 못하게 한다.
– 아나톨 프랑스

돼지나 닭은 차치하고 소 하나만 보더라도, 이 행성 전 인구의 1.5배에 달하는 87억의 사람들이 필요로 하는 열량에 상당하는 식량을 소비한다.[8]

그는 동네에 있는 참새들에게 날마다 빵 부스러기를 뿌려주었던 것 같다. 한 번은 참새 한 마리가 다쳐서 맘대로 돌아다니지 못한다는 걸 알았다. 그런데 다른 참새들이—분명히 상호동의하에— 그 다친 참새가 어렵지 않게 자기 몫을 먹을 수 있도록 다친 동료 가까이 떨어져 있는 빵 부스러기는 남겨두는 게 아닌가. 재미있는 일이었다.
– 알버트 슈바이처

미국 농무부 통계에 따르면 약 1,224평의(1에이커)의 땅에서는 대략 90.6톤의 감자를 키울 수 있다고 한다. 그런데 같은 크기의 땅에 소를 키운다면 약 74.7kg의 소고기밖에는 생산해내지 못한다.[9]

2초마다 1명의 어린이가 기아로 죽어가는 이 세상에, 이런 육식 생활을 유지해나가도록 만들어진 농업시스템은 일종의 신성모독이다. 그러나 그것은 우리가 그것을 계속해서 지탱해주기 때문에 유지되는 것이기도 하다. 이 시스템에서 이윤을 얻는 사람들은 자신들이 하는 짓에 대한 우리의 용서를 구하지 않는다. 그들은 그저 우리의 돈만을 바란다. 충분히 많은 사람들이 자신들의 제품을 계속 사주기만 한다면, 그들은 개혁에 저항해 싸울 자원을 가질 수 있고, 우리들의 학교에 "교육적" 선전을 하는 데 몇백만 달러를 퍼부을 수 있으며, 의학적, 윤리적 진실에 저항할 수도 있다.

하지만 다른 한편에서는 육류 소비를 마다함으로써 이 비정상적인 시스템에 대한 지지를 철회하는 미국인의 수가 빠른 속도로 증가하고 있다. 그들에게 있어, 이 새로운 식생활 방침은 다른 사람들과 손잡고, 사람들도 충분히 먹지 못하는 상황에서 엄청난 양의 식량을 낭비하는 이 시스템을 지지하지 않겠다고 말하는 것이다.

기아가 이 지구상에서 뿌리뽑히는 날, 세상은 유례 없는 영적 충만을 경험할 것이다. 인류는 그 위대한 혁명의 날에 세상에 충만하게 될 그 기쁨이 어떤 것인지 상상도 못할 것이다.

— 프레데리코 로카

전쟁은 지옥이다

가축을 사육하자면 훨씬 더 많은 자원이 필요하기 때문에 모든 것이 불충분한 상황이 벌어질 수밖에 없다. 이런 종류의 딜레마에 빠지게 되면, 나 자신이 충분히 얻지 못하는 사람들 중 한 사람이 되지나 않을까 하는 두려움에 모두가 시달리게 된다. 따라서 이 행성에서 기아와 부족에 허덕이는 사람들이 있는 한, 우리는 모두 두려움 속에서 살아야만 한다.

전쟁은 이런 두려움에서 생겨난다. 영토분쟁에서 비롯되는 갈등은 나날이 더 빈번해지고 점점 더 격렬해지고 있다. 재산권이 인간의 기본 욕구보다 더 중요해지는 것이다. 결국 우리는 서로에 맞서 전쟁을 벌인다.

진짜 병은 두려움이다. 핵무기는 증상일 뿐이다. 우리더러 그 무시무시한 무기를 만들어 비축해두게 하는 것 자체가 두려움 때문이 아니던가? 그렇다면 두려움에서 벗어나기 위해 우리가 하는 모든 일이 전쟁의 가능성을 줄여줄 수 있다. 우리의 일상 생활이 세상이 지닌 두려움의 수위에 곧바로 영향을 미친다는 걸 깨닫는 것만으로도, 우리는 이미 전쟁 발발의 가능성을 줄이기 시작한 셈이다.

육식이 식량을 부족하게 만들고 불화를 일으켜 결국 전쟁을 촉발시킨다는 이해는 사실 전혀 새로운 것이 아니다. 성경은 유목민들의 경쟁적인 욕구에서 유발된 갈등의 예로 가득 차 있다.[10] 세계사 역시 육식사회가 자신들의 가축을 먹여살리기 위해 더 많은 땅을 필요로 했기 때문에 벌였던 전쟁들로 그득하다.

우리 세기에는 "다른 사람들이 검소하게 살 수 있도록 여러분도 검소하게 살라"고 역설했던 간디라는 인물이 있었다. 그러나 그의 메시지는 전혀 새로운 것이 아니다. 2,000년 전 또다른 현자 소크라테스도 같은 말을 했다. 플라톤의 《공화국》에서 그는 채식하는 사람들에게 찾아오는 평화와 행복을 칭송했다. 글라우콘과의 대화에서 소크라테스는 이렇게 말했다.

그리고 이 같은 채식생활을 하게 되면 상당히 나이가 들 때까지도 평화롭고 건강하게 살게 될 것이며, 그와 비슷한 생활을 자신의 뒤를 잇는 자손들에게도 물려주게 될 것이다.[11]

그러나 글라우콘은 이에 대해 회의적이었다. 글라우콘은 소크라테스에게 자기 생각에는 사람들이 그 같은 검소한 생활에 만족하지 않을 것이며, 그들은 "돼지고기"를 먹고 싶어할 것이라고 말했다. 소크라테스는 이에 대해 모름지기 사람이란 "자연적인 욕구가 요구하지 않는" 것은 피해야 하기 때문에, 그것은 좋은 게 아니라고 말한다. 사실 인류가 동물의 살을 먹었을 때 인류에게 다가올 비애를 묘사하는 데 있어 소크라테스는 기가 막힐 정도의 예언력을 보였다. 그는 우리가 이제야 발견하게 된 육식의 의학적 결과와, 역사가 시작된 이래 끊임없이 벌어진 전쟁에 대해서 이렇게 예견했다.

소크라테스: 사람들이 육식을 하게 되면, 사람들은 돼지 말고도 온갖 동물들을 다 먹겠군?

글라우콘　：그렇겠지요.

소크라테스: 그런 방식으로 살게 되면 우리는 전보다 더 많은 의사를 필요로 하게 될 테고?

글라우콘　：훨씬 많은 의사가 필요하겠지요.

소크라테스: 그러면 원래 살던 국민들을 먹여살리기에 충분했던 그 나라가 이제 그들 전부를 충분히 먹여살리기에는 비좁아지겠군?

글라우콘　：사실 그렇죠.

소크라테스: 그러면 우리는 방목을 하고 경작을 하기 위해 우리 이웃의 땅뙈기를 필요로 할 테고, 우리 이웃도 우리처럼 자기들의 필요 정도를 넘어 끝없이 부를 축적하고 싶어한다면 그들 역시 우리 땅뙈기를 필요로 하겠군?

글라우콘　：소크라테스, 그건 필연적일 겁니다.

소크라테스: 이렇게 해서 우리는 이제 전쟁에까지 이르게 되었군, 글라우콘. 그렇지 않은가?[12]

　소크라테스도 전쟁이 추악하고 사악하다는 말은 했지만, 그래도 그 시대의 단순 파괴용 무기는 오늘날의 핵무기들에는 비할 바가 못된다. 말하자면 지금 시대에 이르러서는 인간의 기본 욕구와 과도한 탐욕을 구별하는 것이 과거 어느 때보다 중요해졌고, 인류를 전쟁으로 몰아가는 두려움을 이해하고 그 두려움을 약화시키는 것이 과거 어느 때보다 중요해진 것이다. 우리는 이 행성의 어떤 사람이 굶고 있다면 그것을 느낄 수 있는 존재이다.

육식은 각자의 몫이 충분히 돌아가지 않는 상황으로 우리를 몰아가기 때문에 세상에 두려움을 만들어내게 된다. 그런데 이것이 다가 아니다. 육식가들은 고기를 먹으면서, 도살장에서 동물들이 공포에 떨며 분비한 생화학적 반응물질까지도 함께 섭취한다. 몇백만 년의 진화과정에서 자신들의 생명이 위기에 처하면, 싸우거나 달아나도록 프로그램되어 있는 동물들은 도살장에 대해 순전한 공포로 반응한다. 그렇게 되면 자신의 생명을 구하기 위해 필사적으로 싸우거나 도망칠 힘을 주는 강력한 생화학적 물질이 분비되고 그것은 혈류(血流)를 통해 그들의 살 속으로 흘러든다. 공습경보 사이렌의 날카로운 소리처럼 이 화학물질은 본능적인 공포를 만들어낸다. 오늘날의 도살장은 동물들이 공포에 사로잡힌 채 죽어가도록 보장하는 보증수표나 다름없다.

어떤 인디언 부족들은 두려움에 떨면서 죽어간 짐승의 고기는 먹지 않는다. 왜냐하면 그 동물들의 공포를 자신들의 몸 속에 받아들이고 싶지 않기 때문이다. 우리가 **폭력적인 죽음을 맞은 동물들의 고기를 먹는 건, 말 그대로 그들의 공포를 먹는 것이다.** 우리는 동물들에게 그들의 생명이 심각한 위험에 처해 있으니, 살기 위해서는 싸우거나 도망쳐야 한다고 알려주기 위해 자연스럽게 설계된 바로 그 생화학적 물질들을 섭취하는 것이다. 그러고 나면 우리는 우리가 죽여서 먹은 그 동물들의 공포가 우리의 전쟁과 일상생활에서 자신을 표현하는 것을 막을 수 없다.

이처럼 미국식 식생활의 새로운 방향설정은 비폭력적인 세상을 향한 의미심장한 발걸음이다. 그것은 "땅위에 평화가 충만하기를, 그것이 우리에게서 비롯되기를!"이라고 말하는 것과 같다. 비폭력 세상은 비폭력 식생활에 그 뿌리를 가지고 있기 때문이다.

우리 발 밑의 세상

우리는 흙에서 와서 흙으로 돌아간다. 고고학자들은 토양 침식이 고대 이집트와 그리스, 마야문명을 포함하여 위대한 여러 문명의 생성과 사멸에 결정적인 역할을 했다고 말한다. 《지표와 문명》이라는 책에서 버논 카터와 톰 데일은 토양 침식으로 그 문명을 일으킨 비옥한 땅이 황폐해졌을 경우, 예외 없이 그 문명도 함께 사라졌음을 지적하고 있다.[13]

물기를 충분히 머금고 있어 표토가 검고 비옥한 땅은 작물을 자라게 하는 것으로 우리를 먹여살린다. 그것은 이 지구 위에서 우리의 생존을 지탱해주는 가장 기초적인 토대이다.

200년 전만 해도, 미국의 곡창지대 대부분이 적어도 53cm 깊이의 표토층을 갖고 있었다. 그러나 오늘날 대부분의 지역에서는 표토층의 깊이가 15cm 정도로 낮아졌으며, 그 손실률은 갈수록 가속화되고 있다.[14] 우리는 이미 가장 귀한 자연자원일 수 있는 것의 75%를 잃어버린 것이다.[15] 그 결과, 미국 농무부의 발표에 따르면 전국 곡창지대의 생산성은 70%로 낮아졌고, 그 중 상당 지역이 황무지가 될 위기에 놓여 있다고 한다.[16]

미국 농무부는 이것이 사상 유례없는 재앙이라는 점을 인정하면서 다음과 같이 주장하였다.

토양의 부식과 황폐화를 막으려면 엄두도 못낼 만큼의 엄청난 비용이 들 것이다.[17]

우리의 육식습관이 우리의 농업에게 자신을 계속 지지해줄 것을 요구하는 한, 이는 의심할 바 없는 사실이다. 그러나 식습관을 바꾼다면 필요로 하는 토지는 훨씬 줄어들게 된다. 다시 말해 엄청난 수의 가축들을 사육하는 데 요구되는, 불필요하게 늘어난 수요를 맞추느라 굳이 무리해서 땅을 경작할 필요가 없는 것이다. 식습관을 바꾼다면 토양부식을 막느라 비용을 들일 것도 없다. 그것은 자체 정화에 의해 토양관리의 한 부분으로서 자연스럽게 그렇게 될 것이다. 지금까지 우리는 사실 약이 병을 더 악화시키는데도 자신의 증상을 숨기기 위해 더 많은 약을 복용하는 병자와 비슷했다. 우리는 날이 갈수록 더 많은 양의 화학비료와 살충제를 써서 갈수록 낮아지는 토양의 비옥도를 가까스로 눈가림하고 있다. 지금도 미국 농민들은 이 나라 인구 전체 체중의 합보다 더 많은 2천만 톤의 화학비료를 해마다 농토에 뿌려대고 있는 실정이다.

이렇게 화학비료를 토양에 주사하다시피 해오긴 했지만 이 화학 "치료제"로는 표토의 부식을 절대 멈추게 할 수 없다. 오히려 이 화학비료는 사태를 더욱 악화시켜왔다.

자연이 표토 2.5cm를 만들어내는 데는 500년이라는 시간이 걸린다.[18] 그런데 지금 우리는 16년마다 2.5cm씩의 표토를 잃고 있다.[19] 자연이 곡창지대 1,224평 위에 50톤의 지표층을 생산해내는 데는 1세기가 걸린다. 오늘날 우리는 농업기술 덕분에 어마어마한 양의 가축사료를 생산하고 있지만, 그 생산이란 게 소나기가 한번 지나가거나 바람만 한번 휩쓸고 가도 1시간만에 엄청난 양의 표토를 잃을 수 있는 그런 땅 위에서 이루어지고 있다.[20]

> 1990년대에는 식량부족이 1970년대와 1980년대에 겪은 에너지 부족과 같은 문제가 될 것이다.
>
> – 아먼드 해머, 옥시덴탈 석유 의장

'미국 토양보존단'은 해마다 49억 평 이상에 달하는 이 나라 곡창지대가 부식되어 사라지고 있다고 보고한다.[21] 이는 코네티컷 주와 맞먹는 면적이며, 연간 표토 상실량은 7십억 톤에 달한다. 이는 우리 나라 국민 1인당 27톤에 달하는 양이다.

이렇게 무너져가는 토양 가운데 85%가 가축사육과 직접적인 관련이 있다.[22]

> 나는 그들을 지옥에 보내지 않습니다. 나는 그냥 진실을 말했을 뿐인데, 그들이 그것을 지옥이라고 생각하는 거죠.
>
> – 해리 트루먼

식습관을 바꾸지 않는 한, 많은 과학자들이 지금까지 줄곧 국력의 기초라고 여겨오던 것을 우리가 잃게 되리란 건 명약관화하다.

만약 토양부식이 지금 같은 추세로 계속된다면 세계에서 가장 비옥한 농토의 상속자였던 미국 국민들이 자신들의 식량을 수입에 의존하는 것은 시간문제일 뿐이다. 그것도 수입이 가능한 경우의 이야기지만.

이미 우리의 농업관행은 외국으로부터의 수입에 전적으로 의존하고 있다. 우리의 육식습관이 화학비료의 대량수혈을 필요로 하기 때문이다. 지금 우리는 산화칼륨의 85%를 수입하고 있고, 질소와 인의 수입도 갈수록 늘고 있다.[23]

미국식 식습관의 새로운 방향은 이런 양태를 바꿀 것이다. 그것은 우리가 외국 비료에 의존하는 정도를 현저히 낮출 것이고, 따라서 다른 나라의 문제에 군사적으로 개입할 가능성도 줄일 것이다. 더 나아가 그것은 농산물 생산 과정에서 농토를 파괴하지 않으면서도 우리 스스로 자급할 수 있게 할 뿐 아니라, 다른 나라를 도울 수도 있게 할 것이다. 또한 그것은 우리 농토의 표토가 부식되는 것을 멈추게 하고, 건전하면서도 재생가능한 농업 체계 안에 우리의 발판을 되찾게 해줄 것이다.

이 땅은 조상들에게서 물려받은 것이 아니라, 우리 자손들에게서 빌려온 것이다.

— 독일계 펜실바니아인 속담

식습관을 바꿈으로써 얻을 수 있는 것이 이토록 많다는 것은 정말로 놀랄만한 일이다. 완전 채식을 하면 토양에 대한 수요가 육식을 했을 때의 수요의 5%밖에 되지 않는다.[24] 미국의 새로운 식생활 방향은 이렇게 토양에 대한 수요를 현격하게 줄임으로써 화학약품과 살충제 중독이라는 관행을 깨뜨려줄 것이다. 이것은 지구 오존층을 파괴하는 질소비료의 과용을 멈추게 한다는 뜻이고, 우리를 지탱해주는 지구를 약탈하는 행위를 멈추게 한다는 뜻이며, 우리 자손들이 여전히 자신들의 식량을 경작할 수 있는 비옥한 토양을 갖게 된다는 뜻이다.

어머니 지구

100년 전 위대한 인디언 추장 시애틀은 부족의 땅을 잃게 될 위기에 처해 있었다. 그는 땅에 대한 무한한 애정과 존중으로 이 상황에 대응했다. 참으로 솔직하면서도 가슴 저린 웅변으로.

우리는 땅의 일부이고, 땅은 우리의 일부입니다.
향기로운 꽃은 우리 자매이고,
사슴과 말과 독수리는
우리 형제입니다.
바위 절벽과 초원의 열매들과
조랑말의 체온과 사람……
모두가 한 가족입니다.

그런데 워싱턴의 대추장(미국 대통령을 말함—옮긴이)은 우리 땅을 사고 싶다는 말을 전하면서 우리에게 많은 것을 물었습니다…….

우리가 그 제안을 받아들일 경우,
나는 한 가지 조건을 제시하려 합니다.
그것은 백인들이 이 땅의 짐승들을
형제로서 받아들여야 한다는 것입니다.
나는 야만인이라서 그런지
이렇게 하지 않는 경우를 이해할 수가 없습니다.

나는, 백인들이 달리는 기차에서 총으로 쏘아 죽인
수천 마리 버팔로들이
대평원에서 썩어가는 모습을 보았습니다.
나는 야만인이라서 그런지,
연기 뿜는 철마가
먹기 위해서가 아니면 죽여서는 안 되는 버팔로보다
어째서 더 중요한지 이해할 수가 없습니다.

짐승이 없다면 사람 또한 무슨 의미가 있겠습니까?
만일 모든 짐승이 사라지고 나면
사람도 영혼의 외로움으로 죽고 말 것입니다.
짐승에게 일어난 일은 얼마 안 가
사람에게도 일어나기 마련입니다.
모든 것은 이어져 있습니다…….
우리는 압니다.

땅이 사람에게 속한 것이 아니라,

사람이 땅에 속해 있다는 것을요

가족을 묶어주는 핏줄처럼

모든 것이 이어져 있습니다.

세상 만물 모두가 이어져 있습니다.

땅에서 일어나는 일은 땅의 자녀들에게도 일어납니다.

생명의 거미줄은 사람이 짠 게 아닙니다.

사람은 그 거미줄의 한 오라기에 지나지 않습니다.

그가 거미줄에게 무슨 짓을 하든

그것은 곧 자신에게 하는 일이 됩니다.[25]

목재!

미국의 육식습관을 지원하기 위해 고안된 현재의 농업시스템에서는 그것이 길러낸 거의 모든 식량을 사람보다는 가축에게 먹일 식량으로 제공하고 있다. 또 이 시스템은 생태학적으로야 어떤 비용을 치르든, 토지로부터 가능한 최대치의 즉각적인 산출을 뽑아내도록 끊임없이 압력을 가한다. 덕분에 우리는 몇억 에이커의 토양을 잃고 말았다.

게다가 우리는 토양손실을 대체해보려고 애쓰는 과정에서 또 다른 중대한 생태학적 재앙을 낳고 있다. 우리는 숲을 파괴하고 있는 것이다. 사실 미국은 대략 3조1천8백억 평의 숲을 농토로 바꾸었는데, 그 농토는 대부분의 미국인들이 당연시 여기는 그 낭비적인 식

습관을 지탱하기 위해 필요한 것이었다.[26]

1967년 이래로 이 나라에서는 5초당 1,224평의 속도로 숲이 사라지고 있다.

> 나무란 나무는 다 베어버리고,
> 나무 박물관에다 그것을 갖다놓았지.
> 그리고는 구경꾼들에게
> 구경하는 데만도 1달러반을 매겼지.
> 그들은 지상낙원을 포장해 거기다 주차장을 만들지…….
>
> — 조니 미첼의 노래에서

조니 미첼은 우리 삼림의 급격한 상실을 정확히 감지하긴 했지만, 숲의 파괴를 도시개발 탓으로만 돌렸다는 점에서 옳지 않았다. **주차장과 도로와 주택과 쇼핑센터 등등을 만들기 위해 벌목된 숲을 1에이커(약 1,224평)라고 치면 가축을 방목하거나 가축사료를 키우기 위해 벌목된 숲은 무려 7에이커에 달한다.**[27]

말하자면 숲은 육류 생산에 필요한 농토를 얻기 위해 개간된 것이다. 사실 개간된 농지의 용도를 연구했던 연구진들 역시 다음 결론을 내리기를 주저하지 않았다.

> 목장에서 생산된 육류보다 3배 이상이나 많은 육류가 과거에 숲이었던 농토에서 생산되고 있으며, 이 비율은 매년 높아지고 있다. 우리가 겪고 있는 토질 악화와 부식이 더 많은 새로운 농지를 요구함으로써 더 많은 숲이 농지(육류 생산을 위한)로 바뀌고 있기 때문이다.[28]

산림청과 토지관리국은 육류산업을 지탱하기 위해 자신들이 할 수 있는 모든 것을 다 하고 있다. 엄청난 규모의 연방 산림이 해마다 소 방목 사육가들에게 임대되는데, 그 임대료는 사유지에 방목할 때 치러야 할 가격의 1/10밖에 안 된다. 게다가 사육가들에게는 연방농지에 위치한 숲을 개간할 권한도 주어진다.

숲은 이 나라에서 표토가 부식되지 않은 몇 안 되는 장소 중 하나다. 하지만 가축생산에 사용하려고 숲을 개간하고 나면, 이전에 숲이었던 그 지역의 표토는 금새 없어지고 만다.

건축업자와 땔감을 사다 쓰는 사람들은 지난 몇 년 동안 목재가격이 급등한 것을 알고 있다. 그러나 지금의 추세가 계속된다면, 우리가 지금까지 보아온 것은 시작에 불과하다. 미국의 가장 중요한 목재품은 침엽수 원목인데, 우리 나라의 이 핵심 천연자원이 1952년부터 1977년 사이에 41%나 줄어들고 말았다. 이 때문에 우리는 많은 침엽수 원목을 캐나다로부터 수입하게 되었고, 그 결과, 삼림자원의 무한한 보고처럼 보이던 캐나다조차도 위기의식을 느끼는 지경에 이르렀다. '국제연합'과 캐나다 산림청 통계에 따르면 캐나다의 침엽수 보유량이 40년 내에 고갈될 수도 있다고 한다.[29]

〈세계 목재 리뷰〉지의 편집자 허버트 램버트는 "2000년이 넘으면 목재를 얻기 위해 북쪽을 바라봤자 헛일"일 것이라고 말했다.[30] 사실, 지금의 추세가 계속된다면, 어디에서도 목재나 여타 목재품을 구할 수 없는 때가 아주 빠르게 다가올 것이다.

나무만큼 사랑스러운 시를
이제 다시는 보지 못할 거 같애……

– 조이스 킬머

미국의 현재 삼림 개간율대로라면 우리가 나무를 볼 수 없을 시점, 마침내 마침표를 찍을 시점이 그리 멀지 않았다. 나는 우리가 가고 있는 추세대로라면 50년 안에 미국의 모든 숲이 완전히 황무지가 되리라는 것을 알고 경악하지 않을 수 없었다![31]

우리의 동반자 산소

우리는 숲을 필요로 한다. 숲은 필수불가결한 산소공급원이다. 또 숲은 기후를 순화시켜주고, 홍수를 막아주며, 토양부식을 막아줄 수 있는 최고의 방패이다. 숲은 우리의 물을 재생시키고 정화시켜주며, 몇백만 가지 동식물의 안식처이기도 하다. 숲은 아름다움과 영감의 근원이며, 수많은 사람들에게 위안을 준다.

토지관리국과 산림청은 숲이 완전히 파괴되는 비극을 막기 위해 우리가 할 수 있는 일이 전혀 없다고 한다. 한 담당 공무원은 머리를 저으며 "사람들은 먹어야 하니까요"라고 말했다. 사실 맞는 얘기이기도 하다. 현재의 육식생활을 전제로 한다면 숲을 보존하기 위해 우리가 할 수 있는 일은 아무것도 없다. 그러나 식습관을 바꾸면 마구잡이로 숲을 개간하는 것을 멈출 수 있을 뿐만 아니라, 사실상

상황을 역전시킬 수도 있다. 만약 미국인들이 땅을 가축사료 경작지로 사용하는 대신에 사람들이 먹을 식량재배에만 사용한다면 말이다. 그렇게 되면 지금의 표준적인 미국식 식생활인 고지방, 저섬유소를 유지하느라 농지로 전환되었던 미국의 숲 26억 에이커 가운데 20억 에이커 이상이 다시 숲으로 회복될 수 있다.[32] 이처럼 육류생산과 숲의 마구잡이식 개발 간에는 직접적인 연관이 있기 때문에, 코넬대 경제학자인 데이비드 필즈와 그의 동료 로빈 허는 완전 채식으로 식습관을 바꾸게 되면 매년 1인당 약 1,224평 면적의 나무를 절약할 수 있을 걸로 추산했다.[33] 유란 채식 또한 도움이 될 수 있다. 특히 유제품과 달걀제품의 소비가 낮다면 더욱 그럴 것이다.

미국식 식습관의 새로운 방향은 단순히 숲을 보존하고 우리가 파괴했던 숲을 재건하는 것으로 그치지 않는다. 그것은 우리 자손들이 나무로 집을 지을 수 있고, 여전히 목재보유고가 세계적임을 자랑하는 곳에서 살 수 있다는 것을 의미한다. 이 때문에 그것은 환경파괴를 막고, 값진 자연자원을 보존하고자 하는 노력의 일환으로써 우리 개개인들이 취할 수 있는 가장 강력한 행동이 될 것이다.

지구에 사는 모든 종의 절반

우리의 육식생활을 지탱하기 위해 베어지고 있는 숲은 미국의 숲만이 아니다. 증가일변도에 있는 미국 소고기 소비는 이제 중남미로부터의 수입으로 유지된다. 이 때문에 이들 나라에서는 소를 방목하기 위해 값을 따질 수조차 없을 정도로 소중한 열대우림을 마구잡이로 개간하고 있는 것이다.

이런 현실은 중앙 아메리카의 그 태고적 열대우림이 얼마나 빠른 속도로 파괴되어야만 미국인들이 외관상 헐값의 햄버거를 먹을 수 있을까란 의문을 불러온다. 1960년, 미국이 처음 소고기를 수입하기 시작했을 때, 중앙 아메리카는 13만 평방마일이나 되는 원시림으로 덮여 있었다. 그러나 25년이 지난 지금, 남아 있는 원시림은 8만 평방마일에도 미치지 못한다.[34] 이런 비율대로라면 중앙 아메리카의 열대우림 전체가 앞으로 40년 내에 사라지고 말 것이다.

이 열대우림은 세계의 가장 값진 자연자원에 속한다. 면적상으로는 전세계 숲의 30%를 차지할 뿐이지만 이 열대우림 안에는 지구 식물의 80%가 담겨 있기에, 지구에 대한 산소공급을 실질적으로 전담하고 있다고 해도 과언이 아니다. 또한 이 숲은 지구상에서 가장 오래된 생태계로 생태학적 풍요로움을 고도로 발전시켜왔다. 덕분에 지구에 사는 생물종 절반이 이 열대우림 안에서 살고 있다.

그러나 자연이 선사한 이 보석이 미국의 패스트푸드 시장에 쓰일 소가 먹을 풀을 제공하기 위해 급격히 파괴되어가고 있다. '미국 육류수입위원회'에 따르면, 우리는 지금 소비하고 있는 소고기의 10%를 수입하고 있는데 그 가운데 90% 이상이 중앙 아메리카 및 라틴 아메리카에서 수입하는 것이라고 한다.[35] 1985년, 미국은 코스타리카와 엘살바도르, 과테말라, 온두라스, 니카라과와 파나마에서 1만 톤 이상의 육류를 수입했다. '육류수입위원회'는 이들 육류의 거

의 대부분이 패스트푸드 식당 햄버거로 일생을 마치게 된다고 보고
하고 있다.

흥미 있는 사실은 중앙 아메리카와 라틴 아메리카에서 쑥쑥 자라
는, 나이를 셀 수 없을 만큼 오래된 열대우림의 나무와 풀들은 토양
이 함유하고 있던 모든 무기질을 거의 다 흡수해버린다는 것이다.
북방의 숲들과 달리 열대우림에서는 토양에 영양분을 저장하는 것
이 아니라, 나무와 초목에 저장한다. 결과적으로 이들 숲을 개간해
서 만든 "목초지"는, 말하자면 텍사스의 목초지와는 같지 않다. 무기
질이 너무나 빈약해 초목을 완전히 다시 회복시키기도 어렵고, 나아
가 이들 식물의 보호가 없이는 한 번의 소나기만으로도 대단히 빠른
속도로 토양부식이 진행되어버린다. 따라서 이전에 열대우림이었던
지역의 경우, 개간 직후에는 3,000평이면 수소 한 마리를 키울 수
있지만, 몇 년 지나지 않아 땅이 부식되고 나면, 수소 한 마리가 대
략 14,700평을 필요로 하게 된다. 그리고 10년이 지나면 워낙 황폐
해져서 수소 한 마리가 필요로 하는 목초지는 24,500평에 달하게
된다.

미국의 육식생활이 그 짙푸른 열대우림을 방목조차 할 수 없을
만큼 무용지물의 황야로 만들고 있는 것이다.

그 와중에 원주민들의 고통은 늘어만 가고 있다. 값진 농장지들
은 소 사료를 키우는 데 사용되고, 원주민들이 원래 먹던 식품에는
일반 지역 주민들이 살 수 없을 만큼 비싼 값이 매겨져 이제 이들 주
민들은 먹을 게 없다. 결국 그들 중 많은 사람들이 굶주리다가 죽는

다. 게다가 홍수는 늘어났고 땔감도 부족해졌다. 서글프게도, 이런 이유들로 인해 열대우림의 원주민 부족들은 자신들의 환경과 함께 자신들도 멸종해가고 있는 것이다.

그래도 아직까지는 세계에서 가장 훌륭한 보물이 열대우림에 남겨져 있다. 오늘날 코스타리카의 1/3이 소방목에 이용되고 있다고는 해도 이 작은 나라의 나머지 지역은 여전히 미국 전체 조류종을 합한 것보다 더 많은 새들의 서식처가 되고 있다.[36] 그러나 열대우림의 계속적인 파괴는 동물과 식물, 그리고 사람의 존재 자체를 위기로 몰아넣는다. 이들의 자연적인 거주지와 서식처가 마구잡이로 훼손되고 있기 때문이다.

중앙 아메리카 우림이 파괴되자, 많은 철새들이 겨울 서식지를 잃게 되었다. 그 결과 그들은 죽어가고 있다. 이것이 비극인 것은 비단 새들이 우리 삶에 아름다운 정취를 자아내기 때문만은 아니다. 이들 새들은 미국의 해충을 줄이는 데도 중요한 역할을 한다. 결국 중앙 아메리카 열대우림의 파괴는 이 나라의 살충제 사용을 증가시키는 결과를 불러온다.

앞에서도 이야기했듯이 적응한 곤충종을 선별적으로 번식시키는 통합해충관리(Integrated Pest Management) 프로그램은 해충을 통제하는 한 방법으로써 살충제 대체 효과를 확실하게 약속해준다. 그런데 아이러니컬한 것은 가장 장래성 있는 이 생물학적 통제 프로그램의 대다수가 열대우림으로부터 익충을 수입하는 것과 관련되어 있다는 것이다.[37] 그러나 우리가 육식생활을 지금 추세대로 계속 유지한다면, 아마도 그 많은 익충들은 살충제 대체물로 사용되기도 전에, 서식지의 파괴와 함께 사라지고 말 것이다.

현재 전세계 생물종의 멸종 추세를 보면 한 해에 1,000종이 사라지고 있다. 이들 대부분이 열대우림의 파괴로 인한 그들의 서식지 파괴 때문이라고 한다.[38] 게다가 환경의 계속적인 파괴로 멸종율도 급격히 올라가고 있어서, 현재의 추세가 지속된다면 1990년에는 그 수치가 한 해에 1만여 종에 달하게 될 것이다(이는 시간당 하나 이상의 종이 사라진다는 의미다).

열대우림을 보존하는 것이 북반구의 생태계만이 아니라 생태계 전체의 핵심임이 명백해졌다 하더라도, 우리는 아직 열대우림이라는 천혜의 보물에 대해서 아는 바가 별로 없다. 우리들이 사용하고 있는 약제의 1/4 이 열대우림에서 나는 물질로부터 원료를 추출한다. 로지 페리윙클이라 불리는 열대 식물에서 추출한 알칼리성 약제 빈크리스틴과 빈블레스틴 덕분에 우리는 백혈병으로 고생하고 있는 아이들에게 20%가 아닌 80%의 생존기회를 줄 수 있다. 연구자들은 열대우림의 식물종 가운데 1% 미만만이 약제로 테스트되었을 뿐이기 때문에, 미래의 약제가 될 수 있을 것들이 여기에 더 있으리라고 생각하고 있다.

열대우림 파괴라는 문제를 놓고 미국 햄버거 체인점을 맹렬히 비난해온 '열대우림 행동네트워크'는 버거킹 불매운동을 전국단위로 벌였다. 그들은 버거킹 회사를 "환경 재앙의 뒤에 웅크린 세력"이라고 비난하면서 우리가 육류를 먹기 위해 치르는 숨겨진 대가를 국민들에게 알리기 위해 주요 뉴스잡지의 광고란을 샀다.

그곳은 열대우림이 불도저로 파헤쳐지고 불태워지기 전까지만 해도 몇 천이 넘는 희귀하고 이색적인 생물종들의 고향이었습니다. 그런데 소가 한번 왔다가 사라지고 나면, 이 지역은 부식된 채 황무지가 되어버려 사실상 생명이라곤 없는 곳이 되고 맙니다.……

12개국 이상의 나라에서 행동주의자들이 투쟁하기 시작했습니다. 재규어, 난초, 짖는 원숭이들을 위해. 그리고 자신의 물리적, 문화적 생존을 살아 있는 열대우림에 직접 의존하는 몇백만의 인간을 위해.

나아가 인류의 새로운 식생활은 남아 있는 열대우림의 생존과, 그렇게 하지 않으면 멸종하고 말 수많은 종들을 구하는 데 크게 도움이 될 것이다. 또한 열대우림은 전세계 산소공급에서도 극히 엄청난 비중을 차지하고 있기에, 새로운 식습관은 우리의 자손들이 여전히 숨쉴 수 있는 산소를 풍부하게 가질 수 있음을 의미하는 것이기도 하다.

생명의 샘

지구상의 생명은 물에서 시작되었고 생명의 유지도 물에 의존한다. 물이 있어야 생명체는 잘 자라고 번성한다. 물이 있어야 사막이 정원이 되고, 푸른 숲도 되고, 혹은 텔아비브나 로스앤젤레스처럼 번성하는 대도시로 바뀔 수도 있다. 물이 없으면 우리는 죽고 만다.

하지만 우리 대부분은 이 귀중한 자원을 언제라도 쓸 수 있고 너무나 흔하게 써온 탓에 그것을 당연하게 여긴다. 하지만 안타깝게도, 우리는 이 보물의 무한한 가치를 어렵게 배워나갈 수밖에 없는 시점으로 빠르게 다가가고 있다. 좋은 물이 무서운 속도로 사라져가고 있기 때문이다.

양질의 물이 사라져가는, 불길하기 짝이 없는 이런 추세의 원인은 바로 우리들의 육식생활에 있다. 미국에서는 전체 물의 반 이상이 가축사료를 경작하는 땅에 물을 대기 위해 쓰인다.[39] 게다가 동물들의 배설물을 씻어내는 데도 엄청난 양의 물이 사용되어야 한다. 아마도 우리가 그냥 보통이라고 생각하는 현재의 물 소비 습관이 지극히 낭비적이고 비효율적임을 아는 사람은 그다지 많지 않을 것이다.

우리는 겨우 453g의 고기를 생산하기 위해 평균 9,450리터의 물을 쓰고 있는데, 이것은 일반 가정에서 한 달 내내 가사관련 일 전부를 하는 데 드는 양과 맞먹는다.[40]

이렇게 계산하면 한 명의 육식가가 필요로 하는 하루치 식량을 생산하는 데 드는 물의 양은 15,000리터 이상인 셈이다. 이에 비해 유란 채식가의 경우는 4,500리터에 불과하고, 완전 채식가의 경우는 1,100리터 밖에는 들지 않는다. 완전 채식가의 한 해 식량을 생산하는 데 드는 물이 육식가의 한 달치 식량을 생산하는 데 드는 물의 양보다 적은 것이다.[41]

미국의 육식생활 때문에 소비되는 물의 양은 너무나 놀라워서 현기증이 날 정도다. 고기 1파운드를 생산하기 위해서는 밀 1파운드를 생산하는 데 드는 물의 100배 이상이 들고,[42] 다른 어떤 곡물보다 더 많은 물을 필요로 하는 쌀조차도 파운드당 고기가 필요로 하는 물의 1/10에 불과한 정도만을 필요로 한다.

고기를 생산하는 데 소비되는 물의 양이 얼마나 엄청난가는 상상하기도 쉽지 않은데, 〈뉴스위크〉지는 다음과 같이 생생하고 시각적인 구절로 이를 표현해냈다.

약 450kg짜리 식용 수소에게 들어가는 물이면 도살자를 떠내려가게 할 수 있다.[43]

이렇게 많은 물을 소비하는 것은 생태학적 문제만이 아니라 경제적으로도 심각한 결과를 가져오게 만든다. 우리 연방정부와 주정부가 육류업계의 단계별 생산과정마다에 물소비 보조금을 지급하기 때문에 그 경제적 비용이 우리에게 드러나 있지는 않지만 말이다. 만약 납세자들이 지금처럼 아무것도 모른 채 이 비용을 떠맡지 않고, 슈퍼마켓 출납계원 앞에서처럼 이 비용을 다 드러내 보인다면 육류업계는 이미 오래 전에 파산하고 말았을 것이다. 육류 1파운드 생산에 필요한 물비용에 보조금을 받지 못한다면 가장 싼 햄버거용 고기도 1파운드당 35달러 이상이 되어야 하기 때문이다!

코넬대 경제학자인 데이비드 필즈와 그의 동료 로빈 허는 육류업계에 대한 물 보조금의 재정적 효과를 연구하였다.

회계감사원(GAO: the General Accounting Office), '랜드 연구소', 수자원심의회의 보고서를 보면, 가축생산자에 대한 관개보조금이 경제적으로 역효과를 낸다는 것이 명백하게 제시돼 있다. 주정부가 관개보조금의 형태로 가축생산자들에게 지급하는 1달러가 임금 손실과 생활비 상승, 그리고 영업소득 감소를 겪고 있는 납세자에게는 사실상 7달러 이상을 물리고 있는 셈이기 때문이다.

서부 17개 주는 강수량이 매우 적다. 거기에 물을 공급하면 현재의 두 배가 넘는 경제와 인구를 부양할 수 있을 것이다. 그러나 대부분의 물이 직접, 간접으로 가축을 생산하는 데로 흘러들어가고 있다. 따라서 현재의 물 활용방식은 이 지역 모든 주의 경제를 서서히 손상시킬 우려가 있다.[44]

나는 처음 이 말을 들었을 때 어리둥절했다. 어떻게 가축생산자들에게 지급되는 물보조금이 서부의 모든 주들의 "경제를 손상시킬" 수 있는지 이해가 되지 않았던 것이다. 그래서 나는 이들 경제학자들이 논점을 명확히 하기 위해 과장하고 있음에 틀림없다고 생각했다. 그러나 내가 좀더 많은 것을 알게 되자, 우리들의 육식생활을 지탱하기 위해 그토록 엄청난 양의 물을 쏟아버리는 것은 재정적으로 심각한 결과를 빚어낼 수 있다는 것을 깨닫게 되었다.

예를 들면 태평양 연안 북서부(오리건 주, 워싱턴 주 및 아이다호)에서는 이 지역 전체 물소비량의 반 이상을 육류 생산이 차지하고 있다.[45] 이처럼 태평양 연안 북서부지역의 육류 생산업자들은 이 지역에 공급되는 물을 불공평할 정도로 너무 많이 사용하고 있으면서도, 생산성이 높지도 않다. 그래서 이 주들은 자신들이 소비하는 육류의 대부분을 수입해야만 한다.

여러분은 태평양 연안 북서부지역이라면 강물과 빗물이 충분한 곳이라고 생각하고 있을지도 모르겠다. 그러나 이 지역 사람들은 그 얼마 안 되는 고기를 생산하기 위해 사용되는 그 많은 양의 물에 대해 엄청난 가격을 지불하고 있는데, 그 비용은 하늘 높은 줄 모르고 솟아오른 이 지역의 전기료에 숨어 있다. 이들 주들은 수력발전소로부터 필요한 전력의 80% 이상을 얻고 있다. 그리고 이 수력발전소들은 아이다호의 스네이크 강과 워싱턴의 콜롬비아 강을 따라 세워져 있다.[46] 이 강들을 따라 흐르는 물이 이 지역 주들의 전력원인 것이다. 한편, 그 태평양 연안 북서부지역의 가축생산에 사용되는 물 또한 같은 강에서 주로 공급되는데, 그들은 이를 수력발전소 상류지역의 강에서 끌어온다. 그런데 가축사료를 경작하고, 육류를 생산하는 데 드는, 이들 강에서 끌어오는 물의 양이 하도 엄청나서 강에 남는 물의 양으로는 전기를 발생시키기에 부족한 경우가 비일비재하다. 따라서 전기를 생산하는 데 더 많은 비용이 들게 되고 전기료는 오르며, 나아가 정부는 다른 전력원을 구해야 할 상황에 놓이게 되었다. 이 때문에 이 지역은 핵발전소 설치가 필요해졌다.

가축생산자들은 전기를 발생시키는 데 사용할 물을 빼냄으로써 전력용량을 고갈시키기만 하는 것이 아니라, 같은 용도인 가축사료와 육류 생산에 사용하는 물을 강에서 퍼올리는 데도 엄청난 양의 전기를 쓴다. 경제학자들에 따르면, 가축 생산에 드는 전력을 전부 합산해보면 3개 주에서 연간 1백7십억 킬로와트를 허비하고 있는 것으로 추정된다고 한다.[47] 그것은 전국의 모든 가구가 한 달 반 동안 쓸 수 있는 전력량이다.

태평양 연안지역의 육류산업에서 소비하는 엄청난 양의 전력손실이야말로 하노버, 워싱턴 주 인근에 두 개의 핵발전소를 건설하게 된 주요 원인 중 하나이기도 하다. 핵발전소 건설에 투입되는 비용이 터무니없이 과도하고, 아무도 핵발전소가 안전하다는 얘기를 믿지 않는데도 말이다.[48] 이 지역 주민들은 이 핵발전소의 혜택을 받으며 살게 되리라는 특권을 전제로, 가구당 4천 달러를 이미 지불했는데, 최근의 견적에 의하면 핵발전소가 가동하게 될 때쯤이면 모든 가구가 다시 3천 달러 정도를 더 지불해야 할 것이라고 한다. 그것을 지불할 수 없는 사람들은 빚을 져야만 한다. 사실, 이미 많은 사람들이 빚을 지고 있다.

이처럼 태평양 연안 북서부지역 가축업계가 소비하는 엄청난 양의 물은 핵발전소에서 얻게 될 에너지보다 더 많은 에너지가 이 업계에 의해 손실되고 있음을 보여준다.

저 남쪽으로 내려가보면 햇빛이 눈부신 캘리포니아가 있다. 캘리포니아는 거대한 포도원과 싱싱한 딸기밭, 아티초크, 광대한 상추와 브로콜리밭, 커다란 오렌지, 레몬, 아보카도 과수원으로 유명하다. 하지만 사실 캘리포니아의 가장 큰 물 소비자는 가축생산자들이다.

여러분들은 이런 물 소비가 그래도 일자리를 만들어내지 않느냐고 생각할 수도 있다. 그러나 이 나라의 다른 어떤 산업도 소비하는 물 10리터당 창출되는 일자리가 몇 안 되기로 치면, 육류산업 근처에도 못 간다. 캘리포니아의 가축생산으로 창출되는 일자리 하나당 사용되는 물의 양은 1년에 대략 11,340리터이다. 이는 다른 어떤 산업보다 더 많은 양이다.[49]

경제학자 더글라스 맥도날드는 캘리포니아 가축생산자에게 물 보조금을 주지 않으면 주(州)내 다른 산업의 영업수입과 근로자들의 수입이 매년 1백억 달러 이상 늘어날 것이라고 추정한 바 있다.[50] 다른 경제학자들 또한 육류산업에 주어지는 물 보조금이 어떤 희생을 그 대가로 하는지를 밝혀냈는데, 물 보조금은 물 사용권의 가격 상승과 주택공급 가격의 상승을 부추기는 주요 요인이었다. 필즈와 허는 캘리포니아 육류산업에 지급되는 물 보조금의 전체 비용이 240억 달러가 될 것으로 추산했다. 이는 전국에서 가장 인구가 많은 이 주―하지만 필요한 육류의 대부분은 수입하고 있는―의 모든 주민에게 1인당 1천 달러씩 돌아갈 수 있는 거액이다.

가축생산자에게 주어지는 물 보조금의 경제적 영향을 정보가 없는 국민들이 항상 명백하게 느낄 수 있는 것은 아니라 해도, 이 나라 방방곡곡의 시민 모두가 그 경제적 부담을 나눠지고 있는 것이 현실이다. 경제학자 필즈와 허는, 육류업계는 자신을 미국 경제의 중추로 지칭하길 좋아하지만 사실은 육류산업이야말로 미국 경제의 등골을 내리누르는 큰 부담일 뿐이라고 결론지었다.

전국적으로 볼 때, 곡식 사료로 사육되는 소고기의 반 이상이 캔자스와 네브라스카, 오클라호마, 콜로라도, 그리고 뉴멕시코 지역의 하이플레인에서 생산된다. 전국에서 육류를 제일 많이 생산하는 만큼 이 지역들의 물 소비량도 엄청난데, 이들이 사용하는 물은 모두 동일한 수원(水原)에서 끌어온다. 바로 오갈랄라 대수층에서.

50년 전까지만 해도 거대한 오갈랄라 대수층은 그 어마어마한 저수지에서 아무리 많이 물을 퍼올린다 해도 수량이 줄지 않으리라고 할 만큼 인간의 손을 전혀 타지 않은 상태였다. 그러나 공장식 목장과 육우 사육장이 등장하면서 오갈랄라에서 끌어오는 물의 양은 극적으로 늘어났다. 현재는 이 어마어마한 대수층으로부터 매년 50조 리터 이상의 물이 퍼올려지고 있고, 퍼올려진 이 물 대부분이 육류생산에 사용되고 있다. 이는 전국의 모든 과일과 채소를 키우는 데 필요한 급수량보다 더 많은 양이다.[51]

이 거대한 오갈랄라 대수층이 형성되는 데는 몇백만 년이 걸렸다. 그리고 이 대수층은 아직도 그레이트 호수만큼의 물을 포함하고 있다. 그러나 미국의 육식생활은, 값을 매길 수 없을 만큼 경이로운 이 자연에 엄청난 해악을 입히고 있다. 수량이 가파르게 떨어지면서 우물들이 말라가고 있는 것이다. 수자원 전문가들은 현재의 물 소비량대로라면 오갈랄라 대수층은 35년 안에 고갈되고 말 것이라고 추정한다.[52] 만약 이런 일이 발생한다면, 미국의 하이플레인(대평원의 서부지역에 해당되는 고지대 평원―옮긴이)은 인간이 전혀 거주할 수 없는 곳이 되고 말 것이다.

개구리는 제 몸을 담고 있는 연못물을 다 마셔버리지 않는다.
― 불교 속담

이처럼 전국의 수자원은 육류산업의 불공평한 과다사용으로 더 깊은 우물을 필요로 할 만큼 부족해지고 있다. 하지만 더 깊은 우물을 파려면 그만큼 비용이 드는 데다 물을 길어 올리는 데도 더 많은 비용이 들게 된다. 결국 많은 지역에서 사람들과 육류회사들은 더 비싼 비용을 치르면서도 더 악화된 수질을 참아내는 수밖에 없는 것이다.

지난 20년 동안에만도 텍사스 주에서는 전체 지하수 저장량의 1/4을 써버렸다. 그 물 대부분이 소먹이로 쓰이는 수수를 키우는 데 사용되었다. 하지만 우리가 새로운 식습관을 갖는다면, 그것은 물이 빠져나가는 누출구를 막아주는 역할을 해줌으로써, 가장 값진 이 자연자원을 보존할 수 있게 해줄 것이다. 말하자면 그것은 우리 자손들이 여전히 마실 물을 풍부하게 가질 수 있다는 것을 뜻한다.

분뇨더미

지금의 표준적인 미국식 식생활은 엄청난 양의 물을 낭비할 뿐만 아니라, 남아 있는 많은 물을 오염시키기까지 한다.

50년 전까지만 해도 가축에서 나온 대부분의 거름은 땅을 기름지게 하기 위해 땅으로 되돌려졌다. 그러나 오늘날에는 많은 수의 동물들을 축사와 사육장, 기타 공장식 목장의 칸막이방에 빽빽하게 모아 키우게 되면서, 그들의 배설물을 땅으로 돌려보낼 효과적인 방도가 없어져버렸다. 그 결과, 부식토와 비옥토는 지속적으로 감소했고, 화학비료와 살충제에 대한 의존도는 늘었으며, 그만큼 표토도 점점 더 빠르게 상실되고 있다. 자연의 생태학적 순환 내에서라면 동물의 배설물은 토양으로 돌아가 다음해의 수확을 위한 양분이 되기 마련인데, 지금은 이 자연적인 생태계의 순환이 완전히 끊기고 만 것이다.

게다가 서글픈 일이지만 오늘날의 동물 배설물은 땅으로 되돌아가는 대신, 종종 물로 흘러들어가게 된다. 배설물의 양이 워낙 엄청난 상황인지라, 이는 지극히 중차대한 의미를 갖는다. 우리에게 육류와 유제품 및 달걀을 제공하기 위해 사육되는 이 나라 동물들이 배설하는 거름이 얼마나 많은지를 한번 상상해본 적이 있는가? 미국인들의 저녁식탁에 오르는 이 동물들이 만 하루 동안 만들어내는 배설물의 양은 약 906만 톤이다. 초당 약 113톤이 만들어진다는 이야기다.

이것은 이 나라 전체 인구가 배설하는 총배설물의 20배에 해당하는 양이다.[53] 그런데 이 깜짝 놀랄 만큼 많은 배설물의 반이 넘는 한 해 10억 톤 이상이 재활용될 수 없는 사육장 처리시설에서 배출되고 있다.

6만 마리의 닭을 키우는 전형적인 달걀공장에서 만들어지는 배설물은 한 주에 약 89톤이다.[54] 그러나 이것은 돼지 사육장에 비하면 새발의 피다. 상대적으로 소규모인, 다시 말해 200마리 정도의 돼지를 사육하는 돼지 사육장의 1일 평균 배설물 양은 똥 4톤과 오줌 5톤으로 닭 6만 마리에 거의 맞먹기 때문이다.[55]

여기에다, 소에 대한 얘기를 하게 되면, 그 양은 이미 여러분이 머리 속으로 그릴 수 있는 그 모든 상상을 초월할 정도로 끔찍한 것이 된다.

1마리의 소는 16명의 사람이 만드는 것만큼의 배설물을 생산한다. 소 2만 마리를 사육하는 사육장은 인구 32만 명의 도시가 안고 있는 문제와 같은 문제를 갖게 된다.

— 해리 J. 웹, 블레어캐틀 컴퍼니 사장, 네브라스카주 블레어

우리 나라에서 제일 큰 10만 마리의 소를 사육하는 소사육장은 미국의 여러 도시 중에서도 인구가 가장 많은 도시들이 갖고 있는 문제에 버금가는 "문제를 안고 있다." 그런데 뉴욕이나 로스앤젤레스, 시카고 주민들과 달리 사육장 주민들은 오물처리 시스템에 세금을 지불하지 않는다.

그 결과는 그들의 배설물이 우리가 마시는 물로 흘러들도록 방치되는 것이다. 동물 배설물은 질소 성분이 높아서, 땅으로 돌아가면 아주 훌륭한 비료가 되지만, 이것이 땅으로 돌아가지 않게 되면, 대부분의 질소가 암모니아와 질산염이 되어버린다. 이 때문에 가축의 배설물은 농촌 우물의 질산 수준을 위험할 정도로 높이는 주요 요인이 된다. 요즈음은 도시에 공급되는 물조차도 질산 농도가 점차 높아지고 있는데, 이것은 전혀 좋은 추세가 아니다. 현재 물 속에 녹아 있는 질산 수준은 성인에게는 해가 되지 않을 정도지만, 영아

에게는 사망에 이르게 할 수도 있을 만큼 심각한 뇌 손상을 일으키기 때문이다.

여러분이나 나 같은 개인이라면 우리 나라의 하천과 강과 호수에 엄청난 양의 가축 배설물이 버려지는 것과 관련해 생태학적인 판단이나 분별력이 없을 수도 있다. 그러나 이런 분별력을 가져 마땅한 미국 농무부가 예전에는 소고기 생산자들에게 가축의 배설물을 물길로 보내기 쉽도록 사육장을 하천 주변 언덕배기에 세우도록 권장했다는 건 아마 누구라도 믿기 어려울 것이다.[56]

이제는 더 이상 동물의 배설물을 수로에 버리도록 권장하진 않지만, 그래도 여전히 많은 배설물이 수로로 흘러들어간다. 그 결과 조류가 과잉 증식하고 물 속의 산소가 부족해져, 우리의 많은 강과 하천과 호수는 이미 어류나 기타 다른 생물들이 거의 살아갈 수 없는 환경이 되고 말았다.

〈뉴스위크〉지가 해롤드 버나드 박사에게 미국의 가축 사육장에서 흘러나오는 것들에 대해 물었을 때 그 환경보호청 농업전문가는 솔직한 답변을 들려주었다. 그는 사육장 배설물이 다음과 같다고 말했다.

…… 정화되지 않은 가정용 하수보다 몇백 배에서 몇천 배는 더 농축되어 있습니다…… 이렇게 농축된 배설물이 하천이나 강으로 흘러들어가게 되면 결과는 파국적일 수밖에 없고, 실제로도 종종 파국을 맞습니다. 물에 녹아 있는 암모니아와 질산, 인산과 박테리아 수치는 급증하는 데 반해 용존 산소량은 뚝 떨어지게 되니까요.[57]

솔직히, 미국의 수질오염 가운데 가축생산에서 직접 비롯된 것이 어느 정도 비중을 차지하는가는 파악하기 어렵다. 그래도 전인구가 수질 오염에 기여한 것의 10배 이상이 이 동물 배설물로 인한 것이란 건 분명하다![58] 까무러칠 일이지만, **육류산업 한 가지가 전국의 나머지 산업 전체가 생산해내는 유독성 유기배설물 오염의 3배 이상을 차지한다![59]**

이런 상황에서 새로운 식생활은 다른 어떤 행동보다 우리 나라의 수질을 보전하고 정화시키는 데 더 유효하게 작용할 것이다. 실제로도, 육식을 하지 않는 가정은 우리의 수로를 더 많은 오염에서 지켜주고 있다. 따라서 새로운 식생활은 우리 자손들이 살아갈 때도 여전히 깨끗한 물을 마시며 살아갈 수 있다는 뜻이기도 하다.

에너지 위기와 핵발전

우리들 대부분이 에너지 위기에 대해 생각할 때면 자동온도 조절 장치의 온도를 낮춘다거나 단열이 잘 된 문이나 창문, 그리고 절전 등을 떠올리게 된다. 또 사치스런 차 대신에 소형차를 떠올리거나, '석유 수출국기구(OPEC)'와 변덕스런 유가 같은 것도 떠올린다. 개중에는 길게 이어진 송유관을 생각하기도 하고, 경제를 망치고 우리 생활을 파괴할 수도 있는, 석유 고갈의 바로 그 두려운 현실을 떠올리는 사람들도 있을 것이다. 또 어떤 사람들은 높은 석유 수입 의존도로 보아 페르시아만에 미국이 군사적으로 개입하는 사태가 벌어질지도 모른다는 예상을 하기도 한다.

하지만 아마도 에너지 문제에서 우리가 먹고 있는 식품이 이 모든 것들보다 더 큰 역할을 하고 있다는 사실을 아는 사람은 별로 없을 것이다.

어떤 종류의 식품이든지 간에 그것을 우리 가정과 식당에 배달하는 데는 에너지가 든다. 그러나 어떤 식품은 다른 것보다 훨씬 더 많은 에너지를 필요로 한다. 밀가루와 우유로 케익을 만들면 밀기울 빵을 만들 때보다 훨씬 더 많은 에너지가 든다. 정제하고 가공과정을 거친 식품은 자연상태 그대로의 식품을 섭취하는 경우보다 훨씬 더 많은 에너지를 필요로 하는 것이다. 우리 동네 시장에서 위티(시리얼의 한 종류—옮긴이)는 일반형 한 상자에 1달러 65센트다. 그런데 이 속에 든 밀은 6센트치밖에는 안 된다. 배보다 배꼽이 더 큰 사례다.

그런데 자원낭비와 에너지낭비란 측면에서 보면 육류제품이야말로 혼자서 교실 한 칸을 다 차지하는 것과 마찬가지다. 일전에 과학자들이 식품 생산에 사용된 원료 가격을 기준으로 식품의 에너지 가치를 계산했을 때, 프란시스 무르 라페는 그 결과를 이렇게 보고했다.

1978년 내무부와 상무부가 후원했던 한 연구는, 가축에서 나오는 식품을 생산하는 데 소비된 원료 가치가 이 나라 전체에서 그 외의 용도로 소비된 석유, 가스, 석탄의 가치보다 더 많다는 놀라운 수치를 보여주었다.[60]

이 연구는 육류와 유제품 및 달걀 생산에 미국내 모든 용도에 사용된 원자재 총량의 1/3이 소비된다는 놀라운 현실을 밝혀냈다.

반대로 곡물과 채소와 과일류의 재배에는 육류생산에 소요되는 원자재의 5%에도 못 미치는 양만이 소비되어, 이들 식품이 육류 생산에 비해 높은 효율성을 발휘하고 있음을 보여주었다.

따라서 새로운 식생활로의 전환은 이 나라에서 소비되는 전체 원자재 중 30% 이상을 절약할 수 있음을 뜻하는 것이기도 하다.

과학자들이 여러 식품의 에너지 비용을 계산하는 또 하나의 방법이 해당 식품을 생산하는 데 필요한 화석연료의 양을 측정하는 것이다. 미국 과학자 데이비드 피멘틀은 전세계가 미국식 농업관행에 따라 음식을 섭취하게 되면 이 행성의 전체 석유보유고는 13년 안에 바닥나고 말 것이라고 계산해냈다.[61]

얼마나 많은 에너지가 표준적인 미국식 식생활로 인해 낭비되고 있는지를 안다면, 아마도 놀라지 않을 사람이 없을 것이다. 한 예로, 엄청나게 많은 석유를 먹어치우는 사치스런 차를 모는 것이 걷는 것보다 오히려 에너지를 절약할 수 있다. 여러분이 걸을 때 태워버리는 열량이 표준적인 미국식 식생활에서 비롯된 것이라면 말이다![62] 말하자면 일정 거리를 걷는 동안 여러분이 태워버릴 식품을 생산하는 데 필요한 에너지가 같은 거리를 차—그 차가 갤런당 40km 이상을 달린다고 가정했을 때—로 달리는 데 필요한 에너지보다 많은 것이다. 이 놀라운 사실은 우리 자동차가 에너지 효율성에서 금메달감이기 때문이 아니다. 반대로 우리 차들은 에너지 효율성 면에서 전혀 우수하지 않다.[63] 이렇게 본다면 오늘날의 육류생산 시스템은 에너지 보존주의자 앞에 나타난 최악의 악몽이라고 할 수 있다.

전통적인 농장에서는 돼지와 닭들이 겨울에는 짚더미 위에 둥지를 틀어 따뜻하게 지냈고, 여름이면 그늘지고 습한 땅에서 더위를 식히곤 했다. 그런데 오늘날의 공장식 농장에는 짚더미도 없고 그늘지고 축축한 땅도 없다. 이런 환경에서 동물의 체중을 극대화시키자면 온도가 인위적으로 조절될 수밖에 없는데, 이때 필요한 것이 에너지다.

어미의 체온에서 떨어진 어린 동물들은 더 많은 열을 필요로 한다. 이들은 어미로부터 떼내어져 차가운 콘크리트 바닥이나 외풍센 금속 널빤지 위에서 길러진다. 일단 그 환경 자체가 외부 온도의 영향을 대단히 많이 받는 데다가, 새끼들이란 원래 추위에 약하기에 더 많은 에너지가 제공되지 않을 수 없다.

게다가 동물들에게 사료를 날라주는 데도 에너지가 필요하고, 그들의 배설물을 치우는 데도 에너지가 필요하다. 사실 조립식 라인으로 이루어진 공장식 사육장 시스템은 전과정의 매단계마다 인간의 노동력은 최소화하고 대신 에너지가 들어가는 기계를 사용하도록 설계되어 있다. 결과적으로 이 공장들은 그 운영규모에 비하면 일자리 창출에는 거의 기여하지 못하면서, 마치 내일이 없는 것처럼 우리의 제한된 화석연료 비축분을 탕진하고 있다. 사실 이 공장들이 계속 이런 식이라면, 우리에게 내일은 없을 것이다.

오하이오 주립대학의 농업기술자들이 가금류와 돼지고기를 비롯하여 육류 생산에 드는 에너지 비용과 콩, 옥수수, 기타 식물성 식품의 생산에 드는 에너지 비용을 비교해보았다. 그들은 가장 비효율적인 식물성 식품조차도 가장 효율적인 동물성 식품에 비해 거의 10배나 효율적이라는 사실을 발견하였다.

최고의 목축사업조차도 식품 에너지 면에서는 화석에너지 투자분의 34.5%에 불과한 수익만을 얻었다. 검사된 것 중 가장 빈약한 5개 곡물사업의 수익률이 328%에 달하는 마당에.[64]

다른 연구에서도 마찬가지 양태가 나타났다. 옥수수나 밀은 화석연료 1칼로리당 사육장의 소고기보다 22배나 많은 단백질을 제공해주었다. 콩은 훨씬 더 높아서 사육장의 소고기보다 무려 40배나 효율적이었다![65]

이제 여러분은 〈사이언티픽 아메리칸〉지가 에너지위기 문제를 집중적으로 다루었을 때, 그 잡지에서 대서특필했던 한 논문이 경고했던 내용을 이해할 수 있을 것이다.

육류소비와 에너지소비 추세는 파국을 향해 치닫고 있다.[66]

따라서 새로운 식생활로의 전환은 엄청난 양의 에너지를 절약하게 해줄 것이다. 우리가 육식습관을 버린다면 핵발전소를 지을 필요도 없어질 것이고, 우리들의 전기요금 청구서 역시 지금보다 훨씬 가벼워질 것이다. 또한 외국석유에 대한 수입 의존도 역시 현저히 낮아질 것이고, 태양에너지와 그외 환경친화적인 에너지원을 개발할 시간과 자원도 갖게 될 것이다. 그리고 우리 자손들은 여전히 에너지 자원이 풍부한 세상에서 살게 될 것이다.

고집스런 사업가들

나는 새로운 식습관의 형성이 가져다줄 여러 가지 가능성을 상상해볼 때마다 그러한 변화를 통해 우리가 무엇을 얻을 수 있는지에 충격을 받곤 한다. 나는 그것이 세계의 기아를 줄이고, 우리를 전쟁으로 이끌어가는 이 세상의 공포를 줄이며, 우리의 값진 표토와 삼림을 보존해주고, 열대우림 수천 종을 멸종 위기에서 구해주며, 우리들의 물을 정화하고 보존해줄 수 있다는 것을 알았다. 게다가 나는 그것이 그 많은 동물들의 고통을 줄여주고, 우리의 건강을 확실하게 증진시켜주며, 인간 종의 미래를 그토록 심각하게 위협하고 있는 유독성 화학물질의 사용과 섭취를 현격하게 줄여주리란 사실에 감동하지 않을 수 없었다.

그런데 같은 방향을 가리키는 또 하나의 요인, 가장 고집스런 미국 사업가들조차도 고개를 돌리게 할 또 하나의 요인이 아직 남아 있다. 그것은 새로운 식생활이 경제에 미칠 영향이다.

경제학자 필즈와 허는 이렇게 보고했다.

전국민이 도정하지 않은 곡류와 신선한 과일과 야채를 강조하는 식

생활—덧붙여 불필요한 지방 식품의 수입도 제한하는—로 전환하게
되면, 수입석유에 대한 수요를 60% 이상 줄일 수 있고, 더불어 목재
와 수력발전 같이 재생가능한 에너지 공급은 120%에서 150%까지
증가시킬 수 있다.[67]

이들 경제학자들은 외삽법(이미 알고 있는 자료에 의거하여 미지의
사항을 추정하는 방법—옮긴이)을 이용해 식습관의 변화가 경제에
미칠 영향을 분석하였다. 그들이 발견한 결과는 실로 엄청났다.

그들은 식품과 처방약, 병원 치료와 의료보험에 대한 지출 감소
로부터 개인저축이 실질적으로 증가하리란 것을 발견했고, 단기적
으로도 주택과 에너지, 교통 및 의류 지출과 관련된 비용절감으로
개인저축액이 크게 높아질 수 있음을 계산해냈다.

미국의 표준적인 3가구 중 1가구는 단기적으로 한 해 4천 달러를 절약할
것으로 기대된다. 그리고 그들이 이 절약분 가운데 30%를 저축하면—
그 절반까지 저축하는 것도 가능하다— 개인저축에서 나오는 대출자
금은 50%까지 증가하게 된다.[68]

개인저축에서 나오는 대출자금이 증가한다는 것은 경제성장에 대
단히 중요한 요소다. 개인저축은 경제성장에 필수적인 주요 자금원
이기 때문이다. 그리고 이렇게 자금 공급이 늘어나면 이자율도 그만
큼 떨어지게 된다.

이자율 하락을 불러올 요인은 이것만이 아니다. 에너지 수입을
줄임으로써 절약된 부분이 국채에 대한 압력을 완화시켜주게 되면,

이는 역으로 정부의 대출수요를 크게 감소시키는 역할도 할 것이기 때문이다. 현재로서는 터무니없이 늘어나는 국채비용을 대기 위해 경제성장의 주요 기폭제인 개인저축에서 형성된 비축자금 중 절반을 정부가 끌어다 쓸 수밖에 없는 실정이다. 그러나 개인저축이 늘고 국채가 줄어드는 효과가 병행되면, 경제학자 필즈와 허의 표현대로,

…… 높은 이자율에 2연속 발파를 가하는 것.[69]

과 같은 결과를 불러올 수 있다. 이런 이자율 하락이 기업들의 경제활동에 얼마나 유리한 조건으로 작용할지는 별다른 설명이 필요치 않을 것이다. 그리고 다른 한편에서는, 현재의 육식 관련 질환으로 드는 엄청난 의료비와 병들어 개인적으로 낭비되는 시간이 절약될 것이다. 필즈와 허는 이렇게 추산했다.

5년 동안 보건부문의 절약분만도 1천억 달러에 달할 것으로 기대된다.[70]

에너지 관련 지출이 줄어들어 경제는 콧노래를 부르기 시작할 테고, 정부의 빚이 지속적으로 감소함에 따라 줄어든 국채 이자분을 포함하여 사방팔방에서 절약이 가능해지는 것이다. 육류생산업자에게 지급했던 물 보조금 절약분만도 한 해에 수 억 달러에 이를 것이다. 필즈와 허는 5년 안에 한 해 총저축액을 800억 달러까지 끌어올릴 수 있을 것이라고 계산했다. 그리고 20년 후에는, 그들의

추정에 따르면, 한 해 저축액이 2천억 달러에 달하게 될 것이라고 한다.

지금으로서는 하늘 높은 줄 모르고 치솟아만 가는 연방적자가 우리 자손들의 미래까지 저당잡고 있는 실정이다. 많은 경제학자들에 따르면, 지금 우리가 우리 자손들에게 남겨놓은 유산은, 우리 자손들이 그것을 갚을 수 있으리라는 희망조차 가질 수 없을 만큼의 엄청난 빚뿐이라고 한다. 그러나 필즈와 허의 경제 시나리오가 옳다면, 새로운 식생활의 형성이 가져다줄 절약분만으로도 미국 정부의 연방적자를 일소시켜 줄 수 있다.

그렇게 되면 우리 자손들은 여전히 건전하고 번영하는 세상에서 살 수 있게 될 것이다.

잊을 수 없는 꿈

지금 우리들 대부분은 식사를 하려고 식탁에 앉을 때 우리가 선택한 식품이 세상에 어떤 영향을 미치는지 명확하게 알지 못하고 있다. 우리는 빅맥 햄버거 하나마다에 열대우림 한 조각씩이 들어 있고, 10억 개의 햄버거가 팔릴 때마다 또다른 100가지 생물종들이 사라진다는 걸 인식하지 못하고 있다. 우리는 지글거리는 스테이크 속에 동물들의 고통과 표토 부식, 삼림 남벌, 경제 손실, 건강 손상이 함께 들어 있다는 것도 깨닫지 못하고 있으며, 스테이크의 이 지글거리는 소리 때문에 그렇지 않았더라면 먹을 수 있었을 굶주린 몇백만 인구의 아우성 역시 듣지 못하고 있다. 나아가 우리는 독극물들이 먹이사슬에 축적되어 우리 자손들과 지구를 중독시키고 있다는 것 또한 보지 못하고 있다.

그러나 일단 한 번 우리의 식품 선택이 끼치는 영향을 깨닫고 나면 우리가 이를 깡그리 잊어버리는 일은 더 이상 있을 수 없다. 물론 우리가 이 모든 것을 기억 저편으로 밀어넣어버릴 수는 있다. 때로는 관련 사실들의 그 어마어마한 크기에 압도되느니 차라리 그러는 편이 낫다고 여길 수도 있다.

그러나 우리 아이들과 동물들과 숲과 하늘과 강이 우리에게 상기시켜주듯이, 지구 자체도 우리가 이 땅의 일부이고, 땅 또한 우리의 일부임을 우리에게 상기시켜줄 것이다. 모든 것은 서로 깊이 연관되어 있어서, 우리의 일상적 선택이 우리의 건강과 생명만이 아니라, 다른 존재들의 삶, 아니, 모든 지구 생명체의 운명에 엄청난 영향을 미치게 된다.

고맙게도, 우리에게는 감사해야 할 이유가 있다. 그것은 우리 인간에게 가장 좋은 것이 다른 생명 형태와 우리 모두가 의지하고 있는 생명유지 시스템에도 가장 좋다는 것이다.

지금 우리가 아메리카라고 부르는 이곳에서 오랜 세월 살아온 인디언들은 땅과 자연과 조화를 이루며 살았다. 그들의 사회는 각각의 다양성을 자랑했지만, 그럼에도 한결같이 자연을 파괴하지 않고, 오히려 그것을 유지해주는 생명에 대한 외경심을 근거로 하고 있었고, 오늘날 우리가 생태계라 부르는 것과 균형을 유지하며 살았다. 그들에게는 그 모든 것이 신의 작품이었다. 반짝이는 솔잎 하나하나, 모래사장 하나하나, 깊은 숲 속에 피어오르는 안개 한 자락 한 자락, 윙윙거리는 벌레 한 마리 한 마리가 모두 성스러웠다.

백인이 그들에게 최대의 희생을 강요하면서 땅을 팔라고 요구했을 때, 위대한 시애틀 추장은 부족을 대변하는 연설에서 그 대가로 한 가지를 요구했다. 그는 자기 자신이나 자기 부족, 심지어 인디언 종족을 위해서조차 뭔가를 요구하지 않았다. 물론 그에게도 당시에 틀림없이 필요했을 엄청나게 중요한 일들이 많이 있었을 것이다. 그는 더 많은 담요와 말과 식량을 요구할 수도 있었을 것이고, 조상이 묻힌 그 땅이 존중되기를 요구할 수도 있었을 것이다. 혹은 그 자신과 자기 부족을 위한 특별한 배려를 요구할 수도 있었을 것이다. 그러나 그에게 무엇보다도 중요했던 것은 인간과 다른 동물들 간의 관계였다. 그의 한 가지 요구는 단순하고도 예언적이었다.

나는 한 가지 조건을 제시할 작정입니다.
그것은 백인들이 이 땅의 짐승들을
형제로서 받아들여야 한다는 것입니다.
짐승들에게 일어난 일은 얼마 안 가
사람에게도 일어나기 마련입니다.
모든 것은 연결되어 있습니다.

시애틀 추장은 자연세계와의 유대가 상상할 수 없을 정도로 깊었던 한 부족을 대변했다. 그러나 백인들은 그들을 야만인이라 부르며 그의 간청을 철저히 무시해버렸다. 오늘날 육류와 유제품과 달걀을 생산하는 공장식 사육장은 그가 제시했던 단 하나의 조건을 우리가 얼마나 철저하게 무시했는가를 보여주는 생생한 증언이다.

백인들은 시애틀 추장을 무식한 야만인이라고 생각했다. 그러나 그는 창조주와의 살아 있는 접촉으로 얻어진 지혜와 웅변을 지닌 예언자였다. 그리고 그가 한 말은 오래오래 전에 쓰였던 한 권의 책과 놀랍도록 유사하다. 성서 역시 우리에게 인간과 동물의 운명은 서로 밀접하게 얽혀 있다고 얘기하고 있기 때문이다.

사람의 운명은 짐승의 운명과 다를 바 없어
사람도 짐승도 같은 숨을 쉬다가
같은 죽음을 당하는 것을!
이렇게 모든 것은 헛되기만 한데
사람이 짐승보다 나을 것이 무엇인가.

– 전도서 3:19

시애틀 추장은 성서라는 책이 이미 수 세기 전에 그 자신이 한 말과 거의 같은 말을 하고 있었다는 것을 알지 못했다. 단지 그는 생명 자체를 편들어 말했던 것이고, 나이가 더해준 지혜가 그에게 강복한 것이었다. 다른 피조물 및 우리가 공유하는 세계와 윤리적 연대를 맺기에는 너무나 동떨어진 채 길을 잃고 만 오늘날, 그의 메시지는 우리에게 무한한 지혜의 빛을 던져주고 있다. 그가 한 말의 진실성이 이토록 명백했던 적이 없었기 때문이다.

우리는 한 가지를 압니다.
우리의 신은 같다는 것을요.
이 대지는 그에게 귀중한 것입니다…….

우리는 압니다.
땅이 사람에게 속한 것이 아니라
사람이 땅에 속해 있다는 것을요.

우리는 압니다.
가족을 묶어주는 핏줄처럼
모든 것은 연결되어 있습니다.
모든 만물은 이어져 있습니다.
땅에게 일어나는 일은
땅의 자녀들에게도 일어납니다.
생명의 거미줄은 사람이 짠 게 아닙니다.
사람은 그 거미줄의 한 오라기에 지나지 않습니다.
그가 거미줄에게 무슨 짓을 하든
그것은 곧 자신에게 하는 일이 됩니다.

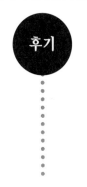

《육식의 불편한 진실》

후기

이 책이 처음 출판되고 나서 벌어진 몇 년 동안의 일들을 회고해 보면, 이 세계를 새롭게 이해하려는 움직임이 일어나는 여러 징후들을 발견할 수 있다. 사람들이 자연을 인류가 써버리고 말 일용품(commodity)으로서가 아니라 인류가 그 한 부분을 구성하는, 우리 삶을 신세지고 있는 공동체(community)로서 인식해가고 있는 것이다.

우리는 지금, 우리가 주변세계와 관계맺는 방식에 있어서 나타나는 중대한 변화를 목격하고 있다. 과거의 패러다임은 우리의 공감영역 밖에 있는, 착취할 수 있는 자원으로만 동물을 바라보던 세계관으로 특징지워진다. 그리고 그 패러다임 안의 우리는 기를 쓰고 생명의 생태망 밖에 서 있으려 했기 때문에, 점점 더 자연과 격리되고 분리된 외로운 영혼의 소유자가 되고 말았다.

그러나 이제는 점점 더 많은 사람들이 인정 있고, 지속 가능한 생활방식으로의 전환을 경험하고 있다. 그들은 건전한 생태학적 토대에 기초한 사회, 사회정의와 건강한 환경이란 울타리 안에서 경제적 번영을 추구하는 그런 사회를 추구하고 있다. 그들은 자신의 삶을 자신들이 보고 싶어하는 세계의 일례로 만들기 위해 일하고 있다. 《육식의 불편한 진실》을 출판한 후, 나는 이 책이 불러일으킨 열정을 건설적이고 지속적인 행동으로 옮기기 위해 지구구조대(EarthSave)라는 비영리조직을 설립했다. 나의 이런 활동은 잡지와 정기간행물과 신문 등 각종 매체의 화제가 되었다. 이러한 매체들은 종종 나에게 "아이스크림을 먹지 않는 반항아"라거나 "자선업의 예언자"니 하는 별명들을 붙여주면서 나 개인의 배경과 성격에 관심을 쏟곤 했다. 그리하여 내가 기억하고 싶은 것보다 더 많은 얘기가 아이스크림 제국과 내가 남겨놓은 수백만 달러에 대한 기사로 쓰여졌다. 하지만 다행히도 그 외의 많은 글들은 메시지 자체에 중점을 두고 파고들어 주었다. 《육식의 불편한 진실》이 출판되기 전에는, 현대의 육류생산이 환경에 미치는 파괴적인 영향을 공개적인 토론에서 언급한 경우가 거의 혹은 아예 없었지만, 이 책이 널리 읽히고 난 지금은 그 문제가 이 지구의 존속에 결정적인 역할을 한다는 이해가 생겨나고 있다. 이것은 이 책을 출판하고 나서부터 4년 사이에 미국의 소고기 소비가 놀랍게도 18%나 뚝 떨어진 현실에서도 알 수 있다.

그러나 모든 사람이 이 책의 성공에 기뻐한 것은 아니었다. 《육식의 불편한 진실》이 세계적인 베스트셀러가 되어감에 따라, '전국 사육자협회'의 공격도 거세졌다. 그들은 처음에는 이 책의 메시지를 반박하고 저자의 평판을 떨어뜨릴 보고서를 쓰기 위해 5만 달러를 들여 텍사스 A&M 대학의 동물과학대학 연구원들을 고용하였다.

그러고 나서 얼마 안 되었을 때 순회강연을 다니던 나는 뭔가 이상한 낌새를 알아차렸다. 그 당시 나는 이 도시에서 저 도시로 다니며 일반인들을 상대로 연설을 했고, 라디오와 텔레비전에 출현했으며, 언론을 만나기도 했다. 그런데 내가 가는 곳마다, 나를 인터뷰하는 매체의 대표들이 육우업자들의 보고서 사본을 그 직전에 받아보았다는 것을 알 수 있었다. 내 순회강연 일정을 미리 알아내, 내가 방문하는 도시의 매체에 이 책이 미칠 영향을 무산시키기 위해 만든 자료들로 미리 기름칠을 해두는 일들이 벌어졌던 것이다. 또 다른 경우에는, 내가 예정된 인터뷰를 하러 라디오나 TV 방송국에 가면, "내 사무실"에서 1시간 전에 전화가 와서 내가 시간을 낼 수 없어 참석할 수 없게 되었다고 하길래 다른 프로그램을 진행하게 되었다는 말을 듣곤 했다. 하지만 "내 사무실"은 그런 일을 하지 않았다. 누군가 다른 사람이 나를 대변하는 척하면서 전화를 걸었던 것이다.

이 책이 출판되던 무렵, 이 나라에서 가장 큰 공영 텔레비전 방송국 중의 하나인 로스앤젤레스의 KCET에서는 〈새로운 미국을 위한 식생활〉이라는 다큐멘터리 프로그램을 제작했다. 그것을 알게 된 축산업자들은, 그 프로그램 제작자 가운데 한 사람의 말을 빌면,

"탄도 미사일"이 되어버렸다. 방송국 사장과 주요 인사들 앞으로 협박과 팩스, 변호사들로부터의 편지와 전보들이 쏟아졌고, 회사대표들의 방문이 날마다 줄을 이었다. 말하자면 그들은 방송국과 공영 텔레비전에서 그 프로그램이 방영되는 것을 막기 위해 모든 수단과 방법을 다 동원하여 공격적인 캠페인을 전개했던 것이다.

육류와 유제품업자의 그 대단한 저항에도 불구하고 KCET는 방영을 강행하여 1991년 9월 처음으로 그 프로그램을 송출했다. 그 다큐멘터리 필름은(지구구조대에서 구할 수 있다, 1-800-362-3648) 전국적으로 거의 모든 공영 텔레비전 방송국에서 방영되었다. 한 평론가는, "이것은 공영 텔레비전이 무엇을 해야 하는지를 보여준 훌륭한 예다. 〈새로운 미국을 위한 식생활〉은 오랜 세월 내가 PBS에서 본 것 가운데 최고의 작품이었다"라고 말했다.

후원자들의 아낌없는 후원 덕분에 지구구조대는 1995년 지구의 날에 이 필름을 보내달라고 요청했던 8,500개 학교에 이 비디오 사본을 무료로 보내줄 수 있었다. 비디오 한 개당 500명 이상의 학생들이 관람하게 되면서 미국 50개 주 전역의 4백25만 명에 달하는 학생들이 이 프로그램을 시청할 수 있게 된 것이다. 그 결과, 많은 젊은이들이 자신의 건강과 지구의 복지를 개선하기 위해 자신의 식생활 방식을 바꾸는 결단을 내리게 되었다.

영국으로 넘어가보면, 거기에서는 또 다른 전투가 벌어졌다. 거대기업 맥도날드 사가 "맥도날드, 무엇이 문제인가"라는 데이터의

608

진실성을 두고 명예훼손 혐의로 두 명의 실직 중인 영국인 환경보호론자에게 소송을 제기했던 것이다. 두 명의 피고, 헬렌 스틸과 데이브 모리스는 이들의 협박에 굴하지 않고 오히려 이를 맥도날드 사의 환경관련 기록, 영양학적 근거, 동물학대 혐의 등을 근거로 맥도날드 사 임원과 회사전문가들을 "요리"할 수 있는 기회로 보고 반격에 나섰다.

그것은 고전적인 다윗과 골리앗 이야기였다. 재정적인 지원이 거의 전무한 상태에서 두 젊은이는 스스로를 대변해가면서 세계에서 가장 강력한 회사의 변호사들이 쏘아대는 집중포화를 상대해야 했다.

피고인들은 맥도날드 사의 영양전문가인 시드니 아놋 박사에게, "고지방, 고당분, 고동물성 식품 및 고염도와 저섬유소, 저비타민, 저무기질의 식생활은 유방암과 대장암, 그리고 심장질환과 관련이 있다"는 진술에 대한 의견을 요청했다. 이에 대해 시드니 아놋 박사는 "상당히 일리 있는 얘기다"라고 대답했다. 그 다음에 그는 그 진술이 소송을 낳았던 데이터, 맥도날드 사가 비방과 명예훼손을 했다고 주장한 바로 그 자료에 나왔던 표현 그대로란 말을 들었다. 또한 장기간에 걸쳐 유명했던 심장질환 연구인 프래밍검 심장연구 책임자였던 윌리엄 카스텔리 박사 역시 맥도날드 사의 논거를 지지하지 않았다. 오히려 그가 말했던 "여러분이 맥도날드 사의 황금 아치를 보게 되면, 진주로 된 천당 문 앞에 서 있는 것과 같다"라는 말이 널리 회자되기도 했다.

맥도날드 사는 그 소송에서 하루 1만 달러를 썼는데, 그것은 소송이 몇 주 걸리지 않을 것이라고 예상했기 때문이었다. 그러나 맥라이벨 소송(맥도날드 사 명예훼손 소송)은 거대기업의 예상을 뒤엎고 3년 이상 계속되었다. 결국 회사는 수천만 달러를 치러야 했으며, 영국 역사상 가장 오랜 시간이 걸린 명예훼손 소송이 되고 말았다. 게다가 사태가 역전되어 피고측이 아니라 맥도날드 사와 그 회사의 사업관행이 심리대상이 되어버렸다.

마침내 1997년 6월, 저스티스 벨 판사는 맥도날드 사를 비판했던 책자의 "실질적이고 중요한" 부분이—몇몇 대단히 신랄한 표현들을 포함하여— 사실로 판명되었음을 선언하는 판결을 내렸다. 특히 판사는 맥도날드 사가 자사 식품이 영양가가 있다며 소비를 조장하는 것은 기만적인 일이며, 동물학대 부분에 대해서는 "형사상의 책임"이 있다고 판결을 내렸다.

소고기 업계로서는 문제가 점점 더 커졌다. 1996년 3월, 놀랍고도 반박의 여지가 없는 증거가 나타나는 바람에 영국 정부로서도 소고기 섭취에 엄청나고 새로운 문제가 있다는 사실을 공개적으로 인정할 수밖에 없었던 것이다. 도대체 무엇이 영국 정부로 하여금 10년 동안 부인해오던 내용을 번복하게 만든 것일까? 무엇이 그들로 하여금 영국 소고기 업계에 몇억 달러의 손해를 끼친다는 것을 알면서도 공개적으로 그런 진술을 하게 했고, 더불어 몇만 마리의 소들을 소각하지 않을 수 없게 했던 것일까?

이제는 다 공개된 사실이지만, 광우병에 감염된 소를 먹으면 사람에게 변형질환(크로이츠펠트–야곱병, 혹은 CJD)을 일으킬 가능성이 높았던 것이다. 이 질환은 사람의 뇌에 스폰지 구멍을 내면서 환자를 죽음에 이르게 하는 치명적인 불치병이다. CJD는 이전에는 노인들에게만 아주 드물게 발생했는데, 이제는 아이들에게도 놀라우리만치 발생빈도가 높아지면서, 동시에 이 질환이 광우병에 감염된 소고기를 소비하는 것과 관련이 있다는 증거가 급격히 늘어갔던 것이다. 그리고 광우병이 소에게 소고기를 사료로 주어 단백질을 공급하는 관행을 갖고 있던 영국 소들 사이에서 급속하게 퍼져갔다는 사실은 반박할 여지가 없었다.

1996년 4월 16일, 지구구조대 이사회 멤버 하워드 라이먼—전직 방목 노동자이자 사육장 관리자이며 지금은 '인정있는 사회'의 "양심적인 식생활" 캠페인의 대표이기도 하다—이 광우병에 초점을 맞춘 오프라 윈프리 쇼에 출연하였다. 미국 소고기 업계를 대변하는 인물로는 '전국 소사육업자협회' 정책 이사인 개리 웨버 박사가 그 자리에 함께 참석하였다.

라이먼은 시청자들에게 말하기를, 한 가지 점에서, "지금 우리는 영국인들이 갔던 길을 정확하게 따라가고 있습니다. 영국은 그에 대해 실제적인 무슨 일인가를 하기보다는 대중 홍보나 하면서 10년을 끌어왔죠. 지금 미국에서는 한 해에도 몇만 마리나 되는 소가 저녁때만 해도 멀쩡했는데 그 다음날 아침에 죽은 채로 발견되곤 합니다. 이런 소들은 말끔히 갈아져 다른 소들에게 사료로 제공되죠. 그런데 만약 그들 중의 한 마리, 단 한 마리라도 광우병에 감염되어 있었다면, 수천 마리의 소에게 감염시킬 가능성이 있는 겁니다."

"하지만 소는 초식동물입니다," 오프라가 응수했다. "소가 소를 먹을 수는 없습니다."

"분명히 그렇습니다. 우리는 자연이 말해주는 대로 해야 합니다. 우리는 그들에게 풀을 먹게 해야지, 소를 먹게 해서는 안됩니다. 하지만 우리는 그들을 육식동물로 만들었을 뿐만 아니라, 동족을 먹는 식인종으로 만들어버렸습니다."

오프라는 놀랐다. 그녀는 카메라를 바라보면서 시청자들에게 물었다. "이제 이 문제가 여러분들과도 약간 상관이 있습니까? 바로 여기서, 이 얘기를 듣고 나니까? 이 얘기는 햄버거를 먹을 수 없게 만들어버리는군요. 난 안 먹겠어요."

'전국 소사육업자협회'를 대변한 웨버는 광우병은 아직 미국에 상륙하지 않았다고 강조하면서 이런 비난에 응수하였다.

오프라가 그에게 압력을 가했다. "우리도 소에게 소를 먹입니까?"

"미국에서는 아주 한정된 양만을 그렇게 합니다." 웨버가 수긍하자, 방청객들은 분노와 혐오의 신음소리로 응답했다.

"저는 당신에게 이 말을 해야겠군요," 오프라가 말했다. "그 얘기는 절 놀라게 했어요."

웨버는 광우병이 미국에는 상륙하지 않았으며, 정부도 아무 불상

사가 일어나지 않도록 하겠다고 다짐하고 있으니 전혀 걱정할 일이 아니라고 다시 한번 말했다.

청중들은 그 말을 믿지 않았다. 전직 소방목 노동자인 하워드 라이먼 역시 그러했다. 그는 고개를 저었다. "영국에서 10년 동안 내내 들어왔던 얘기를 정확하게 오늘 여기서 다시 듣게 되는군요. 걱정하지 마라, 우리는 이 문제를 잘 알고 있다……. 하지만 저는 우리가 동물들에게 동물을 먹이는 지금의 관행을 계속한다면, 우리 역시 영국과 똑같은 상황에 놓일 것이라고 믿습니다……. 우리는 절대 그렇게 되기로 되어 있지 않은 일을 가축들에게 하고 있는 겁니다."

여러분들도 짐작하겠지만, 미국의 소고기업계는 이 프로그램에 매우 불쾌해했다. 전국에서 제일 큰 소사육가인 폴 엥글러를 포함한 텍사스의 소사육가 집단은 오프라 윈프리와 그녀의 프로그램 제작회사, 그리고 하워드 라이먼을 상대로 2천만 달러짜리 소송을 제기하기로 결정했다. 이 소송은 텍사스와 그 외 12개 주의 농업관련 사업가들 덕분에 최근에 통과된 '식품비방법'을 근거로 제기되었다. 이 새 법에 따르면, 부패하기 쉬운 식품의 생산자는 그의 제품이 안전하지 않다고 말하거나 그런 암시를 한 사람들을 고소할 수 있게 되어 있다.

비방법에 의하면 입증책임은 피고에게 있다. 하워드 라이먼은 텍사스 지방 배심에게 자기가 방송 중에 고기를 먹는 것에 대해 말했던 부분이 "타당하고 믿을 만한 과학적 조사와 사실, 그리고 자료에 근거한 것"임을 입증하지 못하면, 유죄 선고를 받게 되고 재정적으로 파산할 상황에 처하게 된 것이다. 이 문제를 더 혼란스럽게 만드는 것은 "타당하고 믿을 만한 과학적인 조사와 사실, 그리고 자료"가 종종 의견과 해석의 문제라는 것이다.

그 점에서 이 법은 특정 식품을 사지 말라는 의견을 소비자들에게 표현할 수 없게 하기 위해 고안된 법이라는 결론을 피하기 어렵다. 그리고 이런 법으로 가장 많은 이득을 얻는 업계란, 다시 말해 식품의 질과 안전성을 둘러싸고 자유로운 토론과 공개적인 비평을 가할 수 있는 환경에서는 역으로 가장 많은 것을 잃게 될 측이라는 것 역시 명백하다. 놀랄 것도 없이, 육류와 낙농업계 및 양계업계가 그 법안의 주창자이고 지지자였다.

업계가 햄버거제품에 흠을 잡는 사람들의 입을 막을 목적으로 1차 수정헌법을 햄버거 문제에 억지로 적용시켰다는 것은 뭔가가 잘못되었다는 얘기다. 표현의 자유는 항상 귀중한 것이다. 아이들이 패스트푸드 연쇄점에서 햄버거를 먹고 난 다음 E.콜리 중독으로 사망했을 경우에는 특히 더 그러하고, 식품업계가 외제 살충제와 성장 호르몬제, 방사선과 유전공학 기술을 실험하고 있는 경우 역시 그러하다.

권리장전은 표현의 자유라는 권리가 민주주의에 얼마나 근본적인 요소인지를 잘 알고 있다. 시민들은 기득권을 가진 자들로부터 방해받지 않고 논쟁의 모든 측면을 들을 권리를 가져야 한다. 그렇다면 축산업정책과 축산물에 대해 경고하는 사람들의 목을 죄는 것은 이 나라가 기초하고 있는 원칙에 위배되는 것이라고 볼 수 있다. 여러분들이 듣기 거북한 질문을 할 수 없다거나 상업적 이해에 도전할 수 없다면, 자유가 무슨 의미란 말인가?

하워드 라이먼과 함께, 오프라 윈프리는 필요하다면 대법원까지 싸워나갈 것임을 분명히 밝혔다. 내 생각으로는 맥라이벨 사건이 맥도날드에게 역공이 되었듯이, 소사육업자들의 이 소송도 그들의 기대에 반하는 결과를 가져올 것으로 보인다.

나는 식품비방법이 위헌이며, 이에 반대할 권리가 다시 한 번 지지받고 보호받는 날이 오기를 손꼽아 기다린다. 나는 식품을 생산하는 업계가 모든 생명에 대해 자신들의 도덕적 의무를 인식하게 되는 날이 오기를 고대한다. 나는 우리가 한 인간으로서 자연에서의 우리 위치를 재발견하고 우리 스스로, 자연계와 조화를 이루며 살아가는 방법을 배우게 될 날이 오기를 고대한다. 그리고 나는 아메리칸 드림이 무한한 소비가 아니라 무한한 자비로움으로 이해되는 날이 오기를 고대한다.

구 《육식, 건강을 망치고 세상을 망친다》의 개정에 부치는

편집자 후기

미국에서 1987년에 처음으로 출간된 《Diet for a New America》가 우리 나라에서 《육식, 건강을 망치고 세상을 망친다 1, 2》로 번역 출간된 것은 14년 전인 2000년의 일이다. 이 한국어판은 육식과 관련된 진실과 지구 환경을 염려하는 한국 독자들의 꾸준한 사랑을 받아왔다. 하지만 그 디 자인 등이 시대 흐름에 맞지 않게 된 점을 염려하여 이번에 1, 2 두 권을 합쳐서 합본으로 하는 전면 개정을 단행하게 되었다. 더불어 책의 제목 또한 《육식의 불편한 진실》로 바뀌게 되었다.

편집자로서 이번의 개정으로 이 책이 더 많은 독자들에게 더 가까이 다 가가는 계기가 되기를 바란다. 아래는 개정판을 내면서 처음으로 덧붙이 게 된 편집자 후기이다. 이 책의 이해에 조금이라도 도움이 되기를 바라 는 마음에서 작성하게 되었다.

먼저 여기까지 읽은 독자 여러분이 가장 궁금해 할 소식을 전해 야 할 것 같다. 저자가 후기에서 이야기한 소송, 즉 텍사스 주 목축 업자들이 하워드 리먼과 오프라 윈프리 등을 상대로 해서 1996년 에 제기한 2,000만 달러의 손해배상 소송은 2002년 8월, 마침내 "재소송이 불가능하게" 소송 자체가 각하되는 것으로 판결이 내려 졌다. 오프라와 하워드의 승리였다. 소송이 각하되었기 때문에 '캑 터스 피더스' 사를 비롯한 원고는 평결에 불복하여 대법원에 상고

하거나 사건을 더 이상 진행할 수 없게 되었다.

어찌 보면 완벽한 승리였다고 볼 수 있다. 하지만 달리 보면 이 사건은 그 위헌성 여부가 문제되는 미국의 '식품비방법'이 두 눈 시퍼렇게 뜨고 시행되고 있음을 보여주는 예이기도 했다. 말하자면 특정 식품에 대한 선호를 공개적으로 이야기했다가는 언제 거액의 손해배상 소송에 휘말릴지도 모른다는 '학습효과'가 미국 언론과 대중들에게 각인된 것이다. 진실과 소비자의 입이 봉해졌다.

우리나라에도 이런 법이 있는지는 모르겠다. 하지만 명확한 근거 없이 특정 식품회사의 제품이나 특정 식품에 대해 문제로 삼으면, 손해배상 소송 등에 휘말릴 가능성은 충분히 있다. 문제는 특정 식품의 섭취가 특정한 문제를 야기한다는 근거를 대기가 대단히 어렵다는 것이다. 누구나 알다시피, 사람이 먹는 것이 그 사람의 건강에 특히 중요한 영향을 미치지만, 그 인과관계가 그렇게 확연하게 드러나는 것은 아니다. 그러니 근거를 대기가 쉽지 않고, 이 때문에 사람들은 문제가 있다고 느껴도 입을 다물게 된다. 반대로 특정 식품의 효능을 확대 과장하는 광고라면 언론과 방송에서 얼마든지 떠들 수 있다.

혹시 이 글을 읽은 독자들 중에 이 책에서 이야기하는 육식으로 인한 문제들은 미국 등 고기를 너무 많이 먹는 서양 국가들에 한정된 것이지, 우리나라에는 아직 해당되지 않는다고 생각할 사람이 있을지도 모르겠다. 하지만 내가 보기에는 그렇지 않다. 50대인 내가 학교를 다닐 때 배운 영양학 지식은 저자인 존 로빈스가 미국 축산협회가 미국 아동들에게 제공했다고 주장하는 영양학 지식과 하나도 다르지 않았다. 다만 우리는 경제사정이 허락하지 않고, 고기나 우유에 익숙하지 않은 동양인이었던 관계로, 학교에서 배운 대로의 영양 섭취를 못했던 것뿐이다. (1970년 당시 1인당 연간 육류 소비량은 5.2kg) 하지만 중년의 우리 머릿속에도 고기나 계란, 우유 등이 우리 몸에 좋은 식품이라는 강력한 선입견이 들어 있다.

그 때문에 우리나라의 경제 사정이 나아지자, 우리는 별다른 의심 없이 우리의 자녀들에게 '몸에 좋은 음식들'을 권하고 먹이는 데 전혀 주저하지 않았다. 우리나라 2012년 1인당 연간 육류소비는 43.7kg으로 이는 이 책이 처음 출간된 1987년의 미국인 육류 소비량 약 90kg의 대략 절반에 해당한다. 그런데 영약학 전문가가 추천하는 육류 섭취의 적당량은 1인당 연간 22kg 정도이다. 그리고 그 결과, 존 로빈스가 이 책《육식의 불편한 진실》에서 지적했던 문제들이 우리나라에서도 똑같이 벌어지기 시작하고 있다.

아이들이 키와 덩치는 커졌을지 모르지만 비만 등으로 체력은 오히려 부실해졌고, 아토피, 천식 등의 알레르기성 질병들이 많아지고, 여자아이들의 초경 연령이 대폭 낮아졌을 뿐 아니라 성조숙증을 겪는 경우도 많아졌으며, 불임여성이나 정자부족 남성의 비율도 높아졌다. 또 40대 이상에서는 고혈압, 당뇨, 골다공증 등의 성인병에 걸리는 사람 수도 늘어나고, 육류 섭취가 주원인으로 지목되는 대장암, 유방암, 전립선암 등으로 인한 암환자가 급증하고 있다.

또 사람들의 육류 소비가 기하급수적으로 늘어나자 덩달아 축산업도 급격하게 성장하기 시작했다. 이제 우리나라에도 축산업의 목가적인 풍경은 더 이상 존재하지 않는다. 수천, 수만 마리 닭들이 비닐하우스 몇 개 동 안에서 길러진다. 도살용으로 트럭에 실려 가는 돼지들은 예전에 우리 농가 옆의 돼지우리에서 남은 음식찌꺼기를 먹으며 자라던 토종돼지보다 덩치가 예닐곱 배, 심하면 열 배는 더 나갈 것처럼 거대한 몸집을 하고 있다. 소도 적으면 몇백 마리, 많으면 몇천 마리를 한꺼번에 축사에서 기른다. 축사가 공장형 축사로 바뀌지 않고는 불가능하다는 것을 짐작할 수 있다. 이렇게 좁은 공간에 많은 수의 가축을 키우려면 이들에게 항생제와 소독약이 지속적으로 투여되어야 하고, 살을 찌우기 위해서는 호로몬제와 성장촉진제가 필요하다는 것은 불을 보듯 뻔한 이치이다.

다만 미국 축산업과 우리나라 축산업의 차이는 아직 우리나라는 대규모 축산기업이 아닌 중소 규모의 축산업자들이 대부분이라는 사실이다. 따라서 우리의 경우, 육류 생산이 육류 소비를 따라가지 못하고 있는데, 우리는 이 차액분을 육류제품과 낙농제품의 수입으로 메꾸고 있다. 이렇게 보면 존 로빈스가 이 책에서 이야기하는 미국의 육류 소비로 인한 문제점들은 우리나라의 경우에도 그대로 적용된다고 볼 수 있다.

그런데 이 책이 발간된 이후 육류 소비와 관련하여 밝혀진 중요한 사실 한 가지가 있다. 그것은 지구온난화의 주범이라고 지목되는 온실가스의 반 이상이 축산업과 낙농업에서 발생한다는 사실이다. 이 사실은 2009년 월드와치worldwatch 매거진 11/12월호에 실렸는데, 이 보고서를 쓴 연구자들은 23년간 세계은행의 상임 환경고문으로 일해 온 농학자 로버트 굿랜드 Robert Goodland와 세계은행의 환경전문가인 제프 안항Jeff Anhang이었다.

그런데 이들의 보고서는 2006년 유엔 식량농업기구(FAO)가 낸 보고서 〈축산업의 긴 그림자〉에 그 기원을 두고 있다. FAO는 이 세미나 보고서에서 "전 세계적으로 배출되는 온실가스 중 18%가 축산업에서 발생한다"고 분석하면서, "이는 전 세계 운송수단에서 나오는 양보다 더 많은 양"이라고 지적했다. 다시 말해 우리의 상식과 달리 자동차, 배, 비행기 등의 온갖 운송수단보다 축산 제품과 낙농 제품이 더 많은 온실가스(이산화탄소, 메탄 등)을 발생시켜 지구를 온난화시키는 결과를 가져온다는 이야기다.

이 사실만으로도 충격적인데 위의 월드와치 보고서의 두 전문가는 이 FAO 보고서를 자세히 분석 검토하여, 저평가되거나 간과되거나 잘못 분석된 수치들을 다시 정리하여 축산품의 생산과정에서 발생하는 온실가스가 인위적 온실가스의 18%가 아닌 51% 이상임을 밝혀냈다. 51%!! (저자들은 이 수치도 최소한도로만 계산된 수치라고 자신 있게 주장한다.) 놀랍지 않은가?

이 이야기는 지구 환경을 위태롭게 하는 온실가스 배출 문제에서는 전 세계의 화력 발전소를 수력과 풍력 발전소 등으로 바꾸려고 수천만 달러에 달하는 비용과 시간을 들이는 것과 고기와 낙농품을 10~20% 덜 소비하는 것이 같은 효과를 거둘 수 있다는 것이다. 사실 소고기 1kg이 생산될 때 배출되는 온실가스 양과 100와트 전구를 20년 이상 밝힐 때 배출되는 온실가스 양이 같다는 연구결과도 있다. 하지만 당신은 오늘도 소고기 한 근을 먹는 것이 지구환경에 무슨 심대한 영향을 준다고는 전혀 생각하지 않고, 불필요한 에너지 낭비가 되지 않도록 거실과 부엌의 전구를 끄는 데 신경을 쓴다. 하지만 당신이 소고기 1kg만 덜 먹어도 거실의 전구 2, 3개 정도는 환하게 켜놓는 것에 양심의 가책을 느낄 필요가 없다.

자, 당신이라면 어떻게 하겠는가? 몸에도 지구환경에도 안 좋은 육식을 중단하거나 줄이는 쪽을 선택하겠는가? 아니면 고기를 계속 먹는 대신 그 부작용을 없애기 위해 일주일에 하루 이상의 시간을 운동에 소비하고, 이산화탄소 배출량을 최대한으로 제한하거나 어마어마한 비용이 소요되는 재생에너지 개발에 시간과 노력을 들이는 쪽을 선택하겠는가? 딱히 양자택일의 문제는 아니지만, 더 효과적이고 더 유익한 방법이 전자 쪽이란 건 분명하지 않은가?

아무리 고기가 중독성이 있다고 해도 우리나라 사람들은 하루라도 고기를 안 먹으면 못 산다고 할 지경은 아니다. 또 아이들이 그런 중독성을 갖는 걸 원하는 부모도 없다. 미국에서는 메이저 언론사들이 주체가 되어 '일주일에 하루 고기 안 먹기' 캠페인을 벌이기도 한다. 그만큼 미국인들의 육류 소비량이(1인당 연간 120kg 이상 소비)이 많은데, 주목할 점은 이런 캠페인 등이 벌어지고 나서 미국인들의 육류 소비가 줄고 있다는 것이다.

반면에 우리나라 사람들은 잘못된 영양학 지식과 무심함 등으로 지난 이삼십 년 사이에 빠른 속도로 육류 소비를 늘려왔다. 이렇게 육류 소비가 증가하다가는 우리나라도 미국의 전철을 그대로 밟게 되리란 건 불을 보듯 뻔하다. 게다가 우리의 육류 소비가 우리나라 축산 농가들에게 도움이 되는 것도 아니다. 육류 소비가 늘어나는 만큼 육류 수입이 많아지고, 과다 수입된 육류는 한편에서는 우리나라 국민의 건강을 해치고, 다른 한편에서는 우리나라 축산 농가들을 도산하게 만들고 있기 때문이다.

그러니 이제 우리나라 사람들도 육류 소비를 의식적으로 자제하는 것이 절대적으로 필요한 시점이 되었다. 그리고 필요하면 값이 좀 비싸더라도 수입 고기보다는 국산 고기를 먹는 식으로 하면, 항생제와 성장촉진제 등의 위험을 좀이라도 줄일 수 있다. 육류 소비를 줄이거나 채식 중심의 식사를 하는 것, 이는 개개 가정이나 개인의 결단에 달린 일일 수 있지만, 우리와 우리 자식들의 건강을 위해서, 또 지구 환경과 인간 외 다른 생명체들을 존중한다는 차원에서 이 정도는 충분히 결심할 수 있지 않을까라는 것이 이 책의 한국어판을 개정 편집한 사람으로서 갖게 되는, 작지만 큰 바람이다.

2014년 11월

참조

미국 축산업의 문제를 영화 〈메트릭스〉에 패러디하여 만든 에니메이션 동영상 〈미트릭스〉가 있는데, 인터넷에서 검색하면 유튜브나 티브이팟 등에서 한글번역판도 찾을 수 있다. 어린이나 청소년 교재로 사용하기에 적합하다.

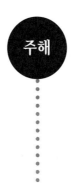

주해

신의 창조물은 모두가 성좌에 나름의 자리가 있다

1) Account adapted from Fox, M., *Returning to Eden*, Viking Press, 1980, pg 3; and Amory, C., *Animail*, Windmill Books, 1976, pgs 34−35; and elsewhere

2) Account adapted from Henkin, B., "Eight Unusual Dolphin Incidents," in Wallace, I., et al, *Book of Lists #2*, Bantam Books, 1980, pgs 107−108; and Amory, C., 주해 1, pgs 14−15에 따르면; and elsewhere

3) Amory, C., 주해 1, pg 193에 따르면

4) Ogonyok, cited in *The Extended Circle*, Wynne−Tyson, J. (ed), Centaur Press, 1985, pg 230; and Amory, C., 주해 1, pg 188에 따르면

5) Kellert, Stephen R., and Felthous, Alan R., "Childhood Cruelty Toward Animals Among Criminals and Noncriminals," *Human Relations*, Volume 38, No. 12, pgs 1113−1120

6) Amberson, R., *Raising Your Cat*, Crown Publishers, 1969

7) Carson, G., *Men, Beasts and Gods-A History of Cruety and Kindness to Animals*, Charles Scribner's Sons, New York, 1972, pg 65

Harwood, D., *Love for Animals-How Ut Developed in Great Britai*n, New York, 1928, pgs 13−14 footnote

Morris, D., *The Human Zoo*, New York, 1969, pg 76

Pope Pius XII, quoted in Quinn, J., "A Proper Respect for Men and

Animals," *U.S. Catholic*, June 1965.

Quinn, J., "A Proper Respect for Men and Animals," *U.S. Catholic*, June 1965

8) Schweitzer, A., letter to Japanese Animal Welfare Society, 1961

9) Schweitzer, A., quoted in *The Extended Circle*, 주해 4에 따르면

10) Schweitzer, A., T*he Animal World of Albert Schweitzer*, Beacon Press, 1951

11) Henkin, B., 주해 2에 따르면

12) 같은 책

13) Account adapted from Quaker Oats Co. Ken-L-Ration "Dog Hero of the Year Award," in Wallace, A., et al, *Book of Lists #3*, Bantam Books, 1983, pgs 124-128

14) 같은 책

15) Amory, C., 주해 1, pg 18에 따르면

16) Carson, G., *Men, Beasts and Gods-A History Cruelty and Kindness to Animals*, Charles Scribner's Sons, New York, 1972 pg. 65

17) "Henry Bergh's Story," *Philadelphia Press*, Sept 22, 1884

ASPCA First Annual Report, New York, 1867, pgs 5-8

Coleman, *Humane Society Leaders*, pgs 42-43

18) 주해 17에 따르면

19) Amory, C., 주해 1, pgs 31-32 에 따르면

20) Henkin, B., 주해 2에 따르면

21) 같은 책

22) 같은 책

23) Fox, M., 주해 1, pg 4에 따르면

24) Amory, C., 주해 1, pg 185에 따르면

25) Dickson, L., *Wilderness Man*, First American Edition, Atheneum Press, New York, 1973

26) Amory, C., *Man Kind?-Our Incredible War on Wildlife*, Harper and Row,

New York, 1974

27) Helfer, R., quoted in Amory, C., 주해 1, pgs 92-93에 따르면

28) Descartes, R., *Discourse on the Method of Rightly Conducting the Reason, and Seeking Truth in the Sciences*, trans. John Veitch, Chicago, 1920, pg iv.

29) 같은 책, pt. 5

30) Sells, A., *Animal Poetry in French and English Literature and The Greek Tradition*, Bloomington, Indiana, 1955, pg xxv.

31) Carson, G., 주해 16, pg 64에 따르면

32) Serjeant, R., *The Spectrum of Pain, Hart-Davis*, 1969, pg 72

33) Amory, C., 주해 1, pgs 59-60에 따르면

34) Montagu, A., *Touching*, Columbia University Press, 1971

35) Regenstein, Lewis, *The Politics of Extinction*, MacMillan Publishing Co., New York, 1975, pgs 52-59

36) 같은 책, pgs 163-185

37) Rasmussen R.K., in Wallac, I., 주해 2, pge 270에 따르면

38) 같은 책

39) 같은 책

40) 같은 책

41) 같은 책, pg 271

42) 같은 책

43) 같은 책

44) Fox, M., 주해 1, pgs 10-11에 따르면

45) Amory, C., 주해 1, pg 12에 따르면

46) 같은 책

47) Burnford, S., *The Incredible Journey*, Little and Brown, New York, 1961

48) Fox, M., *Understanding Your Cat*, Coward, McCann & Geoghegan, New York, 1974, pg 78

49) Amory, C., 주해 1, pgs 28-29에 따르면

50) Carter, K., quoted in Amory, C., 주해 1, pgs 190-192에 따르면

멋진 닭

1) Smith, P., and Daniel, C., *The Chicken Book*, Little, Brown and Co., pgs 51-124

2) 같은 책

3) Watson, E.L.G., *Animals in Splendour*, Horizon Press, 1967, pg 88

4) 주해 3, pg 89에 따르면

5) 같은 책

6) Juvenal, cited in *The Chicken Book*, 주해 1, pg 160에 따르면

7) *Veg Times*, Jan. 1984, pg 64

8) Singer, P., *Animal Liberation*, Avon Books, 1975, pg 102

9) *Farmer and stockbreeder*, Jan. 30, 1962

10) Mason, J., and Singer, P., *Animal Factories*, Crown Publishers, 1980, pg 5

11) *Wall Street Journal*, Aug. 9, 1967

12) Morris, D., *The Clockwork Egg*, dist. by Food Animals Concern Trust(FACT, Inc.), Feb., 1983

13) Duncan, I., "Can the Psychologist Measure Stress?" *New Scientist*, October 18, 1973

14) "How Egg Industry Changed During the Last 20 Years," *Poultry digest*, July, 1978, pg 232

15) *Farming Express*, Feb. 1, 1962

16) Singer, P., 주해 8, pg 99에 따르면

17) 같은 책

18) Angstrom, C.I., "Mechanical Failures Plague Cage-Layers," *Onondaga County Farm News*, Dec. 1970, pg 13

19) Singer, P., 주해 8, pg 103에 따르면

20) 같은 책, pg 97

21) Reed, H., personal communication to author

22) Mason, J., and Singer, P., 주해 10, pg 5에 따르면

23) Harrison, R., Animal Machines, Vincent Stuart Ltd., 1964, pg 147

24) Singer, P., 주해 8, pg 112에 따르면

25) *Poultry Tribune*, March, 1974

26) Bedicheck, R., *Adventures with a Texas Naturalist*, Univ of Texas Press, 1961

27) *Upstate*, Aug. 5, 1973

28) 주해 26에 따르면

29) *Poultry tribune*, Feb., 1974

30) Singer, P., 주해 8, pg 111에 따르면

31) 주해 27에 따르면

32) McWhirter, N., *Guiness Book of World Records*, Bantam Books, 1982, pg 377

33) *National Geographic*, Feb., 1970

34) North, J., "Catching Up on Smaller Profit Leaks," *Broiler Industry*, June 1976, pg 41

35) Mason, J., and Singer, P., 주해 10, pg 42에 따르면

36) Gowe, R.S., Director of the Animal Research Institute, Agriculture Canada, at conference on "Livestock Intensive Methods of Production," Ottawa, Dec 6-7, 1978

37) "Naked Chick Gets Serious Attention," *Broiler Industry*, Jan 1979, pg 98

ABC News Closeup, "Food: Green Grow the Profirts," Dec. 21, 1973

38) Dendy, M., "Broiler 'Flip-Over' Syndrome Still a Mystery," *Poultry Digest*, Sept. 1976, pg 380

39) Wilson, W. "Poultry Production," *Scientific American*, July, 1976, pg 58

40) Reed, H., personal communication to author

41) Mason, J., and Singer, P., 주해 10, pgs 56-58에 따르면

42) 같은 책

43) Wall, R., "Cage Layer Fatigue," *Poultry Digest*, Jan 1976, pg 23

44) Mason, J., and Singer, P., 주해 10, pg 29에 따르면

45) 같은 책

46) Singer, P., 주해 8, pg 110에 따르면

47) Shurter, D., and Walter, E., "The Meat You Eat," *The Plain Truth*, Oct–Nov. 1970

48) Poultry Tribune, Jan. 1974

49) Hightower, J., *Eat Your Heart Out*, Crown Publishers, 1975

50) Stadelman, W., "Old–Time Flavor: New Injectables Possible," *Broiler Industry*, April 1975, pg 79

51) Leonardos, G., "Brand Life May Depend on Unique Flavors," *Broiler Industry*, Oct. 1976, pg 33

52) Babcock, M., "Shrinking Egg Market is Our Own Fault," *Egg Industry*, Jan 1976, pgs 29–30

53) Mason, J., and Singer, P., 주해 10, pg 8에 따르면

54) Battaglia and Mayrose, *Handbook of livestock Managemant Techniques*, Burgess Publishers, 1981

55) Thompson Bill, "In Search of the Natural Chicken," *East-West*, April 1986, pgs 38–45

가장 부당하게 매도당하는 동물, 돼지

1) Hudson, W.H., *The Book of a Naturalist*, George Duran Publishers, 1919, pgs 295–302

2) Watson, E.L.G., *Animals in Splendor*, Horizon Press, 1967, pgs 43–47

3) Hudson, W.H., 주해 1에 따르면

4) *The Animal World of Albert Schweitzer*, ed Joy, C., Beacon Press, 1950, pgs 114–115

5) 같은 책, pgs 116–117

6) Schell, O., *Modern Meat*, Vintage Books, 1985, pg 59

7) 같은 책, pgs 61-62

8) Brynes, J., "Raising Pigs by the Calendar at Maplewood Farm," *Hog Farm Management*, Sept. 1976, pg 30

9) Hall, M., "Heating Systems for Swine Buildings," *Hog Farm Management*, Dec. 1975, pg 16

10) Black, N. "Let's Give USDA to Do-Gooders, Gardeners," *National Hog Farmer*, Aug. 1976, pg 26

11) *Farm Journal*, Aug. 1966, and elsewhere

12) 같은 책

13) 같은 책

14) *Farm Journal*, Nov. 1968

15) 같은 책

16) Mason, J., and Singer, P., *Animal Factories*, Crown Publishers, 1980, pg 30

17) Singer, P., *Animal Liberation*, Avon Books, 1975, pg 117

18) *Farm Journal*, May 1973

19) *Farmer and Stockbreeder*, July 11, 1961

20) Messersmith, J., personal communication to author

21) Taylor, L., *National Hog Farmer*, March 1978, pg 27

22) *Farm Journal*, April 1970

23) Singer, P., 주해 17, pg 118에 따르면

24) cited in Singer, P., 주해 17, pg 118에 따르면

25) 같은 책

26) Mason, J., and Singer, P., 주해 16, pgs 30-31, 42에 따르면

27) Mason, J., and Singer, P., 주해 16, pg 42에 따르면

28) 같은 책, pgs 43-44

29) Schell, O., 주해 6, pg 186에 따르면

30) Ainsworth, E., "Revolution in Livestock Breeding on the Way," *Farm*

Journal, Jan. 1976, pg 36

31) Messersmith, J., personal communication to author

32) Mason, J., and Singer, P., 주해 16, pg 45에 따르면

33) "Scientist Studies 'Test Tube Pig'," *Hog Farm Management*, April 1975, pg 61

34) "New Treatment Boosts Pigs Per Litter," *Farm Journal*, March 1976, pg Hog-2

35) 같은 책

36) Mason, J., and Singer, P., 주해 16, pgs 23-24에 따르면

37) "Tail-Biting is Really Anti-Comfort Syndrome," *Hog Farm Management*, March 1976, pg 94

38) Sterkel, H., "Cut Light and Clamp down on Tail-Biting," *Farm Journal*, March 1976, pg Hog-6

39) Singer, P., 주해 17, pg 114에 따르면

40) Butler, F., personal communication to author

41) Mason, J., and Singer, P., 주해 16, pg 45에 따르면

42) Byrnes, J., "Stacking 3 Decks of Pigs," *Hog Farm Management*, Jan, 1978, pg 16

43) *An Enquiry into the Effects of Modern Livestock Production on the Total Environment*, The Farm and Food Society, London, 1972, pg 12

44) Koltveit, A., *Confinement*, Nov-Dec 1976, pg 3

45) Schell, O., 주해 6, pg 95에 따르면

46) Mason, J., and Singer, P., 주해 16, pg 63에 따르면

47) 같은 책, pg 49

48) 같은 책

49) "Pig Health Losses Total $187 Million," *Farm Journal*, Sept 1978, pg Hog-2

50) "Pseudorabies Eradication Plan Drafted," *National Hog Farmer*, March 1977, pg 136

51) Byrnes, J., "Demand Grows for PRV Vaccine," *Hog Farm Management*,

May 1977, pgs 18—20

52) "Area Depopulation Plan Suggested for Dominican," *National Hog Farmer*, Dec. 1978, pg 34

53) Rhodes, R., "Watching the Animals," *Harper's*, March 1970

신성한 소

1) Story adapted from Grant, J., *Lord of the Horizon*, Avon Books, 1969, pgs 73—75

2) 같은 책, pg 79

3) Story adapted from Grant, *J., Winged Pharoah*, Ariel Press, 1985, pg 78

4) Hudson, W.H., *A foot in England*, cited in The Extended Circle, ed. Wynne—Tyson, J., Centaur Press, 1985, pg 130

5) Ovid, *Metamorphoses*, cited in Wynne—Tyson ed., 주해 4, pg 232에 따르면

6) "Livestock Auction)—An Arena of Animal Abuse," *Mainstream*, Spring 1985, pg 16

7) Singer, P., *Animal Liberation*, Avon Books, 1975, pg 148

8) *Official Proceedings*, 58th Annual Meeting Livestock Conservation, Inc., Omaha, Nebraska, May 1974, pgs 44, 93

9) 같은 책

10) Wallace, I., et al, *The Book of Lists #2*, Bantam Books, 1979, pg 240

11) "Chloramphenicol Use by Cattlemen Said to be Dangerous," *Veg Times*, pg 6

12) Singer, P., 주해 7, pg 150에 따르면

13) Battaglia and Mayrose, *Handbook of livestock Management Techniques*, Burgess Publishers, 1981

14) *Pig farming*, September 1973

15) Battaglia and Mayrose, 주해 13에 따르면

16) 같은 책

17) Smith, R., *quoted in Farm Journal*, Dec. 1973

18) Schell, O., *Modern Meat*, Vintage Books, 1985

19) Singer, P., 주해 7, pg 129에 따르면

20) Giehl, D., *Vegetarianism*, Harper and Row, 1979, pgs 119−120
   Hightower, J., *Eat Your Heart Out*, Crown Publishers, 1975, pg 99
   Hunter, B., *Consumer Beware*, Simon and Schuster, 1971, pgs 113−114
   Lappe, F.M., *Diet for a Small Planet*, Ballantine, 1982, pgs 67−68
   Schell, O., 주해 18, pgs 125−6, 137 143, 148−9, 167, 179−80에 따르면
   Singer, P., 주해 7, pg 129에 따르면
   Mason, J., and Singer, P., *Animal Factories*, Crown Publishers, 1980, pgs 29−30, 48−9, 72
   Sussman, V., *The Vegetarian Alternative*, Rodale Press, 1978, pgs 173−4

21) "What Tells Cattle to Stop Eating?" Beef, Nov. 1976, pg 33

22) Farm Journal, Dec 1971

23) Beard, J., American Cookery, Little Brown and Co., 1972, pgs 331−2

24) quoted in Singer, P.,주해 7, pg 126에 따르면

25) Food Animals Concern Trust (FACT, Inc.) Newsletter

26) "Sentenced for Life to a Factory Farm," Food Animals Concern Trust newsletter

27) Food Anmals Concern Trust, FACT sheet no. 55, June 1984

28) 같은 책

29) 같은 책

30) Food Animals Concern Trust, FACT sheet no. 23, August 15, 1982

어떻게 썰어도 그것은 여전히 소시지일 뿐

1) Kupfer, E., *Animals My Brethren*, quoted in Braunstein, M., Radical Vegetarianism, Panjandrum Books, 1981, pgs 133−135

2) Braunstein, M., 주해 1, pg 113에 따르면

3) *Meat Board Report 1974-1975*, National Livestock and Meat Board, 1975, pg 23

4) Salt, H., *Seventy Years Among Savages*, George Allen and Unwin, 1921, pg 9

5) Singer, I.B., "The Slaughterer," from *The Seance*, Avon Books, 1969, pg 24

6) Gullo, K., "An Inside Look at the American Meat-Packing Industry," *Veg Times*, Sept 1983, pgs 46-47, adapted from a 5-part series by Ackland, L., *Chicago Tribune*, June 5-9, 1983

7) 같은 책

8) Schell, O., *Modern Meat*, Vintage Books, 1985, pgs 308-309

9) Gullo, K., 주해 6에 따르면

10) *Official Proceedings*, 58th Annual Meeting, Livestock Conservation Inc., Omaha, Nebraska, May 1974, pgs 49-50

11) Poultry World, June 14, 1962

12) Singer, P., *Animal Liberation*, Avon Books, 1975, pg 153

13) 같은 책, pg 155

14) 같은 책

15) 같은 책, pg 156

16) Braunstein, M., 주해 1, pg 92에 따르면

17) Rhodes, R., "Watching the Animals," *Harper's*, March 1970, pg 91

식단마다 다른 결과

1) Kapleau, Philip, *To Cherish All Life*, Harper and Row, San Francisco, 1981, page 59

2) Mcdougall, John, *The McDougall Plan*, New Century Publishers, 1983, page 7

3) Williams, Roger J., *Nutrition Against Disease*, Bantam Books, 1973,

page 12

4) 같은 책, page 189

5) For one example among many, see *Journal of the American Medical Association*, June 29, 1979, pge 2833

6) Personal communication with author

7) Hindhede, M., "The Effect of Food Restrictions During War on Mortality in Copenhagen," *Journal of the American Medical Association*, 74 (6):381, 1920

8) 같은 책

9) Strom, A., and Jensen, R. A., "Mortality From Circulatory Diseases in Norway, 1940−1945", *Lancet*, 260:126−129, 1951

10) Sussman, Vic, *The Vegetarian Alternative*, Rodale Press, Emmaus, Pa., 1978, page 55

11) 주해 9, page 67에 따르면

12) 같은 책

13) Hur, Robin, *Food Reform: Our Desperate Need*, Heidelberg Publishers, 1975, page 95

14) 같은 책, page 2, 95−6

15) Leaf, A. *National Geographic*, 143:93, 1973

16) 주해 21, page 95에 따르면

17) Fisher, Irving, "The Influence of Flesh Eating on Endurance," *Yale Medical Journal*, 13(5):205−221, 1907

18) 같은 책

19) 같은 책

20) Ioteyko, J., et al, *Enquete scientifique sur les vegetariens de Bruxelles*, Henri Lamertin, Brussels, pg 50

21) Astrand, Per−Olaf, *Nutrition Today 3:no. 2, 9−11*, 1968

22) Schouteden, A., *Ann de Soc. Des Sciences Med. et Nat. de Bruxelles* (Belgium) I

23) Dallman, P., *American Journal of Clinical Nutrition* 33:86, 1980

Murray, M., *American Journal of clinical Nutrition* 33:697, 1980

Abdualla, M., *American Journal of clinical Nutrition* 34:2464, 1981

24) Narins, D., in Bezkorovainy, A., *Biochemistry of Nonheme Iron*, New York, Plenum, 1980, pages 47–126

25) Weil, A., *Health and Healing*, Houghton Mifflin Co., Boston, 1983, pages 87–88

26) Diamond, E. G., et al, "Comparison of Internal Mammary Artery Ligation and Sham Operation for Angina Pectoris," *American Journal of Cardiology 5* (1960), 483

27) 같은 책

단백질 제국의 성장과 몰락

1) Hausman, Patricia, *Jack Sprat's Legacy*, Richard Marek Publishers, 1981, pgs 16–17, 25–39

2) Scrimshaw, N., "An Analysis of Past and Present Recommended Dietary Allowances for Protein in Health and Disease," *New England Journal of Medicine*, Jan. 22, 1976, pg 200

Irwin, M., "A Conspectus of Research on Protein Requirements of Man," *Journal of Nutrition*, 101 (1975):385

3) Hegsted, D., "Minimum Protein Requirements of Adults," *American Journal of Clinical Nutrition*, 21 (1968):3520

Rose, W., "The Amino Acid Requirements of Adult Man, XVI⋯ " Jour Biol Chem 217 (1955):997

4) Statr, F., "Nutrition," *Ann Rev Biochem* 14 (1945):431

5) "Protein Requirements," Food and Agricultural Organization, World Health Organization Expert Group, United Nations Conference, Rome, 1965

6) Pfeiffer, C., *Mental and Elemental Nutrients*, New Canaan: Keats, 1975

7) Food and Nutrition Board, *Recommended Daily Allowances*, Washington, D.D., National Academy of Sciences

8) National Research Council, *Recommended Dietary Allowances*, 9th ed., Washington, D.C., National Academy of Sciences, 1980, pg 46

9) Reuben, D., *Everything You Always Wanted to Know About Nutrition*, Avon Books, 1978, page 154–5

10) Williams, R.J., "We Abnormal Normals," *Nutrition Today*, 1967, 2:19–28

11) Data from: *Nutritive Value of American Foods in Common Units*, Agriculture Handbook No. 456
See also: Ford Heritage, *Composition and Facts about Foods*, Mokelumne Hill, Cal.: Health Heritage, 1971

12) Markakis, P., "The Nutritive Quality of Potato Protein," in *Protein Nutritional Quality of Foods and Feeds*, pt. 2, ed. M. Friedman, New York: M. Dekker, 1975

Kofranyi, E., et al, "The Minimum Protein Requirement of Humans⋯" cited in Akers, K., *A Vegetarian Sourcebook*, G.P. Putnam's Sons, New York, 1983, page 205
Kon, S. "The Value of Potatoes in Human Nutrition," *Journal of Biological Chemistry* 22:258, 1928

13) Osborn, T., "Amino Acids in Nutrition and Growth," *Journal of Biological Chemistry* 17:325, 1914

14) Rose, W., "Comparative Growth of Diets⋯" *Journal of Biological Chemistry* 176; 753, 1948

15) Sanchez, A., et al, "Nutritive Value of Selected Proteins and Protein Combinations," *American Journal of Clinical Nutrition*, vol. 13, no. 4, Oct. 1963, page 247
McDougall, J., *The Mcdougall Plan, New Century Publishers*, 1983, pg 96

16) Vaghefi, S.B., et al, "Lysine Supplementation of Wheat Proteins," *American Journal of Clinical Nutrition*, 27:1231, 1974

17) Lappe, F.M., *Diet For A Small Planet*, Ballantine Books, 1971

18) Kofrany, E. "The Minimum Protein Requirements of Humans⋯", *Journal*

of *Physiological Chemistry*, 351:1485, 1970

19) Pritikin, Nathan, quoted in *Vegetarian Times*, issue 43, pg 22

20) Lappe, F.M., *Diet For A Small Planet*, Ballantine Books, 1982

21) 같은 책, Page 162, 172

22) 같은 책, page 162

23) 같은 책

24) Editorial, *The Lancet*, London, 2:956, 1959

25) Hardinge, M., et al, "Nutritional Studies of Vegetarians: Part V, Proteins···", *Journal of the American Dietic Association*, Vol. 48, no. 1, Jan 1966, pg 27
    Hardinge, M., et al, "Nutritional Studies of Vegetarians: Part I,···" *Journal of Clinical Nutrition*, Vol. 2, no. 2, March—April, 1984, pg 81
    Housman, P., "Protein: Enough is Enough," *Nutrition Action*, Oct. 1977, pg 4

26) Food and Nutrition Board, "Vegetarian Diets," Washington, D.C.: *National Academy of Sciences*, 1974, pg 2

27) Hegsted, D., cited in Register, U.D., et al, "The Vegetarian Diet," *Journal of the American Dietetic Association*, 62(3):255, 1973

28) Hardings, M., et al, op cit note 25

29) 같은 책

30) Scharffenberg, J., *Problems With Meat*, Woodbridge Press, 1982, pg 90

31) Pritikin, N., quoted in *Vegetarian Times*, issue 43, pg 21

32) Hardinge, M. op cit note 25
    McLaren, D., "The Great Protein Fiasco," *Lancet* 2:93, 1974

33) Nicol, B., et al, "The Utilization of Proteins and Amino Acids in Diets Based on Cassava···" *British Journal of Nutrition* 39(2):271, 1978

34) Gopalan, C., "Effect of Calorie Supplementation on Growth of Undernourished Children," *American Journal of Clinical Nutrition*, 26:563, 1973
    Golden, M., "Protein Deficiency, Energy Deficiency, and the Oedema of

Malnutrition," *Lancet*, 2:93, 1974

Lopez de Romana, G., "Prolonged Consumption of Potato−Based Diets by Infants and Small Children," *Journal of Nutrition* 111:1430, 1981

Lopez de Romana, G., "Utilization of the Protein and Energy of the White Potato by Human Infants," *Journal of Nutrition* 110:1849, 1980

35) McLaren, D., op cit note 32, page 95

Gopalan, C., op cit note 36

Holt, E., *Protein and Amino Acid Requirements in Early Life*, University Press, N.Y., 1960, pg 12

McLaren, D., "A Fresh Look at Protein−Calorie Malnutrition," *Lancet* 2:485, 1966

36) Schwarzenegger, A., *Arnold's Body-Building For Men*, Simon and Schuster, 1981

37) National Academy of Sciences, *Recommended Dietary Allowances*, 8th ed. Washington, D.C. 1974, pg 43

38) Bodansky, O., *Biochemistry of Disease*, McMillan, 2nd ed. 1952, pg 784

39) Barzel, V., *Osteoporosis*, Grune and Stratton, New York, 1970

40) 같은 책

41) Heaney, R., "Calcium Nutrition and Bone Health in the Elderly," *American Journal of Clinical Nutrition*, 36:986, 1982

Paterson, C. "Calcium Requirements in Man: A Critical Review," *Postgrad Medical Journal* 54:244, 1978

Walker, A., "The Human Requirement of Calcium: Should Low Intakes Be Supplemented?", *American Journal of Clinical Nutrition*, 25:518, 1972

Symposium on Human Calcium Requirements: Council on Foods and Nutrition, *Journal of the American Medical Association*, 185:588, 1963

42) Johnson, N., et al "Effect of Level of Protein Intake on Urinary and Fecal Calcium and Calcium Retention···" *Journal of Nutrition*, 100:1425, 1970

Allen, L., et al, "Protein−Induced Hypercalcuria: A Longer−Term Study," *American Journal of Clinical Nutrition*, 32:741, 1979

43) Solomon, L., "Osteoporosis and Fracture of the Femoral Neck in the South African Bantu," *Journal of Bone and Joint Surgery* 50B:2, 1968

McDougall, J., *McDougall's Medicine*, New Century Publishing 1985, pgs 61−96

44) Allen, L., et al, op cit note 42

Altchuler, S., "Dietary Protein and Calcium Loss: A Review," *Nutritional Research* 2:193, 1982

McDougall, J., op cit note 15, pg 101

45) Solomon, L., op cit note 43

Hegsted, M., "Urinary Calcium and Calcium Balance in Young Men as Affected by Level of Protein and Phosphorus Intake," *Journal of Nutrition*, 111:553, 1981

Anand, C., "Effect of Protein Intake on Calcium Balance in Young Men Given 500 Mg Calcium Daily," *Journal of Nutrition*, 104:695, 1974

Walker, R., "Calcium Retention in the Adult human Male as Affected by Protein Intake," *Journal of Nutrition*, 102:1297, 1972

Johnson, N., "Effect of Level of Protein Intake on Urinary and Fecal Calcium and Calcium Retention···" *Journal of Nutrition*, 100:1425, 1970

Linkswiler, H. "Calcium Retention of Young Adult Males As Affected by Level of Protein and Calcium Intake," *Transcripts of New York Academy of Science*, 36:333, 1974

Altchuler, S., op cit note 44

46) McDougall, J., op cit note 43, pg 75

47) Chalmers, J., "Geographic Variations of Senile Osteoporosis," *Journal of Bone and Joint Surgery*, 52B:667, 1970

48) Walker, A., op cit note 41

McDougall, J., op cit note 43, pg 67

49) Pritikin, N., quoted in *Vegetarian Times*, Issue 43, pg 22

50) Walker, A., "Osteoporosis and Calcium Deficiency," *American Journal of Clinical Nutrition*, 16:327, 1965

51) Smith, R., "Epidemiologic Studies of Osteoporsis in Women of Puerto Rico and Southeaster Michigan···" *Clin Ortho* 45:32, 1966

52) Solomon, L., op cit note 43

Walker, A., op cit note 41

Walker, A., "The Influence of Numerous Pregnancies and Lactations on Bone Dimensions in South African Bantu and Caucasian Mothers," *Clinical Science*, 42:189, 1972

Walker, A., op cit note 50

53) Mazess, R., "Bone Mineral Content of North Alaskan Eskimos," *Journal of Clinical Nutrition*, 27:916, 1974

54) 같은 책

55) 같은 책

56) Ellis, F., et al, "Incidence of Osteoporosis in Vegetarians and Omnivores," *American Journal of Clinical Nutrition*, 25:555, 1972

57) *American Journal of Clinical Nutrition*, March 1983

58) Ellis, F., et al op cit note 56
Wachman, Amnon, et al, "Diet and Osteoporosis," *Lancet*, May 4, 1968, pg 958

59) Anon., Vegetarian Times, April 1984, pg 32

60) McCance, R. and Widdowson, E., *The Composition of Foods*, Her Majesty's Stationary Office, 1960

61) Hur, R., *Food Reform: Our Urgent Need*, Heidelberg Press, 1975, pgs 98−107

Shah, B.G., et al, *Journal of Nutrition*, 92(1):30, 1967

62) Hur, op cit note 61, pg 102

63) 같은 책, pg 103; from USDA Handbook No. 8, 1963

64) Recker, R., "The Effect of Milk Supplements on Calcium Metabolism, Bone Metabolism and Calcium Balance," *American Journal of Clinical Nutrition*, 41:254, 1985

65) Nilas, L. "Calcium Supplementation and Postmenopausal Bone Loss," *British Medical Journal*, 289:1103, 1984

66) Wachman, A., et al, op cit note 58

67) Robertson, W., "Should Recurrent Calcium Oxalate Stone Formers

Become Vegetarians?" *British Journal of Urology*, 51:427, 1979

Coe, F., "Eating Too Much Meat Called Major Cause of Renal Stones," *Internal Medicine News*, 12:1, 1979

Anon., "Urinary Calcium and Dietary Protein," *Nutritional Review*, 38:9, 1980

Anon, "Diet and Urinary Calculi," *Nutr Rev*, 38:74, 1980

Shah, P., "Dietary Calcium and Idiopathic Hypercalcuria," *Lancet*, 1:786, 1981

68) Brenner, B., "Dietary Protein Intake and the Progressive Nature of Kidney Disease⋯", *New England Journal of Medicine*, 307:652, 1982

Walser, M., "Nutritional Support in Renal Failure: Future Directions," *Lancet*, 1:340, 1983

69) Shilling, E., *Nutr Abstr and Rev* 33:114, 1963

70) Brenner, B., op cit note 68

Walser, M., op cit note 68

Walser, M., "Does Dietary Therapy Have a Role in the Predialysis Patient?" *American Journal of Clinical Nutrition*, 33:1629, 1980

71) McDougall, J., op cit note 15, pg 103−104

72) Ross, M.H., "Protein, Calories and Life Expectancy," *Fed Proc.*, 18:1190−1207, 1959

Exton−Smith, A., "Physiological Aspects of Aging: Relationship to Nutrition," *American Journal of Clinical Nutrition*, 25:853−59, 1972

Krohn, P., "Rapid Growth, Short Life," *Journal of the American Medical Association*, 171:461, 1959

Sherman, H., *Chemistry of Food and Nutrition*, MacMillan Co., N.Y., 1952, pg 208

Sherman, H., *The Science of Nutrition*, Columbia Univ. Press, N.Y., 1943, pgs 177−98

73) Krohn, P., op cit note 72

74) Campbell, T.C., quoted in Lang, S., "Diet and Disease," *Food Monitor*, May/June 1983, pg 24

75) Winick, M., quoted in Goodman, D., "Breaking the Protein Myth,"

*Whole Life Time*s, July/Aug. 1984, pg 26

심장에 유익한 식품

1) Gordon, T., "Premature Mortality from Coronary Heart Disease: The Framingham Study," *Journal of the American Medical Association*, 215:1617, 1971

Bainton, C., "Deaths From Coronary Heart Disease…" *New England Journal of Medicine*, 268:569, 1963

Kannel, W., "Incidence and Prognosis of Unrecognized Myocardial Infarction—An Update on the Framingham Study," *New England Journal of Medicine*, 311:1144, 1984

Ornish, D., "Effects of Stress Management Training and Dietary Changes in Treating Isochemic Heart Disease," *Journal of the American Medical Association*, 249:54, 1983

Thuesen, L., "Beneficial Effect of a Lowfat Low—Calorie Diet on… Angina Pectoris," *Lancet*, 2:59, 1984

Ellis, F., "Angina and Vegan Diet," *American Heart Journal*, 93:803, 1977

Pritikin, N., "Diet and Exercise as a Total Therapeutic Regimen for… Severe Peripherial Vascular Disease," 52nd Annual Session of the American Congress of Rehabilitation Medicine, Atlanta, 1975

Ribeiro, J., "The Effectiveness of a Low Lipid Diet…Coronary Artery Disease," *American Heart Journal*, 108:1183, 1984

Goldman, L., "The Decline in Ischemic Heart Disease Mortality Rates…" *Annals of Internal Medicine*, 101:825, 1984

Editorial: "Trials of Coronary Heart Disease Prevention," *Lancet*, 2:803, 1982

Gordon, T., "Diet and its Relation to Coronary Heart Disease…" *Circulation*, 63:500, 1981

Kallio, V., "Reduction in Sudden Deaths…After Acute Myocardial Infarction," *Lancet*, 2:1091, 1979

Lipid Research Program. The Lipid Research Clinics Coronary Primary Prevention Trial Results, I. Reduction in Incidence of Coronary Heart Disease, *Journal of the American Medical Association*, 251:351, 1984

Lipid Research Clinics Program. The Lipid Research Clinics Coronary Primary Prevention Trial Results, II. The Relationship of Reduction in Incidence of Coronary Heart Disease to Cholesterol Lowering, *Journal of the American Medical Association*, 251:365, 1984

Connor, W., "The Key Role of Nutritional Factors in the Prevention of Coronary Heart Disease," *Preventive Medicine*, 1:49, 1972

Taylor, C., "Spontaneously Occurring···of Cholesterol," *American Journal of Clinical Nutrition*, 32:40, 1979

Welch, C., "Cinecoronary Arteriography···, " *Circulation*, 42:647, 1970

Page, I., "Prediction of Coronary Heart Disease···," *Circulation*, 42:625, 1970

Zampogna, A., "Relationship Between Lipids and Occlusive Coronary Artery Disease," *Archives of Internal Medicine*, 140:1067, 1980

Cohn, P., "Serum Lipid Levels···Coronary Artery Disease," *Annals of Internal Medicine*, 84:241, 1976

Jenkins, P., "Severity of Coronary Atherosclerosis···," *British Medical Journal*, 2:388, 1978

Kannel, W., "Cholesterol in the Prediction of Atherosclerotic Disease: New Perspectives Based on the Framingham Study," *Annals of Internal Medicine*, 90:85, 1979

Anderson, J., "The Dependence of the Effects of Cholesterol···," *American Journal of Clinical Nutrition*, 39:589, 1984

Jackson, R., "Influence of Polyunsaturated and Saturated Fats···," *American Journal of Clinical Nutrition*, 39:589, 1984

Flynn, M., "Serum Lipids in Humans Fed Diets Containing Beef or Fish and Poultry," *American Journal of Clinical Nutrition*, 34: 2734, 1981

Flynn, M., "Dietary 'Meats' and Serum Lipids," *American Journal of Clinical Nutrition*, 35:935, 1982

O'Brien, B., "Human Plasma Lipid Responses to Red Meat, Poultry, Fish and Eggs," *American Journal of Clinical Nutrition*, 33:2573, 1980

Acheson, R., "Does Consumption of Fruit and Vegetables Protect Against

Stroke?" *Lancet*, 1:1191, 1983

Shekelle, R., "Diet, Serum Cholesterol and Death From Coronary Heart Disease," *New England Journal of Medicine*, 304:65, 1981

Burkitt, D., "Some Diseases Characteristic of Modern Western Civilization," *British Medical Journal*, 1:274, 1973

Mattson, F., "Effect of Dietary Cholesterol on Serum Cholesterol in Man," *American Journal of Clinical Nutrition*, 25:589, 1972

Keys, A., "Serum Cholesterol Response to Changes in Dietary Lipids," *American Journal of Clinical Nutrition*, 25:59, 1972

Carroll, K., "Hypocholesterolemic Effect of…," *American Journal of Clinical Nutrition*, 31:1312, 1978

Kritchevsky, D., "Dietary Fiber and Other Dietary Factors in Hypercholesterema," *American Journal of Clinical Nutrition*, 30:979, 1977

Taik Lee, Kyu, "Geographic Studies of Atherosclerosis: The Effect of a Strict Vegetarian Diet…" *Archives of Environmental Health*, 4:14, 1962

Walden, R., "Effect of…Among Seventh Day Adventists," *American Journal of Medicine*, 36:271, 1964

Hardinge, M., "Nutritional Studies of Vegetarians: IV. Dietary Fatty Acids and Serum Cholesterol Levels," *American Journal of Clinical Nutrition*, 10:522, 1962

Barrow, J., "Studies in Atherosclerosis…," *Annals of Internal Medicine*, 52:372, 1960

Keys, A., "Serum Cholesterol…The Effect of Cholesterol in the Diet," *Metabolism*, 14:759, 1965

Keys, A., "Serum Cholesterol…Particular Saturated Fatty Acids," *Metabolism*, 14:776, 1965

Hegsted, D., "Quantitative Effects of Dietary Fat on Serum Cholesterol in Man," *Americna Journal of Clinical Nutrition*, 17:281, 1965

Mahley, R., "Alterations in…Plasma Cholesterol, Induced by Diets High in Cholesterol," *Lancet*, 2:807, 1978

Kannel, W., "Serum Cholesterol, Lipoproteins, and the Risk of Coronary Heart Disease," *Annals of Internal Medicine*, 74:1, 1971

Castelli, W., "HDL−Cholesterol… in Coronary Heart Disease," *Circulation*, 55:767, 1977

Robertson, T., "Epidemiologic Studies of Coronary Heart Disease and Stroke⋯," *American Journal of Cardiology*, 39:244, 1977

Miettinen, M., "Effect of Cholesterol−Lowering Diet on Mortality from Coronary Heart Disease⋯," *Lancet*, 2:835, 1972

2) Enos, W., "Pathogenesis of Coronary Disease in American Soldiers Killed in Korea," *Journal of the American Medical Association*, 158:912, 1955

Collens, W., "Atherosclerotic Disease: An Anthropologic Theory," *Medical Counterpoint*, pg54, Dec 1969

3) Taik Lee, Kyu, "Chemicopathologic Studies⋯," *Archives of Internal Medicine*, 109:426, 1962

Hausman, P., *Jack Sprat's Legacy-The Science and Politics of Fat and Cholesterol*, Richard Mauk Publishers, NY, 1981, pgs 28, 196

4) Hausman, P., 주해 3, pg 53에 따르면

5) Ibid, pgs 53−61, 68, 85−86

6) Marmot, M., "Epidemiologic Studies of Coronary Heart Disease and Stroke in Japanese Men⋯," *American Journal of Epidemiology*, 102:511, 1975

7) Keys.A.(ed) "Coronary Heart Disease in Seven Countries," *American Heart Association* Monograph No. 29, *Circulation*, 41, Supplement 1, pg 211, 1970

Keys, A.(ed) *Seven Countries-A Multivariate Analysis of Death and Coronary Heart Disease in Ten Years*, Harvard University Press, Cambridge, 1980

8) 주해 7을 따르면

9) Wissler, R., "Studies of Regression of Advanced Atherosclerosis in Experimental Animals an Man," *Annals of the New York Academy of Science*, 275:363, 1976

10) Armstrong, M., "Regression of Coronary Atheromatosis in Rhesus Monkeys," *Circ Res* 27:59, 1970

11) Collens, W., 주해 2를 따르면

12) Phillips, R., "Coronary Heart Disease Mortality Among Seventh Day Adventists with Differing Dietary Habits," Abstract American Public Health Association Meeting, Chicago, Nov 16−20, 1975

13) Ruys, J., "Serum Cholesterol…in Australian Adolescent Vegetarians," *British Medical Journal,* 6027:87, 1976

Sacks, F., "Plasma Lipids and Lipoproeins in Vegetarians and Controls," *New England Journal of Medicine,* 292:1148, 1975

Sacks, F., "Blood…in Vegetarians," *American Journal of Epidemiology,* 100:390, 1974

Armstrong, B., "Blood…," *American Journal of Epidemiology,* 105:444, 1977

Sirtori, C., "Soybean Protein Diet…," *Lancet,* 8006:275, 1977

Barrow, J., 주해1을 따르면

Phillips, R., 주해12를 따르면

Phillips, R., "Coronary Heart Disease…Differing Dietary Habits: A Preliminary Report," *American Jounal of Clinical Nutrition,* 31:181, 1978

14) Walles, C., "Hold the Eggs and Butter: Cholesterol is Proved Deadly and Our Diet May Never Be the Same," *Time,* March 26, 1984, pg 62

15) Norum, K., "What is the Expert's Opinion on Diet and Coronary Heart Diseases?" *Journal of the Norwegian Medical Association,* Feb 12, 1977; Cited by Sen. Edward Kennedy in testimony to Senate Select Committee on Nutrition and Human Needs, March 24, 1977

16) Imperato, P., and Mitchell, G., *Acceptable Risks,* Viking, New York, 1985, pgs 9−24

Coleman, M., "The Research Smokescreen: Moving from Academic Debate to Action on Smoking," *New York State Journal of Medicine,* 13:1280, 1983

Cummins, K., "The Cigarette Makers: How They Get Away with Murder, with the Press as an Accessory," *Washington Monthly,* 3:14, 1984

Blum, A.,(ed) "The Cigarette Pandemic," *New York State Journal of Medicine,* 83:13, 1983

Hartz, A., "Smoking, Coronary Artery Occlusion…" *Journal of the American Medical Association,* 246:851, 1981

Kannel, W., "The Cigarettes, Coronary Occlusions and Myocardial Infarction,"(editorial), *Journal of the American Medical Association*, 246:871, 1981

17) Koch, T., "The Mad Nasty Book," *Mad*, Super-Special Winter 1985, pg 56

18) Jacobson, M., preface to Hausman, P., 주해 3의 pg 13-19를 따르면

19) Imperato, P., 주해 16의 pg 69를 따르면

20) "Hubbards Awarded for Worst Ads of the Year," Associated Press, Washington, *Santa Cruz Sentinel*, June 14, 1985, pg A-6

21) Liebman, B., The Center for Science in the Public Interest, in *Nutrition Action*, Vegetarian Times, July, 1985에서 인용

22) Oski, F., *Don't Drink Your Milk*, Wyden Books, 1977, pg 6

23) Giehl, D., *Vegetarianism*, Harper and Row, New York, 1977, pg 3에서 인용

24) Mayer, J., "Egg vs. Cholesterol Battle," *New York Daily News*, Oct 9, 1974, pg 48

25) Housman, P., 주해 3, pg 218에 따르면

26) 같은 책

27) 같은 책, pg 219

28) "Orders a Stop on Egg Claims," *New York Daily News*, Dec 12, 1975, pg 62

29) 같은 책

30) Hausman, P.에서 인용, 주해 3, pg 219를 따르면

31) Flynn, M., "Effect of Dietary Egg on Human Serum Cholesterol and Tryglycerides," *American Journal of Clinical Nutrition*, 32:1051, 1979
Slater, G., "Plasma Cholesterol and Triglycerides in Men with Added Eggs in the Diet," *Nutrition Rep Int*, 14:249, 1976
Dawber, T., "Eggs, Serum Cholesterol and Coronary Heart Disease," *American Journal of Clinical Nutrition*, 36:617, 1982
Porter, M., Effect of Dietary Egg on Serum Cholesterol and Triglyceride of Human Males," *American Journal of Clinical Nutrition*, 30:490, 1977

Flaim, E., "Plasma Lipid…" *American Journal of Clinical Nutrition*, 34:1103, 1981

32) McDougall, J., *The Mcdougall Plan*, New Century Publishers, 1983, pg 56

33) O'Brien, B., 주해 1을 따르면
Roberts, S., "Does Egg Feeding (i.e. Dietary Cholesterol) Affect Plasma Cholesterol Levels in Humans? The Results of A Double Blind Study," *American Journal of Clinical Nutrition*, 34:2092, 1981
McMurry, M., "Dietary Cholesterol and the Plasma Lipids…" *American Journal of Clinical Nutrition*, 37:741, 1982
Mattson, F., 주해1을 따르면

34) Hausman, P., 주해 3, pg 214를 따르면

35) 같은 책

36) Sacks, F., "Ingestion of Egg Raises Plasma Low Density Lipoproteins in Free-Living Subjects," *Lancet*, 1:647, 1984

37) U.S. Senate Select Committee on Nutrition and Human Needs, Hearing: "Diet Related to Killer Diseases, Volume 6, Response Regarding Eggs," July 26, 1977

38) Hausman, P., 주해 3, pg 221을 따르면

39) Levy, R., Hausman, P., 주해3, pg 215에서 인용

40) Task Force to the American Society of Clinical Nutrition, Hausman, P., 주해 3 pg 93-4에 인용

41) Hausman, P., 주해 3, pg 216을 따르면

42) 같은 책, pg 214-16

43) Roberts, S., 주해 33을 따르면
O'Brien, B., 주해 1을 따르면
Mattson, F., 주해 1을 따르면
Connor, W., "The Interrelated Effects of Dietary Cholesterol and Fat Upon Human Serum Lipid Levels," *Journal Clin Invest* 43:1691, 1964

44) Mattson, F., 주해 1을 따르면

45) Imperato, P., 주해 16, pg 65-66을 따르면

46) Hausman, P., 주해 3, pg 205에서 인용

47) "Milk Still Makes a Difference," National Dairy Council, Hausman, P., 주해 3, pg 206을 따르면

48) Jacobson, M., 주해 18, pg 17을 따르면

49) Harty, S., *Hucksters in the Classroom*, Center for Study of Responsive Law, 1979, pg 23

50) National Dairy Council, Nutrition Education Materials, 1985-1986(Catalog), pg 16-22

51) 같은 책, pg 16, reference no. 0920N

52) 같은 책, pg 17, reference no. 0921N

53) Hausman, P., 주해 3, pg 207에서 인용

54) Harty, S., 주해 49, pg 24를 따르면

55) Hausman, P., 주해 3, pg 207에서 인용

56) Hausman, P., 주해 3, 207에서 인용

57) 같은 책

58) 같은 책

59) Harty, S., 주해 49, pg 24를 따르면

60) 같은 책

61) Hausman, P., 주해 3, pg 40-49를 따르면

62) 같은 책, pg 44-45

63) "Myths and Facts About Meat Products," Oscar Mayer, Inc.

64) "Dietary Fitness-A Meat Lover's Guide," Oscar Mayer Inc.

65) 같은 책

66) 같은 책

67) Imperato, P., 주해 16, pg 75를 따르면

68) Hausman, P., 주해 3, pg 194를 따르면

69) Hausman, P., 주해 3, pg 82를 따르면

70) McDougall, J., 주해 32, pg 65를 따르면

71) Connor, W., 주해 1을 따르면
Kannel, W., 주해 1을 따르면

72) 같은 책

73) McDougall, J., 주해 32, pg 117을 따르면

74) Pritikin, N., *Vegetarian Times*, Issue 43에서 인용

75) Elliot, J., "An 'Ideal' Serum Cholesterol Level?" *Journal of the American Medical Association*, 241:1979, 1979

76) Hausman, P., 주해 3, pg 180을 따르면

77) 같은 책, pg 180-181

78) Tall, A., "Current Concepts: Plasma High-Density Lipoproteins," *New England Journal of Medicine*, 299:1232, 1978
Flanagan, M., "The Effects of Diet on High Density Lipoprotein Cholesterol," *Journal of Human Nutrition*, 34:43, 1980
Bradby, G., "Serum high-Density Lipoproteins in Peripheral Vascular Disease," *Lancet*, 2:1271, 1978

79) Barndt, R., "Regression and Progression…" *Annals of Internal Medicine*, 86:139, 1977
Basta, L., "Regression of Atherosclerotic…" *American Journal of Medicine*, 61: 420, 1976
Hubbard, J., "Nathan Pritikin's Heart," *New England Journal of Medicine*, 313:52, 1985 Ornish, D., 주해1을 따르면

80) Barndt, R., 주해 79를 따르면

81) Blakesless, A., and Stamler, J., *Your Heart Has Nine Lives*, Prentice-Hall, New York, pg 67-69

82) Hausman, P., 주해 3, pg 90을 따르면

83) Ellis, F. and Sanders, T., "Angina and Vegetarian Diet," letter to the editor, *Lancet*, May 29, 1976
Ellis, F. and Sanders, T., "Angina and Vegan Diet," *American Heart Journal*, June, 1977, 93:803

84) Imperato, P., 주해 16, pg 78에 따르면

85) "Eating the Moderate Fat and Cholesterol Way," (Deleted Chapter), *Food 2*,

Washington, D.C., U.S.D.A., 1982

86) Hausman, P., 주해 3, pg 151에 따르면

87) Imperato, P., 주해 16, pg 70−71에 따르면
Hausman, P., 주해 3, pgs 202−204에 따르면

88) 주해 87을 따르면

89) Hausman, P., 주해 3, pg 203에 따르면

90) 주해 87을 따르면

91) Hausman, P., 주해 3, pg 204를 따르면

92) Lipid Research Clinics Program. The Lipid Research Clinics Coronary Primary Prevention Trial Results, I. Reduction in Incidence of Coronary Heart Disease, *Journal of the American Medical Association*, 251:351, 1984
Lipid Research Clinics Program. The Lipid Research Clinics Coronary Primary Prevention Trial Results, II. The Relationship of Reduction in Incidence of Coronary Heart Disease to Cholesterol Lowering, *Journal of the American Medical Association*, 251:365, 1984

93) Walles, C., 주해 14, pg 56에 따르면

94) 주해 92에 따르면

95) 같은 책

96) Walles, C., 주해 14, pg 58에 따르면

97) 같은 책

98) Hausman, P., 주해 3, pg 90−91에 따르면

99) Imperato, P., 주해 16, pg 79에서 인용

100) Gordon, T., "Diabetes, Blood Lipids and the Role of Obesity in Coronary Heart Disease Risk⋯," *Annals of Internal Medicine*, 87:393, 1977
Wood, P., "Plasma Lipoprotein Distributions in Male and Female Runners," *Annals of New York Academy of Science*, 301:748, 1977
Price, J., *Coronaries, Cholesterol and Chlorine*, Jove Publishers, New York, 1981

Forde, O., "The Tromso Heart Study: Coffee Consumption and …,"
British Medical Journal, 290:893, 1985

Little, J., "Coffee and Serum—Lipids in Coronary Heart Disease,"
Lancet, 1:732, 1966

Hartz, A., 주해 16을 따르면

Kannel, W., 주해 16을 따르면

101) "Diet and Stress in Vascular Disease," *Journal of the American Medical
Association*, Vol. 176, No. 9, June 3. 1961, pg 806

우리가 미연에 방지할 수 있는 전쟁에서 패한다면

1) "85 Million for Research on Cancer," *San Francisco Chronicle*, March
26, 1986

2) Pauling, L., Chowka, P., "Cancer Research—The $20 Billion Failure,"
Vegetarian Times, Dec 1981, pg 32에 인용

3) Henderson, I., "Cancer of the Breast)—The Past Decade," Parts 1 & 2,
New England Journal of Medicine, 302:17—78, 1980

Baum, M., "The Curability of Breast Cancer," *British Medical Journal*,
1:439, 1976

Costanza, M., "Adjuvant Chemotherapy: Eight Years Later," *Journal of
the American Medical Association*, 252:2611, 1984

Kerbel, R., "Facilitation of Tumour Progression by Cancer Therapy,"
Lancet, 2:977, 1982

Greenberg, D., "'Progress' In Cancer Research)—Don't Say it Isn't So,"
New England Journal of Medicine, 292:707, 1975

Mueller, C., "Bilateral Carcinoma of the Breast)—Frequency and
Mortality," *Journal of Surgery*, 21:459, 1978

Stehlin, J., "Treatment of Carcinoma of the Breast," *Surg Gynecol Obstet*,
149:911, 1979

Langlands, A., "Long Term Survival of Patients with Breast Cancer: A
Study of the Curability of the Disease," *British Medical Journal*, 2:1247,

1979

McDougall, J., *McDougall's Medicine*, New Century Press, 1985, pg 6

Vorherr, H., "Adjuvant Chemotherapy of Breast Cancer: Reality, Hope, Hazard?" *Lancet*, 2:1413, 1981

Cancer Surveillance, Epidemiology and End Results (SEER) Program, *Cancer Patient Survival)*-Report No. 5, Dept. of Health, Education and Welfare publication no.(NIH) 77-992, 1976

Vorherr, H., "Adjuvant Chemotherapy of Breast Cancer: Tumour Kinetics and Survival," *Lancet*, 2:690, 1981

4) U.S. "War on Cancer a Failure, Says Former Scientist," *Animals'Agenda*, Sept 1985, pg 14

5) 같은 책

Skrabanek, P., "False Premises and False Promises of Breast Cancer Screening," *Lancet*, 2:316, 1985

Mueller, C., "Breast Cancer in 3,558 Women…" *Surgery*, 83:123, 1978

6) McDougall, J., 주해 3, pg 7을 따르면

7) Chowka, P., 주해 2를 따르면

8) Statement by Arthur Upton, Director)-National Cancer Institute: Status of the Diet, Nutrition and Cancer Program before the Subcommittee on Nutrition, Oct. 2, 1972

9) Committee on Diet, Nutrition and Cancer: Assembly of Life Sciences, *National Research Council*, "Diet, Nutrition and Cancer," National Academy Press, Washington, D.C., 1982

"Nutrition and Cancer: Cause and Prevention," *An American Cancer Society Special Report*, CA 34:121, 1984

U.S. Senate Report: *Dietary Goals for the United States*, Govt Printing Office, Washington, 1977

Reddy, B., "Nutrition and Its Relationship to Cancer," *Advances in Cancer Research* 32:237, 1980

Tannenbaum, A., "The Genesis and Growth of Tumours, III: Effects of a High-Fat Diet," *Cancer Research*, 2:468, 1942

"Nutrition in the Causation of Cancer," *Cancer Research*, 35:3231, 1975

Carroll, K., "Dietary Fat in Relation to Tumour Genesis," *Progress in Biochemical Pharmacology*, 10:308, 1975

Armstrong, B., and Doll, R., "Environmental Factors and Cancer Incidence and Mortality in Different Countries," *International Journal of Cancer*, 15:617, 1975

10) Reddy, B., 주해 9에 따르면

11) Gori, G., Chowka, P., 주해 2, pg 34에 따르면

12) Gori, G., Sussman, F., *The Vegetarian Alternative*, Rondale Press, 1978 에 인용

13) Hausman, P., *Jack Sprat's Legacy)-The Science and Politics of Fat and Cholesterol*, Richard Marek Publishers, New York, 1981, pgs 103-119

14) 같은 책, pg 116

15) Hirayama, T., "Epidemiology of Breast Cancer with Special Reference to the Role of Diet," *Prev Med*, 7:173, 1978

Wynder, E., "Dietary Fat and Colon Cancer," *Journal of the National Cancer Institute*, 54:7, 1975

Berg, J., "Can Nutrition Explain the Pattern of International···Cancers?" *Cancer Research*, 35:3345, 1975

Wynder, E., "The Dietary Environment and Cancer," *Journal of the American Dieticians Association*, 71:385, 1977

Weisburger, J., "Nutrition and Cancer—On the Mechanisms Bearing on Causes of Cancer of the Colon, Breast, Prostate, and Stomach," *Bulletin of the New York Academy of Medicine*, 56:673, 1980

Mann, G., "Food Intake and Resistance to Disease," *Lancet*, 1:1238, 1980

Committee on Diet, Nutrition and Cancer, Assembly of Life Sciences, 주해 24에 따르면 *American Cancer Society Special Report*, 주해 9에 따르면 U.S. Senate Report, 주해 9에 따르면

Reddy, B., and Wynder, E., "Large Bowel Carcinogensisi: Fecal Constituents of Populations with Diverse Incidence of Colon Cancer," *Journal of the National Cancer Institute*, 50:1437, 1973

Hill, M., "Bacteria and the Aetiology of Cancer of the Large Bowel,"

Lancet, 1:95, 1971

Reddy, B., 주해 9에 따르면

Reddy, B., "Metabolic Epidemiology of Large Bowel Cancer," *Cancer*, 41:2832, 1978

Hill, M., "Colon Cancer: A Disease of Fiber Depletion or of Dietary Excess," *Digestion*, 11:289, 1974

Walker, A., "Colon Cancer and Diet with Special References to Intakes of Fat and Fiber," *American Journal of Clinical Nutrition*, 34:2054, 1981

Cummings, J., "Progress Report: Dietary Fiber," *Gut*, 14:69, 1983

Phillips, R., "Role of Lifestyle and Dietary Habits in Risk of Cancer···" *Cancer Research*, 35:3513, 1975

Hardinge, M., "Nutritional Studies of Vegetarians: III Dietary Levels of Fiber," *American Journal of Clinical Nutrition*, 6:523, 1958

Weisburger, J., "Colon Cancer—Its Epidemiology···," *Cancer*, 40:2414, 1977

16) *Science*, Feb 1974, pg 416

17) Reddy, B., 주해 9에 따르면

New York Times, Sept 29, 1972, pgs 24

Haenszel, W., "Studies of Japanese Migrants, I. Mortality from Cancer···" *Journal of the National Cancer Institute*, 40:43, 1968

18) *Journal of the National Cancer Institute*, Dec 1973, pg 1771

19) Reddy, B., "Metabolic Epidemiology of Large Bowel Cancer," *Cancer*, 42:2832, 1978

Walker, A., 주해 15에 따르면

Wynder, E., 주해 15에 따르면

Berg, J., 주해 15에 따르면

Weisburger, J., 주해 15에 따르면

20) Berg, J., 주해 15에 따르면

Wynder, E., 주해 15에 따르면

Weisburger, J., 주해 15에 따르면

Hill, M., 주해 15에 따르면

Walker, A., 주해 15에 따르면

Cummings, J., 주해 15에 따르면

Phillips, R., 주해 15에 따르면

Hardinge, M., 주해 15에 따르면

Liu, K., "Dietary Cholesterol, Fat, and Fiber and Colon-Cancer Mortality," *Lancet*, 2:782, 1979

Cruse, J., "Dietary Fiber…and Experimental Colon Cancer," *Gut*, 19:A983, 1978

Burkitt, D., "Epidimiology of Cancer of the Colon and Rectum," *Cancer*, 28:3-13, July 1971

Burkitt, D., "Some Diseases Characteristic of Modern Western Civilization," *British Medical Journal*, 1:274, 1973

Trowell, H., "Ischemic Heart Disease and Dietary Fiber," *American Journal of Clinical Nutrition*, 25:926, 1972

21) McDougall, J., *The McDougall Plan*, New Century Publisher, 1983, pg 120

22) Hepner, G., "Altered Bile Acid Metalbolism in Vegetarians," *American Journal of Digestive Diseases*, 20:935, 1975

Hill, M., "The Effect of Some Factors on the Fecal Concentration of…," *Journal of Pathology*, 104:239, 1971

Reddy, B., and Wynder, E.,주해 15에 따르면

Reddy, B., 주해 15에 따르면

Wynder, E., 주해 15에 따르면

23) Hoye, Dr. Martin, 저자와의 개인적인 대화에서

24) 주해 15에 따르면

25) Pearce, M., "Incidence of Cancer in Men on a Diet High in Polyunsaturated Fat," Hausman, P., 주해 13, pg 173에 따르면

26) Bennion, "Risk Factors for the Development of Cholethiasis in Man," *New England Journal of Medicine*, 299:1221, 1978

Broitman, S., "Polyunsaturated Fats, Cholesterol and Large Bowel Tumorgenesis," *Cancer*, 40:2455, 1977

Carroll, K., "Dietary Polyunsaturated Fat Versus Saturated Fat in Relation to Mammary Carcinogenesis," *Lipids*, 14:155, 1979

27) Nestel, P., "Lowering of Plasma Cholesterol…with Consumption of

Polyunsaturated Ruminant Fats," *New England Journal of Medicine*, 288:379, 1973

28) "Meat—Packer Defends Beef," *Riverside Herald*, Pg A—1, May 8, 1976

29) Obituary Column, pg C—11, *Riverside Herald*, March 14, 1982

30) Lea, A., "Dietary Factors Associated with …," *Lancet*, 2:332, 1966
Hirayama, T., 주해 15에 따르면
McDougall, J., 주해3, pgs 18—50에 따르면
Morrison, A., "Some International Differences in Treatment and Survival in Breast Cancer," *International Journal of Cancer*, 18:269, 1976
Nemoto, T., "Differences in Breast Cancer Between Japan and the United States," *Journal of the National Cancer Institute*, 58:193, 1977
Armstrong, B., "Environmental Factors and Cancer Incidence and Mortality…," *International Journal of Cancer*, 15:617, 1975

31) Hirayama, T., Paper presented at Conference on Breast Cancer and Diet, U.S.—Japan Cooperative Cancer Research Program, Fred Hutchinson Cancer Center, Seattle, WA, March 14—15, 1977

32) 같은 책

33) Kagawa, Y., "Impact of Westernization on the Nutrition of Japanese: Changes in Physique, Cancer…," *Prev Med*, 7:205, 1978
Hill, P., "Diet, Life—Style, and Menstrual Activity," *American Journal of Clinical Nutrition*, 33:1192, 1980 Staszewski, J., "Age at Menarche and Breast Cancer," *Journal of the National Cancer Institute*, 47:935, 1971

34) Frommer, D., "Changing Age of the Menopause," *British Medical Journal*, 2:349, 1964
Armstrong, B., "Diet and Reproductive Hormones, A Study of Vegetarian and Non—Vegetarian Postmenopausal Women," *Journal of the National Cancer Institute*, 67:761, 1981
Hill, P., Environmental Factors of Breast and Prostatic Cancer," *Cancer Research*, 41:3817, 1981
Trichopoulos, D., "Menopause and Breast Cancer Risk," *Journal of the National Cancer Institute*, 48:605, 1972

35) 주해 34에 따르면

36) 주해 9에 따르면

37) Hur, R., *Food Reform, Our Desperate Need*, Heidelberg Publishers, Austin, TX, 1975, pg 24

38) McDougall, J., 주해 3, pgs 60−89에 따르면

39) Zeil, H., "Increased Risk of Endometrial Carcinoma⋯" *New England Journal of Medicine*, 293:1167, 1975
Smith, D., "Association of Exogenous Estrogen and Endometrial Carcinoma," *New England Journal of Medicine*, 294:1262, 1976
Mack, T., "Estrogens and Endometrial Cancer⋯" *New England Journal of Medicine*, 294:1262, 1976

40) Berg, J., 주해 15에 따르면
Wynder, E., "The Dietary Environment and Cancer," 주해 15에 따르면

41) Phillips, R., 주해 15에 따르면
Hardinge, M., 주해 15에 따르면
Malhotra, S., "A Comparison of ⋯Diet in the Management of Duodenal Ulcer," *Postgrad Medical Journal*, 54:6, 1978
MacDonald, W., "Histological Effect⋯" *Canadian Medical Association Journal*, 96:1521, 1967
Wynder, E., "Epidemiology of Adenocarcinoma of the Kidney," *Journal of the National Cancer Institute*, 53:1619, 1974
"Nutrition in the Causation of Cancer," 주해 9에 따르면
Bennion, L., 주해 26에 따르면
Stuverdant, R., "Increased Prevalence of Cholethiasis in Men Ingesting a Serum Cholesterol Lowering Diet," *New England Journal of Medicine*, 288:24, 1973
"Nutriton in the Causation of Cancer," 주해9에 따르면

42) Hill, P., 주해 34에 따르면

43) Breslow, N., "Latent Carcinoma of Prostate at Autopsy in Seven Areas," *International Journal of Cancer*, 20:680, 1977

44) Virag, R., "Is Impotence an Arterial Disorder?" *Lancet*, 1:181, 1985

45) McDougall, J., 주해 3, pgs 96−126에 따르면

46) Lemon, F., "Death from Respiratory Disease," *Journal of the American Medical Association*, 198:117, 1966

47) Stamler, J., "Elevated Cholesterol May Increase Lung Cancer Risk in Smokers," *Heart Research Letter*, 14:2, 1969

48) Lemon, F., 주해 46에 따르면

28그램의 예방

1) Walford, R., *Maximum Life Span*, Norton and Co., 1983, pg 11
   Tokuhata, G., "Diabetes Mellitus: An Underestimated Public Health Problem," *Journal of Chronic Diseases*, 28:23, 1975
   Kaplan, S., "Diabetes Mellitus," *Annals of Internal Medicine*, 96:635, 1982
   Kannel, W., "Diabetes and Cardiovascular Risk Factors: The Framingham Study," *Circulation*, 59:8, 1975

2) 같은 책
   Cohen, A., "Myocardial Infarction and Carbohydrate Metabolism," *Geriatrics*, 23:158, 1968
   Editorial, "The Complications of Diabetes Mellitus," *New England Journal of Medicine*, 298:1250, 1978

3) Hur, R. *Food Reform: Our Desperate Need*, Neidelberg Publishers, 1975, pgs 67−73
   McDougall, J., *McDougall's Medicine*, New Century Publishers, 1985, pgs 203−230

4) Report of the National Commission on Diabetes to Congress. Vol III, pt 2: Dept. of Health, Education and Welfare Publication no.(NIH) 76−1022, 1975

5) Singh, I., "Low−Fat Diet and Therapeutic Doses of Insulin in Diabetes Mellitus," *Lancet*, 263:422, 1955

6) Kipnis, D., "Insulin Secretion in Normal and Diabetic Individuals," *Advances in Internal Medeicine*, 16:103, 1970

7) Himsworth, H., "The Physiological Activation of Insulin," *Clinical Science*, 1:1, 1933

Sweeney, J., "Dietary Factors that Influence the Dextrose Tolerance Test…," *Archives of Internal Medicine*, 40:818, 1927 Olefsky, J., "Reappraisal of the Role of Insulin in Hypertriglyceridemia," *American Journal of Medicine*, 57:551, 1974

Davidson, P., "Insulin Resistance in Hyperglyceridemia," *Metabolism*, 14:1059, 1965

8) Anderson, J., "High Carbohydrate, High-Fiber Diets for Insulin Treated Men With Diabetes Mellitus," *American Journal of Clinical Nutrition*, 32:2312, 1979

9) Asmal, A., "Oral Hypoglycaemic Agents…," *Drugs*, 28:62, 1984

Kiehm, T., "Beneficial Effects of a High Carbohydrate, High Fiber Diet on Hyperglycemic Diabetic Men," *American Journal of Clinical Nutrition*, 29: 895, 1976

Simpson, H., "A High Carbohydrate Leguminous Fiber Diet Improves All Aspects of Diabetes Control," *Lancet*, 1:1, 1981

Anderson, J., 주해 8에 따르면

Simpson, R., "Improved Glucose Control in Maturity-Onset Diabetes Treated with High-Carbohydrate Modified-Fat Diet," *British Medical Journal*, 1:1753, 1979

Singh, I., 주해 5에 따르면

Brunzell, J., "Improved Glucose Tolerance with High Carbohydrate Feeding in Mild Diabetes," *New England Journal of Medicine*, 284(10):521, 1971

10) McDougall, J., 주해 3, pg 210에 따르면

11) Editorial, "Acute Mishaps During Insulin Pump Treatment," *Lancet*, 1:911, 1985

Rosenstock, J., "Insulin Pump Therapy: A Realistic Appraisal," *Clinical Diabetes*, 3:25, 1985

Dahl-Jorgensen, K., "Rapid Tightening of Blood Glucose Control Leads to Transient Deterioration of Retinopathy in Insulin Dependent Diabetes Mellitus," *British Medical Journal*, 290:811, 1985

12) Anderson, J., "Hypolipidemic Effects of High-Carbohydrate, High-Fiber Diets," *Metabolism*, 29:551, 1980

Blanc, M., "Improvement of Lipid Status in Diabetic Boys⋯" *Diabetes Care*, 6:64, 1983

Van Eck, W., "The Effect of a Lowfat Diet on the Serum Lipids in Diabetes," *American Journal of Medicine*, 27:196, 1959

13) McDougall, J., 주해 3에 따르면

14) Kawate, R., "Diabetes Mellitus and Its Vascular Complications in Japanese Migrants on the Island of Hawaii," *Diabetes Care*, 2:161, 1979

Trowell, H., "Dietary Fiber Hypothesis of the Etiology of Diabetes Mellitus," *Diabetes*, 24:762, 1975

Ringrose, H., "Nutrient Intakes in an Urbanized Micronesian Population with a High Diabetes Prevalence," *Americna Journal of Clinical Nutrition,* 32:1334, 1979

15) 주해 14에 따르면

16) Statement by Snowden, D., *Vegetarian Times*, Aug 1985에서 인용

17) 같은 책

18) McDougall, J., "Healthy By Choice," *Vegetarian Times*, Dec 1985

19) Sweeney, J., 주해 7에 따르면

20) Hollenbeck, C., "The Effects of Variations⋯" *Diabetes*, 34:151, 1985

Olefsky, J., 주해 7에 따르면

Haber, G., "Depletion and Disruption of Dietary Fiber, Effects on Satiety, Plasma-Glucose and Serum-Insulin," *Lancet*, 2:679, 1977

Anderson, J., 주해 8에 따르면

Miranda, P., "High-Fiber Diets in the Treatment of Diabetes Mellitus," *Annals of Internal Medicine*, 88:482, 1978

21) Baker, R., *Lancet*, 1:26, 1963

22) Agranoff, B. "Diet and the Geographical Distribution of Multiple Sclerosis," *Lancet*, 2:1061, 1974

Alter, M., "Multiple Sclerosis and Nutrition," *Archives of Neurology*, 23:460, 1970

23) Dept of Health and Social Security, "Present−Day Infant Feeding Practice Report," No. 9, 1974

Crawford, M. "Essential Fatty Acids Requirements in Infancy," *American Journal of Clinical Nutrition*, 31:2181, 1978

Agranoff, B., 주해 22에 따르면

USDA Home Economics Report No 7, "Fatty Acids in Food Fats" 24)−Swank, R., and Grimsgaard, A., *Low-Fat Diet: Reasons, Rules and Recipes*, Univ. of Oregon, 1959

24) Swank, R., "Multiple Sclerosis: Twenty Years on a Low−Fat Diet," *Archives of Neurology*, 23:460, 1970

Swank, R., *A Biochemical Basis of Multiple Sclerosis*, Thomas, 1961, pgs 3, 44−45

25) Cheraskin, E., *New Hope for Incurable Diseases*, Arco, 1971, pg 32

26) 주해 22, 23, 24, 25에 따르면

27) 같은 책

28) McDougall, J., "Healthy by Choice," *Vegetarian Times*

29) Malhotra, A., "A Comparison of Unrefined Wheat and Rice Diet in the Management of Duodenal Ulcer," *Postgraduate Medical Journal*, 54:6, 1978

Rydning, A., "Prophylactic Effect of Dietary Fiber in Duodenal Ulcer Disease," *Lancet*, 2:736, 1982

Childs, P., "Peptic Ulcer, Pylorplasty and Dietary Fat⋯," *Annals of the Royal College of Surgeons*, 59:143, 1977

Trowell, H., "Definition of Dietary Fiber," *American Journal of Clinical Nutrition*, 29:417, 1976

Burkitt, D., "Dietary Fiber and Disease," *Journal of the American Medical Association*, 229:1068, 1974

30) Ippoliti, A., "The Effect of Various Forms of Milk on Gastric−Acid Secretions, Studies in Patients with Duodenal Ulcers⋯," *Annals of Internal Medicine*, 84:286, 1976

Hur, R., 주해 3, pg 118에 따르면

31) Hartroft, W., "The Incidence of Coronary Heart Disease Patients Treated

with the Sippy Diet," *American Journal of Clinical Nutrition*, 15:205,1964
Briggs, R., "Myocardial Infarction in Patients Treated with the Sippy and
Other High Milk Diet," *Circulation*, 21:538, 1960

32) Hur, R., 주해 3, pg 118에 따르면

33) Gray, R., *The Colon Health Handbook*, Rockridge Publishing Co.

34) Burkitt, D., *Lancet* 2:1408, 1972

35) Burkitt, D., "Varicose Veins, Deep Vein Thrombosis and Haemorrhoids:
Epidemiology and Suggested Aetiology," *British Medical Journal*, 2:556,
1972

36) Holt, R. *Hemorrhoids*, California Health Publications, 1980
Thompson, W., "The Nature of Hemorrhoids," *British Journal of Surgery*,
62:542, 1975

37) Burkitt, D., "Dietary Fiber and Disease," *Journal of the American Medical
Association*, 229:1068, 1974
Prasad, G., "Studies on Etipathogenesis of Hemorrhoids," *American
Journal of Proctology*, June 1976
Burkitt, D., 주해 35에 따르면
McDougall, J., *The McDougall Plan*, New Century Publishers, 1984, pg
117

38) Burkitt, D., "Hiatus Hernia: Is it Preventable?" *American Journal of
Clinical Nutrition*, 34:428, 1981

39) Burkitt, D., "Some Diseases Characteristic of Modern Western
Civilization," *British Medical Journal*, 1:274, 1973

40) Editorial, "Keep Taking Your Bran," *Lancet*, 1:1175, 1979
Robinson, C., *Normal and Therapeutic Nutrition*, MacMillan, 13th ed.,
1967, pg 386
Painter, N., "The High Fiber Diet in the Treatment of Diverticular
Disease of the Colon," *Postgraduate Medical Journal*, 50:629, 1974

McDougall, J., 주해 37, pgs 117−119에 따르면

41) Berman, P., *American Journal of Digestive Disorders*, 17:741, 1972

42) Painter, N., "Fiber Deficiency and Diverticular Disease of the Colon,"

in *Fiber Deficiency and Colonic Disorders*, Reilly, R. & Kirsner, J. (ed.) Plenum Books, 1975

43) Piepmeyer, J., "Use of Unprocessed Bran in Treatment of Irritable Bowel Syndrome," *American Journal of Clinical Nutrition*, 27:106, 1974

Manning, A., "Wheat Fiber and Irritable Bowel Syndrome," *Lancet*, 2:417, 1977

Editorial, "Management of the Irritable Bowel," *Lancet*, 2:557, 1978

McDougall, J., 주해 37, pg 119에 따르면

44) Burkitt, D., "Appendicitis," in Burkitt, D. and Trowell, H. (ed.) *Refined Carbohydrate Foods and Disease*, Academic Press, N.Y. 1978

Westlake, C. "Appendectomy and Dietary Fiber," *Journal of Human Nutrition*, 34:267, 1980

Walker, A., "Appendicitis, Fiber Intake and Bowel Behavior in Ethnic Groups in South Africa," *Postgraduate Medical Journal*, 49:243, 1973

45) Friday, S., *The Food Sleuth Handbook*, Athenum Publishers, 1982

46) Mayer, J. and Goldberg, J., "Nutrition," (a syndicated column), *Washington Post*, July 26, 1981

47) Tartter, P., "Cholesterol and Obesity as Prognostic Factors···" *Cancer*, 47:2222, 1981

Donegan, W., "The Association of Body Weight with Recurrent Cancer···," *Cancer*, 41:1590, 1978 Editorial, "Obesity)−The Cancer Connection," *Lancet*, 1:1223, 1982

48) Hur, R., 주해 3, pg 74에 따르면

49) Ellis, F., "Veganism, Clinical Findings and Investigations," *American Jounal of Clinical Nutrition*, 23(3):249, 1970

Sacks, F., "Plasma Lipids and Lipoproteins in Vegetarians and Controls," *New England Journal of Medicine*, 292(22):1148, May 1975

Ellis, F., "Angina and Vegan Diet," *American Heart Journal*, 93(6):803, June 1977

Hardinge, M., "Nutritional Studies of Vegetarians···," *American Journal of Clinical Nutrition*, 2:73, 1974

50) Hur, R., 주해 3, pg 76−77에 따르면

51) Blaw, S., and Schultz, D., Arthritis, Doubleday, 1974
    Kellgren, J., "Osteo-arthrosis…" *Annals of Rheumatic Disease*, 17:388, 1958
    McDougall, J., 주해 3, pg 237에 따르면

52) McDougall, J., 주해 3, pgs 231-250에 따르면

53) Lucas, P., "Dietary Fat Aggravates Active Rheumatoid Arthritis," *Clinical Research*, 29:754A, 1981

54) Parke, A., "Rheumatoid Arthritis and Food…" *British Medical Journal*, 282:2027, 1981

55) Valkenburg, H., "Osteoarthritis in Some Developing Countries," *Journal of Rheumatology*, 10:20, 1983
    Solomon, L., "Rheumatic Disorders in the South African Negro," Pt. I, *South African Medical Journal*, 49:1292, 1975
    Solomon, L., "Rheumatic Disorders in the South African Negro," Pt. II, *South African Medical Journal*, 49:1737, 1975
    Beasley, R., "Low Prevalence of Rheumatoid Arthritis in Chinese…," *Journal of Rheumatology*, 10:11, 1983

56) Beighton, "Rheumatoid Arthritis in a Rural South African Negro Population," *Annals of Rheumatic Diseases*, 34:136, 1975

57) Solomon, L., 주해 55에 따르면

58) Williams, R, *Nutrition Against Disease*, Bantam Books 10th ed, 1981, pg 134

59) Zollner, N., "Diet and Gout," Proceedings of the Ninth International Congress on Nutrition, 1:267, 1975

60) Hall, A., "Epidemiology of Gout and Hyperuricemia," *American Journal of Medicine*, 42:27, 1967
    Berkowitz, D., "Blood Lipid and Uric Acid…" *Journal of the American Medical Association*, 190:856, 1964

61) Healey, L., "Hyperuricemia in Filipinos…" *American Journal of Human Genetics*, 19:81, 1967

62) Derrick, F., "Kidney Stone Disease: Evaluation and Medical

Management," *Postgraduate Medical Journal*, 66:115, 1979

63) Robertson, W., "Dietary Changes and the Incidence of Irinary Calculi···"
Journal of Chronic Diseases, 32:469, 1979

64) Heaton, K., "Gallstones and Cholecystitis," in *Refined Carbohydratd
Foods and Diseases*, 주해 44에 따르면
Sarles, H., "Diet and Cholesterol Gallstones," *Digestion*, 17:121, 1978

65) Hill, M., "Colon Cancer and Diet with Special Reference to Intakes of
Fat and Fiber," *American Journal of Clinical Nutrition*, 29:1417, 1976
Walker, A., "Colon Cancer and Diet with Special Reference to Intakes of
Fat and Fiber," *American Journal of Clinical Nutrition*, 29:1417, 1976

66) Boston Collaborative Drug Surveillance Program, "Surgically Confirmed
Gallbladder Disease···," *New England Journal of Medicine*, 290:15, 1974
vGrache, W., "The Natural History of Silent Gallstones," *New England
Journal of Medicine*, 307:798, 1982

67) Baum, C., "Drug Use in the United States In 1981," *Journal of the
Ameican Medical Association*, 251:1293, 1984

68) Kannel, W., "Should All Mild Hypertension Be Treated? Yes," in
Controversies in Therapeutics, Lasagna, L. (ed), W. B. Saunders Co.,
1980, pg 299
McDougall, J., 주해 3에 따르면
Evans, P., "Relation of Longstanding Blood Pressure Levels to
Atherosclerosis," *Lancet*, 1:516, 1965

69) Freis, E., "Salt, Volume and the Prevention of Hypertension," *Circulation*,
53:589, 1976
Editorial, "Why Does Blood Pressure Rise with Age?", *Lancet*, 2:289,
1981
Kuller, L., "An Explanation for Variations in Distribution of Stroke and
Arteriosclerotic Heart Disease Among Populations and Racial Groups,"
American Journal of Epidemiology, 93:1, 1971

70) Freis, E., 주해 69를 따르면

71) Freis, E., "Hemodynamics of Hypertension," *Physiol Review*, 40:27, 1960
Parfrey, P., "Relation Between Arterial Pressure, Dietary Sodium

Intake···" *British Medical Journal*, 283:94, 1981

72) Kaplan, N., "Mild Hypertension: When and How to Treat," *Archives of Internal Medicine*, 143:255, 1985
McAlister, N., "Should We Treat 'Mild' Hypertension?" *Journal of the American Medical Association*, 249:379, 1983
Boyd, G., "The Pressure to Treat," *Lancet*, 2:1134, 1980
Kaplan, N., "Therapy for Mild Hypertension)–Toward a More Balanced View," *Journal of the American Medical Association*, 249:365, 1983

73) Editorial, "Fatigue as an Unwanted Effect of Drugs," *Lancet*, 1:123, 1985
Stone, R., "Proximal Myopathy During Beta–Blockade," *British Medical Journal*, 2:1583, 1979

74) Holme, I., "Treatment of Mild Hypertention with Diuretics···" *Journal of the American Medical Association*, 25:1298, 1984

75) Curb, J., "Long–Term Surveillance for Adverse Effects of Antihypertensive Drugs," *Journal of American Medical Association*, 253:3263, 1985

76) Stamler, J., "Hypertension Screening···," *Journal of the American Medical Association*, 235:2299, 1976
McGill, H., "Persistent Problems in the Pathogenesis of Atherosclerosis," *Atherosclerosis*, 4:443, 1984

77) Hartoft, W., "The Incidence of Coronary Heart Disease in Patients Treated with the Sippy Diet," *American Journal of Clinical Nutrition*, 15:205, 1964
Oski, F. "Is Bovine Milk a Health Hazard?" *Pediatrics* 75(suppl.)182, 1985
Belizan, J., "Reduction of Blood Pressure with Calcium Supplementation in Young Adults," *Journal of the American Medical Association*, 249:1161, 1983
Johnson, N., "Effects on Blood Pressure of Calcium Supplementation of Women," *American Journal of Clinical Nutrition*,, 42:12, 1985
Sowers, M., "The Association of···Calcium with Blood Pressures Among Women," *American Journal of Clinical Nutrition*,, 42:135, 1985

78) Friedman, M., "Serum Lipids and Conjunctival Circulation After Fat Ingestion…,"*Circulation*, 29:874, 1984 .

Friedman, M., "Effect of Unsaturated Fats upon Lipemia and Conjunctival Circulation," *Journal of the American Medical association*, 198:882, 1976

O'Brien, J., "Acute Platelet Changes After Large Meals of Saturated and Unsaturated Fats," *Lancet*, 1:878, 1976

79) Burr, M., "Plasma Cholesterol and Blood Pressure in Vegetarians," *Journal of Human Nutrition*, 35:437, 1981

Sacks, F., "Blood Pressure in Vegetarians," *American Journal of Epidemiology*, 100:390, 1974

Armstrong, B., "…Blood Pressure in Vegetarians," *American Journal of Clinical Nutrition*, 32:2472, 1979

Ophir, O., "Low Blood Pressure in Vegetarians," *American Journal of Clinical Nutrition*, 37:755, 1983

Kaplan, N., "Non-Drug Treatment of Hypertension," *Annals of Internal Medicine*, 102:359, 1985

Editorial, "Lowering Blood Pressure Without Drugs," *Lancet*, 2:459, 1980

Rouse, I., "Blood Pressure Lowering Effect of a Vegetarian Diet…," *Lancet*, 1:5, 1983

80) Armstrong, B., "Blood Pressure in Seventh Day Adventists," *Ameican Journal of Epidemiology*, 105:444, 1977

81) Dallman, P., *American Journal of Clinical Nutrition*, 33:86, 1980

Murray, M., *American Journal of Clinical Nutrition*, 33:697, 1980

vAbdullla, M., *American Journal of Clinical Nutrition*, 34:2464, 1981

82) Wilson, J., *Journal of Pediatrics*, 84:335, 1974

83) Lindahl, O., "Vegan Regimen with Reduced Medication in the Treatment of Bronchial Asthma," *Journal of Asthma*, 22:44, 1985

84) National Academy of Sciences, "An Evaluation of the Salmonella Problem," a report to the United States Department of Agriculture and Federal Drug Administration, prepared by the Committee on Salmonella, National Research Council, 1969

85) Giehl, D., *Vegetarianism*, Harper and Row, 1979

86) 주해 84, pg 125에 따르면

87) Statement by Richard Novick, Hearings before the Subcommittee on Agricultural Research and General Legislation of the Committee on Agriculture, Nutrition and Forestry, Sept 21, 1977

88) "Salmonella in Slaughter Cattle" *Journal of the American Veterinary Medical Association*, 160(6):884, 1972

89) "Salmonella Contamination in a Commercial Poultry Processing Operation," *Poultry Science*, 53:814-21, 1974

90) Wellford, H., *Sowing the Wind*, Bantam Books, 1973, pgs 133-134

91) Molotsky, Irvin, "Antibiotics in Animal Feed Linked to Human Ills," *New York Times*, Feb 22, 1987

92) New Jersey State Health Department, Division of Environmental Health, Scharffenberg, J., *Problems with Meat*, Woodbridge Press, 1982, pg 60에 서 인용
Stoller, K., "Feeding an Epidemic,," *Animals' Agenda*, May 1987, pg 32-33

중독된 미국

1) Williams, R., "The Trophic Value of Foods," Proceedings of the National Academy of Science, 70:3, March, 1973, pgs 710-713
Tolan, A., "The Chemical Composition of Eggs Produced under Battery, Deep Litter and Free Range Conditions," *British Journal of Nutrition*, 30:181, pgs 185

2) Crawford, M. A., "A Re-evaluation of the Nutrient Role of Animal Products," Proceedings of the Third World Conference on Animal Production, ed. Reid, R. L., Sydney University Press, 1975, pg 24

3) Schell, O., *Modern Meat*, Vintage Books, Random House, 1985, pg 283-284

4) Saenz de Rodriguez, Dr. C.A., *Journal of the Puerto Rican Medical*

Association, Feb 1982, Schell, O., 주해 3, pgs 286-287에 인용

5) Schell, O., 주해 3, pg 287에 따르면

6) "Drugs in Animals Affect human Growth," *Health Bulletin*, Nov 6. 1965, pg 6 에 인용
   Hunter, B., *Consumer Beware*, Simon and Schuster, New York, 1971, pg 116에 인용

7) Schell, O., 주해 3, pg 197에 따르면

8) 같은 책, pg 198

9) Hadlow, W., "Stilbestrol-Contaminated Feed and Reproductive Disturbances in Mice," *Science*, 122:3171, 1955, pgs 643-644

10) Verrett, J., and Carper, J., *Eating May Be Hazardous to Your Health*, Simon and Schuster, 1974, pg 170

11) Schell, O., 주해 3, pgs 254에 따르면

12) 같은 책, pgs 257-268

13) Carson, R., *Silent Spring*, Crest Books, 1962

14) 같은 책, pg 97

15) "Pesticide Safety: Myths and Facts," *National Coalition Against the Misuse of Pesticides*

16) Regenstein, L., *How to Survive in America the Poisoned*, Acropolis books, 1982, pg 103

17) Carson, R., 주해 13, pgs 35-37

18) Carson, R., Regenstein, L, 주해 16, pg 106에서 재인용

19) Duggan, R., "Dietary Intake of Pesticide Chemicals in the United States (II), June 1966-April 1968," *Pesticides Monitoring Journal*, 2:140-52, 1969

20) Harris, S., "Organochlorine Contamination of Breast Milk," *Environmental Defense Fund*, Washington, D.C., Nov 7, 1979
   Balbien, J., Harris, S., and Page, T., "Diet as a Factor Affecting Organochlorine Contamination of Breast Milk," *Environmental Defense Fund*, Washington, D.C.,

21) Severo, R., *New York Times*, May 6, 1980

22) Barringer, F., "Thirty More Regulations Targeted for Review," *Washington Post*, Aug 13, 1981, pg A−27
Brown, M., "Reagan Wants to Ax Product Safety Agency," *Washington Post*, May 10, 1981
"Stockman Moves to Kill Consumer Safety Panel," *New York Times*, May 9, 1981

23) "True of False," Leage of Conservation Voters, Washington D.C., 1980

24) Regenstein, L, 주해 16, pg 348에 따르면

25) "Environmental Quality−1975," The Sixth Annual Report of the Council on Environmental Quality, Washington, D.C., Dec 1975, pg 369

26) "DDT and the Dolphin," *Animals'Agenda*, Sept. 1985

27) Longgood, *The Darkened Land*, Simon and Schuster, 1972, pg 143

28) Carson, R., 주해 13에 따르면
Highland, J., "Corporate Cancer," *Environmental Defense Fund*, Washington, D.C.

29) "Environmental Quality−1975," 주해 25에 따르면
"A Brief Review of Selected Environmental Contamination Incidents with a Potential for Health Effects," Prepared by the Library of Congress for the Committee on Environment and Public Works, U.S. Senate, August 1980, pgs 173−174
"Aldrin/Dieldrin," Criteria Document, *United States Environmental Protection Agency*, Washington, D.C., 1976

30) Highland, J., 주해 28에 따르면

31) Regenstein, L., 주해 16, pg 355에 따르면

32) Carson, R., 주해 13, pgs 33−34, 88에 따르면

33) Regenstein, L, 주해 16, pgs 352−353에 따르면

34) Boyle, R., and Environmental Defense Fund, *Malignant Neglect*, Alfred Knopf, 1979, pg 128
"Environmental Quality)−1974," *The Fifth Annual Report of the Council on Environmental Quality*, Washington, D.C. Dec 1974, pg 161

35) Associated Press, "Banquet Foods Recall Turkey," *Washington Post*, June 27, 1980, pg A-8

36) Cimons, M., "Veterans Gaining Ground in Agent Orange Struggle," *Los Angeles Times*, Dec 27, 1979

37) Regenstein, L, 주해 16, pg 58에 따르면
Hornblower, M., "A Sinister Drama of Agent Orange Opens in Congress," Washington Post, June 27, 1979
"Effects of 2,4,5-T on Man and the Environment," Hearings before the Subcommittee on Energy, Natural Resources and the Environment, U.S. Senate, April, 1970, pg 1

38) Hornblower, M., 주해 37에 따르면

39) Regenstein, L., 주해 16, pg 19에 따르면

40) Coutney, Dr. D., testimony before Senate Commerce Committee Subcommittee on the Environment, Aug 9, 1974

41) Federal Register, Dec 13, 1979, pg 72, 325

42) "A Plague…" 주해 44에 따르면

43) Regenstein, L, 주해 16, pg 48에 따르면

44) "Environmental Quality)-1979," *The Tenth Annual Report of the Council on Environmental Quality*, Washington, D.C., Dec 1979
"A Plague on Our Children," NOVA, WGBH Educational Foundation, Boston, 1979 Severo, R., "Two Studies for National Institute Link Herbicide to Cancer in Animals," *New York Times*, June 27, 1980

45) Nordland, R. and Friedman, J., "Poison at our Doorstep," *Philadelphia Inquirer*, reprint of Sept 23-28, 1979

46) Graham, F., *Since Silent Spring*, Crest Books, 1970, pgs 59-66

47) Denton, H., "Contaminated Pork Shipped to Schools," *Washington Post*, May 24, 1980, pg A-1

48) "Train Suspends Major Uses of Chlordane/Heptachlor…," *Environmental News*, United States Environmental Protection Agency, Washington, D.C., Dec 24, 1979

49) Butler, W., and Warren, J., "Petition for Suspension and Cancellation of

Chlordane/Heptachlor," *Environmental Defense Fund*, Washington, D.C., Oct 1974

50) Regenstein, L, 주해 16, pg 368에 따르면
"Environmental Protection Agency, Vesichol Chemical Co. et al, Consolidated Heptachlor/Chlordane Hearing," Federal Register, Feb 19, 1976, pg 7556

51) "The EPA and the Regulation of Pesticides," Staff Report to the Subcommittee on Administrative Practice and Procedure," U.S. Senate, Dec 1976, pg 24

52) "Environmental Protection Agency, Pesticide Products Containing Heptachlor or Chlordane," Federal Register, Nov 26, 1974, pg 41300
"Report on Export of Products Banned by U.S. Regulatory Agencies," Committee on Government Operation, U.S. House of Representatives, Oct 4, 1978, pg 8
Denton, H., 주해 47에 의하면

53) Denton, H., 주해 47, pgs A-1, A-8에 의하면

54) "New Danger in Mother's Milk," *Time*, April 7, 1986, pg 31

55) "Schools Ground Beef Blocked Over Pesticides," *San Francisco Chronicle*, April 7, 1986, pg 31

56) "New Danger…" 주해 54에 의하면

57) "Breast Milk Contamination," *Birth Defect prevention News*, Jan-March, 1986

58) Mason, J., and Singer, P., *Animal Factories*, Crown Publishers, 1980, pgs 59-60

59) "Corporate Crime," Subcommittee on Crime, U.S. House of Representatives, May 1980, pgs 25-28

60) Grzech, E. and Warbelow, K., *Detroit Free Press*, "Distribution Hid Facts of PBB Peril, March 13, 1977; "State Knew But Did Not Warn Farmers of PBB-Tainted Feed," March 14, 1977; "How State Leaders Ducked PBB Issue," March 15, 1977

61) Brody, J., "Farmers Exposed to a Pollutant Face Medical Study…" *New*

York Times, Aug 12, 1976, pg C−20

"PBB Michigan Contamination Continues," *Guardian*, May 4, 1977, pg 2

Gzech, E. and Warbelow, K., 주해 60에 따르면

"Corporate Crime," 주해 59에 따르면

Associated Press, "Michigan Study Indicates 97% Have Traces of PBB," *Washington Post*, Dec 31, 1981

62) 주해 61에 다르면

63) Regenstein L, 주해 16, pg 341에 따르면

64) Longgood, 주해 27, pgs 132−134에 따르면

65) Whole Earth Review, #48, Fall 1985, pg 51

66) "Surveillance, Epidemiology and End Results: Incidence and Mortality Data, 1973−1977," *National Cancer Institute*, Monograph 57, U.S. Department of Health and Human Services, National Institute of Health, Bethesda, Maryland, June 1981, pg 4

67) Regenstein, L, 주해 16, pg 74에 따르면

68) Whiteside, R., *The Pendulum and the Toxic Cloud*, Yale University Press, 1979, pg 134

69) Hoffman, R., Webb, K., and Schramm, W., "Health Effects of Long−term Exposure to 2,3,7,8−Tetrachlorodibenzo−P−Dioxin," *Journal of the American Medical Association*, 255:2031, April 18, 1986

70) Perlman, D., "New Evidence Reported on Dioxin as Health Hazard," *San Francisco Chronicle*, April 18, 1986, pgs A−1, A−4

71) *British Medical Journal*, 290:808, 1985

Regenstein, Lewis, personal correspondence

72) Boyle, R., 주해 34, pgs 59, 62에 따르면

"A Plague⋯" 주해 44에 따르면

Culhane, J., "PCB's: The Poisons That Won't Go Away," *Reader's Digest*, Dec. 1980, pgs 113, 115

"Toxic Chemicals and Public Protection," A Report to the President by the Toxic Substances Strategy Committee, Council on Environmental Quality, 1980, pg 3

Nader, R., et al, *Who's Poisoning America*, Sierra Club Books, 1981, pg 177

"Pesticides Found in Wild Polar Bears," *Animals' Agenda*, Sept. 1985

73) Culhane, J., 주해 72에 따르면

74) Regenstein, L, 주해 16, pg 293에 따르면

75) "A Plague…" 주해 44에 따르면

76) 같은 책

77) Richards, B., "Drop in Sperm Count is Attributed to Toxic Environment," *Washington Post*, Sept 12, 1979

Brody, J., "Sperm Found Especially Vulnerable to Environment," *New York Times*, March 10, 1981

"Unplugging the Gene Pool," *Outside*, Sept 1980

Jansson, E., "The Impact of Hazardous Substances Upon Infertility Among Men in the U.S., and Birth Defects," Friends of the Earth, Washington, D.C., Nov 17, 1980

78) 주해 77을 따르면

79) 같은 책

80) 같은 책

81) Regenstein, L, 주해 16, pg 295에 따르면

82) "Environmental Quality) 1979", 주해 54, pgs 11, 99-100, 448-449에 따르면

83) Regenstein, L, 주해 16, pg 298에 따르면

84) Longgood, 주해 27, pgs, 132, 134에 따르면

85) "Environmental Quality) 1975," 주해 25, pgs 368, 375, 387에 따르면

"A Brief Review…" 주해 29, pg 223에 따르면

86) Graham, F., 주해 46, pg 113에 따르면

Wurster, C., "DDT Reduces Photosynthesis by Marine Phytoplankton," *Science*, 1968, pgs 1474-1475

Longgood, 주해 27, pg 137에 따르면

87) Holt, S., "The food Resources of the Ocean," *Scientific American*,

221:178-194, 1969

88) Borgstrum, G., *The Hungry Planet*, Collier Books, 1967, pg 311

89) "A Brief Review…" 주해 29, pg 284에 따르면
Nelson, B., "PCB Pollution Grave Question, US Says," *Los Angeles Times*, Oct 7, 1979
Congressional Quarterly, Sept 6, 1980, pg 2643
Associated Press, "PCB's Discovered in Foods in West," *Washington Star*, Sept 15, 1979

90) Frederickson, G., 저자와의 개인적인 대화, Jan 13, 1986

91) "A Brief Review…" 주해 29, pgs 284-287에 따르면
Longgood, 주해 27, pg 495에 따르면
Boyle, R., 주해 34, pg 77에 따르면

92) 주해 91에 따르면

93) "A Brief Review…" 주해 29에 따르면

94) Regenstein, L, 주해 16, pg 304에 따르면

95) "Toxic Chemicals…" 주해 72, pg 2에 따르면
"Chemical First Strike," Editorial, *Washington Post*, May 17, 1980, pg A-18

96) 같은 책

97) "The Global Environment and Basic Human Needs," A Report to the Council on Environmental Quality by the Worldwatch Institute, Council on Environmental Quality, Washington, D.C. 1978, pg 20
"Toxic Chemicals…" 주해 72, pg xiv
"EPA is Slow to Carry Out Its Responsibility to Control Harmful Chemicals," U.S. General Accounting Office, Washington, D.C., Oct 28, 1980, pg 1

98) Boyle, R., 주해 34, pg 7에 따르면
"Environmental Quality) 1979," 주해 44, pg 198에 따르면

99) Grzech, E. and Warbelow, K., 주해 60에 따르면

100) Cavalieri, L., "Carcinogens and the Value of Life," *New York Times*,

July 20, 1980

Regenstein, L, 주해 16, pg 232에 따르면

101) Boyle, R., 주해 34, pgs 196-198에 따르면

102) Pimentel, D., "Pesticides…" *BioScience* 27, March 1977

Turner, J., *A Chemical Feast: Report on the Food and Drug Administration*, Grossman, 1970

Pimentel, D., "Realities of a Pesticide Ban," *Environment*, March, 1973

103) Regenstein, L, 주해 16, pg 275에 따르면

104) "Infant Abnormalities Linked to PCB Contaminated Fish," *Vegetarian Times*, Nov 1984, pg 8

105) Jacobson, S., "The Effect of Intrauterine PCB Exposure on Visual Recognition Memory," *Child Development*, Vol 56, 1985

106) Regenstein, L, 주해 16, pg 233에 따르면

107) "Toxaphene: Position Document 1," Toxaphene Working Group, United States Environmental Protection Agency, Washington, D.C. April 19, 1977, pg 19-20

108) 같은 책

109) Taylor, R., "Cattle Deaths Stir Pesticide Debate," *Los Angeles Times*, Nov 5, 1979

110) Regenstein, L, 주해 16, pg 336에 따르면

111) Taylor R., 주해 109에 따르면

Bradley, E., "60 Minutes," CBS News, Nov 22, 1981

112) Schell, O., 주해 3, pg 155에 따르면

113) 같은 책

114) 같은 책, pgs 164-165

115) USDA Food Processing/Marketing Report, 1965, Hunter, B., 주해 6, pg 155에서 인용

116) "Effects, Uses, Control and Research of Agricultural Pesticides," A Report by the Surveys and Investigations Staff, USDA; Presented at

Hearings before a Subcommittee on Appropriations, 89th Congress first session, House of Representatives, Department of Agricultural Appropriations, pat 1, pg 174

117) *Mainstream*, Summer 1983, pg 17

118) 같은 책

119) USDA Statistical Summary: Federal Meat and Poultry Inspection for 1976, Jan 1977, pg 3

120) "U.S. Meat Banned for Export Through The Common Market," *Vegetarian Times*, Oct 1984, pg 17

121) Regenstein, L, 주해 16, pgs 86, 272에 따르면

122) United Press, "Food and Drug Administration: Meat Dye May Cause Cancer," *Washington Post*, April 6, 1973

123) Luck, R., "Chemical Insect Control," *BioScience*, Sept 1977

124) Lappe, F.M. and Collins, J., *Food First)—Beyond the Myth of Scarcity*, Ballantine Books, 1977, pg 63

125) 같은 책, pg 64

126) 같은 책, pg 71

127) Bottrell, D., "Integrated Pest Management," Council on Environmental Quality, 1980, pgs iv—viii, 39, 99

128) "What One Bird Can Do," Garden Club of America, Regenstein, L, 주해 16, pg 127에 따르면

129) Fillip, J., "American Farmers and USDA Start to Take Organic Seriously," *Not Man Apart*, Sept 1980

130) 같은 책

131) Weir, D., and Schapiro, M., *Circle of Poison*, Institute for Food and Development Policy, 1981
Weir, D., and Schapiro, M., "The Corporate Crime of the Century," *Mother Jones*, Nov 1979
Weir, D., "The Boomerang Crime," *Mother Jones*, Nov 1979
Smith, R.J., "US Beginning to Act on Banned Pesticides," *Science*,

June 29, 1979

132) Regenstein, L, 주해 16, pg 273에 따르면

133) "Environmental Quality) 1975," 주해 25, pg 375에 따르면

134) Regenstein, L, 주해 16, pg 250에 따르면

135) "A Brief Review…" 주해 29, pg 289에 따르면

136) Boyle, R., 주해 34, pgs 206-207에 따르면
    Harris, S., and Highland, J., "Birthright Denied," EDF, 1977, pg 11
    Regenstein, L, 주해 16, pg 297에 따르면

137) "A Brief Review…" 주해 29, pg 289에 따르면

138) Harris, S., 주해 20, pg 2에 따르면

139) "Environmental Quality-1975," 주해 25, pg 375에 따르면
    Harris, S., and Highland, J., 주해 136, pg 2에 따르면

140) Boyle, R., 주해 34, pgs 206-207에 따르면

141) "A Brief Review…" 주해 29, pg 289에 따르면

142) Katz, D., "PCB's Found in Milk in All Michigan Mothers Tested,"
    Detroit Free Press, Feb 1, 1981

143) "Environmental Quality-1975", 주해 25, pg 375에 따르면

144) Harris, S. 주해 20, 주해 177에 따르면

145) *New England Journal of Medicine*, March 26, 1981

146) "A Brief Review…," 주해 29, pg 289에 따르면

147) Regenstein, L., 주해 16, pgs 255-256에 따르면

148) Hilts, P., "Chemicals at Parents' Job May Cause Child's Tumor,"
    Washington Post, July 3, 1981

149) "Chemical Hazards to Human Reproduction," Council on
    Environmental Quality, Jan 1981, pgs II-3, 12

150) "Politics of Poison," KRON-TV, San Francisco, 1979

151) Gofmann, J. and Tamplin, A., Brand S., "Human Harm to Human
    DNA," *Co-Evolution Quarterly*, Spring 1979, pg 11에서 인용

모든 것은 연결되어 있다

1) Bralove, Mary, "The Food Crisis: the Shortages May Pit the 'Have Nots' Against the 'Haves,'" *Wall Street Journal*, October 3, 1974, pg 20

2) Maidenburg, H.J. "The Livestock Population Explosion," *New York Times*, July 1, 1973, pg 1 Finance section

   Brody, Jane E. "The Quest for Protein," from *Give Us This Day*, Arno Press, 1975, pg 222

3) Lappe, Frances Moore, *Diet for a Small Planet*, Tenth Anniversary Edition, Balllantine Books, New York, 1982, pg 69

   Altschul, Aaron, *Proteins: Their Chemistry and Politics*, Basic Books, 1965, pg 264

   Doyring, Folke, "Soybeans," *Scientific American*, February 1974

4) "The World Food Problem," a report by *the President's Science Advisory Committee*, Vol. II, May, 1967; FACT SHEET, *Food Animals Concern Trust*, Issue No., 26, November 1982, Chicago

5) 주해 3에 따르면

6) Resenberger, Boyce, "Curb on U.S. Waste Urged to Help World's Hungry," *New York Times*, October 25, 1974

7) Acres, U.S.A., Kansas City, Missouri, Volume 15, No. 6, June 1985, pg 2

8) Resenberger, Boyce, "World Food Crisis: Basic Ways of Life Face Upheaval from Chronic Shortages," *New York Times*, November 5, 1974, pg 14

9) 주해 3에 따르면

10) MacKay, Alastair, *Farming and Gardening in the Bible*, Spire, 1970, pg 224

    Genesis 13:5-7

    Numbers 31:32-33

    Deuteronomy 12:20

11) Plato, *The Republic*, Book II, translated B. Jowett, pg 233

12) 같은 책

13) Carter, Vernon Gill, and Dale, Tom, *Topsoil and Civilization*, Rev. ed., Norman, Univ. of Oklahoma Press, 1974

14) Brune, William, State Conservationist, Soil Conservation Service, Des Moines, Iowa, testimony before Senate Committee on Agriculture and Forestry, July 6, 1976

King, Seth, "Iowa Rain and Wind Deplete Farmlands," *New York Times*, December 5, 1976, pg 61

Harnack, Curtis, "In Plymouth County, Iowa, the Rich Topsoil's Going Fast, Alas," *New York Times*, July 11, 1980

15) Hur, Robin, "Six Inches from Starvation: How and Why America's Topsoil is Disappearing," *Vegetarian Times*, March, 1985, pgs 45-47

16) 같은 책

17) Hur, 주해 15에 인용

18) Harnack, 주해 14에 따르면

19) Hur, 주해 15에 따르면

Pimental et al, "Land Degradation: Effects on Food and Energy Resources," in *Science*, Vol 194, Oct. 1976

National Association of Conservation Districts, Washington, D.C. *Soil Degradation: Effects on Agricultural Productivity*, Interim Report Number Four, National Agricultural Lands Study, 1980, pg 20

King, Seth, "Farms Go Down the River," *New York Times*, December 10, 1978, Soil Conservation Service에 인용

As per estimates cited in Lappe, op cit note 4, calculated from estimates by Medard Gabel for the Cornucopia Project, c/o Rodale Press, Inc., Emmaus, PA

20) Harnack, 주해 14에 따르면

21) Hur, 주해 15에 따르면

22) Hur, Robin quoted in Lappe, 주해 3, pg 80에 따르면

Soil and Water Resources Conservation Act)-Summary of Appraisal, USDA Review Draft, 1980, pg 18

Pimental, 주해 19에 따르면

Soil Degradation..., 주해 19에 따르면

USDA, Economics and Statistics Service, *Natural Resource Capital in U.S. Agriculture: Irrigation, Drainage and Conservation Investments Since 1900*, ESCS Staff Paper, March, 1979

23) Gagel, Mdard, Cornucopia Project, Preliminary Report, Rodale, Inc., Emmaus, PA

Wolfbauer, C.A., "Mineral Resources for Agricultural Use," in *Agriculture and Energy*, ed. William Lockeretz, New York, Academic Press, 1977, pgs 301–314

U.S. Bureau of Mines, *Facts and Problems*, 1975, pgs 758–868

General Accounting Office, *Phosphates: A Case Study of a Valuable Depleting Mineral in America*, Report to the Congress by the Comptroller General of the United States, EMD–80–21, November 30, 1979

24) 주해 3에 따르면

25) Chief Seattle's Testimony, an 1854 oration, *The Extended Circle*, ed., Jon Wynne–Tyson, Centaur Press, Fontwell Sussex 1985

26) Hur, Robin, and Fields, Dr. David, "Are High–Fat Diets Killing Our Forests?" *Vegetarian Times*, Feb 1984

27) 같은 책

28) 같은 책

29) 같은 책

30) Hur and Fields, 주해 26과 같은 책

31) 주해 26에 따르면

32) 같은 책

33) 같은 책

34) Parsons, James, "Forest to Pasture: Development or Destruction?" *Revista de Biologia Tropical*, Vol 24, Supplement 1, 1976

Myers, Norman, "Cheap Meat Vs. Priceless Rainforests," *Vegetarian Times*, May 1982

DeWalt, Billie, "The Cattle Are Eating the Forest," *Bulletin of the Atomic*

Scientists

The World Conservation Strategy: "The World Conservation Strategy in Brief," World Wildlife Fund, 1980

35) Acres, U.S.Å., 주해 7에 따르면

36) 같은 책

37) 같은 책

38) 같은 책

39) Lappe, 주해 3에 따르면

40) Borgstrom, Georg, presentation to the Annual Meeting of the American Association for the Advancement of Science, 1981

41) Altschul, 주해 3에 따르면

42) Erlich, Paul and Anne, *Population, Resources, Environment*, W.H. Freeman, 1972, pgs 75–76

43) "The Browning of America," *Newsweek*, February 22, 1981, pg 26

44) Fields, David and Hur, Robin, "America's Appetite for Meat is Ruining Our Water," *Vegetarian Times*, Jan 1985

45) 같은 책

46) 같은 책

47) 같은 책

48) 같은 책

49) 같은 책

50) Fields and Hur, 주해 44에 따르면

51) Raup, Philip, "Competition for Land and the Future of American Agriculture," in *The Future of American Agriculture as a Strategic Resource*, edited by Sandra Batle and Robert Healy, A Conservation Foundation Conference, July 14, 1980, Washington, D.C.

Lagrone, William, "The Great Plains," in *Another Revolution in US Farming?*, Schertz et al, USDA, ESCS, Agricultural Economic Report No. 441, December 1979

Harris, Joe, resource economist part of four-year government-sponsored

study, "TheSix State High Plains Ogallala Aquifer Agricultural Regional Resource Study," Lappe, op cit 주해 4, pg 466에 인용
Fields and Hur, 주해 45에 따르면

52) Lagrone, 주해 51에 따르면
"Report: Nebraska's Water Wealth is Deceptive," *Omaha World-Herald*, May 28, 1981

53) Pimental, David, "Energy and Land Constraints in Food Protein Production," *Science*, November 21, 1975
Jasiorowski, H.A., "Intensive Systems of Animal Production," *Proceedings of the III World Conference on Animal Production*, ed. R. L. Reid, Sydney, Sydney University Press, 1975, pg 384
Robbins, Jackie, *Environmental Impact Resulting From Unconfined Animal Production*, Environmental Protection Technology Series, Cincinnati, U.S.E.P.A., Office of Research and Development, Environmental Research Information Center, February 1978, pg 9
Environmental Science and Technology, Vol. 4, No. 12, 1970, pg 1098, Lappe, 주해 3에서 인용

54) Mason, Jim and Singer, Peter, *Animal Factories*, Crown Publishers, New York, 1980, pg 84

55) Loehr, Raymond, *Pollution Implications of Animal Wastes)−A Forward Oriented Review*, Water Pollution Control Research Series, Washington, D.C.: Office of Research and Monitoring, U.S.E.P.A., 1968, pg 26, table 7, Singer and Mason, 주해 54에 인용

56) Myles, Bruce, "U.S. Antipollution Laws May Boost Cattle−Feeders' Cost)−and meat Prices," *Christian Science Monitor*, March 11, 1974, pg 3A

57) *Newsweek*, November 8, 1971, pg 85

58) Borgsrum, Georg, Lappe, Frances Moore, *Diet for a Small Planet*, 1975 edition, pg 22에서 인용

59) 같은 책

60) *Raw Materials in the United States Econonomy 1900-1977*, Technical paper 47, Vivian Spencer, U.S. Department of Commerce, U.S. Department of

Interior, Bureau of Mines, pg 3; Lappe, 주해 3, pg 66에서 인용

61) Reid, J.T. "Comparative Efficiency of Animals in the Conversion of Feedstuffs to Human Foods," *Confinement*, April 1976, pg 23

62) Hur, Robin and Fields, David, "How Meat Robs America of its Energy," *Vegetarian Times*, April 1985

63) 같은 책

64) Roller, W.L. et al, "Energy Costs of Intensive Livestock Production," American Society of Agricultural Engineers, June 1975, St. Joseph, Michigan, Paper no. 75-4042, table 7, pg 14, Singer and Mason,, *Animal Factories*, 주해 54에 인용

65) Pimental et al, 주해 53에 따르면

66) *Scientific American*, February 1974, pgs 19-20

67) Hur and Fields, 주해 62에 따르면

68) 같은 책

69) 같은 책

70) 같은 책

육식의 불편한 진실

2판 1쇄 | 2014년 12월 15일

존 로빈스 지음 | 이무열, 손혜숙 옮김

펴낸이 | 조경숙
펴낸곳 | 아름드리 미디어 | **출판등록** 1998년 7월 6일 제10-1612호
주소 | 413-120 경기도 파주시 문발로 214-12 | **대표전화** 031-955-3251
팩스 031-955-3271
이메일 | arumdri@chol.com
ISBN | 978-89-98515-10-2 (03510)

이 도서의 국립중앙도서관 출판시도서목록(CIP)은 서지정보유통지원시스템 홈페이지 (http://seoji.nl.go.kr)와 국가자료공동목록시스템(http://www.nl.go.kr/kolisnet)에서 이 용하실 수 있습니다. (CIP제어번호 : CIP2014030692)

지난 20여년 동안 가슴에서 가슴으로 전해진 작은 고전

내 영혼이 따뜻했던 날들

자연에 순응하고 영혼의 풍요를 최고의 가치로 삼고 살았던 아메리칸 인디언의 철학과
지혜를 주인공 '작은나무'의 순수한 눈으로 담아낸 성장 소설이자 삶의 철학을 바꿔주는
작은 고전.

포리스터 카터 지음 | 조경숙

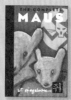

1992년도 퓰리처상 수상작(발간 20주년 기념 합본판)

The Complete Maus 쥐(합본)

"만화 외의 어떤 매체로도 묘사할 수 없었고 성취할 수 없었던 엄숙하리만큼 감동적인 예
술작품."―〈워싱턴 포스트〉

"죽음이 항상 어른거리는 상황 속에서 인간이 어떻게 변하는지, 살아남은 사람들에게는
어떤 아픔에 대한 생생한 기록이다." ―〈조선일보〉

아트 슈피겔만 글 그림

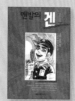

반전 · 반핵 · 평화의 교과서

맨발의 겐(전 10권)

주인공 겐의 가족사를 통해 히로시마 원폭 피해의 참상과 전쟁의 광기를 생생히 묘사한
만화. 어린 소년 겐의 웃음과 눈물이 가슴을 파고든다.

나카자와 케이지 글 그림 | 김송이 외

영성과 생태계의 통합에서 희망을!

우리 문명의 마지막 시간들

지구 생태계와 환경 문제에 관심 있는 사람들을 위한 필독서.
"지구의 모든 유전이 고갈될 2040년까지 살아남을 사람들은 물론이고, 이 치명적인 사건
을 겪게 될 아이가 있는 부모라면 누구나 꼭 읽어야 할 책이다." – 데이비드 C. 코헨

톰 하트만 지음 | 김옥수

환상과 현실을 구분하지 못하는 문화는 멸망한다!

미국의 굴욕

퓰리처상 수상 기자인 저자 크리스 헤지스가 미국의 숨은 치부를 날카롭게 비판하면서
미국이 처한 위기, 나아가 자본주의 시장 경제가 처한 위기의 본질을 통찰한 책.

크리스 헤지스 | 김한영

중국 현대사를 생생히 증언하는 자전 만화

중국인 이야기 I – 아버지의 시대

마오쩌둥 치하 중국의 파란만장한 현장들이 감동적으로 묘사된 만화 작품.
"오늘날의 중국이 어떻게 형성되어왔는지, 그 실상은 어떠했는지를 이해하기 위한 필독
서다." – 리르

리쿤우 – 필리프 오티에 | 한선예